認知症の予防・診断・介護DX

監修

江頭 達政、樋口 拓也

(SOMPOインスティチュート・プラス株式会社)

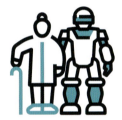
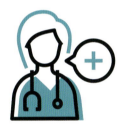
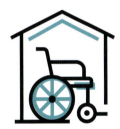
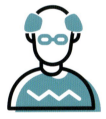
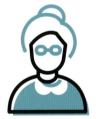
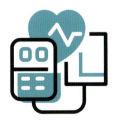
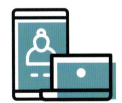
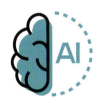

NTS

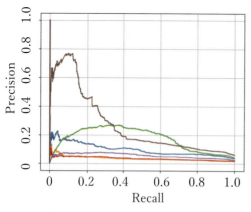

図6 推定幅2時間，粒度2 min，予測幅2時間のCatBoostによるPR曲線（p.31）

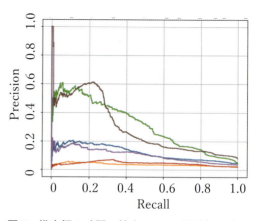

図7 推定幅3時間，粒度2 min，予測幅2時間のCatBoostによるPR曲線（p.31）

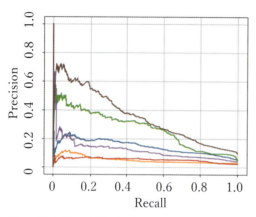

図8 推定幅5時間，粒度2 min，予測幅2時間のCatBoostによるPR曲線（p.31）

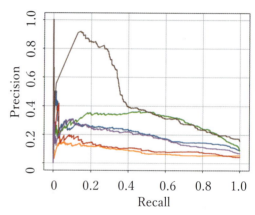

図9 推定幅10時間，粒度2 min，予測幅2時間のCatBoostによるPR曲線（p.32）

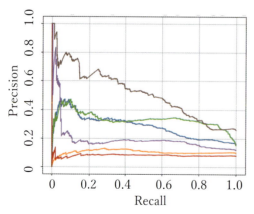

図10 推定幅20時間，粒度2 min，予測幅2時間のCatBoostによるPR曲線（p.32）

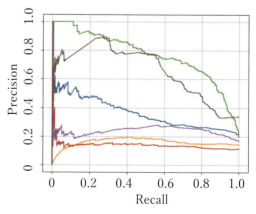

図11 推定幅30時間，粒度2 min，予測幅2時間のCatBoostによるPR曲線（p.32）

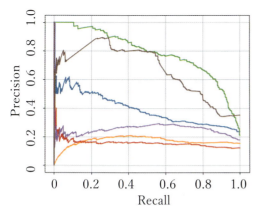

図12 推定幅30時間，粒度2min，予測幅5時間のCatBoostによるPR曲線（p.33）

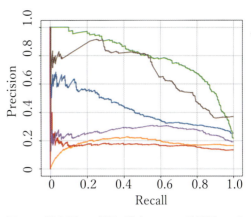

図13 推定幅30時間，粒度2min，予測幅10時間のCatBoostによるPR曲線（p.34）

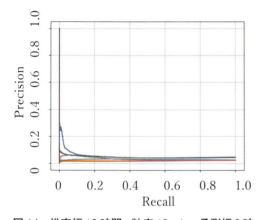

図14 推定幅10時間，粒度10min，予測幅3時間のDNNによるPR曲線（p.35）

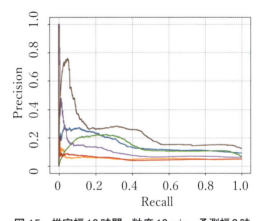

図15 推定幅10時間，粒度10min，予測幅3時間のCatBoostによるPR曲線（p.35）

入力データ (Input vectors)

Measured MMSE score	ID	年齢	性別	白血球数	赤血球数	血色素量	ヘマトクリット	血小板数	TP	A/G比	アルブミン	UA	尿素窒素	クレアチニン	Na	K	Cl	コレステロール	中性脂肪	AST	ALT	γ-GT	血清血糖
?	7110683	61	M	5730	517	15.1	44.8	26.9	6.7	1.68	4.2	5.8	13.5	0.9	140	4.2	106	179	277	21	22	58	110
?	7080970	49	M	4010	528	16	47.8	21.5	6.7	1.91	4.4	5.7	12.2	0.93	142	4.7	104	170	43	20	19	17	89
?	7090208	60	M	5270	562	16.6	49.6	26.3	6.8	1.52	4.1	4.6	18.7	0.7	140	4.2	106	206	60	21	29	22	162
?	7110898	53	M	3810	470	13.7	40.7	24.1	7.6	1.62	4.7	6.9	13.2	0.99	141	4.2	104	196	150	17	16	22	100

血液検査項目の貢献度 (Feature contributions)

Estimated MMSE score	ID	Age	Sex	WBC	RBC	Hb	Ht	PLT	TP	A/G	Alb	UA	BUN	CRE	Na	K	Cl	T-cho	TG	AST-GOT	ALT-GPT	γ-GT	Glucose
24.9	7110683	-0.29		0.04	-0.78	-0.77	-0.64	-0.14	0.12	-0.44	-0.41	-0.13	-0.09	-0.15	0.12	0.05	-0.19	0.00	-0.87	-0.01	-0.01	-0.36	-0.23
26.3	7080970	-1.21		0.43	-0.87	-1.07	-1.00	0.29	0.12	-0.74	-0.70	-0.11	-0.19	-0.18	-0.13	-0.47	-0.01	0.07	0.49	0.03	0.04	0.23	0.09
25.9	7090208	-0.37		0.14	-1.17	-1.27	-1.21	-0.09	0.06	-0.23	-0.27	0.20	0.30	0.06	0.12	0.05	-0.19	-0.22	-0.39	-0.01	-0.12	0.16	-1.03
27.1	7110898	-0.90		0.47	-0.37	-0.30	-0.15	0.08	-0.43	-0.36	-1.12	-0.44	-0.12	-0.25	-0.01	0.05	-0.01	-0.14	-0.13	0.13	0.09	0.16	-0.08

（特許申請準備中）

図14 血液検査項目の認知障害リスクに対する寄与度（p.98）

注：上段は4例の血液データを記入したCSVファイル。下段は各血液データの推定MMSEスコアに対する寄与度（赤は推定値に対してプラス方向，青はマイナス方向に影響することを示す）。

iii

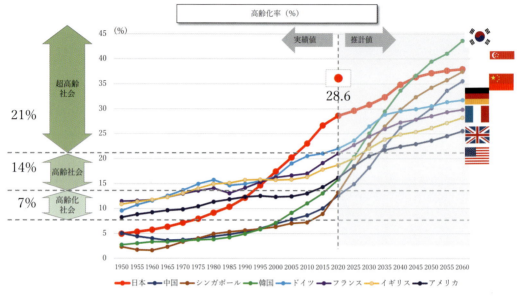

図1　世界各国の高齢化率（p.349）

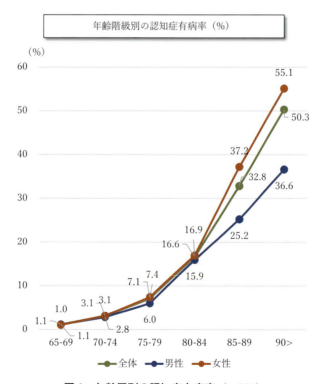

図2　年齢層別の認知症有病率（p.350）

監修者・執筆者一覧

【監修者】

江頭　達政	SOMPO インスティチュート・プラス株式会社　ヘルスケア・ウェルビーイング G　上級研究員
樋口　拓也	SOMPO インスティチュート・プラス株式会社　ヘルスケア・ウェルビーイング G　上級研究員

【執筆者】(掲載順)

江頭　達政	SOMPO インスティチュート・プラス株式会社　ヘルスケア・ウェルビーイング G　上級研究員
木村　成志	大分大学　医学部　准教授
南　　泰浩	電気通信大学　大学院情報理工学研究科　教授
嘉村　魁人	電気通信大学　大学院情報理工学研究科
羽田野政治	一般社団法人認知症高齢者研究所　代表理事(兼)所長
王　　彩華	富士フイルム株式会社　バイオサイエンス&エンジニアリング研究所　嘱託研究員
李　　元中	富士フイルム株式会社　バイオサイエンス&エンジニアリング研究所　主席研究員
中奥由里子	国立研究開発法人国立循環器病研究センター　予防医学・疫学情報部　派遣研究員（日本学術振興会　特別研究員）
尾形宗士郎	国立研究開発法人国立循環器病研究センター　予防医学・疫学情報部　室長
西村　邦宏	国立研究開発法人国立循環器病研究センター　予防医学・疫学情報部　部長
酒谷　　薫	東京大学　高齢社会総合研究機構　特任研究員
大山　勝徳	日本大学　工学部　准教授
唐子　顕児	東京大学　医学部　助教
胡　　莉珍	東京大学　大学院新領域創成科学研究科　共同研究員
陳　　　昱	東京大学　大学院新領域創成科学研究科　教授
飯島　勝矢	東京大学　高齢社会総合研究機構　教授/機構長
上田英一郎	大阪医科薬科大学　医療総合管理部　教授
畑　　武生	大阪医科薬科大学　医療総合管理部
井上　　敦	九州工業大学　大学院情報工学府　客員教授

監修者・執筆者一覧

鐘　　明博	株式会社 AI 予防医学研究所　研究開発部　取締役 CTO
長谷川良平	国立研究開発法人産業技術総合研究所　人間拡張センター　上級主任研究員／福井大学　客員教授／名古屋大学　客員教授／東京理科大学　客員教授
大武美保子	特定国立研究開発法人理化学研究所　革新知能統合研究センター　チームリーダー
飯島　美帆	株式会社エモテック・ラボ　取締役 CAO
山本　洋平	株式会社エモテック・ラボ　代表取締役 CTO
浅野　敬幸	日本テクトシステムズ株式会社　研究開発部
北村実穂子	日本テクトシステムズ株式会社　事業開発部
越後谷芽以	米国コロンビア大学　教養課程・コロンビアカレッジ
豊柴　博義	株式会社 FRONTEO　ライフサイエンス事業部　取締役 CTO
岸本泰士郎	慶應義塾大学　医学部　特任教授
八木　康史	大阪大学　産業科学研究所　教授
鈴木　明宏	一関工業高等専門学校　未来創造工学科　教授／磐井 AI 株式会社　代表取締役 CEO
石井　聖名	東北大学　大学院医学研究科／磐井 AI 株式会社　取締役 COO
菊地　佑太	磐井 AI 株式会社　取締役 CMO
佐藤　汰樹	磐井 AI 株式会社　取締役 CTO
小池　　敦	東北大学　大学院情報科学研究科　特任准教授
宮﨑　敦子	東京大学　先端科学技術研究センター　特任研究員
佐藤　正之	国立研究開発法人国立長寿医療研究センター　もの忘れセンター　医師
伊澤　諒太	株式会社ハタプロ　代表取締役
前田佳主馬	塩野義製薬株式会社　創薬研究本部・新領域開拓研究ユニット新領域開発研究 1 グループ　サブグループ長
小川　公一	塩野義製薬株式会社　創薬研究本部・創薬疾患研究所ニューロサイエンス 2 グループ　グループ長
長谷　芳樹	ピクシーダストテクノロジーズ株式会社　Development Function　シニアリサーチャー
河越　眞介	株式会社トータルブレインケア　代表取締役
五藤　博義	株式会社トータルブレインケア　取締役 CTO
寺西　賢次	アーバン警備保障株式会社　代表取締役

信國　隆	アーバン警備保障株式会社　アーバンテック　事業部長
辻　和宏	アーバン警備保障株式会社　アーバンテック
鹿野　佑介	株式会社ウェルモ　代表取締役会長兼社長
大瀧　未穂	株式会社ウェルモ　事業開発統括本部　研究開発室　室長
福田　亮子	株式会社ベネッセスタイルケア　ベネッセシニア・介護研究所　主任研究員
祝田　健	株式会社ベネッセスタイルケア　介護DX推進部担当　執行役員
飯田　友一	株式会社bright vie　代表取締役
金部　悟志	GROOVE X株式会社　セールス＆マーケティング本部　第3統括部長
家永　佳奈	GROOVE X株式会社　PR　ブランドマネジャー
杉本　直輝	富士ソフト株式会社　プロダクト事業本部　副本部長
上竹　淳二	富士ソフト株式会社　プロダクト事業本部　エイジングテック推進部　副部長
高橋　和也	ザ・ハーモニー株式会社　代表取締役CEO
麻生　由博	日本電気株式会社　次世代ネットワーク・DX戦略統括部　プロフェッショナル
澤見　一枝	奈良県立医科大学　医学部　教授
大和　信夫	ヴイストン株式会社　代表取締役
住岡　英信	株式会社国際電気通信基礎技術研究所　石黒浩特別研究所　主任研究員
野田　篤広	コニカミノルタ株式会社　FORXAI事業統括部　QOLソリューション事業部　事業部長
鈴木みずえ	浜松医科大学　医学部　教授
伊藤　友孝	静岡大学　工学部　准教授
稲垣　圭吾	浜松医科大学　医学部　助教
御室総一郎	浜松医科大学付属病院　集中治療部　准教授
木内　大介	株式会社メディヴァ　コンサルティング事業部　グループリーダー
沈　襲明	慶應義塾大学　大学院メディアデザイン研究科
樋口　拓也	SOMPOインスティチュート・プラス株式会社　ヘルスケア・ウェルビーイングG　上級研究員

目　次

はじめに　　　　　　　　　　　　　　　　　　　　　　　　　　（江頭　達政）

　1. 世界における認知症対策 ……………………………………………………… 3
　2. 日本における認知症対策 ……………………………………………………… 4
　3. デジタル技術を活用した認知症対策への期待と課題 ……………………… 5

第1編　予防・進行防止・診断技術

第1章　認知症発症予測・予防のDX

第1節　ウェアラブル生体センサの生体データと生活データを用いた
　　　　機械学習モデルによるアミロイドPET陽性の予測　　　（木村　成志）

　1. はじめに …………………………………………………………………………… 11
　2. 対象と方法 ………………………………………………………………………… 12
　3. 結　果 ……………………………………………………………………………… 15
　4. 考　察 ……………………………………………………………………………… 17
　5. 結　論 ……………………………………………………………………………… 20

第2節　AI分析によるBPSD発症予測システムの開発　　　（南　泰浩, 嘉村　魁人）

　1. はじめに …………………………………………………………………………… 23
　2. BPSD発症予測システムの構築環境 …………………………………………… 24
　3. BPSD発症予測方法 ……………………………………………………………… 26
　4. 実験設定 …………………………………………………………………………… 29
　5. BPSD発症予測実験結果 ………………………………………………………… 30
　6. 考察とまとめ ……………………………………………………………………… 35

第3節　BPSD予測・予防により介護負担を軽減する認知症ケア補助人工知能
　　　　「DeCaAI」の開発と実装　　　　　　　　　　　　　（羽田野　政治）

　1. はじめに …………………………………………………………………………… 37
　2. データ基盤の整備と応用 ………………………………………………………… 38

目　次

3. クラウドストレージによるデータの収集と整理 ……………………………………… 39

4. 主成分分析 ………………………………………………………………………………… 40

5. 自動介護記録システム …………………………………………………………………… 41

6. バイタルリンク（多職種連携情報共有システム）…………………………………… 42

7. 特徴的パターンの検出 …………………………………………………………………… 43

8. BPSD 発症メカニズムの解明 …………………………………………………………… 46

9. ディープラーニングによる BPSD 発症予測 ………………………………………… 46

10. 発症予測計算 RNN について …………………………………………………………… 47

11. BPSD 発症予測のデータセット ………………………………………………………… 49

12. LightGBM 学習 …………………………………………………………………………… 50

13. 決定木が解き明かす BPSD 発症の謎 ………………………………………………… 51

14. 予測導出と予測学習 ……………………………………………………………………… 54

15. 評価方法と予測精度検証 ………………………………………………………………… 56

16. 介護記録解析について …………………………………………………………………… 57

17. 実証報告 …………………………………………………………………………………… 59

18. おわりに …………………………………………………………………………………… 62

第4節　AI 画像解析によるアルツハイマー型認知症進行予測技術

（王　彩華，李　元中）

1. 背　景 ……………………………………………………………………………………… 65

2. AI 画像解析による認知症進行予測 …………………………………………………… 66

3. End-to-End 型 Deep Learning による認知症進行予測技術 ……………………… 70

4. マルチモーダル Deep Learning による認知症進行予測技術 ……………………… 72

5. ADNI データセットを用いた認知症進行の予測実験 ……………………………… 74

6. 認知症進行予測技術の臨床治験への応用 …………………………………………… 74

7. 今後の課題と方向性 ……………………………………………………………………… 77

第5節　家庭内電力使用データ活用による認知機能低下予測モデルの開発

（中奥　由里子，尾形　宗士郎，西村　邦宏）

1. はじめに …………………………………………………………………………………… 79

2. 既存知見 …………………………………………………………………………………… 79

3. 開発した家庭内電力使用データ活用による認知機能低下予測モデル …………… 80

4. おわりに …………………………………………………………………………………… 82

第6節　健診データの AI 解析による認知症リスクの早期発見と個別的予防法

(酒谷　薫, 大山　勝徳, 唐子　顕児, 胡　莉珍, 陳　昱, 飯島　勝矢, 上田　英一郎,

畑　武生, 井上　敦, 鐘　明博)

1. はじめに ……………………………………………………………………………… 85
2. 全身性代謝障害と認知症の関係 …………………………………………………… 86
3. 健診データの AI 解析による認知症リスクの推定 ……………………………… 87
4. AICOG の認知障害リスクの推定精度の検証 …………………………………… 88
5. AICOG の応用 ……………………………………………………………………… 90
6. 高齢者（65 歳以上）における低栄養, 貧血の認知機能に対する影響 ……… 94
7. AICOG による脳萎縮度の推定 ………………………………………………… 95
8. 近赤外分光法（NIRS）による脳機能データによる認知障害リスクの推定 … 96
9. AICOG による個別的栄養指導 ………………………………………………… 97
10. 考　察 ………………………………………………………………………………… 98
11. 将来の展望 …………………………………………………………………………… 101
12. まとめ ………………………………………………………………………………… 102

第7節　ボディフリーの脳波脳トレ競技 b スポーツの開発
―高齢者の認知機能低下予防と社会的交流機会の増加を目指して

(長谷川　良平)

1. はじめに ……………………………………………………………………………… 105
2. 脳波による意思伝達装置を応用した認知トレーニングシステム開発のきっかけ ……… 106
3. 脳波 BMI による意思伝達装置の動作原理 …………………………………… 107
4. 脳波スイッチによる認知トレーニングシステムの開発例 ………………… 108
5. 標的選択課題に基づくロボットスポーツゲーム …………………………… 110
6. 今後の課題と展開 ………………………………………………………………… 113

第8節　認知症予防のための会話支援ロボット「ぼのちゃん」の開発と導入事例

(大武　美保子)

1. 認知症を予防する 2 段階アプローチ ………………………………………… 117
2. 低下しやすい 3 つの認知機能を活用する「共想法」の提唱 ……………… 117
3. 訓練効果を高めるための会話支援ロボット「ぼのちゃん」の開発 ……… 119
4. 認知的介入プログラム「PICMOR」の効果検証 …………………………… 120
5. 認知症予防のための会話支援ロボット「ぼのちゃん」の利用評価 ……… 121
6. 認知症予防の当事者研究拠点「ほのぼの研究所」 ………………………… 122

目　次

   7.　認知症予防のための会話支援ロボット「ぽのちゃん」の導入事例 ……………… 122

   8.　認知症を予防する社会の実現に向けて …………………………………………… 123

   9.　まとめと今後の展望 ………………………………………………………………… 124

第2章　認知症評価手法のDX

第1節　感情認識の AI 解析による認知症早期評価システムの開発

（飯島　美帆, 山本　洋平）

   1.　はじめに …………………………………………………………………………… 127

   2.　診　断 ……………………………………………………………………………… 127

   3.　感情認識 AI「KDE」 ……………………………………………………………… 128

   4.　「KDE」の検知プロセス ………………………………………………………… 129

   5.　「KDE」の課題 …………………………………………………………………… 131

   6.　社会的使命 ………………………………………………………………………… 133

   7.　おわりに …………………………………………………………………………… 135

第2節　音声の AI 解析技術を活用した認知機能チェックツール「ONSEI」の開発

（浅野　敬幸, 北村　実穂子）

   1.　はじめに …………………………………………………………………………… 137

   2.　認知的健常と軽度認知症の分類に有効な質問の選抜 ………………………… 137

   3.　認知的健常と軽度認知症を分類する AI モデルの構築 ……………………… 138

   4.　認知機能チェックツール「ONSEI」の開発 ………………………………… 138

   5.　医療現場における ONSEI の精度 ……………………………………………… 139

   6.　おわりに …………………………………………………………………………… 140

第3節　トレイルメイキングテストのデジタル化と脳科学的評価

（長谷川　良平, 越後谷　芽以）

   1.　はじめに …………………………………………………………………………… 141

   2.　トレイルメイキングテストの開発と普及の歴史 ……………………………… 141

   3.　トレイルメイキングテストの概要と一般的な実施・評価手続き …………… 142

   4.　トレイルメイキングテストで計測すると考えられる脳機能 ………………… 143

   5.　テストのデジタル化に向けた国内外の動向 …………………………………… 144

   6.　認知症早期発見に向けたデジタル版 TMT の開発 …………………………… 145

7. スクラッチを用いた脳トレゲーム版 TMT の開発 ……………………………… 146

8. 注意機能を反映した脳波成分による認知機能評価 …………………………… 147

9. まとめ ……………………………………………………………………………… 149

第3章 認知症診断・検知の DX

第1節 自由会話の AI 解析による認知症検知システムの開発

（豊柴 博義, 岸本 泰士郎）

1. はじめに …………………………………………………………………………… 153

2. データセット ……………………………………………………………………… 154

3. Data labeling ……………………………………………………………………… 155

4. 文章の埋め込み …………………………………………………………………… 155

5. 機械学習の手順 …………………………………………………………………… 155

6. 予測精度 …………………………………………………………………………… 156

7. 文字数と予測精度の関係 ………………………………………………………… 156

8. ベクトル化の手法と機械学習アルゴリズムの比較 …………………………… 157

9. 考 察 ……………………………………………………………………………… 158

10. 結 論 ……………………………………………………………………………… 159

第2節 デュアルタスクによる軽度認知障害検知技術

（八木 康史）

1. はじめに …………………………………………………………………………… 161

2. デュアルタスク …………………………………………………………………… 161

3. デュアルタスクによる認知機能障害検知 ……………………………………… 163

4. PPGCN による健常と MCI の識別性能 ………………………………………… 163

5. おわりに …………………………………………………………………………… 164

第3節 認知症兆候検知判定システム「D-walk」の開発

（鈴木 明宏, 石井 聖名, 菊地 佑太, 佐藤 汰樹, 小池 敦）

1. はじめに …………………………………………………………………………… 167

2. 歩行情報を用いた MCI 推定技術 ………………………………………………… 167

第4節 ドラム演奏による認知症重症度スクリーニング手法の開発

（宮﨑 敦子）

1. はじめに …………………………………………………………………………… 171

目　次

   2.　ドラム演奏に着目した理由 ………………………………………………………… 171

   3.　対象と方法と計測値 ………………………………………………………………… 172

   4.　結　果 ……………………………………………………………………………………… 176

   5.　おわりに ………………………………………………………………………………… 178

第4章　症状進行緩和のDX

第1節　オンラインによる音楽体操の認知機能への効果　　　　　　　（佐藤　正之）

   1.　認知症に対する運動療法 …………………………………………………………… 181

   2.　御浜–紀宝プロジェクト …………………………………………………………… 185

   3.　オンラインによる音楽体操 ……………………………………………………… 190

   4.　今後に向けて ………………………………………………………………………… 195

第2節　AI搭載小型ロボット「ZUKKU」による
##　　　　認知症維持・改善プログラムの開発　　　　　　　　　　　（伊澤　諒太）

   1.　プログラム開発の背景 ……………………………………………………………… 197

   2.　利用するロボットの詳細 …………………………………………………………… 197

   3.　プログラムの内容 …………………………………………………………………… 197

   4.　課　題 ……………………………………………………………………………………… 200

   5.　今後の見通し ………………………………………………………………………… 200

   6.　その他の取り組み …………………………………………………………………… 201

   7.　おわりに ………………………………………………………………………………… 202

第3節　日常に溶け込む認知機能ケアを目的としたガンマ波サウンド
　　　　　　　　　　　　　　　　　（前田　佳主馬，小川　公一，長谷　芳樹）

   1.　ガンマ波サウンドの"ガンマ波"とは何か ………………………………… 203

   2.　40Hzの刺激による認知機能や疾患への介入に関する研究 …………… 205

   3.　ガンマ波サウンドの開発 …………………………………………………………… 208

   4.　まとめ …………………………………………………………………………………… 214

第4節　J-MINT研究で評価手法にも採用されたICTツール脳体力トレーナー
##　　　　CogEvo　　　　　　　　　　　　　　　　　（河越　眞介，五藤　博義）

   1.　はじめに ………………………………………………………………………………… 217

2.　CogEvo の開発の経緯 217

　　3.　CogEvo の代表的な特徴 219

　　4.　認知症予防に向けた役割期待 219

　　5.　おわりに 222

第2編　介護サポートにおける環境づくりDX

第1章　介護サポート現場のDX

第1節　認知症高齢者の徘徊対策に役立つ GPS 端末「iTSUMO」の開発
　　　　　　　　　　　　　　　　　　　　　（寺西　賢次, 信國　隆, 辻　和宏）

　　1.　開発の経緯 227

　　2.　開発に向けて 228

　　3.　iTSUMO リリース後の状況 232

　　4.　機器の紹介 232

　　5.　利用者の声 235

　　6.　おわりに 236

第2節　地域の介護事業所等の情報検索サイトとの連携によるケアプラン作成支援
　　　　　AI「ミルモプラン」の開発　　　　　　　（鹿野　佑介, 大瀧　未穂）

　　1.　介護分野の状況と AI ケアプランの可能性 239

　　2.　地域の介護事業所等の情報検索サイト「ミルモネット」......... 240

　　3.　ケアプラン作成支援 AI「ミルモプラン」 242

　　4.　ウェルモの目指す DX 245

第3節　専門性の高い介護職と同様の思考や行動を効果的かつ効率良く実践できる
　　　　　支援ツール「マジ神 AI」の活用事例　　　　（福田　亮子, 祝田　健）

　　1.　「マジ神 AI」の開発 247

　　2.　「マジ神 AI ダッシュボード」の実装 248

　　3.　活用事例 252

　　4.　活用による効果 253

　　5.　おわりに 254

目　次

第4節　働き続けたい介護現場づくりと人材定着に向けて
　　　　―「ケアズ・コネクト」の挑戦　　　　　　　　　　（飯田　友一）

1. はじめに ……………………………………………………………………… 257
2. 「ケアズ・コネクト」の概要 …………………………………………………… 257
3. 介護現場の日常を支える DX を創る上で考えたこと ……………………… 260
4. 「ケアズ・コネクト」の課題解決 DX ………………………………………… 262
5. 働き続けたい介護現場へ―活用エピソード ……………………………… 264
6. 導入事業所の声 ……………………………………………………………… 268
7. おわりに ……………………………………………………………………… 270

第2章　認知症の周辺症状を緩和する AI ロボットの導入事例

第1節　認知症高齢者にも愛され体温が宿るロボット「LOVOT［らぼっと］」の
　　　　開発と導入事例　　　　　　　　　　　　　（金部　悟志，家永　佳奈）

1. LOVOT とは ………………………………………………………………… 273
2. LOVOT を導入している施設からの声 ……………………………………… 274
3. LOVOT と認知症ケアのための技術「ユマニチュード」…………………… 275
4. 認知機能の低下抑制効果に期待結果
　　―神戸市「CO＋CREATION KOBE Project」による実証実験 ………… 276
5. 高齢者と LOVOT の触れ合い ……………………………………………… 278
6. LOVOT がもたらす効果 ……………………………………………………… 279
7. LOVOT が目指す認知症高齢者との未来 …………………………………… 279

第2節　AI 技術を活用したコミュニケーションロボット「PALRO」の開発と効果
　　　　　　　　　　　　　　　　　　　　　　　　（杉本　直輝，上竹　淳二）

1. はじめに ……………………………………………………………………… 281
2. PALRO の基本機能と役割 …………………………………………………… 281
3. PALRO の歩み ………………………………………………………………… 283
4. まとめ ………………………………………………………………………… 289

第3節　認知症高齢者向け AI コミュニケーションロボット「だいちゃん」の開発と
　　　　導入事例　　　　　　　　　　　　　　　　　　　　　（高橋　和也）

1. はじめに ……………………………………………………………………… 291

2. 開発経緯		291
3. だいちゃんの特徴		292
4. 導入事例		294
5. だいちゃんの課題と今後		296

第3章　新しい介護環境づくりのDX

第1節　リビングラボ実践による理想的認知症ケアの検討とデジタルツイン

（麻生　由博）

1. はじめに		297
2. リビングラボ設立		297
3. 理想的な認知症介護環境の検討		299
4. 介護施設のDXに向けて		301
5. CADATY Practice		305
6. デジタルツイン実装		307
7. 介護施設デジタルツイン化の課題対応		308
8. おわりに		310

第2節　認知症高齢者および外出困難な高齢者のロボットによる遠隔コミュニティ

（澤見　一枝, 大和　信夫, 住岡　英信）

1. はじめに		311
2. 外出困難な高齢者とロボットとの対話		312
3. 居宅の高齢者と学童との遠隔コミュニケーション		314
4. 赤ちゃんロボットコミュニティの創生		315
5. 赤ちゃんロボットの介護施設での活用		316
6. 考察		317

第3節　デジタル介護過程®を実践する「HitomeQ ケアサポート」の開発

（野田　篤広）

1. HitomeQ ケアサポートとは		321
2. 施設事例		325
3. 今後の展開：ADL自動アセスメントとケアプランへの反映		327

目　次

第4節　介護データ連携プラットフォーム「ケアデータコネクト」
　　　　─介護の価値を重視した生産性向上へ　　　　　　　　（飯田　友一）

1. はじめに ……………………………………………………………………… 329
2. 「ケアデータコネクト」が描いた介護の未来 ……………………………… 329
3. システム概要と各サービスについて ……………………………………… 332
4. ユーザー事例 ………………………………………………………………… 335
5. DX による新しい介護環境を考える ……………………………………… 337
6. おわりに ……………………………………………………………………… 338

第4章　認知症教育のDX

第1節　急性期病院認知症ケア教育プログラムの開発

　　　　　　　　（鈴木　みずえ，伊藤　友孝，稲垣　圭吾，御室　総一郎）

1. はじめに ……………………………………………………………………… 341
2. 認知症高齢者のせん妄発症予防 VR/AR プログラム開発 ……………… 342
3. 認知症高齢者のせん妄発症予防 VR/AR プログラムの効果検証 ……… 344

第2節　認知症と AR：環境デザインによる共生社会の構築　（木内大介，沈　襲明）

1. 背　景 ………………………………………………………………………… 349
2. 認知症とは？ ………………………………………………………………… 350
3. 認知症と環境デザイン ……………………………………………………… 351
4. 認知症当事者のための環境デザインとは？ ……………………………… 351
5. 学びの機会の創出 …………………………………………………………… 358
6. 実践するツールとして AR の活用 ………………………………………… 359
7. 認知症 AR 体験プログラムの実施と効果 ………………………………… 362
8. まとめ ………………………………………………………………………… 366

おわりに

（樋口　拓也）

1. 認知症を持つ人のアセスメントの視点と情報収集・分析の重要性 …… 373
2. 認知症ケアにおけるデジタル技術の有効性 ……………………………… 374
3. デジタル技術導入時の留意点 ……………………………………………… 374
4. おわりに ……………………………………………………………………… 375

はじめに

SOMPO インスティチュート・プラス株式会社
江頭　達政

1. 世界における認知症対策

　世界保健機関（WHO）が2021年に発表したレポート[1]によると，2019年における全世界の認知症患者数は5,520万人に及ぶ。今後，年齢別の有病率が変わらない前提で，国連の人口増加予測をもとにすると，2030年には世界で約7,800万人，2050年には約1億3,900万人が認知症になると推定されている。

　認知症は長年，根本的な治療法のない「不治の病」とされ，その治療薬の開発は困難を極めてきたが，近年，新薬の開発に注目が集まっている。日本のエーザイ㈱と米国のバイオジェン社が共同で開発した「レカネマブ」が2023年7月に米国で正式承認され，続いて日本でも2023年9月に承認，12月より保険適用されている。

　さらに，「レカネマブ」に続いて，米国イーライリリー社が開発した「ドナネマブ」が2024年7月，米国で承認された。ただし，2つの新薬はともに抜本的な治療薬ではなく，病気の進行を遅らせ，認知機能の低下を緩やかにするものである。さらに，症状が進行する前の初期段階に投与する必要があることから，その早期発見はきわめて重要となる。

　国際アルツハイマー病協会は，2023年に発行したレポート「World Alzheimer Report 2023」において，世界的に抜本的な治療法がない状況では，「リスクの軽減」こそが最適な対応策であると説明している。具体的には，健康的な食事，運動，学習，社会的なつながりを維持することなどが含まれる。また，「リスクの軽減」は生涯にわたって行う取組みであり，認知症の診断をもって終わるわけではない。認知症と診断された人は，病気の進行を遅らせることを目的とした健康的なライフスタイルに変化することが可能である。認知症と診断された人が，行動を変え，意義ある生活を続けるために必要な教育とサポートを受けられるように，さらなる研究が必要とされている。

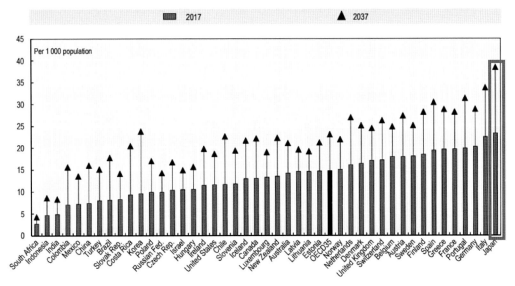

図1　人口1,000人あたりの認知症患者数（OECD各国比較）
文献2）をもとにSOMPOインスティチュート・プラスにて作成。

はじめに

世界各国と比較した日本の認知症患者数はどうなっているのか。OECD が 2018 年に発表したレポート[2]によると，人口 1,000 人あたりの認知症患者数は，OECD 各国平均で 2017 年に 14.8 人，2037 年には 23.1 人と予測されている。一方，日本は 2017 年に 23.3 人，2037 年には 38.4 人と予測され，ともに OECD 各国内で最も多い（図 1）。少子高齢化の進む日本では，より一層，認知症への対応が求められる。

2. 日本における認知症対策

前述のとおり日本では認知症患者の増加が懸念される。九州大学による最新調査，令和 5 年度老人保健健康増進等事業「認知症及び軽度認知障害の有病率調査並びに将来推計に関する研究」によると，認知症患者数は，2022 年に 443 万人，2060 年に 645 万人と増加する見込みである。さらに，軽度認知障害（Mild Cognitive Impairment：MCI）の患者数は 2022 年に 559 万人，2060 年には 632 万人に増加すると推計している。認知症と MCI とを合計すると，2060 年での 65 歳以上の高齢者における有病率は 35.1％，患者数は 1,277 万人にも達することになる（図 2）。

日本では現在，認知症施策推進総合戦略（新オレンジプラン）が推進されている。同プランの掲げる 7 つの柱には，「認知症への理解を深めるための普及・啓発の推進」「認知症の容態に応じた適時・適切な医療・介護等の提供」「認知症の人を含む高齢者にやさしい地域づくりの推進」「認知症の予防法，診断法，治療法，リハビリテーションモデル，介護モデル等の研究開発およびその成果の普及の推進」などが含まれる。

「認知症の容態に応じた適時・適切な医療・介護等の提供」では，「早期診断・早期対応」を軸とし，早期診断・早期対応のための体制整備が求められている。また，「認知症の予防法，診断法，治療法，リハビリテーションモデル，介護モデル等の研究開発およびその成果の普及の推進」においては，ICT 技術を活用した機器等の開発支援・普及促進が求められており，新しいデジタル技術を活用した予防，診断等に期待がかかる。

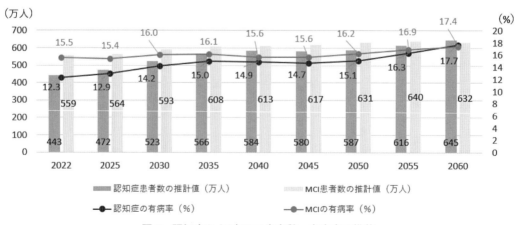

図 2　認知症および MCI 患者数，有病率の推移

文献 3）をもとに SOMPO インスティチュート・プラスにて作成。

また，国内では認知症に関する法整備も進み，「共生社会の実現を推進するための認知症基本法」が新たに成立，2024年1月1日に施行された。新法では「認知症の人を含めた国民一人一人がその個性と能力を十分に発揮し，相互に人格と個性を尊重しつつ支え合いながら共生社会の実現を推進する」ことが定められた。多くの認知症患者が発生するであろう将来において，それぞれに対する理解を深め，人格，個性を尊重しながら共生する社会をいかに実現していくかが問われている。

3. デジタル技術を活用した認知症対策への期待と課題

　近年，期待を集める認知症新薬であるレカネマブ，ドナネマブは共に，症状が進行する前の初期段階に投与し，進行を遅らせるものであるため，早期に認知機能低下を検知することが非常に重要となる。

　認知症の早期発見に向けては，なるべく早く認知機能低下の兆候に気付き，医療機関で診断を受けることが重要である。通常，認知症は日常生活の異変の聞き取りに始まり，一般身体所見，認知機能チェック，血液検査，画像検査などのステップを経て診断確定されるのが一般的であるが，これらの診察，検査には一定の時間，コスト，負荷を要する。新しいデジタル技術を活用し，なるべく簡易な手法で認知機能をチェックすることができれば望ましい。

　例えば，2023年11月，認知症の診療支援に用いる神経心理検査用プログラム「ミレボ」が薬事承認を取得した（図3）。これは，日本で初めて薬事承認を受けた認知機能スクリーニング検査プログラムであり，アイ・ブレインサイエンス社のアイトラッキング（視線計測）技術を用いたものである。具体的には，タブレット端末に「ミレボ」アプリをインストールし，画面に表示される約3分間の質問に対して被検者が正解の箇所を見つめることで，認知機能を自動的にスコア化し，定量的かつ検査者の知識や経験に依存せず客観的に評価することができる。国内外で推奨される認知症問診式検査MMSEは，約20分の実施時間を要することや検査者に専門的な知識や経験が必要とされ，被検者の心理的負担が強く約70%の方が検査に苦痛を感じたとの報告もあ

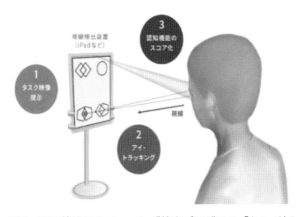

図3　認知機能スクリーニング検査プログラム「ミレボ」[4]

る。より簡便かつ客観性のある検査法が望まれており，「ミレボ」により検査の選択肢が広がる。今後，大塚製薬㈱を通じて医療機関への販売が予定されており，早期発見への活用に期待がかかる[4]。

　また，医療機関で認知症の診察を受けることに患者本人が抵抗感を持つこともある。この抵抗感から医療機関の受診を避け，日常生活での変化に気付いてから認知症の診断に至るまでに2〜3年が経過しているケースも少なくない。医療機関での診断において，新しいデジタル技術を活用した手法が活用されると同時に，医療機関の受診前の在宅環境で，なるべく簡易な手法で認知機能をチェックできれば，認知症の早期発見に繋がる可能性が広がる。

　「ミレボ」のようなアイトラッキング技術のほか，顔写真，音声，会話，歩き方，体の動きなどをもとに，人工知能（AI）を用いた認知症スクリーニング検査手法の開発が進んでいる。AIの開発・高度化のために大量の学習データを収集することが難しいなどの課題もあるが，このような新しいスクリーニング手法が実用化され，家庭内で負荷をかけず，簡易に検査を行うことができるようになれば，認知症の早期発見に大きく貢献することができる。

　さらに，すべての人の認知機能低下を早期に検知することは不可能なため，認知機能低下後の対応も大変重要となる。早期発見と同様に，新しい技術を活用した認知機能低下を抑制する仕組みの開発，認知機能改善をはかる取組みのほか，認知症に関する「リスクの軽減」をはかり，認知症との共生を可能とするさまざまな事例が注目される。

　一方で，新しいデジタル技術を活用した画期的な機器が開発されたとしても別の課題が残る。それはその機器に誰がどの程度の利用対価を支払ってくれるのかという問題である。薬事承認された医療機器を医療機関が導入する場合は，そのコストは医療機関が負担することとなるが，医療機器導入にかけられるコストには限りがある。

　機器を医療機関ではなく，個人が使用することを想定する場合はより難しい。人間は自らの健康に関心がないわけではないが，多忙な日常生活の中で自分の健康管理，健康維持，認知機能チェックのために時間，コストをかけようとする人は多くない。そのため，認知機能低下をスクリーニングする機器がリリースされたとしても，それに利用対価を支払って積極的に購入しようとする個人は多くないことが想定される。そこで，まずは無料でのお試し利用から展開しようとする健康関連アプリも多いが，これでは開発コストが回収できない。

　個人向けではなく，健康管理，健康維持，介護予防などへの関心が高い企業，自治体向けに機器を販売することも考えられる。この場合には，個人と比較して資金拠出の余力はあるものの，それぞれの企業内，自治体内でどのようなインセンティブ，理屈付けのもとに利用料を拠出するかが問われる。例えば，自治体で策定した介護保険事業計画のなかの予防事業と位置付け，その予算の中で認知機能低下チェックを行うこととし，予算から利用コストを拠出，年間計画のなかで住民に対して認知機能低下チェックのサービスを展開，市民にサービスを受けてもらうよう働きかけるといった全体像を策定する必要がある。

　今後は，新しい技術を活用した認知症に関する取組みがさらに進展することが期待される。医療機器プログラムとして薬事承認されるものもさらに増えるだろうが，個人が在宅環境でいかに認知機能低下に早く気付くか，認知機能低下後にリスク軽減をはかって認知症とうまく共生する

かも重要である。この場合には，機器の開発に注力するばかりでなく，そのマネタイズを含むビジネスモデルもあわせて考案し，世の中に普及させていくことが関係各者には問われている。

文　献

1) WHO: Global status report on the public health response to dementia（2021）.
2) OECD: Care Needed IMPROVING THE LIVES OFF PEOPLE WITH DEMENTIA（2018）.
3) 九州大学：認知症及び軽度認知障害の有病率調査並びに将来推計に関する研究報告書（令和5年度老人保健健康増進等事業)（2024）.
4) 大塚製薬㈱：日本初，認知症の診療支援に用いる神経心理検査用プログラム「ミレボ」の製造販売承認取得について」(2023年11月8日).

第1編
予防・進行防止・診断技術

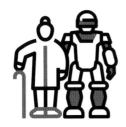
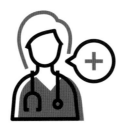
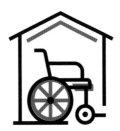
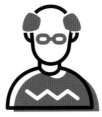
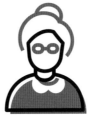
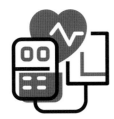
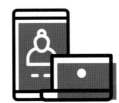
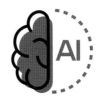

| 第1章 | 認知症発症予測・予防のDX |

第1節 ウェアラブル生体センサの生体データと 生活データを用いた機械学習モデルによる アミロイドPET陽性の予測

大分大学　木村　成志

1. はじめに

アルツハイマー病（Alzheimer's Disease：AD）は，認知症の原因として最も頻度の高い疾患である。近年，日本でもADの新規治療薬として抗アミロイドβ（amyloidβ：Aβ）抗体薬（レカネマブ）が承認された。この薬剤は，軽度認知障害（Mild Cognitive Impairment：MCI）または軽度認知症に対して脳内のAβ蓄積を減少させ，認知機能障害の進行を遅らせる効果が期待される。今後は，治療効果を高めるため，ADの早期かつ正確な診断がより一層重要になる。ADの病理学的特徴には，Aβの細胞外凝集による老人斑，リン酸化タウタンパクの細胞内凝集による神経原線維，神経細胞の変性がある。脳内Aβ蓄積は，AD病態の最上流に位置するため，Aβは疾患修飾薬の標的だけでなく，早期診断バイオマーカーとしても有用である。また，アミロイド陽電子放射断層撮影（Positron Emission Tomography：PET）と脳脊髄液（Cerebrospinal fluid：CSF）中のAβ42は，アミロイド病理のバイオマーカーとして確立しており，ADの発症を予測することができる。しかし，アミロイドPET検査はコストが高く，腰椎穿刺は侵襲的である。さらに，MCIにおけるアミロイドPETの陽性率は，病院受診者では46.6％であり，地域コホートでは22％とさらに低い。したがって，アミロイドPETや脳脊髄検査の前に脳内Aβ蓄積を予測する，安価で非侵襲的なスクリーニング法を開発する必要がある。血液バイオマーカーは有望であるが，病院で採血する必要があるため，大規模スクリーニングには適していない。

筆者らは，ウェアラブル生体センサを用いて客観的かつ連続的に測定した身体活動や睡眠などの生活習慣データから脳内Aβ蓄積を予測する機械学習モデルを開発した。この予測モデルは，アミロイドPETや脳脊髄液検査の適応となる症例を特定するための安価で非侵襲的なスクリーニング法となる。先行研究では，健常者，MCI，ADなどの臨床的分類，あるいは，認知症の発症予測のための機械学習モデルが多く報告されている[1,2]。また，脳内Aβ蓄積を予測するための機械学習モデルでは，被験者背景，ApoE（Apolipoprotein E）遺伝子型，神経心理学的検査，脳画像，血液バイオマーカーのなどの組み合わせが検討されているが，生活習慣因子に注目した研究はない[3-11]。これまでのコホート研究から運動不足，社会的孤立，睡眠障害，うつ病，血管危険因子は，認知症の危険因子であることが明らかになっており[12]，筆者らの地域在住高齢者を対象とした前向きコホート研究においてもウェアラブル生体センサにより測定した身体活動や睡眠が認知機能，脳内Aβ蓄積，脳機能と関連していた[13,14]。

そこで，本研究は，ウェアラブル生体センサによる生活習慣因子，被験者背景，質問票による

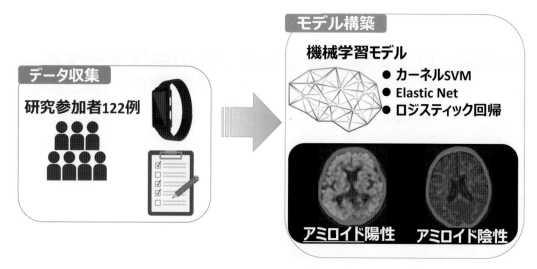

図1　研究概要

生活環境と健康行動などを組み合わせてアミロイドPET陽性を予測する機械学習モデルを構築し，その精度を検証することを目的とした（図1）。これまでの機械学習モデルとは異なり，病院を受診しなくてもウェアラブル生体センサと質問票を用いて簡便かつ非侵襲的に測定できる変数を統合してアミロイドPET陽性者を特定するものである。したがって，スクリーニング検査として社会実装することができれば，不必要なPET検査や腰椎穿刺の削減や新規治療薬の効果を高める効果が期待される。

2. 対象と方法

2.1 参加者

　大分県臼杵市で2015年8月から2019年9月まで認知症のない地域在住高齢者を対象に前向き研究（USUKI研究）を実施した[13,14]。この研究は，高齢者における認知機能低下の危険因子と防御因子となる生活習慣因子を探索するために計画された。被験者の選択基準は，①年齢65歳以上，②臼杵市在住，③身体的・精神的に健康，④認知症がない，⑤日常生活動作が自立しているである。すべての参加者は，3年間の研究期間中，3ヵ月ごと（年4回）にリストバンド生体センサを装着することが求められた。有効データは，3ヵ月中に3日以上の測定期間が，年2回以上と定義した。2015年8月から2017年10月の間に，855例の高齢者が基準を満たし，解析に適正なセンシングデータを有していた。さらに，855例中，MCIまたは主観的な記憶障害を有する122人（男性54人［44.3％］，女性68人［55.7％］，年齢中央値：75.5歳，教育期間中央値：12年）が開始時に認知機能検査と^{11}C-ピッツバーグ化合物B（Pittsburgh Compound B：PiB）PETを受けた。

　MCIの診断基準は，①主観的および客観的な記憶障害，②臨床的認知症評価スコア0.5，③日常生活動作に明らかな障害がないとした。被験者背景および生活環境と健康行動に関するデータ

は，質問票を用いて収集した。さらに，認知機能検査と PiB-PET は 2 年目に 99 人，3 年目に 61 人に実施した。ウェアラブル生体センサ，認知機能検査，アミロイド PET のデータ，被験者背景，生活環境と健康行動に関するデータを有する 282 件の対象記録が，機械学習モデルに使用された。

2.2 被験者背景

年齢，性別，教育歴，BMI（Body Mass Index）などの背景データを毎年収集した。さらに，高血圧，糖尿病，高脂血症，脳卒中，心臓病，肝機能障害，腎機能障害，甲状腺疾患，悪性腫瘍などの慢性疾患の既往を病歴と使用薬剤に基づいて調査した。

2.3 生活環境と健康行動

さまざまな生活環境と健康行動に関するデータは，自己申告による質問票を用いて毎年収集した。具体的には，家族構成，生活環境（親族との同居），交通手段，労働，趣味，運動習慣，認知活動，社会的参加が含まれていた。薬物・食物アレルギー，ペットの所有，ガーデニング，同居者に関しては 2 値変数，喫煙・飲酒歴（なし，時々，毎日），慢性疾患歴（なし，治療歴あり，現在治療中），歩行困難（なし，歩行困難，杖が必要），交通手段（自転車，自家用車・バイク，電車・バスを利用，家族・友人・タクシー同乗），外来受診時の同伴者（親族，友人，その他），身だしなみを気にする（まったく気にしない，あまり気にしない，とても気にする，いつも気にする），義歯の使用（なし，部分義歯，総義歯），外出の回数（全くない，週に 1～2 日，週に 3～4 日，週に 5 日以上），新聞を読む回数（全くない，月に 1～2 日，週に 1～2 日，週に 3～4 日，週に 5 日以上），テレビを見る時間（全くない，1 日 3 時間未満，3 時間以上，6 時間以上），習い事や授業を受ける頻度（なし，月 1～2 日，週 1～2 日，週 3～4 日，週 5 日以上），コミュニケーション頻度（友人や親戚とのコミュニケーション頻度：なし，月 1～2 日，週 1～2 日，週 3～4 日，週 5 日以上），趣味（趣味：なし，月 1～2 日，週 1～2 日，週 3～4 日，週 5 日以上）などはカテゴリー変数を用いた。さらに，同居家族数，1 週間の就労日数，運動頻度，地域活動参加日数は連続変数を用いた。

2.4 ウェアラブル生体センサ

参加者全員がリストバンド型センサ（Silmee™ W20，TDK 株式会社）を入浴中以外，常時装着した。身体活動量，睡眠時間，会話時間，心拍数は，1 日のデータを合計し，年間平均値として算出した。身体活動データは，歩数と活動強度（Metabolic equivalents：METs）を測定し，身体活動強度は，坐位行動（≦1.5METs），軽度の身体活動（Light-intensity physical activity：LPA）（1.6～2.9METs），中程度から高度の身体活動（Moderate to vigorous physical activities：MVPA）（≧3.0METs）に分類してそれぞれの時間を測定した。睡眠データは，総睡眠時間，睡眠効率，中途覚醒回数を，18 時から翌日 6 時まで測定した。睡眠開始は，体動のない安静状態が 20 分間以上持続した時点とし，夜間睡眠および昼寝中の覚醒は，睡眠中に 5～90 分間連続した身体活度があった場合とした。睡眠効率は，夜間の臥床時間に対する睡眠時間の割合として計算し

た。昼寝の開始は，夜間と同様に 6 時から 18 時までの身体活動がない時間とし，昼寝の効率は昼間の臥床時間に対する昼寝の割合として計算された。心拍数は，1 分あたりの平均脈拍数から算出した。さらに，マイクを介して半径 2m 以内で発生した発話の音圧レベル（55〜75dBA）を連続的に検出できるため，会話時間を分析した。ActiveScale は，250 歩以上歩いた時間を測定した。

2.5 認知機能

認知機能評価は，Montreal Cognitive Assessment（MoCA-J）の日本語版を用いた。

2.6 ApoE 表現型

ApoEε4 遺伝子は AD の遺伝的危険因子であり，脳 Aβ 蓄積と関連している。ApoE 遺伝子検査は実施できなかったため，ApoE の表現型を ELISA キット（MBL Co., Ltd., Woburn, the USA）を用いて評価した。このキットは，APOE と APOE4 の比（カットオフ値 0.3）によって ApoEε4 遺伝子型のホモ接合体（ε4/ε4）およびヘテロ接合体（ε2/ε4，ε3/ε4）と非 ApoEε4 遺伝子（ε2/ε2，ε3/ε3，ε2/ε3）を区別することができる。

2.7 PiB-PET

^{11}C-PIB（555±185MBq）を静脈内投与する。投与開始 50 分後から PET 撮影を開始し，20 分間連続撮影を行う。SPM8 の内部拡張プログラムである MarsBar を用いて関心領域を前頭葉・側頭頭頂葉外側部・楔前部・小脳皮質に設定する。前頭葉，側頭頭頂葉外側部，楔前部における PiB 集積量の平均値と小脳集積量の比（mean cortical standardized uptake value ratio）を算出し，カットオフ値を 1.4 に設定してアミロイド PET 陽性群と陰性群に分類した。

2.8 統計解析

脳内 Aβ 蓄積を予測するために，機械学習アルゴリズムに基づいてモデルを構築した。すなわち，ステップ 1：機械学習アルゴリズムの事前選択，ステップ 2：特徴選択，ステップ 3：モデルの訓練と評価である。

ステップ 1：適切な機械学習アルゴリズムを選択するために，DataRobot7.1.3（米国 DataRobot 社）を採用し，さまざまな種類の機械学習アルゴリズムを探索した。2,500 以上の機械学習アルゴリズムを調査した結果，3 つのアルゴリズム（カーネルサポートベクターマシン［カーネル SVM］，Elastic Net，ロジスティック回帰）の精度が高いことがわかった。

ステップ 2：ウェアラブル生体センサと質問票で収集したデータを用いてアミロイド PET 陽性予測モデルを構築するためには，機械学習アルゴリズムの過学習を防ぐために，適切な変数を選択する必要がある。そこで，認知機能検査のスコアと，被験者背景，ウェアラブル生体センサ，生活環境・健康行動を含む 111 変数の中から 54 を事前選択し，予測モデルの学習を行った。事前選択手順は，はじめに統計的に類似した変数をモデルに含めることを避けるため 111 変数間で包括的な相関計算を行い，相関係数が 1.0 に等しい 2 変数のうちの 1 つが，予測変数の候補から除外された。次に，臨床的観点から転帰に関係する変数を選択した。その後，54 変数から MoCA-

Jスコアと ActiveScale データを除いた52変数を用いて，機械学習モデルを構築した（モデル0-3）。モデル0-3で MoCA-J スコアを除外した理由は，病院への受診を必要としない変数を用いたモデルの性能を検証するためである。また，ActiveScale を使用したモデルと使用しなかったモデルの予測性能を比較した理由は，質問票で簡便に算出できる ActiveScale を他の運動機能の代わりに使用できるかどうかを検討するためである。

ステップ3：機械学習モデルの訓練と検証のために，ハイパーパラメータのチューニングを入れ子式の交差検証により行った。アルゴリズムのハイパーパラメータは，訓練データセット内でグリッドサーチ法を用いて選択した。モデル構築では，アミロイド PET 陽性群と陰性群の判断に寄与しない変数を減らして説明能力を向上させるために，Boruta 法を用いて学習モデルにおける変数を選択した。MoCA-J スコアまたは ActiveScale データを組み合わせた機械学習モデルも Boruta 法による変数選択を行った（モデル4-6）。テストデータセットの情報漏洩とモデル性能の偏った評価を避けるため，モデルの評価に5分割交差検証を用いた。各モデルは5分割交差検証を10回繰り返すことで訓練し，ROC 曲線下面積（Receiver Operating Characteristic Curve-Area Under the Curve：ROC-AUC）の平均値を算出した。他の評価指標である適合率，再現率，適合率と再現率の調和平均としての F1 スコアも計算した。これらの指標を算出するためのカットオフ値は，訓練データセットから Youden index を用いて算出した。さらに，各モデルに最終的に残った各変数の並べ替え重要度を特徴重要度として計算した。

3. 結　果

3.1　被験者背景

被験者の年齢中央値は75.5歳であり，55.7％が女性であった。教育歴の中央値は12年，BMI の中央値は23.1であった。MoCA-J スコアの中央値は22，PiB SUVR の中央値は0.92であり，122人中28人（23.0％）がアミロイド PET 陽性であった。

3.2　モデルの予測精度

ウェアラブル生体センサ，認知機能検査，PiB-PET 画像データを含む282の記録から収集した54の変数について，機械学習モデルを適用した（表1）。282の記録のうち，アミロイド陽性が68件（24.1％），陰性が214件（75.9％）であった。Boruta を用いて54変数から選択された25～37の変数を用いて，3つの機械学習モデルを構築した（カーネル SVM は25，Elastic Net は35，ロジスティック回帰は37）。年齢，性別，教育歴，BMI を用いた機械学習モデル（モデル0），生活習慣因子のみ（モデル1），生活習慣因子と被験者背景の組み合わせ（モデル2），生活習慣因子，被験者背景，生活環境・健康行動の組み合わせ（モデル3）で機械学習モデルを構築し，モデル3を基本モデルとした。

3つ機械学習による基本モデルの平均 AUC はいずれも0.79であり，カーネル SVM，Elastic Net，ロジスティック回帰における適合率は0.49，0.51，0.51，再現率は0.69，0.63，0.58，F1 スコアは，0.56，0.55，0.51であった。さらに，基本モデルに MoCA-J スコアまたは ActiveScale

第1編　予防・進行防止・診断技術

表1　機械学習モデル

	モデルタイプ	ROC AUC	適合率	再現率	F1 スコア
モデル0	カーネル SVM	0.72 ± 0.03	0.41 ± 0.03	0.63 ± 0.08	0.48 ± 0.04
	Elastic Net	0.75 ± 0.02	0.42 ± 0.02	0.71 ± 0.06	0.52 ± 0.04
	ロジスティック回帰	0.74 ± 0.02	0.43 ± 0.02	0.69 ± 0.06	0.51 ± 0.04
モデル1	カーネル SVM	0.61 ± 0.06	0.30 ± 0.04	0.48 ± 0.08	0.37 ± 0.04
	Elastic Net	0.70 ± 0.02	0.39 ± 0.02	0.62 ± 0.04	0.47 ± 0.02
	ロジスティック回帰	0.70 ± 0.02	0.41 ± 0.02	0.60 ± 0.05	0.47 ± 0.04
モデル2	カーネル SVM	0.76 ± 0.02	0.45 ± 0.01	0.66 ± 0.05	0.52 ± 0.02
	Elastic Net	0.77 ± 0.02	0.44 ± 0.03	0.71 ± 0.06	0.51 ± 0.04
	ロジスティック回帰	0.78 ± 0.02	0.45 ± 0.03	0.67 ± 0.06	0.51 ± 0.03
モデル3	カーネル SVM	0.79 ± 0.01	0.49 ± 0.04	0.69 ± 0.05	0.56 ± 0.03
	Elastic Net	0.79 ± 0.01	0.51 ± 0.05	0.63 ± 0.06	0.55 ± 0.05
	ロジスティック回帰	0.79 ± 0.01	0.51 ± 0.03	0.58 ± 0.05	0.51 ± 0.04
モデル4	カーネル SVM	0.83 ± 0.01	0.56 ± 0.03	0.67 ± 0.04	0.60 ± 0.03
	Elastic Net	0.83 ± 0.02	0.56 ± 0.03	0.64 ± 0.05	0.58 ± 0.03
	ロジスティック回帰	0.82 ± 0.02	0.55 ± 0.02	0.61 ± 0.04	0.55 ± 0.02
モデル5	カーネル SVM	0.79 ± 0.01	0.49 ± 0.03	0.67 ± 0.03	0.55 ± 0.03
	Elastic Net	0.79 ± 0.01	0.51 ± 0.04	0.64 ± 0.04	0.54 ± 0.04
	ロジスティック回帰	0.79 ± 0.01	0.52 ± 0.04	0.60 ± 0.04	0.54 ± 0.03
モデル6	カーネル SVM	0.80 ± 0.01	0.51 ± 0.03	0.67 ± 0.04	0.56 ± 0.02
	Elastic Net	0.79 ± 0.02	0.53 ± 0.04	0.62 ± 0.04	0.53 ± 0.03
	ロジスティック回帰	0.79 ± 0.01	0.53 ± 0.04	0.58 ± 0.04	0.53 ± 0.03

※モデル0：年齢，性別，教育歴，BMI を用いた機械学習モデル

　モデル1：生活習慣因子のみ

　モデル2：生活習慣因子と被験者背景の組み合わせ

　モデル3：生活習慣因子，被験者背景，生活環境・健康行動の組み合わせ

　モデル4：生活習慣因子，被験者背景，生活環境・健康行動，MoCA-J スコアの組み合わせ

　モデル5：生活習慣因子，被験者背景，生活環境・健康行動，ActiveScale の組み合わせ

　モデル6：生活習慣因子，被験者背景，生活環境・健康行動，ActiveScale の組み合わせ（身体活動変数を除く）

data を組み合わせて Boruta で変数を選択した機械学習モデル（モデル2〜6）も構築した。生活習慣因子のみを用いたモデル1の平均 AUC は，カーネル SVM，Elastic Net，ロジスティック回帰でそれぞれ 0.61，0.70，0.70 であった。基本モデルに MoCA-J スコアを組み合わせたモデル4の平均 AUC は，0.83 に向上した。適合率と再現率は，モデル4ではモデル3と比較して上昇あるいは低下したが，F1 スコアは軽度高値であった。さらに，ActiveScale を組み合わせたモデル

5の平均 AUC は約 0.80 あり，歩数，座位時間，LPA，MVPA を含む身体活動変数を除いたモデル6の平均 AUC は約 0.80 と同程度であった。しかし，モデル5および6の適合率，再現率，F1 スコアは基本モデルと比較して低値であった。モデル2の平均 AUC は約 0.77 であり，適合率，再現率，F1 スコアは低値であった。モデル0の平均 AUC は，カーネル SVM，Elastic Net，ロジスティック回帰で 0.72，0.75，0.74 であり，適合率は 0.41，0.42，0.43，再現率は 0.63，0.71，0.69，F1 スコアは 0.48，0.51，0.51 であった。

3.3　特徴重要度の可視化

　機械学習を説明しやすくするために，全モデルにおける特徴量の重要度を評価した。カーネル SVM では被験者背景と慢性疾患に関する8変数（年齢，教育歴，BMI，飲酒歴，高血圧，脳卒中，心臓病，甲状腺疾患），身体活動に関する3変数（歩数，LPA，MVPA），睡眠に関する2変数（昼寝効率，覚醒回数），心拍数，会話時間，生活環境と健康行動に関する10変数（配偶者，子供との同居，交通手段，同伴者，1週間の就業日数，趣味，テレビ視聴時間，地域活動参加日数，コミュニケーション頻度，外出回数）など合計 25 の特徴が抽出された。同様に，Elastic Net モデルでは，被験者背景および慢性疾患に関する12変数（年齢，性別，教育歴，BMI，飲酒歴，食物アレルギー，高血圧，糖尿病，高脂血症，脳卒中，心臓病，甲状腺疾患），身体活動に関する4変数（歩数，LPA，MVPA，座位行動），睡眠に関する3変数（昼寝時間，昼寝効率，昼寝中の覚醒回数），心拍数，会話時間，生活環境と健康行動に関連する13変数（子供と同居，交通手段，同伴者，就業日数，趣味，新聞を読むこと，習い事や授業の頻度，地域活動への参加日数，コミュニケーション頻度，外出回数，ペットの飼育，身だしなみへの気遣い，入れ歯）など 34 の特徴が抽出された。ロジスティック回帰モデルでは，被験者背景と慢性疾患に関連する11変数（年齢，性別，教育歴，BMI，飲酒歴，食物アレルギー，高血圧，糖尿病，脳卒中，心臓病，甲状腺疾患），身体活動に関連する4変数（歩数，LPA，MVPA，座位行動），睡眠に関連する5変数（睡眠時間，睡眠効率，昼寝時間，昼寝効率，昼寝中の覚醒回数），心拍数，会話時間，生活環境と健康行動に関する15変数（配偶者，子供，孫との同居，交通手段，同伴者，就業日数，趣味，運動頻度，新聞を読む，習い事や授業の頻度，地域活動への参加日数，コミュニケーション頻度，外出回数，ペットの飼育，入れ歯）など 37 の特徴が抽出された。

　3つの機械学習モデルでは，被験者背景および慢性疾患に関連する8変数（年齢，教育歴，BMI，飲酒歴，高血圧，脳卒中，心臓病，甲状腺疾患），身体活動に関連する3変数（歩数，LPA，MVPA），睡眠に関連する1つの特徴（昼寝の効率），心拍数，会話時間，生活環境と健康行動に関する8変数（子供との同居，交通手段，同伴者，就業日数，趣味，地域活動参加日数，コミュニケーション頻度，外出回数）などの 22 変数が共通していた（**図2**）。

4.　考　察

　本研究では，生活習慣因子，被験者背景，生活環境と健康的活動の3つのカテゴリーを用いて，アミロイド PET 陽性を予測する機械学習モデルを世界で初めて開発した。認知症ではない被験

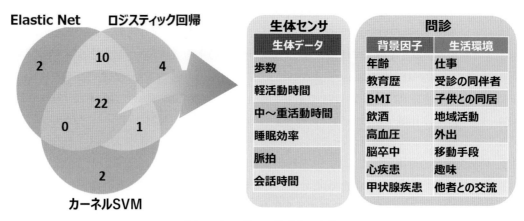

図2 各モデルに共通する変数

者122例（MCI 118例，主観的な記憶障害4例）から収集した54の変数を機械学習に用いた。ウェアラブル生体センサによる生活習慣因子データのみを用いたモデル（AUC 0.70）よりも3つのカテゴリーを統合したモデルの予測精度が高かった（AUC 0.79）。さらに，MoCA-Jと3つのカテゴリーを統合することで予測精度（AUC 0.83）はわずかに改善した。アミロイドPETや脳脊髄液検査の事前スクリーニングに活用するという目的を考慮すれば，モデルの性能（ROC AUC = 0.79）は，実臨床において許容できる。筆者らの機械学習モデルは，臨床試験や臨床現場においてアミロイドPETや腰椎穿刺による身体的および経済的負担を削減することができる。

本研究の最も興味深い発見は，客観的に測定された生活習慣因子，被験者背景，生活環境や健康行動と組み合わせた機械学習モデルが，アミロイドPET陽性予測において許容できる性能を示したことである。3つの異なる機械学習によるモデルの予測性能は0.79と同程度であることから信頼性と汎用性が高いと考える。MoCA-JスコアをするとAUC値はわずかに増加したが（カーネルSVM：0.83，Elastic Net：0.83，ロジスティック回帰：0.82），訓練された医療スタッフまたは臨床心理士が必要である。これまでに被験者背景，神経心理検査，ApoE遺伝子型，脳画像，血液バイオマーカーを用いて，脳内Aβ蓄積を予測する機械学習モデルが開発されている。被験者背景と神経心理検査を用いた脳内Aβ蓄積予測モデルでは，年齢，家族歴，オンライン認知機能検査，Cogstateを用いたモデルのAUCは0.806であり[3]，MMSE（Mini Mental State Examination），Alzheimer's Disease Assessment Scale（ADAS），American National Adult Reading Test，Rey Auditory Verbal Learning Test，時計描画，論理記憶遅延想起を用いたモデルのAUCは0.864であった[4]。さらに，ApoE遺伝子型を被験者背景と神経心理検査に組み合わせたモデルでは，AUC値は，年齢，性別，教育歴，ApoE遺伝子型・ベースラインの認知機能・縦断的な認知機能変化率を用いたモデルで0.65[5]，年齢，性別，教育歴，ApoE遺伝子型，神経心理検査（MMSEスコア・ADAS・論理的記憶IIなど）を用いたモデルで0.72[6]，年齢，10語遅延想起，ApoE遺伝子型を用いたモデルで0.83[7]，年齢，性別，教育期間，高血圧の既往，ApoE遺伝子型，単語リスト想起テストを用いたモデルの性能が最も高く，0.873であった[8]。また，被験者背景，神経心理検査，ApoE遺伝子型に脳画像または血液バイオマーカーを組み合わせた機械

学習モデルでは，特徴的な MRI 所見，年齢，性別，ApoE 遺伝子型を組み合わせたモデルの AUC は 0.79[9]，MRI の容積測定，年齢，性別，教育歴，ApoE 遺伝子型，神経心理学的検査を組み合わせたモデルの AUC は 0.71[6]，6 種類の血液バイオマーカー，年齢，ApoE 遺伝子型，CDR を組み合わせたモデルの AUC は 0.87[10]，血漿 Aβ42/Aβ40，年齢，10 語遅延想起スコア，ApoE 遺伝子型を組み合わせたモデルの AUC は 0.85 であった[15]。これらの結果は，被験者背景，認知機能検査，ApoE 遺伝子型，脳画像，血液バイオマーカーを組み合わせた機械学習モデルは，脳内 Aβ 蓄積を予測できることを示した。筆者らのモデル予測性能は先行研究と同程度であり，その長所として，ウェアラブル生体センサで客観的に測定した生活習慣因子と生活環境や健康行動に関する問診が，簡便かつ非侵襲的に自宅で測定できる点が挙げられる。

　3 つの機械学習モデルには，被験者背景，慢性疾患，身体活動，昼寝，心拍数，会話時間，生活環境や健康行動といった共通の変数が含まれていた。これらの変数は，アミロイド PET 陽性/陰性を判断するために重要である。被験者背景には，年齢，教育期間，BMI，飲酒歴，高血圧，脳卒中，心臓病，甲状腺疾患などが含まれていた。加齢は AD の最大の危険因子であり，認知機能が正常であってもアミロイド PET 陽性者の割合は，加齢とともに増加する。教育歴は認知予備能の指標と考えられており，脳内 Aβ 蓄積量と関連する[16]。AD の発症率は男性よりも女性の方が高いが，性別と脳内 Aβ 蓄積との関連は不明である[17,18]。BMI は脳内 Aβ 蓄積量と双方向に関連している可能性がある。脳内 Aβ 蓄積量の増大はその後の BMI の低下と関連し，BMI の増加は脳内 Aβ 蓄積量の増加と関連することが報告されている[19]。適度なアルコール摂取は，高齢者における認知機能障害や脳内 Aβ 蓄積のリスク低下と関連する[20]。さらに，高血圧，高脂血症，脳血管障害などの血管危険因子と AD 病態の関連が明らかになっているが[21]，糖尿病と脳内 Aβ 蓄積との関連は一致した結果が得られていない[22]。AD の病態として血管危険因子が神経血管ユニットの機能低下を起こし，慢性的な脳低灌流や Aβ の排出障害をもたらすという Two-hit vascular 仮説が提唱されている[23]。心血管系疾患と AD 病態との関連は不明であるが，剖検例の検討では，冠動脈疾患が脳内 Aβ 蓄積と関連することが示されている[24]。トリヨードサイロニンはアミロイド前駆体タンパク質の遺伝子発現を負に制御することが報告されており，甲状腺機能は脳内 Aβ 蓄積と関連する可能性がある。

　ウェアラブル生体センサデータにおける重要な予測因子は，身体活動，昼寝の効率，心拍数，会話時間であった。身体活動は，認知症のない高齢者において，PET による脳 Aβ 蓄積量の低下および脳脊髄液中の Aβ42 の増加と関連している[25]。また，身体活動と脳内 Aβ 蓄積の関連性の機序として，身体活動が Aβ の産生を抑制し，分解または排出を促進することが推測されている[26]。短時間睡眠，低睡眠効率，高頻度の昼寝は，脳内 Aβ 蓄積の増加と関連しているが，昼寝の効率に関しての研究はない。昼寝と認知機能との関連は一致した結果が得られていない。自己申告による昼寝は認知機能低下のリスクを減少させたが，ウェアラブル生体センサによる昼寝の頻度は，認知機能障害と関連していた[27,28]。したがって，昼寝の効率と脳内 Aβ 蓄積との関連は，さらなる研究が必要である。安静時心拍数の増加は，脳卒中や心血管疾患だけでなく，高齢者の認知機能低下や認知症の危険因子でもあるが，心拍数と脳内 Aβ 蓄積の関連は不明である。

　生活環境と健康行動に関連する重要な予測因子は，家族との同居，交通手段，就労，趣味，運

動，社会的関係であった。会話時間，子供との同居，地域活動参加日数，コミュニケーション頻度，外出回数は，社会的孤立や孤独と関連している。社会参加や接触が少なく，主観的な孤独感のある高齢者は，認知機能障害や認知症のリスクが高い。さらに，家族や友人との接触や余暇活動への参加などの積極的な社会参加は認知機能障害を予防する。孤独と脳内 Aβ 蓄積との関連は，認知機能が健常な高齢者で認められている[29]。交通手段と同伴者（通院時の同伴者の必要性）は，各モデルにおいて重要な予測変数であった。車の運転を中止した高齢者は，うつ病，健康状態の悪化，認知機能障害，社会的孤立，死亡のリスクが高いことが報告されている[30]。社会との繋がりを維持するためには代替交通手段が必要であるが，地方では十分に整備されていない。髄液中の AD バイオマーカーは高齢者の早期運転中止と関連し[31]，移動の際に家族や友人による支援が必要であることは，日常生活動作の障害を反映し，脳内 Aβ 蓄積と関連する[32]。就労は，認知機能や基本的な日常生活動作の低下に対する防御因子であるが，縦断的コホート研究では，脳内 Aβ 蓄積の予測因子ではないことが報告されており[33]，我々の結果とは一致していない。

5. 結 論

病院受診する必要がなく，ウェアラブル生体センサにより簡便かつ非侵襲的に測定可能な変数を用いて，アミロイド PET 陽性を予測する機械学習モデルを開発した。筆者らのモデルは，AD治療薬の臨床試験においてアミロイド PET や腰椎穿刺の事前スクリーニングに有用であり，被験者登録時のスクリーニング脱落者と試験コストを削減することができる。将来的にこの機械学習モデルを社会実装することにより，自宅での脳内 Aβ 蓄積の予測だけでなく，AD 発症予防のアドバイスも可能となる（図3）。

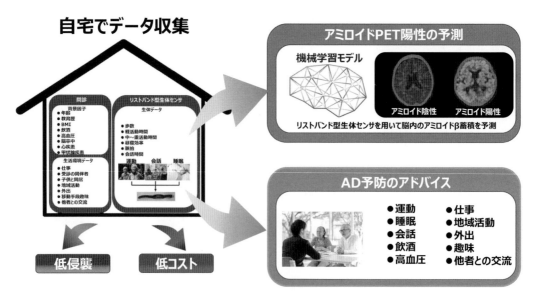

図3　今後の展望

文　　献

1) C. James et al.: Performance of machine learning algorithms for predicting progression to dementia in memory clinic patients, *JAMA Netw Open*, 4 (12), e2136553 (2021). doi: 10.1001/jamanetworkopen.2021.36553.

2) A. Gupta and B. Kahali: Machine learning-based cognitive impairment classification with optimal combination of neuropsychological tests, *Alzheimers Dement*（*N Y*）, 6(1), e12049 (2020). doi: 10.1002/trc2.12049.

3) K. Sato et al.: Predicting amyloid risk by machine learning algorithms based on the A4 screen data: application to the Japanese trial-ready cohort study, *Alzheimers Dement*（*N Y*）, 7(1), e12135 (2021). doi: 10.1002/trc2.12135.

4) H. Ko et al.: Alzheimer's Disease Neuroimaging Initiative Cognitive profiling related to cerebral amyloid beta burden using machine learning approaches, *Front Aging Neurosci*, 11, 95 (2019). doi: 10.3389/fnagi.2019.00095.

5) P.S. Insel et al.: Assessing risk for preclinical β-amyloid pathology with APOE, cognitive, and demographic information, *Alzheimers Dement*（*Amst*）, 4, 76-84 (2016). doi: 10.1016/j.dadm.2016.07.002.

6) A. Ezzati et al.: Predicting amyloid-β levels in amnestic mild cognitive impairment using machine learning techniques, *J Alzheimers Dis*, 73, 1211-1219 (2020). doi: 10.3233/JAD-191038.

7) S. Palmqvist et al.: Accurate risk estimation of β-amyloid positivity to identify prodromal Alzheimer's disease: cross-validation study of practical algorithms, *Alzheimers Dement*, 15(2), 194-204 (2019). doi: 10.1016/j.jalz.2018.08.014.

8) J.H. Lee et al.: Prediction of cerebral amyloid with common information obtained from memory clinic practice, *Front Aging Neurosci*, 10, 309 (2018). doi: 10.3389/fnagi.2018.0030.

9) J.P. Kim et al.: Predicting amyloid positivity in patients with mild cognitive impairment using a radiomics approach, *Sci Rep*, 11(1), 6954 (2021). doi: 10.1038/s41598-021-86114-4.

10) S.C. Burnham et al.: A blood-based predictor for neocortical Aβ burden in Alzheimer's disease: results from the AIBL study, *Mol Psychiatry*, 19 (4), 519-526 (2014). doi: 10.1038/mp.2013.40.

11) Y.C. Youn et al.: Prediction of amyloid PET positivity via machine learning algorithms trained with EDTA-based blood amyloid-β oligomerization data, *BMC Med Inform Decis Mak*, 22(1), 286 (2022). doi: 10.1186/s12911-022-02024-z.

12) M.L. Daviglus et al.: Risk factors and preventive interventions for Alzheimer disease: state of the science, *Arch Neurol*, 68(9), 1185-1190 (2011). doi: 10.1001/archneurol.2011.100.

13) N. Kimura et al.: Modifiable lifestyle factors and cognitive function in older people: a cross-sectional observational study, *Front Neurol*, 10, 401 (2019). doi: 10.3389/fneur.2019.00401.

14) N. Kimura et al.: Association of modifiable lifestyle factors with cortical amyloid burden and cerebral glucose metabolism in older adults with mild cognitive impairment, *JAMA Netw Open*, 3(6), e205719 (2020). doi: 10.1001/jamanetworkopen.2020.5719.

15) S.C. Burnham et al.: A blood-based predictor for neocortical Aβ burden in Alzheimer's disease: results from the AIBL study, *Mol Psychiatry*, 19 (4), 519-526 (2014). doi: 10.1038/mp.2013.40.

16) X. Meng and C. D'Arcy: Education and dementia in the context of the cognitive reserve hypothesis: a systematic review with meta-analyses and qualitative analyses, *PLoS One*, 7, e38268 (2012). doi: 10.1371/journal.pone.0038268.

17) C.R. Jack et al.: Age, sex, and APOE epsilon4 effects on memory, brain structure, and beta-amyloid across the adult life span, *JAMA Neurol*, 72, 511-519 (2015). doi: 10.1001/jamaneurol.2014.4821.

18) L.L. Barnes et al.: Sex differences in the clinical manifestations of Alzheimer disease pathology, *Arch Gen Psychiatry*, 62, 685-691 (2005). doi: 10.1001/archpsyc.62.6.685.

19) T. Vineeth et al.: Higher body mass index is associated with lower cortical amyloid-β burden in cognitively normal individuals in late-life, *J Alzheimers Dis*, 69, 817-827 (2019). doi: 10.3233/JAD-190154.

20) J.W. Kim et al.: Association of moderate alcohol intake with in vivo amyloid-beta deposition in human brain: a cross-sectional study, *PLoS Med*, 17(2), e1003022 (2020). doi: 10.1371/journal.pmed.1003022.

21) R.F. Gottesman et al.: Association between midlife vascular risk factors and estimated brain amyloid deposition, *JAMA*, 317, 1443-1450 (2017). doi: 10.1001/jama.2017.3090.

22) C. Moran et al. Type 2 diabetes mellitus and biomarkers of neurodegeneration, *Neurology*, 85 (13), 1123-1130 (2015). doi: 10.1212/WNL.0000000000001982.

23) B.V. Zlokovic: Neurovascular pathways to neuro-

第１編　予防・進行防止・診断技術

degeneration in Alzheimer's disease and other disorders, *Nat Rev Neurosci*, **12**(12), 723-738 (2011). doi: 10.1038/nrn3114.

24) C.M. Hulette and K. Welsh-Bohmer: Coronary artery disease is associated with Alzheimer disease neuropathology in APOE4 carriers, *Neurology*, **68**(6), 471 (2007). doi: 10.1212/01.wnl.0000256286.78188.dd.

25) K.Y. Liang et al.: Exercise and Alzheimer's disease biomarkers in cognitively normal older adults, *Ann Neurol*, **68**(3), 311-318 (2010). doi: 10.1002/ana.22096.

26) B.M. Brown et al.: Exploring the relationship between physical activity, beta-amyloid and tau: a narrative review, *Ageing Res Rev*. **50**, 9-18 (2019). doi: 10.1016/j.arr.2019.01.003.

27) H.A. Keage et al.: What sleep characteristics predict cognitive decline in the elderly? *Sleep Med*, **13**(7), 886-892 (2012). doi: 10.1016/j.sleep.2012.02.003.

28) D. Foley et al.: Daytime sleepiness is associated with 3-year incident dementia and cognitive decline in older Japanese-American men, *J Am Geriatr Soc*, **49**(12), 1628-1632 (2001). doi: 10.1046/j.1532-5415.2001.t01-1-49271.x.

29) N.J. Donovan et al.: Association of higher cortical amyloid burden with loneliness in cognitively normal older adults, *JAMA Psychiat*, **73**(12), 1230-1237 (2016). doi: 10.1001/jamapsychiatry.2016.2657.

30) S. Chihuri et al.: Driving cessation and health outcomes in older adults. *J Am Geriatr Soc*, **64**(2), 332-341 (2016). doi: 10.1111/jgs.13931.

31) S.H. Stout et al.: Driving cessation over a 24-year period: dementia severity and cerebrospinal fluid biomarkers, *Alzheimers Dement*, **14**(5), 610-616 (2018). doi: 10.1016/j.jalz.2017.11.011.

32) G.A. Marshall et al.: Instrumental activities of daily living, amyloid, and cognition in cognitively normal older adults screening for the A4 Study, *Alzheimers Dement* (*Amst*), **12**(1), e12118 (2020). doi: 10.1002/dad2.12118.

33) B.E. Snitz et al.: Predicting resistance to amyloid-beta deposition and cognitive resilience in the oldest-old, *Neurology*, **95**(8), e984-e994 (2020). doi: 10.1212/WNL.0000000000010239.

第1章	認知症発症予測・予防のDX

第2節　AI分析による
BPSD発症予測システムの開発

電気通信大学　**南　泰浩**　　電気通信大学　**嘉村　魁人**

1. はじめに

　本稿では，筆者らがこれまで研究してきた AI 分析による BPSD 発症予測システムについて述べる。最初に，開発に至った経緯を示す。

　厚生労働省の研究より，2025 年の時点で認知症患者数は 700 万人に達すると見込まれている[1]。また，2018 年当時の厚生労働省の予想によると，介護職員の不足は 2020 年頃に 26 万人，2025 年までには 55 万人と，増加傾向にある[2]。このような介護職員不足の解消のためには，人員増加も重要であるが，現状の介護職員が増えにくい状況下では，介護職員への過度な負荷の軽減も，重要な課題となる。本システム開発の目的は，この課題解決にある。

　認知症患者には，BPSD（Behavioral and Psychological Symptoms of Dementia）という行動・心理症状がしばしば生じる。国際老年精神医学会は，BPSD を「認知症患者にしばしば生じる，知覚認識，思考内容，気分，行動の障害による症状」と定義している[3-5]。この症状には，具体的には徘徊，妄想，大声，不安，不眠などが含まれる。最近では，BPSD を予測し，適切なケア方法を提供する自律型 AI サービス[6] が開発されている。このサービスは，バイタルデータや環境データを分析し，BPSD を発症する 60 分前または 30 分前に予測し，介護者に通知することで，介護負担を軽減し，認知症患者の QOL を向上させることを目指している。このような AI サービスは，認知症患者とその家族にとって大きな支援となるが，現状では，人の手による介護記録が必要不可欠である。本研究では，認知症の行動・心理症状（BPSD）を予測するため，さまざまな環境センサとバイタルセンサを介護施設に設置し，人手を介さない手法の検討を行った。

　ウェアラブル機器を使用して，個人の活動量や運動機能などの関係と症状の関係性を議論する研究がなされている[7-16]。このような研究をより積極的に進めて個人の症状を検出あるいは予測する研究の提案も増えてきた。ベッドセンサと湿潤センサ，音声を組み合わせて失禁と夜間の興奮を監視するシステムが提案されている[17]。また，リストバンドセンサを利用し，認知症対象者のストレス度を直接推定する手法が提案されている[18]。さらに，複数の音声センサの情報から認知症対象者の興奮度を推定する手法が研究されている[19]。複数のセンサデータを活用して認知症患者の興奮を検出するシステムの開発も行われている[20,21]。さらに，これらの研究を発展させた研究が文献 22）で提案されている。このような研究は，認知症患者の QOL 向上や介護者の負担軽減に寄与することが期待される。

　本研究では，介護施設に，できるだけ多くのセンサシステムを配置し，BPSD 予測の可能性を

示すことを目的とする。BPSDの予測が可能であれば，その対処が事前に実施でき，介護者の負担軽減を実現できる。

2. BPSD発症予測システムの構築環境

データ収集のため複数の介護施設に，**図1**のような環境を構築した。

介護施設の実験参加者の居室には，オムロン㈱の環境センサ（USB型）2JCIE-BU23）[23]とヤグチ電子工業㈱のポケットCO_2センサ[24]を配置した。環境センサは，湿度，照度，気圧，騒音，総揮発性有機化合物濃度を測定する。また，それらの情報から相対湿度，二酸化炭素濃度相当値，熱中症危険度も計算する。ポケットCO_2センサはCO_2濃度を測定する。実験参加者のベッドの下には心拍，呼吸，体動などを測定するTOPPAN㈱の非接触型センサであるセンシングウェーブ[25]を敷設した。この機器はこれらの情報からストレスや睡眠に関する情報も計算している。さらに，実験参加者の頭上にコニカミノルタ㈱のHitomeQケアサポート行動分析センサ[26]を設置した。これは，ドップラーセンサとカメラの情報から，実験参加者の行動を分析する。また，実験参加者の一部はウェアラブルセンサとしてGarmin CorporationのGARMIN[27]も装着している。GARMINでは心拍を計測し，それに基づく，さまざまな生体情報も計算している。直接センサが観測したデータ以外にも上記のように機器内部で計算された情報も利用するが，これらについては機器から得られる情報をそのまま利用している。ここでは，これらの機器が計算した生体情報もセンサデータと記述する。本研究で収集するセンサデータとそれらの値が得られる時間間隔を**表1**に示す。

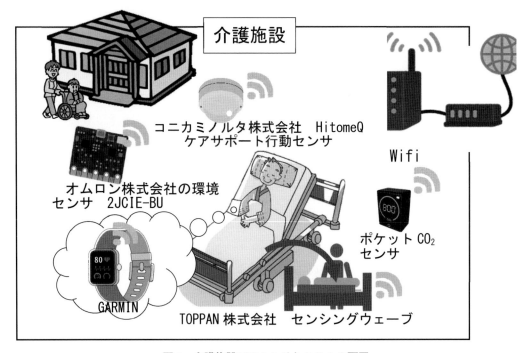

図1　介護施設でのセンサシステムの配置

表1　センサデータとそれらの値を得る時間間隔

センサ名	項目名	間隔（約）	傾き情報
GARMIN	心拍	15 s	○
	スリープレベル	1 s	○
	ストレス値	180 s	○
環境センサ	温度	1 s	○
	相対湿度	1 s	○
	照度	1 s	○
	気圧	1 s	○
	騒音	1 s	○
	総揮発性有機化合物濃度	1 s	○
	二酸化炭素濃度相当値	1 s	○
	不快指数	1 s	○
	熱中症危険度	1 s	○
ポケット CO_2 センサ	二酸化炭素濃度	1 s	○
センシングウェーブ	ストレス値	5 s	○
	心拍数	5 s	○
	呼吸数（分）	5 s	○
	体動	5 s	
	入床	5 s	
	離床	5 s	
	入眠	5 s	
	覚醒	5 s	
	睡眠波形値	5 s	
	寝返り有無	5 s	
HitomeQ	人矩形の重心座標（実空間上での x 座標）	1 s	○
	人矩形の重心座標（実空間上での y 座標）	1 s	○
	呼吸数	3 s〜3 min	○
	覚醒睡眠不在フラグ	3 s〜3 min	
	行動量	1 h	○
	移動距離	1 h	○
	行動範囲面積	1 h	○
	高頻度行動範囲面積	1 h	○
	高頻度行動範囲面積割合	1 h	○
	歩行速度	1 h	○
	ふらつき度	1 h	○
	総作業時間	1 h	○
	立ち止まり時間	1 h	○
	長時間立ち止まり回数	1 h	○
	短時間立ち止まり回数	1 h	○

第1編　予防・進行防止・診断技術

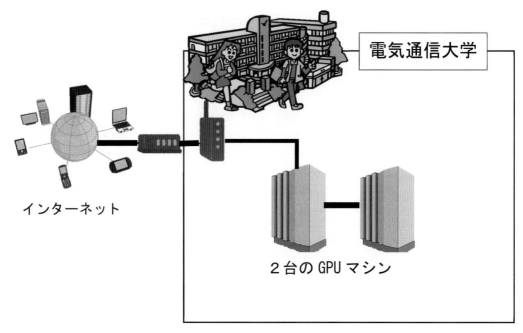

図2　電気通信大学でのBPSD発症予測のための機械学習サーバ

　データ収集に関して，各実験参加機関で倫理審査を行い，その実施要項に従って，介護施設の実験参加の許可をもらい，個々の入居者にも実験参加の承諾を行った。
　介護施設で，収集したセンサデータは，プライバシにかかわる情報を非可逆化してからクラウドサービスを介して電気通信大学に送信した。電気通信大学では図2のようにVPNを介してデータを蓄積し，大学のネットワークから切り離された2台のGPU搭載のコンピュータで分析およびBPSD発症予測モデルの学習および評価を実施した。

3. BPSD発症予測方法

　2つの機械学習によるBPSD発症の予測手法を用いた。ここではその説明を行う。

3.1　粒度の調整と判定機への入力の設定

　表1に示すように，センサのデータ取得間隔は，センサによって異なるため，データの粒度（時間間隔）をそろえた。粒度未満の間隔で入力されるデータは，粒度で平均化して利用している。図3にセンサデータのBPSD発症判定器への入力を示す。センサデータをWindow size分だけ切り出し，BPSD判定器へ入力する。1つのBPSD判定器は時系列上のWindow sizeの入力しか見ない。

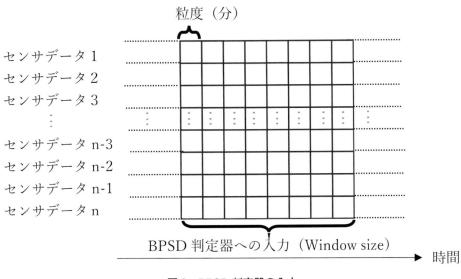

図3 BPSD判定器の入力

3.2 BPSD発症予測器

図3を使ってBPSD判定器への入力を説明したが，ここではBPSDの発症予測器について**図4**を用いて説明する。

図4は予測を実施する場合の構成になっている。学習に関しては，判定機の説明時に行う。一般的に，時系列データから何かを予測する手法として，HMM[28]やLSTM[29]などが考えられるが，本研究では学習データ量が少ないため，よりシンプルな構造を用いた。図のように同じBPSD発症の判定機を複数時間方向に並べ，それぞれが，将来起こるBPSDの発症を判定し，そ

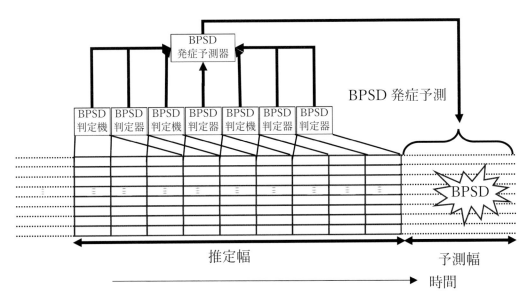

図4 BPSD発症予測器

の結果を平均化することで将来起こる BPSD 発症を予測する。BPSD 発症予測器のすべてが見ているセンサデータの時系列上の長さを推定幅とする。また，ある特定の時刻の BPSD 発症を予測することは非常に困難であるため，予測に時間的な幅を持たせた，この幅を予測幅と呼ぶ。BPSD 発症を予測したときに，この幅内で発症すれば，予測が成功したと判断する。

3.3　BPSD 判定器

［**3.2**］で述べた BPSD 判定器に対して，本研究では，勾配ブースティング決定木と CNN[30] の 2 種類を作成した。このため，全体としても 2 種類の予測器を構成した。

3.3.1　勾配ブースティング決定木による BPSD 判定器

勾配ブースティング決定木として，LightGBM[31]，CatBoost[32,33]，XGBoost[34] を使用した。学習では，図 4 の予測幅内に BPSD が観測された場合を正例，観測されなかった場合を負例として，判定器の学習を行った。

3.3.2　CNN による BPSD 判定器

近年，深層学習による識別器が高い性能を示している。このため，本研究でも，今回用いた手法と比較するため，判定機に図 5 の構造の CNN を用いた。この構造では，粒度ごとの特徴抽出器（Convolution 層）をカスケード状に配置し，最後の層で結果を統合し，Sigmoid 関数で最終結果を出力する。図 4 を使って時間的に同じ判定機を利用し，それを統合する手法は［**3.3.1**］での手法の予測器と同様とした。学習方法は，［**3.3.1**］と同様の方法で行った。

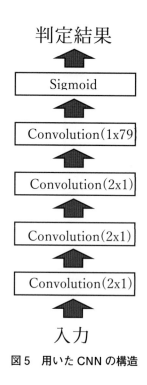

図 5　用いた CNN の構造

4. 実験設定

4.1 データ設定

センサデータ収集の期間，実施施設数，実験対象者の数，およびBPSD発症の総数を**表2**に示す。この表に示すように，粒度によって，BPSDの発症数は異なる。介護士が，タブレット型の端末にBPSD発症に気が付いたときにBPSDの発症の情報を入力するように指導した。この情報を正解ラベルとする。ただし，介護士の業務の都合で，発生時でなく，事後に入力をしている可能性も否定できない。

表2 データの諸元

データ取得期間	2022.8.1～2023.3.26	
実施施設数	3施設	
対象人数	44名	
対象者基準	期間内以上45日以上データ取得	
発症BPSD総数	粒度＝2 min	2025
	粒度＝5 min	1999
	粒度＝10 min	1978

データにはセンサ値 $s(t)$ そのものに，傾き情報として1つ前のセンサ値に対する変化量 $s(t)-s(t-1)$ と，1つ前のセンサ値に対する変化率 $\{s(t)-s(t-1)\}/s(t-1)$ を加えた。傾きを加えるセンサ値には，表1に○印で示す。

さらに，予備実験で照度がBPSD推定に重要な役割を果たすことが示されており，これが時刻の影響とも考えられるので，時刻情報を陽に学習できるように，時間情報（hour_cos, hour_sin）$=(\cos(\pi x/12), \sin(\pi x/12))$ を導入した。ここで，$x=0, 1, \cdots, 23$ である

4.2 BPSD推定の評価方法

このようなBPSDの評価では，AUCで評価することが多い[20,21]。

この評価は，

$$真陽性率 = \frac{真陽性}{真陽性 + 偽陰性} \tag{1}$$

$$偽陽性率 = \frac{偽陽性}{偽陽性 + 真陰性} \tag{2}$$

という2つの値を判定の閾値を変化させ，プロットしたものである。

しかし，陰性のサンプルの数が多いと，たとえ擬陽性率を小さい値に設定しても，多くの偽陽性結果を算出する。介護士にBPSD発症の予測結果を提示する際は，偽陽性率を相当低くしないと，偽のBPSD発症予測を多く発生させ，介護士に多くの負担を強いる。このため，ROC曲線から最適な閾値を見つけるためには，グラフの偽陽性率がほぼ0の近辺を探すことになるため，最

第1編　予防・進行防止・診断技術

適値を探すのに苦労する。

　この問題に対処するため，本研究ではPR曲線という，真陽性率＝Recall（再現率）とPrecision（適合率）の関係をプロットした曲線を用いて評価を行う。

　適合度は，

$$適合率 = \frac{真陽性}{偽陽性 + 真陽性} \tag{3}$$

で表される。これは，偽陽性と真陽性から構成されるため，陰性数の影響を受けない。このため，介護現場の状況を考えた適切な閾値を設定することができる。ここでの評価では，適合率と再現率曲線の面積を用いる。この値は0から1の値を取り，1に近づけば，適合率と再現率を同時に高めることができ，性能が良いと評価できる。

5.　BPSD発症予測実験結果

　本項では，勾配ブースティング決定木によるBPSD判定器とCNNによるBPSD判定器の実験結果を示す。

5.1　勾配ブースティング決定木によるBPSD判定器による実験結果

　学習に使用するモデル（[LightGBM, CatBoost, XGBoost]），センサの粒度（[2, 5, 10]），推定幅（[3時間，4時間，5時間，10時間，20時間，30時間]），予測幅（[2時間，5時間，10時間]），Window size8の組み合わせで実験を行った。最初に，予備検討の実験でモデルの選択を行った。今回用いたデータでは，学習データやテストデータの選び方により性能が著しく変化する場合があったので，これを評価するため，学習データとテストデータを6回入れ替えて交差検証を行った。

5.1.1　モデル選択の予備検討

　モデル作成には時間がかかり，データ取得しながらの開発であるため，最初に，令和3年2月末までに集められた44人のデータを用いて，学習に使用するモデル（[LightGBM, CatBoost, XGBoost]）の組み合わせから，最も再現率と適合率の曲線（PR曲線）の面積が大きいモデルを本実験の対象モデルとした。この結果，CatBoostの結果がもっとも面積が大きかったため，本研究ではCatBoostを対象手法として評価する。

5.1.2　推定幅に対する精度の変化

　適切な推定幅を調べるため，CatBoostを用い，予測幅2時間，粒度2 minと固定し，推定幅だけを変化させて，実験を行った。**図6**～**図10**にPR曲線を示す。各図の個々の線は6回の実験結果のそれぞれのPR曲線を示す。このときのPR曲線の面積を**表3**に示す。

　PR曲線は右上に行くほど性能が良いが，図6では，6回の試行のうち3回はPR曲線がPrecision＝0近辺で推移している。このことから，学習データの選び方によってBPSD推定精度

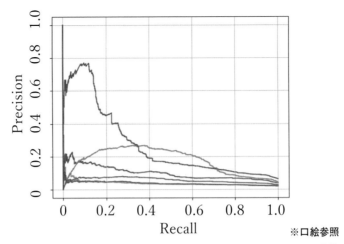

図6 推定幅2時間,粒度2 min,予測幅2時間のCatBoostによるPR曲線

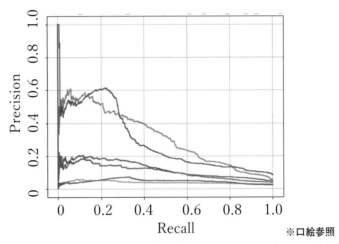

図7 推定幅3時間,粒度2 min,予測幅2時間のCatBoostによるPR曲線

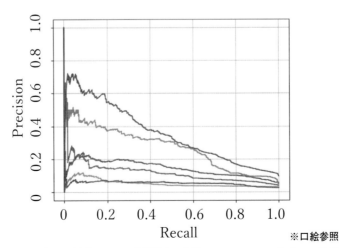

図8 推定幅5時間,粒度2 min,予測幅2時間のCatBoostによるPR曲線

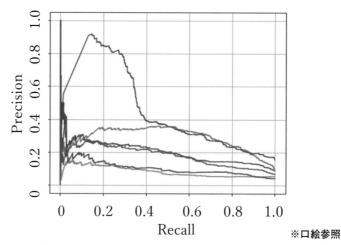

図9　推定幅10時間，粒度2 min，予測幅2時間のCatBoostによるPR曲線　※口絵参照

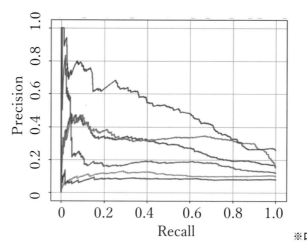

図10　推定幅20時間，粒度2 min，予測幅2時間のCatBoostによるPR曲線　※口絵参照

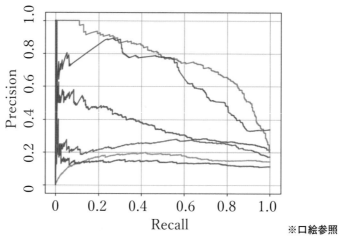

図11　推定幅30時間，粒度2 min，予測幅2時間のCatBoostによるPR曲線　※口絵参照

表3 CatBoostによる各推定幅に対するPR曲線の面積

実験設定	PR曲線の面積
推定幅2時間，粒度2min，予測幅2時間	0.11
推定幅3時間，粒度2min，予測幅2時間	0.15
推定幅5時間，粒度2min，予測幅2時間	0.16
推定幅10時間，粒度2min，予測幅2時間	0.22
推定幅20時間，粒度2min，予測幅2時間	0.25
推定幅30時間，粒度2min，予測幅2時間	0.39

が大きく異なることがわかる。また，残りの3本はPrecision, Recallとも原点から離れ，BPSD発症予測が実現できる可能性を示している。表3から，ほぼ予想通り，推定幅を長くすると，推定精度が向上することも確認できた。

5.1.3 予測幅に対する精度の変化

今度は最適な予測幅を調べるため，推定幅を［5.1.2］で最も性能が良い30時間に固定し，粒度2minと固定し，予測幅だけを変化させて実験を行った。その結果を，図9（前項参照），図12，図13に示す。このときのPR曲線の面積を表4に示す。

図9，図12，図13のPR曲線に大きな変化はないように見えるが，表4を見ると，予測幅を大きくすると，性能が良くなることがわかる。これも予想通り，対象の予測範囲が広いほど予測精度が向上するという妥当な結論を示している。

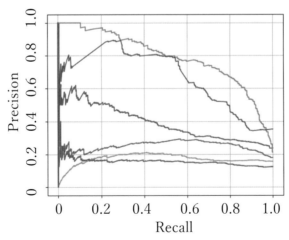

※口絵参照

図12 推定幅30時間，粒度2min，予測幅5時間のCatBoostによるPR曲線

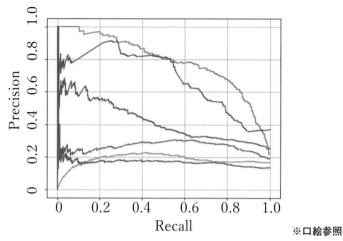

図13 推定幅30時間,粒度2min,予測幅10時間のCatBoostによるPR曲線

※口絵参照

表4 CatBoostによる各推定幅に対するPR曲線の面積

実験設定	PR曲線の面積
推定幅30時間,粒度2min,予測幅2時間	0.38
推定幅30時間,粒度2min,予測幅5時間	0.40
推定幅30時間,粒度2min,予測幅10時間	0.42

5.1.4 粒度に対する精度の変化

次に,粒度の最適値を求めるため,推定幅を[**5.1.2**]で最も性能が良かった30時間に固定し,予測幅を[**5.1.3**]で最も性能が良い10時間に固定,粒度を2 min,5 min,10 minと変化させ実験を行った。**表5**に各粒度に対するPR曲線の面積を示す。この結果から,粒度に関しては,5 minで一番性能が低く,2 min,10 minで高くなることがわかる。いままで得られた結果から,図13のグラフが今回の実験の最高性能を示しているが,このグラフから学習とテストのセットによっては,以前性能の引くなるセットがあることがわかる。これは,まだデータが十分ではないことを示している。

表5 CatBoostによる各粒度に対するPR曲線の面積

実験設定	PR曲線の面積
推定幅30時間,粒度2 min,予測幅10時間	0.42
推定幅30時間,粒度5 min,予測幅10時間	0.37
推定幅30時間,粒度10 min,予測幅10時間	0.42

5.2 CNNによるBPSD推定実験

ここでは,深層学習による予測器での性能を調べるため,CNNによる判定機とCatBoosによる判定機の比較実験を行った。このため,1条件で実験を行った。このときの推定幅を10時間,

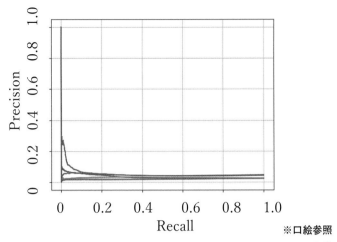

図14 推定幅10時間，粒度10 min，予測幅3時間のDNNによるPR曲線

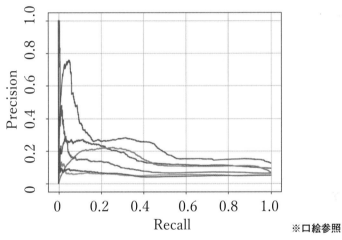

図15 推定幅10時間，粒度10 min，予測幅3時間のCatBoostによるPR曲線

粒度を10分，予測幅を3時間とした。結果のPR曲線のグラフを**図14**に示す。同じ実験条件で実験したCatBoostの結果を**図15**に示す。図14から図15のCatBoostの結果より性能が劣化していることがわかる。この原因は，今回のデータセットではCNNの学習データとしては十分でないためと考えられる。

6. 考察とまとめ

本研究では，介護施設にさまざまなセンサを導入し，そのデータに基づき，認知症の方が発症する行動・心理症状（BPSD）を予測する機械学習手法の検討を行った。複数の同じ勾配ブースティング決定木を時間方向に並べ，得られた結果を平均化する手法を用いBPSD予測の可能性を調べた。本手法を用いて，評価した結果，センサデータからBPSD発症を予測することが可能であることわかった。また，予測に使うデータの時間が長いほど，予測する時間の幅が広いほど精

第1編　予防・進行防止・診断技術

度良いこともわかった。現状では，学習データや評価データのとり方によって，性能のばらつきが大きいことから，今後データを増やす必要性があることもわかった。また。比較としてCNNを用いるBPSDの判定器を構成し実験を行った結果，現状では勾配ブースティング手法であるCatBoostの推定精度には及ばないことも確認できた。この理由は，データ量が少ないためと考えられ，この観点からもデータを増やす重要性が確認できた。

謝　　辞

　本研究は，大学研究者による事業提案制度「AIとIoTにより認知症高齢者問題を多面的に解決する東京アプローチの確立」を通じて東京都の支援を受けたものである。また，この制度に参加し，データ収集に尽力をしていただいたメンバーの方たちにも感謝いたします。

文　　献

1）構成労働科学研究成果データベース：https://mhlw-grants.niph.go.jp/project/23685
2）厚生労働省：https://www.mhlw.go.jp/stf/houdou/0000207323.html
3）山口晴保：認知症ケア研究誌, **2**, 1（2018）.
4）S.I. Finkel et al.: *International psychogeriatrics*, **8**（S3）, 497（1997）.
5）国際老年精神医学会：アルタ出版（2013）.
6）ゲオム株式会社：https://geom-hd.com/.
7）山上徹也, 山口晴保：認知症ケア研究誌, **5**, 8（2021）.
8）A. Bankole et al.: *American Journal of Alzheimer's Disease & Other Dementias*, **27**（5）, 346（2012）.
9）L. Etcher et al.: *Psychiatry research*, **199**（1）, 77（2012）.
10）L.M. Ghali et al.: *International journal of geriatric psychiatry*, **10**（6）, 517（1995）.
11）A. Knuff et al.: *The American Journal of Geriatric Psychiatry*, **27**（8）, 865（2019）.
12）G. Nagels et al.: *International journal of geriatric psychiatry*, **21**（4）, 388（2006）.
13）L. Valembois et al.: *The journal of nutrition, health & aging*, **19**, 759（2015）.
14）T. Fleiner et al.: *International psychogeriatrics*, **28**（10）, 1687（2016）.
15）J. Merilahti et al.: *IEEE journal of biomedical and health informatics*, **20**（3）, 856（2015）.
16）H. Zhou et al.: *Sensors*, **18**（3）, 926（2018）.
17）J. Gong et al.: Proceedings of the conference on Wireless Health, 1（2015）.
18）B. Kikhia et al.: *Sensors*, **16**（12）, 1989（2016）.
19）C. Nesbitt et al.: Proceedings of the 2018 10th International Conference on Bioinformatics and Biomedical Technology, 73（2018）.
20）S.S. Khan et al.: IEEE International Conference on Data Mining Workshops（ICDMW）, 703（2017）.
21）S.S. Khan et al.: 41st Annual International Conference of the IEEE Engineering in Medicine and Biology Society（EMBC）, 3588（2019）.
22）S. S. Khan et al.: *Canadian Conference* on AI（2021）.
23）オムロン：環境センサ（USB型）2JCIE-BU, https://www.fa.omron.co.jp/products/family/3724/.
24）ヤグチ電子工業：https://www.yaguchidenshi.jp/
25）TOPPAN：https://forest.toppan.co.jp/products/sensingwave.html
26）KONICA MINOLTA：https://www.konicaminolta.com/jp-ja/care-support/index.html
27）日本GARMIN: https://www.garmin.co.jp/
28）L. E. Baum et al.: *Annals of Mathematical Statistics*, **37**（6）, 1554（1966）.
29）S. Hochreiter et al.: *Neural computation*, **9**（8）, 1735（1997）.
30）Y. LeCun et al.: *Proc. IEEE*, **86**（11）, 2278（1998）.
31）G. Ke et al.: Advances in Neural Information Processing Systems 30（NIPS 2017）, 3149（2017）.
32）L. Prokhorenkova et al.: arXiv:1706.09516 [cs.LG]（2019）.
33）https://catboost.ai/docs/concepts/python-quickstart.html
34）T. Chen et al.: arXiv:1603.02754 [cs.LG]（2016）.

第1章	認知症発症予測・予防のDX

第3節　BPSD 予測・予防により介護負担を軽減する認知症ケア補助人工知能「DeCaAI」の開発と実装

一般社団法人認知症高齢者研究所　羽田野　政治

1. はじめに

　認知症を正しく理解するためには身体的要因や心理的要因だけでなく，環境的要因や社会的要因など生活の側面まで理解しなければならず知識ベースは多岐に渡る。まして，認知症において出現する複雑怪奇な症状や，完全な予防効果が得られるはっきりとしたエビデンスは，未だ望むべくもない。したがって認知症患者においては，身体介助や生活援助を通し，薬剤を用いない介護の役割が極めて大きくなる。

　多くの認知症患者の介護に従事しながら，眼の前で次々と現れてくる激しい物忘れや，実にさまざまな異常行動を見守ってきた経験から，認知症介護において大きな問題となるのは，1つは健忘症といわれる高度な物忘れであり，もう1つが認知症の行動・心理症状 BPSD（Behavioral and Psychological Symptoms of Dementia，妄想，暴言，徘徊等）である[1]。

　認知症は，その種類や程度によって差異はあるものの，一般的には対人関係に困難をきたすことが多く，その不安から BPSD が発症している場合もありうる[2]。

　医療も介護も，最終的にはその人の健康な生活に貢献する技術を提供することにあるが，認知症患者と接するときには，「どのように接すればよいのだろうか」や「意思疎通はできるだろうか」という不安や恐れがあり，認知症患者への関わり方に安定性をもち得ないのが現状である。

　これらの解決のため，認知症の BPSD 発症を予測，予防をめざした介入研究として，2017 年より総務省 IoT 創出支援事業「認知症対応型 IoT サービス」が動き始めた。

　本研究では，認知症に伴う BPSD について，IoT（Internet of Things）センサで得たデータと従前のケア方法を人工知能 AI（Artificial Intelligence）で解析した[3]。そこで介護者に BPSD 発症と適切なケア方法を通知したところ，BPSD の発症が4ヵ月で74.4％（総務省 IoT 創出支援事業報告：TBS（Troublesome Behavior Scale）問題行動評価 53-58.10.22.2018）沈静化した[4]。

　さらに，脈拍数の遅速幅（一過性徐脈/一過性頻脈）が急激に変化する場合に，BPSD が発症する可能性が高まるという新しい知見が得られたので，介護者に BPSD 発症を予測し通知したところ「ゆとりあるケア」となり，業務負担率が28.1％軽減されるなど介護負担軽減の効果が認められた。

　そこで当該成果の可及的速やかな実用化と普及が望まれ，2020 年度より日本医療研究開発機構 AMED の研究として，認知症対応型 AI・IoT システム研究推進事業「認知症ケア補助人工知能システム DeCaAI（Dementia Care-assist Artificial Intelligence system）でか〜愛」の研究開発

事業に引き継がれた。

　本節は，認知症介護支援に向けた人工知能システム DeCaAI の開発と有効性を評価しつつ，2025 年問題解決に向けた AI 研究の成果とヒストリアである。

2. データ基盤の整備と応用

　認知症の BPSD 発症の予測と最適な対応方法を導出するシステムを開発するにあたり，総務省 IoT 創出支援事業「認知症対応型 IoT サービス」においては，センサから得られる BPSD 発症に係る特徴的なデータを検討した。

　介護者の負担の大きな要因になっている BPSD 発症時のパターンを捉えることが目的である。

　そのため，センサ類を介護現場に配置し，ネットワークを通して，あらゆる方向から BPSD 発症時の様子を集める基盤研究となった（図 1）。

　特徴的データとは，介護者の負担の大きな要因になっている高度な物忘れからくる BPSD 発症時のパターンや，自分を根底から脅してくる不安から BPSD が発症するまでのメカニズムを正確に捉えることであった。

　取得する情報は認知症の特性から考えて，身体的，心理的，環境的，社会的要因など生活の側面まで多岐にわたった。したがって，人間の「知覚」と同じような働きをする物理センサ類を選択し，BPSD 発症の様子を電気信号やデータに変換する作業から着手した。

　図 2 は，人の動きと呼吸数の相関関係を評価したものである。

　また，本研究の性質上，サイバーセキュリティ面を考慮しなければならず，当時は管理されていない「野良 IoT」が市場に多く出回っていたため，識別や精度に関して第三機関である東京都立産業技術研究センターの協力を得て試験および検査を行い，精度を担保した。

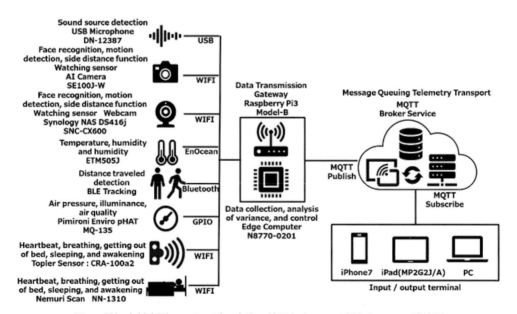

図 1　認知症対応型 IoT サービス事業で使用したセンサ類とシステム系統図

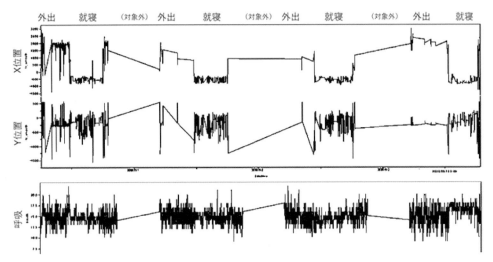

図2 バイタルセンサの放射電波の周波数比較（人の動きの検出と呼吸数の検出）電気通信大学横川研究室

3. クラウドストレージによるデータの収集と整理

　データは，IoTセンサや介護記録システムに含まれる「ケア情報」からDeCaAIで分析するために必要なニーズ（本人の嗜好や要求）と，ウォンツ（欲求を満たすプロセス）およびデマンド（本人に負担のない対処法）にそって，情報を整理しつつ，クラウドストレージ（AWS：Amazon Web Services）で保存，調整，補正をかけながらクオリティ（品質）の精度を維持した。

　最終的に収集したデータ類は，4領域（属性，点過程，時系列，評価）のデータを45項目のデータテーブルに保存した。

　属性データでは，対象者を表す主な属性として，1）年齢，生年月日，2）性別，3）教育歴（教育年数），4）既往歴（高血圧，糖尿病，脂異常症，虚血性心疾患など），5）既往症の家族歴の有無，6）居住地（都道府県）の6項目。

　点過程データでは，経過観察などを実施した際に観測される生体データとして，7）身長，8）体重，9）体温，10）血圧，11）食事量，12）水分量，13）SpO_2（経皮的動脈血酸素飽和度），14）排泄量（IN & OUT）の8項目。

　時系列データでは，センサを用いて経時的に観測される生体・環境データとして，【バイタルデータ系】は，15）呼吸，16）脈拍数，17）体動（X,Y,Z軸），18）睡眠・覚醒状態，【環境データ系】は，19）温度，20）湿度，21）気圧，22）照度，23）騒音，24）CO_2濃度，25）TVOC（Total Volatile Organic Compounds）総揮発性有機化合物の11項目をデータテーブルに1秒毎に収集して保存した。

　評価データ（介護記録）では，ケアの目的や認知症患者の変化を評価できるデータを選び，26）Focus 焦点，27）Subjective Data 主観的情報，28）Objective Data 客観的情報，29）Assessment 気づき・判断，30）Intervention 介入，31）Plan 計画，32）Response 結果，33）BPSD25Q，34）short QOL-D，35）Barthel Index，36）4DAS，37）要介護度，38）認知症高齢者の日常生活自立度，39）障害高齢者の日常生活自立度，40）認知症の鑑別診断，41）薬剤の

使用状況，42）スタッフが行った BPSD への対応，43）対象者の状況や反応，44）その他：WHO-5，45）タイムスタディーシート，データはテキストマイニングしたうえで，データテーブルに保存している。

　得られた生データ（Raw data）は 2023 年 3 月 11 日時点で総計 68 億 4,192 万 3,000 件，Raw data は時間とともに増え続けデータベース（database）に保管されている。

4. 主成分分析

　IoT センサからクラウドストレージで保存された膨大なデータは，45 項目のデータテーブルに振り分けられてから，BPSD 発症を予測するための手掛かりとなる特徴的なデータを，データテーブルから抜き出して一元管理ができるようにリポジトリサイトを構築して保管した。

　システム開発の分野では，AI で分析する資源となる時系列データから，生体および環境データを収集する専用のデータ基盤を構築して，一元管理したリポジトリサイトより，さらにBPSD 発症予測に値する精度の高い特徴的なデータだけにするため，元の特徴的なデータをより少数のパラメータ情報に圧縮する主成分分析（PCA：Principal Component Analysis）を行い，可視化するとともにクオリティを確保した（図3）。

　IoT から AI までの経路では，データ形式や通信方式の差異を考慮し各製品のライフサイクル（更新・廃盤）や，今後，新規センサの導入などへの対応を考慮して，機種変更に伴う API（Application Programming Interface）やデータフォーマットの変更に自由度が高く対応できるようにした。

　主成分分析はデータ収集と統合に優れた IoT データ統合情報管理ソフトウェア AVEVA PI-System をプラットフォームの入り口に配置しセキュリティを担保。データを認知症対応型 AI で次元削減（主成分分析）した特徴量のデータを可視化，介護現場でモニタリングできるようにした（図4）[5]。

　これにより相互作用のある新たな「見守り方（モニタリング）」が加わり日常生活の状態把握

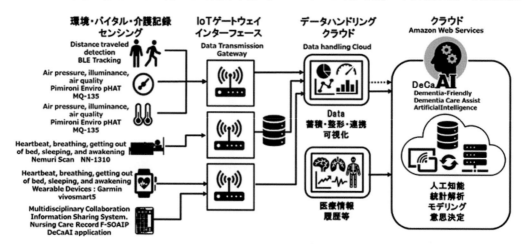

図3　データ基盤の概念図

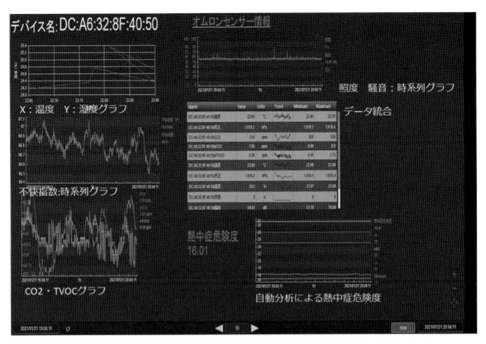

図4　PI System によるデータの可視化

が容易になり，夜間見守りやBPSD対応を含め随時対応時間が47.3%も半減した。

5. 自動介護記録システム

　特徴量の算出は2024年3月11日時点で，クオリティとセキュアを担保し次元削減された第一主成分（センサ系）データは，約47億1,287万件となり，第二主成分（介護記録系）データは，約82万データを蓄積した。これらからBPSD発症のメカニズムの解明に必要な特徴的パターンを抽出するため，ダウンサンプリングによる次元削減で，Positive SampleとNegative Sampleの比率を一定以内に抑える処理を行った結果，1,853万8,291件の新たな変数（要素）を抽出した。
　DeCaAIは，膨大なケア情報を確実に収集，統合，迅速に活用できるようにデータの可視化（見える化）を実現した。
　可視化で最も難しいのが介護記録システムに含まれるBPSD関連のケア情報を抜き出すことだが，介護記録は叙述形式の文章体で書かれており，介護記録システムに記された内容から課題や支援の根拠を明確に抽出するためには，生活支援記録法F-SOAIPの項目，F：焦点，S：主観的情報，O：客観的情報，A：気づき・判断，I：介入，P（Plan）計画，N（Not applicable）該当しないに沿って，自然言語処理を行いF-SOAIP＋Nの視点で，BERT（Bidirectional Encoder Representations from Transformers）により，長くて複雑な文章と文脈を読み取らせ，DAPT（Domain-Adaptive Pretraining）で事前学習を行いF-SOAIPの各項目に該当する部分をBERT-CRFで抜き出して分類した[6]。
　F-SOAIP分類により認知症患者の日常生活上の特徴や習慣化されている動作なども記録から

第１編　予防・進行防止・診断技術

データドリブンされ，その人のセルフケア能力がどの程度あるのか，援助の必要性などを把握，日常生活動作（ADL）評価指標の Barthel Index と合わせて，DeCaAI に学習させた。

　生体（バイタル）データは長期間で大量データとなったとしてもデータの精度が損なうことがないようデータベース上に保管し，数年前のデータでも即時にプロセス解析に使えるようにした。

6. バイタルリンク（多職種連携情報共有システム）

　認知症の介護には，家族，介護福祉士，看護師，作業療法士，理学療法士，栄養士，言語聴覚士，医師など，複数の領域の専門職者が各々の技術と役割をもとに，認知症患者の生活を支えている。専門職と連携することは，認知症患者のニーズに応えられるだけでなく安定感をもたらせる[7]。

　DeCaAI はバイタルリンク（多職種連携情報共有）としても活用できるよう業務内容（BPSD 対応・直接介護・間接介護）や，医療職の診断や判断の情報提供として，発症時期（Onset），緩和方法（Palliative），痛み具合（Quality & Quantity），身体部位（Region），その他の症状（Symptoms），経過（Time course）の各領域を介護記録システムから抜き出して自動的にテキスト処理ができるようにしている。

　このことは，認知症介護にとっての関わりと質に大きく影響するので，その役割は極めて大きいと考えている。ここで重要なのは，対人援助に応じて，医療職と介護職が連携して治療や介護にあたれるように，情報の管理や分析，適切なケア情報の共有ができるように統合化している点である。そのような理由からデータは，履歴，検索，分析の３つの機能で管理している。

　例えば，ひとくちに履歴機能といっても，大量なデータの収集・蓄積を確実に実行させつつ長期的に効率良く保存できていなければ，情報を十分に活用できず認知症患者の健康な生活に貢献することはできない。DeCaAI では１台のサーバーで，2,000 万件まで BPSD 発症に対応できるデータを蓄積している。生データ（Raw data）や言語解析前のさまざまな言語データも高い精度で保持できるようにした。検索機能では，認知症患者ごとに BPSD の発症を，BPSD25Q 質問票に準じ関連付けてデータの検索ができるようにしている（図5）[8]。

　現場では，認知症の介護において，これらの機能をうまく使いこなしてもらう一方で，認知症患者への関わりはシステムだけでは安定性をもち得ないため，接し方を導くいくつかの視点を介護者と DeCaAI で互いに補完できるように，経験則に加え科学的に裏付けられた関わり方を，現場で活かせるように ChatBot を採用し介護者と AI が会話しながら学習していけるようにした。

　DeCaAI は介護の質の向上に大きく資することから，Dementia Care-assist Artificial Intelligence system：DeCaAI「でか〜愛」（認知症ケア補助人工知能システム）と本研究の代表である山口晴保が名付けた。

　DeCaAI の分析結果は，有効なケア方法を体系化して，カテゴリーごとに効率良く検索ができるようにしている。これにより一人ひとり個性溢れる認知症患者に，通常の援助方法だけでなく，どのように関われば落ち着きと安心感を与え，BPSD を緩和する接し方を提供できるよう DeCaAI の機能に，実施したケアで改善されたかを評価する「BPSD 評価」機能を持たせている。

　このように BPSD 発症への対処法や関わり方を，DeCaAI はナレッジベースとして，対人援助

BPSD25Q

番号	項目	番号	項目
1	実際にないものが見えたり、聞こえたりする(幻視・幻聴)	14	悲観的で気分が落ち込んでいる(うつ)
2	盗られたという、嫉妬する、別人という(盗害、嫉妬、誤認、他)(妄想)	15	やる気がない、自分からは動かない(アパシー)
3	他者を傷つけるような乱暴な言葉を発する(暴言)	16	声かけに反応しない、興味を示さない(無反応・無関心)
4	他者に乱暴な行いをする(暴行)	17	心配ばかりする(不安)
5	うろうろする、不安そうに動き回る(徘徊・不穏)	18	日中うとうとする(傾眠傾向)
6	家/施設から出たがる(無断外出)	19	部屋・家から出たがらない(閉じこもり)
7	他者への性的に不適切な行為(性的不適切行動)	20	夜間寝ないで活動する、人を起こす行動がある(昼夜逆転)
8	こだわって同じ行為を何度も繰り返す(常同行動)	21	異食や過食、拒絶(食行動異常(異食))
9	我慢ができない、衝動的に行動する(脱抑制)	22	介護されることを拒否する(更衣、整容、入浴、食事、他)(介護への抵抗)
10	怒りっぽい(易怒性)	23	尿や便で汚す、何日も入浴しない(風呂、異所排尿、弄便、他)(不潔行為)
11	忘れて同じことを何度も尋ねる(繰り返し質問)	24	タバコ、ガスコンロ等の火元不適切管理(火の不始末)
12	ものをためこむ(収集)	25	隠す、別の場所に置く、探し回る(物をなくす)
13	大声・唸声が続く、さけぶ(大声)		

出典　AMED 課題番号：JP19dk0207033

図5　認知症の行動・心理症状質問票（BPSD25Q）

方法の教師データ50万443件，BPSD発症時の対処法として1,734件，BPSD発症予測に伴う予防ケア手法2,829件，介護用語単語辞書20万3,832語，医学用語大事典DCS-25万用語，認知症ケア辞典2,833語，2023年11月12日現在，辞書データとして蓄積している。

介護の専門家や現場から集めた対処法は，関わりの量や接し方など目的に合わせ知識を構造化，ナレッジベースと組み合わせて，データ知識構造化機能（kNeXaR）に保存されている[9]。

kNeXaRとは，BPSDの症状種や発症状況に応じて長期的対処法（日常的対処療法）と短期的対処法（予測AIと連携した予防ケア）がDeCaAIから適宜，適切にレコメンドできる機能である。

分析においては，データディスカバリーを自動化したことで収集された各データの関連付けをDeCaAIが可能にしている。その機能は，データ集計から統計値，平均値の算出をリアルタイムにできるようにした。

7. 特徴的パターンの検出

分析結果や分析中のデータを保持・保存（長期間）できるようにしたDeCaAIは，適宜にBPSD情報を分析し，統計的に考察するSQC（Statistical Quality Control）分析やバッチトレンド比較をリアルタイムにできるようにした。

48時間の脈拍の変化とBPSD発症を示した症例（82歳・女性，アルツハイマー型認知症，要介護度2，生活自立度A-1，認知症自立度Ⅱb）を示したものである（**図6**）。

バイタルセンサによる脈拍数（回/分）の計測値と，介護記録システムの情報，AIカメラによるモニタリングによりBPSDが観察された時間帯（円で囲まれた部分）を示した。

これは，介護記録システム上でBPSD発症とタグ付け（tagging）され，施設内徘徊（朝9時台・12時台，翌日の朝9時台）と玄関から出ていこうとする様子（18時台）が記録されていた。

AIカメラによるモニタリングでも同時刻に記録を裏付ける行動が確認され，BPSD発症と判断

第1編　予防・進行防止・診断技術

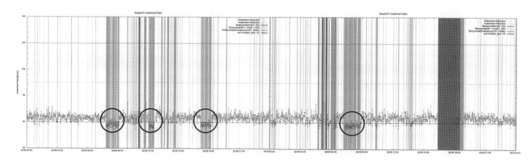

図6　48時間の脈拍にBPSD（徘徊・不穏）発症時を示す

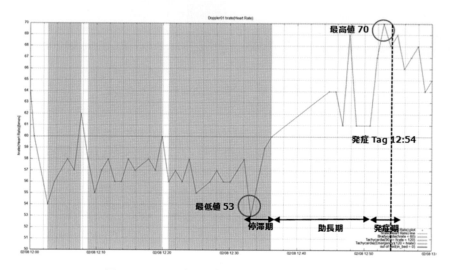

図7　BPSD発症と脈拍の低下を示す経時的変化

された。

　さらに，介護記録システム上の記録情報およびAIカメラによる画像情報で，BPSD発症と判断された時刻に一致して，脈拍数の低下が観察された。これらより，BPSD発症と脈拍の低下の関連が示唆された。

　図7は，BPSD発症時（12時10分～54分）を拡大したものである。

　タグ付けからはBPSD発症（Behavior）時間は12時54分である。初動から約40分間の経過で，一過性徐脈から回復し頻脈となった際，BPSD発症が観察されている。

　このような一過性徐脈と一過性頻脈のパターンは，同症例および他症例のBPSD発症時にも観察された。

　また，一過性頻脈の原因として考えられる点には，BPSD発症時間から推測して，食事の影響で増加している可能性は考慮するべきであるが，食後，突然の「立ち歩き行動」が発生している点や，介護記録から夫の食事を作るために家に帰るという想起障害が伺える点などからBPSD発症の助長とも考えられる。

　一方，同時刻のBPSD発症時の呼吸の様子を観察したところ，不安やストレスの心的要因を感じた場合に誘発される呼吸の乱れが，脈拍の経時的変化に合わせ先行して12時10分から13時

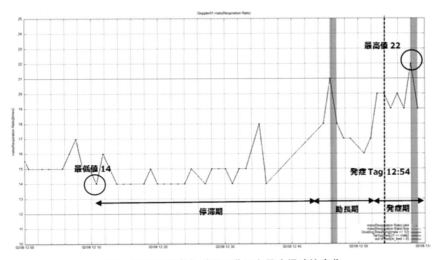

図8　BPSD発症と呼吸の乱れを示す経時的変化

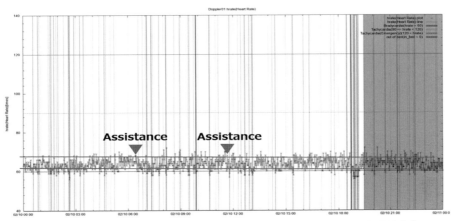

図9　BPSD発症時間を予測して，短期的対処法にて介入した際の経時的変化

10分の間に認められた。さらに，12時35分から急激に頻呼吸傾向となりBPSDが発症していることが観察された（図8）。

事例の認知症患者は，抗認知症薬（アリセプト5mg）のみ服用，痛みや焦燥感などない。

頻脈や頻呼吸傾向の要因をできる限り排除した結果，事例の認知症患者のBPSD発症の原因は，想起障害により「夫のもとに帰る」という妄想から帰宅願望を誘発，随伴症状として徘徊・不穏（無断外出）を発症したと仮説できる。

結果，この脈拍の経時的変化である遅速幅の急激な変化をBPSD発症の特徴的パターンであるとしAIに学習させた。

介護者によるアセスメントでは，18時台に発症した帰宅願望（夕暮症候群）に関しては，夫は5年前に他界したが，夫が家に帰ってくると思い込んでいると記録されていた。

そこで，脈拍の変化が起こることが予測された食後5分以内に，短期的対処法（BPSD予防ケア）である知的活動プログラムとして用意されていた神経衰弱ゲーム，脳トレパズル，点つなぎプリント等を数分程度行ったところ，BPSDを発症することはなかった（図9）。

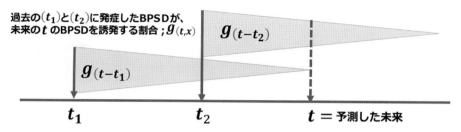

図10　近接反復被害分析法 Near-Repeat Methods による BPSD 予測

　これらの仮説に基づいては，図10は未来に起こりえる BPSD を予測するため，過去のデータから特徴的パターン t_1 を検索，近接して BPSD を誘発する t_2 として未来に起こりうる BPSD t を近接反復被害分析法（Near-Repeat Methods）で予測したものである。

8. BPSD 発症メカニズムの解明

　認知症は加齢に従って発症頻度が増してくる病であるが，年齢がどのように BPSD と関係しているかに関しても，AI で相関関係や因果関係を解明しつつある。

　年を取れば取るほど誰もが罹患する可能性を秘めた認知症だが，脳機能障害に基づく症状として理解できるようになれば，AI から根拠に基づく科学的な認知症ケアを提供することができると考えている。

　実用化と普及が望まれている DeCaAI は，こうして集められた膨大なデータや成果をもとに，さまざまな BPSD が惹き起す発生メカニズムに対して正確に分析ができるようになれば，AI による BPSD 発症予測の精度を，さらに上げることができる。

　AI で BPSD 発生メカニズムの分析について本研究では，Python（パイソン）で，クラスタリング，回帰分析，次元圧縮など必要なアルゴリズムを実装させている。

　まず，Python を使って大量のデータの中から BPSD 発症の特徴的パターンである脈拍数の遅速幅の変化を検出させ，そのパターンに新しいデータとして過去24時間分の環境データを当てはめて分類，将来起こり得る BPSD の予測を推測させた。

　Python の実装においては，入力データの数値計算に NumPy を，データ分析を効率的に行うために Pandas を使って，解析と加工を行った。さらに精度の計算と出力には Scikit-Learn で学習させて予測をさせた。この様子は Matplotlib にてデータを可視化して評価しつつ最終的なデータベースへのアクセスにフレキシビリティな SQLAlchemy で計算し，BPSD 発症「あり」「なし」を判定した。

9. ディープラーニングによる BPSD 発症予測

　BPSD 予測は，BPSD 発症の18症状＋1（過活動症状15種＋低活動症状3種＋うつ病）ごとに発生する特徴（メカニズム）を，保存された数値データを使って検索した。さらに，時系列予測や特徴的パターンを見つけ出す「BPSD あり」「BPSD なし」の2クラス分類を行って整理した。

第 1 章　認知症発症予測・予防の DX

　課題は，認知症患者の示すさまざまな特徴をよく知らなければ的確に BPSD の「あり」「なし」を判断することはできないということだ。つまり，さまざまな異常行動を見極めなければ，AI が BPSD の有無を学ぶことはできない。

　認知症という状態は脳の病気によって惹き起こされた脳の生理機能のひずみと機能障害の結果であるから，一つひとつの BPSD の症状には，それに対応した脳機能の異常が潜んでいることになる。それらの実態を AI に学ばせないかぎり科学的な対策を引き出すことは難しい。

　そのようなことから，2 クラス分類の結果をもとにクラスタリングで BPSD の症状 18 種に基づいて BPSD「あり」の特徴的パターンをまずはグループ化した。

　一方で，認知症の基本的な知識を蓄積してあるナレッジベースの辞書から，BPSD 症状を AI に学ばせたうえで BPSD 発症「あり」を判定させたのである。

　BPSD 発症予測を行うにあたり，ディープラーニング（Deep Learning：深層学習）を実働，RNN（Recurrent Neural Networks），LSTM（Long Short-Term Memory），Light GBM（Light Gradient Boosting Machine）で前処理を行い，それらの分析に回帰分析や SVM（Support Vector Machine），分析モデル，決定木（random forest）を使って，BPSD 発症「あり」の特徴的パターンを AI で繰り返し検索させた。

10.　発症予測計算 RNN について

　発症予測の計算は，データベースに保管された BPSD「あり」データを使って 3 層の RNN で行っている。認知症患者は時間，空間，状況，目的，関係などが寸断されているので，データセットは時間的な順序を伴いながら観測される時系列データを使って，説明変数は，10 分単位の環境データを過去 24 時間分（気温，湿度，気圧，照度，騒音，CO_2）×144（24 時間分）件の行列時間（10 分・20 分・30 分・…1,440 分）前のデータを 1 レコードとして計算した。

　説明変数は，10 分単位の環境データを過去 24 時間分（144 件）用意し，つまり，「10 分前」の気温，湿度，気圧，照度，騒音，CO_2，「20 分前」の気温，湿度，気圧，照度，騒音，CO_2，…「24 時間前」の気温，湿度，気圧，照度，騒音，CO_2 のデータを各 1 レコードとして 144 件用意した。

　目的変数は逆に，「30 分前」の幻視・幻聴，「60 分前」の幻視・幻聴，「3 時間前」の幻視・幻聴，「6 時間前」の幻視・幻聴，「12 時間前」の幻視・幻聴，「24 時間前」の幻視・幻聴の 6 つの時間帯の BPSD を 1 レコードとして，×BPSD 症状（19 種類）＝114 件とした。

　RNN の仕組み自体はどれも同じだが，U，W，V は RNN の詳細なアルゴリズムに含まれていて，U が前処理に使う行列，W が状態遷移に使う行列，V が後処理に使う行列である（**図 11**）。

　入力 x に U を掛け合わせたものと，前の状態の s を掛け合わせたものが h となる。それを正規化する関数 f 通して状態 s 作る。

　さらに s に V を掛け合わせて正規化された関数となり，出力 O を得るという仕組みにしている。ここの U，V，W は学習で作られるもので，s_1，f，g はモデルのパラメータとして渡される。

　一方，学習における「正解値」と「予測値」との損失関数 Loss は，**図 12** にあるように学習回

47

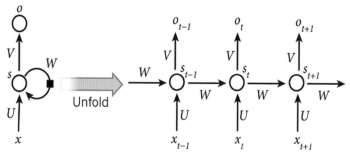

図11 3層のRNN

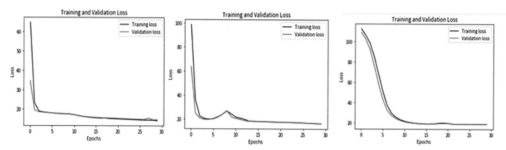

図12 RNN：Output別でWeightsを設定し，各Lossを算出

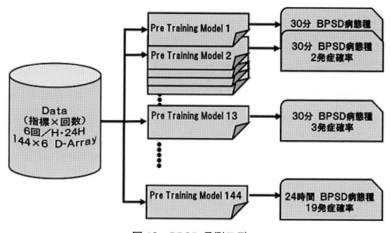

図13 BPSD予測モデル

数を増やすことで，Lossは減っていることがわかる。学習成果が確実に出ていることを示している。

BPSDが突然起こりえる可能性の頻度を計算するためのProbabilityはBPSDの症状18種類＋1×時間帯で計算した。

BPSD発症データからBPSD発症の「あり」「なし」を判定させ，U，W，Vは学習により求めた重み付けの行列とした（**図13**）。

データモデルBPSD「あり」「なし」を数式化した学習済みモデルは次の通りである。

$\varphi(x) = x/(1+|x|)$

$x = IoT\ Data$

$y = BPSD\ Probability$

$y\_t = \varphi(U \cdot x)$

11. BPSD 発症予測のデータセット

　RNN による予測で使用するデータセットは，基本的な構造として，入力モデルと出力をひとまとまりに，BPSD 種別×時間（30分，60分，180分，360分，720分，1,440分）で学習している（図14）。

　一方，モデル1の HiddenRNN では，ユニット数およびウェイトやアルゴリズムを調整しつつ，BPSD の発症データの特徴である「不安なとき」や「気がかりなことがあるとき」などの意思表示の生体変化を介護記録システムと時系列データから抽出，微妙な変化を捉えながら精度向上をめざした。

　時系列の特徴的パターンを反映させつつ，過去の情報（BPSD 種別×時間）をデータセットで保持した。具体的には，ユニット数は RNN の隠れ層の処理を行うモジュールの数で，それを増やしながら複雑な条件を学習させた。

　学習方法は以下の通りである。

- 1番目の RNN は，8ユニットでウェイトの総件数÷PositiveSample 件数に設定
- 2番目の RNN は，8ユニットでウェイトを総件数÷PositiveSample 件数－1に設定
- 3番目の RNN は，16ユニットでウェイトを総件数÷PositiveSample 件数－1に設定
- 4番目の LSTM の学習では，8ユニットでウェイトを総件数÷PositiveSample 件数－1に設定
- 5番目の GRU の学習では，8ユニットでウェイトを総件数÷PositiveSample 件数－1に設定

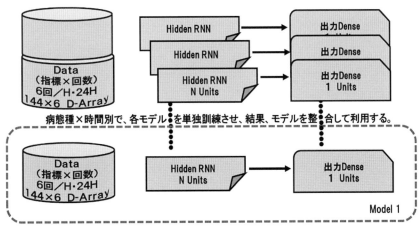

図14　RNN 予測モデル

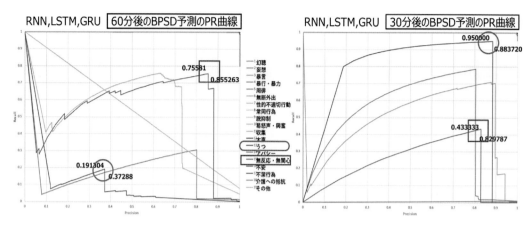

図15 予測アルゴリズムについての検証と判定

総件数÷PositiveSample 件数は，PositiveSample が少ないことで，有効となるデータが重要視されなくなる可能性を排除するためだ。ウェイトが大きいほど，PositiveSample の結果を重視するため，「−1」の有無はウェイトの分子に PositiveSample を含むかどうかである。

この5つのパターンで結果を比較したところ，Precision（適合率）と Recall（再現率）で LSTM と GRU（Gated Recurrent Unit）で学習したほうが RNN で学習したものに比べて，わずかに良い精度結果が得られた。

LSTM と GRU は，例えば「うつ」と「無反応・無関心」では BPSD 症状種によっては，30分と60分の予測で Precision と Recall の値が逆転するなど，有意差が出てしまう傾向がある（図15）。

予測精度に不満を残すものの各学習方法を比較検討した結果，GRU を採用した。

GRU 予測モデルを使った BPSD 予測は，思っていた以上に介護現場に多数の BPSD 予測通知がアラートされるため，90分以上の予測通知は中止し，通知は30分と60分のみに絞り込んだ。

予測結果は過去に発症した BPSD の症状と，発症する時間帯が適合するものをフィルタリングして予測結果を出し精度の向上をめざした。

このフィルタリングを適用した結果，Precision が20〜30％程度向上したが，そこで頭打ちとなってしまったため，学習方法を GRU から，LightGBM に切り替えて，再度，計算を行った。

12. LightGBM 学習

認知症患者の日常生活の特徴は，習慣化されている動作に支障をきたして起こす生活障害である。その実体は千差万別で，同じアルツハイマー病患者でも発症する BPSD の程度や発症機序にも差異がある。

それらの状況を把握するために，DeCaAI に基本情報として年齢と，性別を数値化して学習，アセスメント評価ができる認知症機能訓練システム「4DAS アイテムを搭載して，身体機能，認知機能，生活機能，BPSD の障害を数値化して，AI に学習させた。

認知症の行動・心理症状質問票「BPSD25Q」アイテムを使って，BPSD症状種と発症頻度および負担度を数値化して学習させた。

これらによりAIは発症するBPSDの症状を理解するようになり，これらの評価データに環境とバイタルデータのデータセット（過去24時間分）を組み合わせて，1つの学習用データセットとした。

特徴的パターンの検索の別モードは，過去24時間をさかのぼりながら，環境とバイタルのデータセットから，BPSDが発症したと人的に確認されたタグデータを抜きだし照合することで，得られたデータセットがBPSDの発症時の特徴的パターンであるかを検証できるので，DeCaAIの機能に「BPSD入力」アイテムを構築して，記録のF：焦点にワンタッチでタグ付けが記録できるようにした。

日常生活でBPSD発症が確認されたデータが，時系列のデータセットに加わったので，LightGBMで学習することが容易にできた。

LightGBMでのデータセットは，10分毎の環境データ（気温，湿度，気圧，照度，騒音，CO_2）×144（24時間分）および10分毎のバイタルデータ（脈拍）×144（24時間分），年齢，性別を加えて計算した。

13. 決定木が解き明かす BPSD 発症の謎

BPSD症状種によっては，発症を予測する精度に安定性が図れなかったが，決定木〜random forestをベースにブースティング（Negativeデータ分析のエラーを埋めるように新しい決定木を追加していく方法）を繰り返して予測確率の精度向上をめざしたところ，決定木のアンサンブル学習手法（Feature Importance）により学習モデルが持つ特徴量の重要性と影響力を定量化，かつ指標化することができた。

Feature Importanceでは，学習した結果，どの指標が重視されて，モデルが出来上がっているかを，重要性が高い順に特徴量としてグラフで可視化できる（**図16**）。

BPSD25Q（図5）にある「種別5（徘徊）30分後の予測」に対する特徴量の学習結果では，1番目は想定通り，過去の「徘徊・不穏」が大きく関与しているのがわかる。2番目に「年齢」が大きな位置で関与している。もちろん徘徊が起こる原因はさまざまであるが，徘徊と年齢の相関関係や因果関係は，徘徊の予測モデルのツリー（後述）によると，自立度が高く，記憶障害や見当識障害が顕著で，たびたび道に迷うころから始まり，記銘力の低下から日常生活関連動作に支障をきたす時期に最も多く発症，ADLの低下に伴い消滅することが感知された。3番目に「傾眠傾向」が関与していた。食後に傾眠している場合は，徘徊や無断外出の可能性が高くなる傾向があるということだ。4番目に「介護の抵抗」の順に影響力が強いことがわかる。6番目の性別では，クラスタリングから男性よりも女性の方が多いという結果も得られた。

図17は，BPSD25Qの種別5（徘徊）30分後の予測モデルをツリーで示したものである。

ツリーは，予測時点のデータセットを用いて，条件を満たすかどうかYes/No（決定木）の連なり（ツリー）で構成，学習時に学習モデルであるツリーを作成，最初に1番目のツリーを作成，

第1編　予防・進行防止・診断技術

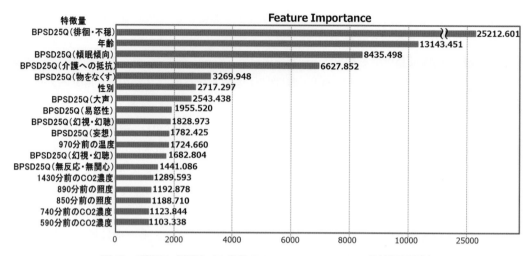

図16　種別5（徘徊）30分後のFeature Importance（特徴量列挙）

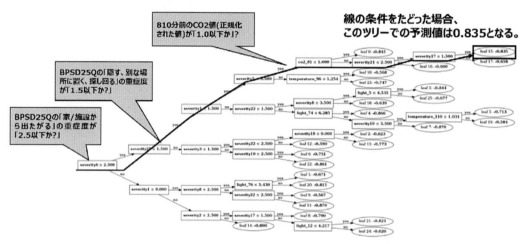

図17　決定木をアンサンブル学習手法にて，特徴量の重要性（影響力）を定量化した指標

その後，データを検証，Falseのパターンを潰すように2番目のツリーを作成，再度データを検証してツリーを積み重ねている。

この積み重ねは最低でも1,000回，この流れを実施して，ツリーは1,000回以上（最大1万回）作成している。具体的にはLeafの数値が重要で，この数値の合計が最終的なProbabilityになる。正解と数値が近くなるように補正しながら作っていくため，検証時に結果が向上すれば採用，悪ければ破棄という形を繰り返していく，実際の計算はこの試行回数×ツリーの数となる。

「種別5（徘徊）30分後」の予測モデルのツリーから「age」の影響力を図18に示す。

導出時はツリーを一つずつ条件に当てはめていき，結果，Leafの予測値の数値を合計して，最終的には，予測値の結果が閾値を超えた場合において該当する種別と時間帯のBPSDが発症する可能性があるとした。ある意味，人間の思考回路的な学習方法に似せた[10]。

一方，図19は環境データから決定木（ツリー）でアンサンブル学習した指標モデルで，「徘徊」が30分後に発症することを予測したヒストグラムである。

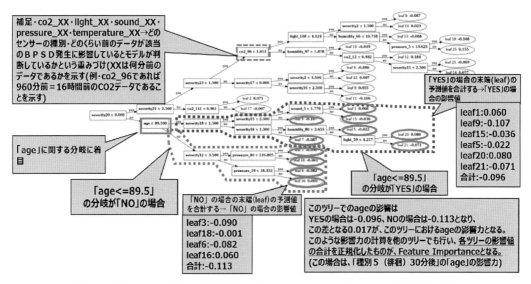

図18　「徘徊」30分後の発症予測モデル，ツリーから「age」の影響力を示す

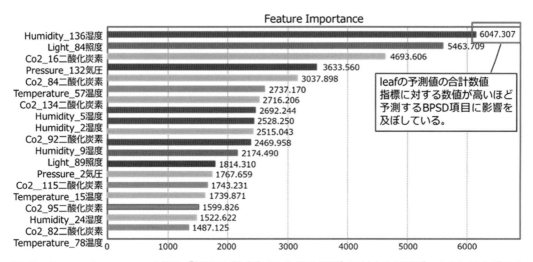

図19　Feature Importanceの算出「種別5（徘徊）30分後の予測」に対する環境データのヒストグラム

ヒストグラムによれば，徘徊に最も影響を与えている特徴量は湿度であり，2番目が照度であることが感知されている。

環境センサの測定値（正規化された測定値）「Co2_XX」「humidity_XX」などは，予測導出時間からXX×10[分]前の環境データの正規化された測定値を示している。

「Co2_16」の場合，16×10[分]＝160前の環境データを示すことになる。

使用されているセンサーデータの種類と，センサ種類別の測定値の正規化の計算式は以下の通りである。

・気温　$e^{\{(x-20)\div 10\}}$

- 湿度　$e^{\{(x-55)\div 10\}}$

- 気圧　$(x-v)^2$

- 照度　$[log]\_e(x-v)$

- 騒音　$[log]\_e(x-v)$

- CO₂　$e^{\{(x-v)\div s\}}$

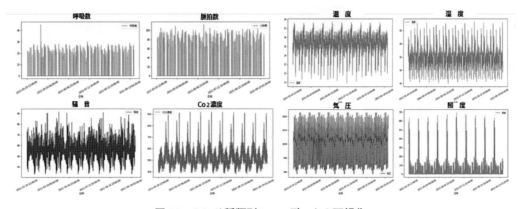

図20　センサ種類別 Input データの可視化

　バイタルデータの測定値も同様で，脈拍数「heartrate_XX」で予測導出時間からXX×10 [分] 前の脈拍データの測定値を示している。

　「heartrate_15」の場合15×10[分]=150分前の脈拍データを示しているが，測定値の正規化の計算式は，脈拍数$(x-v)^2$で，x＝現在値，v＝平均値，s＝標準偏差で，平均値と標準偏差は，設置しているすべてのセンサの現在から過去の全期間を対象とした。

　センサ種類別のインプットデータ（測定値）は計算後，図20 に示すように可視化できるようにした。

　しかし，この計算方法はRNNの学習時においての正規化であり，LightGBMは仕組み的に正規化や欠損の処理が，不要となっているので実際の数値で学習，欠損に関してはゼロベースで解釈する可能性があるため，補完しつつ必要に応じて利用した。

14. 予測導出と予測学習

　予測学習では，学習データを元にツリーを追加しているが，検証データを元に精度を測定，学習回数により，精度が上がるようにツリーを追加していく。したがって，すべてのLeafの予測値の数値の合計で確率を得ている。

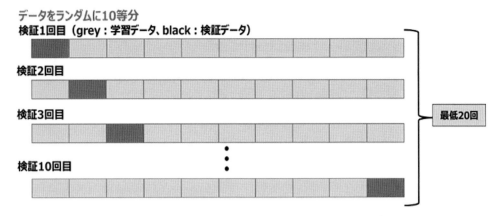

図 21　BPSD 発症の推論精度検証（10 分割交差検証）

また，最終的な予測値の結果が閾値を超えた場合は，該当する種別と時間帯に BPSD が発症する可能性が「ある」とした。

さらに，2 値分類モデルを BPSD 症状種別×時間帯（30 分，60 分）38 モデル用意しておいて，2 値分類モデルを BPSD 発症の「あり」「なし」，多値分類モデルを BPSD の種別として時間帯（30 分，60 分の 2 モデル，計 4 モデル）で用意，この 2 つのパターンでパラメータや閾値を調整しつつ結果を確認して再検証した[11]。

パラメータに関しては Optuna ライブラリを使用してパラメータのチューニングを行い，ハイパーパラメータと閾値の 2 つを調整して，学習率を自動的に生成し複数回試行（最低 20 回繰り返し）を，さらに 20 回繰り返し約 400 回に渡る試行を行ったうえで，最適なパラメータを設定している（図 21）。

■妥当性（パラメータの調整）

閾値については，Scikit-Learn の PR 曲線のライブラリを利用し，閾値毎の Precision（適合率），Recall（再現率）の値を取得して，その結果から F1（再現率と適合率の調和平均）を算出している。

$$Precition（適合率）=\frac{\text{BPSD が当たった}}{\text{BPSD と予測したもの}}=\frac{TP}{TP+FP}$$

$$TPR(Recall)（再現率）=\frac{\text{BPSD が当たった}}{\text{実際 BPSD だった}}=\frac{FP}{TN+FP}$$

$$FPR=\frac{\text{BPSD が当たらなかった}}{\text{実際 BPSD では無かった}}=\frac{FP}{TN+FP}$$

検証の結果，閾値に関しては，当初 0.5（分類としての標準値）を設定していたが，予測結果がほとんど出ないため，最終的には 0.25 に設定し直している。

また，予測結果が出ない場合の原因が，PositiveSample に対して NegativeSample が多すぎる

ための現象と考察できたため，比率が1対5以下となるように，NegativeSample にて過学習を防ぐためダウンサンプリングを実施した。

ただし，これらの調整を重ねても，Precision が 20～30％程度で頭打ちとなってしまったため，RNN，8ユニット，ウェイトを総件数÷PositiveSample の2値分類を38モデル用意して，精度向上をめざすために再度 LightGBM で BPSD 発症予測を計算し直すことにした。

ここで用意したデータセットは，10分毎の環境データ（気温，湿度，気圧，照度，騒音，CO_2）×144（24時間分），10分毎のバイタルデータ（脈拍）×144（24時間分），加えて BPSD の状態を数値化する「BPSD25Q」アイテムの結果を補充した。

そこで，予測モデルにはモデルを構成するツリーを決定木 DecisionTree から ExtraTrees に変更して学習した。

ExtraTrees はツリーをランダム化することによって，過学習（学習データに寄ったモデルになってしまう状態）を緩和することができた。

15. 評価方法と予測精度検証

評価方式としては，PR-AUC を採用した。PR 曲線においては，最も F1 が高くなる閾値を採用する方式に変更して評価している（図22）。

検証は，10分割交差検証で行った。ここでは10分割したデータを順に評価データ，それ以外を学習データとして分割した分だけ繰り返す検証方法を実施した結果，閾値がおおむね 0.8～0.9 となり，Precision も同様に 0.8～0.9 となった。

2024年3月11日の段階では，30分後と60分後の19種類 BPSD 発症の予測では，30分後の Precision は平均 79.8％，Recall は 84.5％，60分後の Precision は平均 83.2％，Recall は 92.0％ を達成し，F1 スコアも 93.6％，予測目標値 75％ をクリアした（図23）。

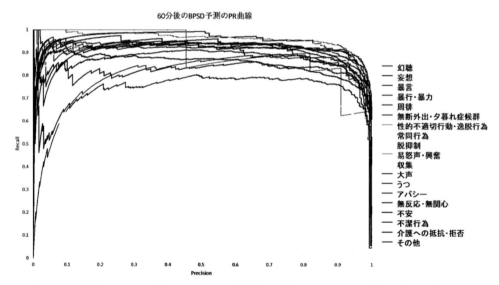

図22 60分後の BPSD 予測，Recall（再現率）に対する Precision（適合率）をプロット

第 1 章　認知症発症予測・予防の DX

BPSD種別	Targets	Predicts	True Positive	Border	AUC	Precision	Recall	F1
アパシー	1043	1178	966	0.983287512	0.894905928	0.820997322	0.926145845	0.870180454
うつ	235	269	221	0.999951173	0.875620222	0.82354286	0.937910643	0.876547288
その他	980	1072	920	0.97823548	0.919595104	0.857995145	0.938736795	0.896487507
易怒声・興奮	652	646	601	0.98946002	0.955323417	0.932092434	0.923042482	0.927246414
介護への抵抗・拒否	846	925	783	0.998231909	0.878405908	0.847538754	0.92574484	0.884775341
幻聴	195	206	180	0.999928642	0.94225386	0.876538371	0.92447188	0.899176387
収集	155	200	145	0.999910411	0.712164041	0.725521373	0.933551904	0.815336067
周徘	1149	1257	1081	0.999019587	0.918662709	0.860085517	0.940339489	0.898207589
常同行為	875	911	817	0.986352154	0.943186394	0.896225731	0.932922884	0.914085469
性的不適切行動・逸脱行為	10	9	8	0.997615123	0.788119776	0.823892774	0.80010101	0.788781434
大声	341	351	321	0.999955964	0.94438952	0.915413326	0.942295815	0.928399404
脱抑制	380	392	355	0.999677913	0.950435103	0.908419252	0.935838465	0.921454384
不安	757	817	698	0.995599019	0.910763586	0.854300559	0.921667619	0.886442914
不潔行為	238	266	215	0.99985439	0.818330144	0.807763967	0.901940354	0.852011687
暴言	179	190	169	0.999945891	0.900926554	0.891480209	0.945064446	0.917291989
暴行・暴力	192	208	179	0.999929606	0.890714955	0.863439942	0.934362264	0.896784357
無断外出・夕暮れ症候群	338	365	314	0.999900915	0.876920019	0.861858397	0.92893979	0.893085378
無反応・無関心	121	127	108	0.993264113	0.922541571	0.849990755	0.887248618	0.866959559
妄想	366	379	340	0.999960394	0.921068637	0.898039852	0.928265672	0.912742982

図 23　BPSD 症状種別比較（2024/3/5〜3/11・60 分後予測）

16.　介護記録解析について

　認知症患者との接し方は決して一方向ではなく，常にコミュニケーションを通じて双方向の関わり方が重要である。

　レコメンドケアにより相互作用がずれたり，かみ合っていないケアケースを導出してしまい，介護者側の立場で対応してしまわないよう，AI が導出するレコメンドケアは，声掛けや，しぐさにまで注意を払いながら，現場の介護者に対して操作的なケア方法を提案しないようにデータの取り扱いに注意を払った。

　また，介護記録システムにおいては，学習方法の検討だけでなく，個人ごとの介護記録に対して自然言語解析を用いて形態素解析を行い学習データに加えることで，最終的には予測精度が実用レベルまで向上した[12]。

　認知症ケアにとって，大切なことは，認知症患者に落ち着きや安心感を与える接し方を提供することである。相手の気持ちが安定しているかどうかは，その動作や表現から読み取ることができるが，時系列のバイタルデータからの分析だけでは，メンタルの状態を定量的に判断することは難しく，人の経験則に頼らざるを得ない。例えば，不可解な行動や間違った行動を取る BPSDの発症を予測できたとしても，その行動が危険を伴うかどうかの判断や，効果的な接し方かどうかは，その人に接した介護記録と「BPSD 評価」アイテム情報に委ねられているからだ。

　その様子を AI に学習させるには自然言語解析を使って，介護記録をデータに変換する必要があった。介護記録は叙述形式と項目形式に区別されており，本研究では叙述形式の介護記録を生活支援記録法 F-SOAIP に基づく項目形式に自動で変換する処理を，自然言語処理技術を用いて行った（図 24）。

57

> **叙述形式**
>
> **センサー反応あり、夜ですよと伝えると、起きないかんやろと言われる。**
>
> **項目形式**
>
> **S：起きないかんやろ　O：センサー反応あり、　I：夜ですよと伝える。**
>
> **系列ラベル**
>
> **センサー反応あり、夜ですよと伝えると、起きないかんやろと言われる。**
> $O_B O_1 O_1 O_1 O_1 O_1 O_1 O_E \quad I_B I_1 I_1 I_1 I_1 I_1 I_E NN \quad S_B S_1 S_1 S_1 S_1 S_1 S_E NNNNNN$

図24　叙述形式と項目形式の介護記録と系列ラベル付けの例：電気通信大学内海研究室

この処理は，自然言語処理における系列ラベリングという問題として扱うことができる。

系列ラベリングとは，文章を構成する単語系列（もしくは文字系列）の各単語（文字）に対して，系列情報を利用してあらかじめ決められた分類ラベルを付与する処理である。

本研究で対象とする介護記録は介護者が音声（バーチャルアシスタント Siri）で入力した発話を音声認識によって文字化したものである。

認識誤りによる影響がより少ないと考えられる文字単位での系列ラベリングを行った。具体的には，各文字に対して，S（主観的情報），O（客観的情報），A（アセスメント），I（介入・実施），N（どの項目にも該当しない）のラベルを付与した。

各項目の開始や終了の位置を判断するため，N を除く各ラベルに対して，B（開始），I（途中），E（終了）を付与した（図24）。

介護記録システムでは，項目 F と P はシステム側が予測した BPSD の種別やそれに対するケア手法である短期的対処法（予測 AI と連携した予防ケア）を介護者に通知するのに用いるため，この2項目は分類の対象外とした。

深層学習に基づく大規模言語モデル BERT[13] と確率モデル CRF[14]（条件付き確率場）を組み合わせた BERT–CRF という機械学習モデルを用いて系列ラベリングを行った。さらに BERT と CRF の特性を加味して，最初に BERT のみで学習を行った後に BERT–CRF で学習を行うという段階的な学習を行うことで，分類性能の向上をめざした。

性能評価と考察においては，1,496 件の叙述形式の介護記録とそれらを項目形式に人手で変換したデータを用いて 10 分割交差検証を行い，提案手法の性能を評価した。

その結果，項目形式への分割（切り出し）は，Recall が 83.8%，Precision が 84.8%，F1 スコア（再現率と適合率の調和平均）が 84.3% となり，正しく分割できた部分の各項目への分類の正解率は 93.2% となった。

分割，分類ともに，十分に高い性能を達成していることが確認できた。

なお，比較として，BERT のみで学習した場合は分割の F1 スコアが 80.5%，分類の正解率が 92.1%，最初から BERT–CRF で学習した場合は分割の F1 スコアが 82.4%，分類の正解率が 91.9% であることから，本研究での段階的な学習が性能向上に寄与したといえる。

さらに DeCaAI の性能を向上させるためには，学習データを増やすほかに，BERT の事前学習の際に介護記録を用いた追加学習を行うことが考えられた[15]。

17. 実証報告

　本研究では，環境の影響も考慮し，実証施設（介護）の選定では，都市部32ヵ所，中山間部29ヵ所，寒冷地8ヵ所，温暖地46ヵ所，暖地7ヵ所の計61ヵ所にて実施している。

　実証研究では，682人の被験者の同意書に基づき適性検査を行った。その結果，重度化の13人が除外，21人が記憶障害なし，4人が心臓疾患歴あり，2人が，その他医療的問題があったため，本実証事業には不適任とし，適任者642人に対し，面接を行った結果，1人が除外，2人が参加拒否となった。最終的に実証事業の参加適任者は639人となった。

　さらに，286人の家族（代諾書含）に対して，実証事業の説明を行い，同意を得て適任者の選別を行い，最終的に639人の被験者を選考した。生活自立度と認知症生活自立度は**表1**の通りである。

　AI・IoTセンサによるケアを行った際の活用前と活用後の業務効率の比較に関してのアンケート調査は，以下の通りである。アンケート配布数は56部，そのうち50部が回収され，有効回答率88％，介護・看護サービスを中心に1日（約11時間）の業務内容に関わる時間を比較したところ，直接的援助（食事，排泄，入浴）の業務（4.5時間）が23.3％減少，間接的介助（掃除，洗濯，調理，アクティビティ）時間が44.5％延長していた（**図25**）。

　AIを導入したことで，一定の時間枠の中で規定の人員で効率良く業務が行われた結果，業務内容に関わる時間が減少するなど，介護負担の軽減効果が得られた。

　これは，従来3人しか対応できなかった介護・看護職員が，この4ヵ月間で4.4人まで介護・看護サービスができる計算になる。

　一方，記録に要する時間の比較では9.8％と軽減率が少なかった。これは，従来の記録と異なり，AIと会話しながら記録することへの苦慮感が起きていたと考察している。この問題は現場にDeCaAIが定着し習慣化すれば改善すると考えている。

　ミーティングでは29.0％，連絡先への連絡業務では45.0％，書類作成時間では28.8％短縮され，介護負担の要因になる業務負担率はトータルで，28.1％軽減された。

　BPSD発症が予測されたことで，従来の接し方に比べ随時対応時間は，47.3％の減少が見られた。これは，予測に基づいて関わることで，相手の特徴や行動が見えてくるなど，ゆとりをもっ

表1　被験者の症状と生活自立度

被検者と病態　　n=682

	AD	DLB	FTD	VaD	その他
要支援					
要介護1					
要介護2	154	32	5	21	45
要介護3	136	20	5	28	62
要介護4	80	11			
要介護5	82	1			

生活自立度と認知症生活自立度　　n=459

認知症自立／生活自立度	I	II-a	II-b	III-a	III-b	IV	M
J-1	8	10	16	26	31	15	2
J-2	46	11	16	18	18	6	1
A-1	34	14	28	36	23	14	3
A-2	8	21	42	15	8		
B-1	11	5	8	1	4		
B-2	13	8	11	6	8		
C-1			14				
C-2							

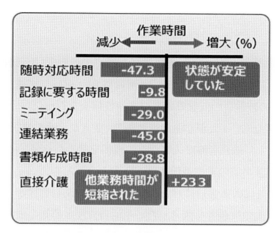

図25　AI・IoTセンサによるケアを行った際の活用前と活用後の業務効率の比較に関してのアンケート調査

て関わることができた結果といえる。

　また，BPSD25Qは，25項目のBPSDの状態を数値化できるもので，ケアに関わるスタッフとAIの間で共有することができる。それだけでなくBPSDの発生を予測し，適切なケア方法をレコメンドすることでBPSD発生を緩和することにつなげられる。

　本研究では，BPSD25Qを使って，BPSDが発生した時間と場所を数値化してAIに学ばせた。

　DeCaAIを導入前の2023年6月（762回）とDeCaAIを導入後の12月（225回）の全39施設，50名の評価では，システムを活用してケアを行ったところ，70.5％BPSDの発症が抑えられたことが認められた（図26(a)）。

　一方，介護負担度の比較では2023年6月と比べると，12月には33.1％負担が軽減した結果が得られている（図26(b)）。

　BPSDに対して，どのように対応していくかが，認知症介護の最大の難問となっているが，AIを使って，認知症患者の示すさまざまなBPSDの発症メカニズムに対する正確な理解と適切なケアのレコメンド（サジェスチョン）ができれば，理屈に合った科学的な対策が可能になると考えている。

　ADL（日常生活動作）を評価する指標の1つで，食事，移乗，整容，トイレ動作，入浴，歩行（移動），階段昇降，更衣，排便コントロール，排尿コントロールの10項目で構成されるバーセルインデックス（Barthel Index）評価では，導入前2023年6月と導入後12月のADLの比較を行った結果，変化に有意差は認められなかった。これは，逆に認知症進行が緩和されADLが維持されていると考察できる。

　認知症は進行性の疾患のため，ADLとQOLが進行を見定める評価指標にもなっている。そのなかでも本研究において対象者となる認知症患者のQOL向上は必須で，AIによるアシストケアを実施した場合の主観的満足度を捉えることは認知症ケアなどにおいてその成果を示すためにも重要である。

　対象者のADLとQOLをいかに向上させていくかという視点が，本研究の目的の1つでもある

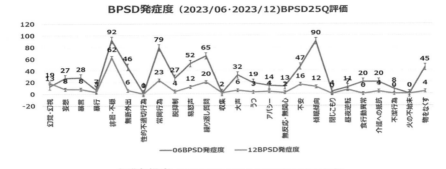

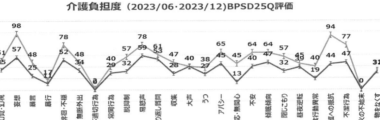

図26 BPSD25Q 評価 (2023/6〜2023/12)

からだ。

　導入前 2023 年 6 月と導入後 12 月の QOL の比較では，ADL 同様，大きな有意差は認められなかったが，12 月には有意に活動性 BPSD（怒りっぽい，ものを乱暴に扱う，大声で叫ぶ）が，消失するなど軽減されていることが認められた。

　2024 年 7 月 9 日の専門職（介護士 22 名，看護師 8 名，医師 6 名）へのアンケート調査で，今回使用した AI・IoT システム，DeCaAI について 6 項目の質問を行った。

　① AI・IoT システムは，認知症ケアの場面で使い勝手が良いと思いますか。
　② AI・IoT システムによって，ケアや記録に要する時間が短縮されると思いますか。
　③ AI・IoT システムは，実際の BPSD を正確に予測していると思いますか。
　④ AI・IoT システムを使って，以前よりも BPSD に気づくようになりましたか。
　⑤ AI・IoT システムの提案した BPSD 対処法は，認知症ケアに役立つと思いますか。
　⑥ AI・IoT システムを，認知症ケアの場面でこれからも使い続けたいと思いますか。

各質問に対して「思う」「思わない」の 5 段階評価で行った結果，②の質問には 61.9% が「そう思う」と回答，⑤の質問には 42.8% が「そう思う」と回答，⑥の質問に対しては 76.1% が「そう思う」と回答している。全体的には高評価を得ている（表2）。

　ただし，③の質問では，「ややそう思う」と「思う」を合わせると，51.2% の半数を超える高評価ではあるが，「そう思わない」4.7%，「どちらともいえない」42.8% という回答があった。これは，BPSD 発症を DeCaAI が予測すると，短期的対処法（予測 AI と連携した予防ケア）を同時にレコメンドする。その対処法を介護者が実施もしくは BPSD が発症することを意識し何らかの介入をすると，予測した BPSD が消滅（発症しない）して，発症するケースが減少することにより，予測と発症が合致していないと感じるケースが評価に反映していると考察している。

第1編　予防・進行防止・診断技術

表2　DeCaAI ついての意識調査

	Q1. 使い勝手が良いか	Q2. 時間短縮されるか	Q3. BPSD予測は正確か	Q4. BPSDに気づけるようになるか	Q5. 認知症ケアに役立つか	Q6. 使いたいか
そう思わない	0.000%	4.762%	4.762%	0.000%	4.762%	0.000%
あまりそう思わない	0.000%	0.000%	0.000%	0.000%	0.000%	0.000%
どちらともいえない	9.524%	23.810%	42.857%	52.381%	28.571%	4.762%
ややそう思う	47.619%	9.524%	28.571%	19.048%	23.810%	19.048%
そう思う	42.857%	61.905%	23.810%	28.571%	42.857%	76.190%

18. おわりに

　認知症患者が次々と示す，高度な物忘れや BPSD は，介護者にとっては，極めて異様であり大きな戸惑いを感じさせ患者と介護者，双方の人間関係を悪化させてしまう。

　一方，専門職にとっては，認知症に先入観や思い込みから意味不明の言動を目前にすると途方に暮れ，介護者側の立場で対応してしまい，関わり方に安定性を持ち得ないことが多い。

　追根究底の本研究では，認知症に伴う BPSD について，IoT センサで得たデータと従前のケア方法を AI に学ばせ，BPSD の発症メカニズムの解明に努めた。

　その成果は，発症予測や，穏やかな接し方を導くいくつかの視点を発見し，認知症患者とどのように関わることが，落ち着きと安心感を与える望ましい対人援助方法かを明示した。

　BPSD の症状や発症状況に応じて長期的対処法（日常的対処療法）や，短期的対処法（予測 AI と連携した予防ケア）を AI は，適宜，適切に科学的に裏付けられたケアとしてレコメンドする。

　これにより介護者や専門職の関りの量と質が，認知症患者の QOL に大きく影響したのは確かである。

　BPSD 予測・予防により介護負担を軽減することに資する認知症ケア補助人工知能「DeCaAI」は，認知症患者との相互作用を明らかにした介護技術と，BPSD 予測や適切なケアを現場に導入させたことで，BPSD 発症を未然に防ぎ，認知症患者に対して落ち着いて穏やかに接することができるようになった。DeCaAI は，BPSD 発症を未然に知ることができるようになり，現場に「ゆとり」を持たせることができた。人と AI が補完しつつ関わりの量と質に大きく影響し，効果的な接し方ができるようになることを期待している。

　認知症患者一人ひとりの生活の状況，その人の特徴をよく理解して，寄り添いつつ的確なケアを適宜適切にレコメンドする DeCaAI は，人間と AI が互いに補完しつつ将来に向けて認知症ケアの姿を変えていくと信じている。

謝　辞

　本研究は，平成29〜30 年度の総務省採択事業「認知症対応型 IoT サービス」および令和元年度の総務省情報通信技術利活用事業ビックデータ活用による「認知症対応型 IoT サービス」，さらに，令和2〜4 年度の3 年間に渡る国立研究開発法人日本医療研究開発機構（AMED）事業「認知症対応型 AI・IoT システム研究推進事業」の助成を受け研究させていただき，認知症ケア補助人工知能「DeCaAI」を完成することができましたこと，本研究は，

第 1 章　認知症発症予測・予防の DX

認知症介護研究研修センター，国立長寿医療研究センター，産業技術総合研究所，群馬大学，電気通信大学，北陸先端科学技術大学院大学，埼玉県立大学，兵庫県立大学，日本福祉大学，国際医療福祉大学，認知症高齢者研究所の共同研究によるものです。

また，本文執筆にあたりご指導，ご鞭撻をいただいた群馬大学山上徹也教授（理学療法），電気通信大学横川慎二教授（データ基盤），内海彰教授（自然言語解析），および本研究にご参加いただいた先生方にお礼申し上げます。

そして，本研究の代表である群馬大学山口晴保名誉教授には，研究の進め方や枠組みについて多大なるご指導を承りましたこと，この場を借りて心より感謝申し上げます。

文　献

1）岩田誠：臨床医が語る認知症の脳化学，日本評論社（2009）.

2）今井幸充，半田幸子：老年精神医学雑誌，**29**(9)，975-989（2018）.

3）H. Wickham: Tidy data, *Journal of Statistical Software*, **59**, 1-23（2014）. doi: 10.18637/jss.v059.i10.

4）朝田隆，吉岡充，森川三郎，小山秀夫，北島英治，川崎光洋，木之下徹，浅香昭：雄痴呆患者の問題行動評価票（TBS）の作成，日本公衆衛生雑誌，**41**(6)，518-527（1994）.

5）S. Endo and S. Yokogawa: Analysis of the Trends Between Indoor Carbon Dioxide Concentration and Plug-Level Electricity Usage Through Topological Data Analysis, *IEEE Sensors Journal*, **22**, 1424-1434（2022）. doi: 10.1109/JSEN.2021.3130570.

6）羽田野政治，蔦末憲子，小嶋慎吾：福祉の現場かIoT 活用と生活支援記録法（F-SOAIP）搭載の認知症対応型人工知能 BPSD の発症予測に基づくケアの最適化と効率化の実証研究，地域ケアリング（1345-0123）20-8，北隆館，90-97（2018）.

7）新井平伊：BPSD の重要性，認知症の行動と心理症状 BPSD 第 2 版（日本老年精神医学 39 会監訳），13-19，アルタ出版（2013）.

8）山口晴保：BPSD の定義，その症状と発症要因，認知症ケア研究誌，**2**，1-16（2018）.

9）押山千秋，羽田野政治，西村拓一：予測 AI と連携した BPSD 対処法の知識構造化，第 127 回知識ベースシステム研究会，人工知能学会，2022.11.23.

10）羽田野政治：情報処理装置，情報処理方法，評価入力と症例情報，対応情報および効果情報とのデータセットに係る更新システム，特許第 5419300 号，日本国特許庁，2013.11.29.

11）羽田野政治：BPSD に関する情報処理装置等，特許第 7285046 号，認知症高齢者研究，日本国特許庁，2023.5.21.

12）S. Gururangan et al.: Don't Stop Pretraining: Adapt Language Models to Domains and Tasks, LSC PSD, Aug 19（2020）.

13）J. Lafferty et al.: Conditional random fields: Probabilistic models for segmenting and labeling sequence data, Proc. of the 18th ICML, 282-289（2001）.

14）F. Souza et al.: Portuguese named entity recognition using BERT-CRF, arXIv:1909.10649［cs.CL］（2019）.

15）J. Devlin et al.: BERT: Pretraining of deep bidirectional transformers for language understanding, Proc. of the 2019 Conference of NAACL-HLT, 4171-4186（2019）.

第1章	認知症発症予測・予防のDX

第4節　AI 画像解析による　　アルツハイマー型認知症進行予測技術

富士フイルム株式会社　**王　彩華**　　富士フイルム株式会社　**李　元中**

1. 背　景

　アルツハイマー型認知症は，脳の神経細胞が徐々に変性する進行性の疾患であり，主に高齢者に見られる。進行すると記憶力の低下や認知機能の障害をもたらし，罹患者の日常生活に大きな影響を与える。認知症患者数は年々増加し続け，2040 年にアメリカでは 1,120 万人に，日本では800 万人に達すると予測されている[1,2]。現在，アルツハイマー型認知症には根本的な治療薬がほとんどなく，認可されているいくつかの薬はアルツハイマー型認知症の進行を遅らせることを目的としている。そのため，認知症患者の生活の質（Quality of Life）をできるだけ長く維持するためには認知症の早期発見，早期治療は重要である。一方，認知症の進行度は患者によって大きく異なり，認知症の初期症状（物忘れなど）が見られる軽度認知障害（Mild Cognitive Impairment：MCI）患者の中で，2 年間で認知症に進行する患者の割合は 20％程度であり，80％の患者は進行がないか，元の正常状態に戻ることもある[3]。進行の速い患者に対してできるだけ早く投薬する必要があるが，進行のないまたは遅い患者に対して早めに投薬すると薬の副作用が大きなデメリットとなる可能性があり，過剰医療になることもある。そのため異なる進行を辿る患者に対して，異なる予防・治療の対策が必要であり，認知症進行予測技術が求められている。

　一方，アルツハイマー型認知症治療薬の開発には過去 20 年で多大な研究開発費が投入され，多くの治療薬候補が開発された[4]。これらの治療薬候補の安全性と有効性を示すために，数十患者の小規模なフェーズ I 治験から千単位患者数の大規模なフェーズ III 治験が行われた。2003 年から 2700 超のフェーズ I 治験が行われ，そのうち約 3％がフェーズ II とフェーズ III 治験に進み[5]，最終的に成功したのは 2 件（エーザイ社のレカネマブとイーライ・リリー社のドナネマブ）のみであった。認知症治療薬のほとんどの臨床治験は軽度認知障害（MCI）患者を対象にしており，前述のように治験期間中（1.5〜2 年）に認知能力が悪化しない・悪化速度は極めて遅い参加者が多数存在する。これらの患者に対しては薬の効果が現れにくいため，認知症進行予測技術を活用して治験期間中に病状が殆ど進行しない患者を参加者から除去することで，治験の効率を向上することが期待されている。また，認知症患者の大規模経時データ（ADNI など）を用いた最近の研究では，軽度認知障害（MCI）患者の認知能力の悪化（認知症進行）速度に大きなバラツキが存在し，そのバラツキが投薬群と対照群の認知症進行速度のアンバランスをもたらし，治験の結果に大きな影響を与えることがわかった[6]。認知症進行予測技術を治験の投薬群と対照群の振り分けに活用し，投薬群と対照群の認知症進行速度のアンバランスを解消し，より正確な薬効評価

65

できることが期待されている。

　本稿では，深層学習（Deep Learning）を代表として最近凄まじい進化を遂げている AI 技術を用いた認知症進行予測技術を紹介する。［**2.**］では，AI 画像解析による認知症進行予測の全容とその動向を紹介し，［**3.**］では深層学習を用いた MRI 画像解析による認知症進行予測技術を紹介する。［**4.**］では MRI 画像のほかに，臨床検査情報も同時に用いたマルチモーダル深層学習による認知症進行予測技術を紹介する。［**5.**］では認知症治療薬の臨床治験への認知症進行予測技術を活用する手法及びその活用がもたらす効果を紹介する。最後に，認知症進行予測技術の今後の課題と技術発展の方向性を議論する。

2. AI 画像解析による認知症進行予測

　認知症の進行予測とは，患者の現在と過去（または現在のみ）の情報から未来のある期間にその患者の認知症の状態がどこまで進行するかを予測するものである。軽度認知障害（MCI）患者の脳の現在の MRI 画像からその患者が 2 年後に MCI に留まるか認知症に進行するかを予測（2 クラス分類）するのはその一例である。図 1 に認知症進行予測技術の概要を示す。

　認知症進行予測には認知症診断と同様に，臨床情報（認知症関連の遺伝子 ApoE 情報，血液/髄液バイオマーカー，認知能力テストスコアなど）と画像情報（MRI，PET など）が使われる。特に T1 強調 MRI 画像は低侵襲で比較的に容易に取得でき，かつ脳の各部位（海馬など）の萎縮

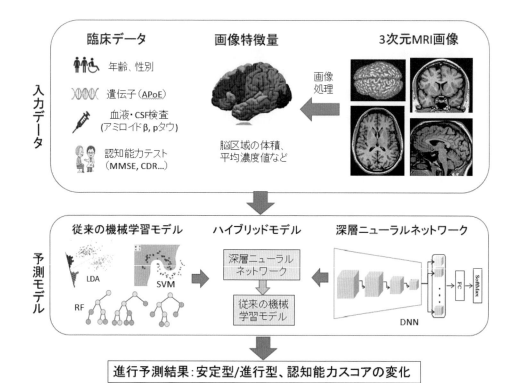

図 1　認知症進行予測技術の概要

状態がわかるため，認知症の診断（患者の現在の状態の判断）によく使われ，認知症の進行予測にも有用である。認知症の進行予測には機械学習モデルがよく使われているが，AI技術の進歩によりそのモデルも変遷している。従来では線形判別（Linear Discriminant Analysis：LDA）やサポートベクトルマシン（Support Vector Machine：SVM）およびランダムフォレスト（Random Forest：RF）などの古典的な機械学習モデルがよく使われていたが，最近では深層学習（Deep Learning：DL）モデルがよく使われるようになった。一般的に，従来の機械学習モデルより深層学習モデルの規模が大きく，モデルの学習にはより大規模なデータセットが必要になる。本項では認知症進行予測に使われている機械学習モデルを概説する同時に，モデルの学習に利用可能なオープンデータセットも紹介する。

2.1 認知症進行予測に利用可能なオープンデータセット

機械学習を用いる認知症進行予測技術にとって，学習に使える良質なデータが不可欠である。特に深層学習アプローチでは，データの質と量は予測モデルのパフォーマンスと汎化能力に直接影響する。認知症に関する研究では，さまざまなデータソースからの多種多様なデータが利用されているが，進行予測には経時データ（Longitudinal data，縦断的データとも呼ぶ）セットが必要になる。**表1**に認知症進行予測モデルの学習によく利用される主なオープンデータセットを示す。

ADNI（Alzheimer's Disease Neuroimaging Initiative）データセットは，認知症進行予測に最も使われているオープンデータセットである。最初のADNI-1コホートは2004年から2010年までに収集され，正常者を含め800人の被験者が含まれている。データセットには参加者の年齢，性別，教育レベルに関する情報と，MRI（Magnetic Resonance Imaging）やfMRI（Functional Magnetic Resonance Imaging）およびPET（Positron Emission Tomography）の多モダリティの画像データが収集されているほか，MMSE（Mini Mental State Examination）やCDR（Clinical Dementia Rating）およびADAS-Cog（Alzheimer's Disease Assessment Scale-Cognitive）など多種類の認知能力テストスコアも利用可能である。一部の参加者については，CSF（Cerebrospinal Fluid）や血液バイオマーカーおよびApoE（Apolipoprotein E）遺伝子データも収集されている。追加コホートであるADNI-GoおよびADNI-2は，ADNI-1の縦断的データを増強すると同時に，より広範囲の認知症進行段階を網羅するために，早期MCI被験者

表1 認知症進行予測に使われる主なオープンデータセット

データセット	患者数	モダリティ	Link
ADNI	2,800	MRI, PET, CSF, Genetic	http://adni.loni.usc.edu/
OASIS	1,300	MRI, PET	https://oasis-brains.org/
AIBL	1,100	MRI, PET, CSF, Genetic	https://aibl.csiro.au/
J-ADNI	537	MRI, PET, CSF, Genetic	https://humandbs.dbcls.jp/hum0043-v1
ARWIBO	2,700	MRI, PET, Genetic	http://www.arwibo.it/

第1編　予防・進行防止・診断技術

200人を新たに追加した。2016年から収集し始めた第4コホートADNI-3にはタウ（tau）タンパク質をターゲットとするモダリティが追加された。ADNIと同じプロトコルを用いて，日本ではJ-ADNIデータセット，オーストラリアではAIBLデータセットが整備された。

　もう1つよく使用されるオープンデータセットは，OASIS（Open Access Series of Imaging Studies）データセットである。OASISは主に横断的なコホート（OASIS-1）であるが，後に縦断的なコホート（OASIS-2とOASIS-3）が追加され，認知症進行予測にも使えるようになった。OASIS-3には，正常者およびアルツハイマー型認知症の被験者1,098名を対象に，MRIとPET画像データのほか，認知能力テストデータも利用可能である。ARWIBOデータセットは，イタリアのIRCCSのアルツハイマー疫学研究所の研究者により，10年にわたって収集され，データの収集は現在も進行中である。データセットには正常者およびアルツハイマー患者の臨床情報および画像データが含まれている。

2.2　認知症進行予測モデル

　アルツハイマー型認知症の進行を予測するためにさまざまな機械学習モデルが提案されており，大きく3つのカテゴリに分類することができる。

・従来型の機械学習モデル

　線形判別分析（Linear Discriminant Analysis：LDA）やサポートベクター マシン（Support Vector Machine：SVM）およびランダムフォレスト（Random Forest：RF）に代表されるクラシックモデルである[7-10]。これらのモデルは相対的に少ないパラメータで表されているため，モデルの学習とモデルの解釈は容易であるである反面，表現力が限られるため，低次元の入力が望ましい。画像のような非常に高次元な入力データを用いる場合，予め画像から解決しようとするタスクに有効な特徴量を抽出する必要がある。認知症進行予測の場合，認知症に関係の強い脳区域（海馬や内嗅皮質など）を抽出し，その体積や濃度値特徴量は認知症進行予測に有効な画像特徴量としてよく使われている。MRI画像から脳区域を抽出するために，従来の画像処理技術（画像位置合わせや画像分割など）を用いた画像解析ツールがいくつか開発されている。FreeSurfer（https://surfer.nmr.mgh.harvard.edu/）やSPM（https://www.fil.ion.ucl.ac.uk/spm/software/spm12/）はその代表である。最近，Deep Learningを駆使したMRI画像脳区域分割手法が開発され，安定性と再現性ではFreeSurferやSPMより優れていることが示されている[11]。

・深層ニューラルネットワークモデル

　最近，深層学習（DL）技術の代表的な手法として，深層ニューラルネットワークモデル（Deep Neural Network：DNN）が認知症進行予測によく用いられるようになった[12]。MRI画像から予め抽出された特徴量を入力としながら，従来の機械学習モデルを深層ニューラルネットワークモデルモデルに置き換えるDeep Learning手法[13-15]が提案されている一方，MRI画像から特徴量を抽出する処理を必要せず，MRI画像を直接入力するエンドツーエンド（End-to-End）DNNモデルが提案され，最近注目されている[16-20]。DNNモデルのバックボーンとして，主に畳み込み型ニューラルネットワーク（Convolutional Neural Network：CNN）とトランスフォーマー（Transformer）型のニューラルネットワークが用いられている。前者が主に画像パッチの

畳み込み演算で構成され，MRI 画像のローカルな情報に主に注目にしていることに対し，後者は主に画像パッチ間のアテンション演算から構成され MRI 画像の大局情報に主に注目している。従来型のモデルに対し，DNN モデルは一般的に膨大な数のパラメータを有し，モデルの学習（最適化）に膨大な学習データが必要となる。また，DNN モデルの規模が膨大で複雑のゆえ，ブラックボックスになっていることが多く，従来の機械学習モデルに比べると直感性や解釈性に欠ける。

• ハイブリッドモデル

深層ニューラルネットワークモデルには膨大な学習データ（一般的に万単位の学習サンプル）が必要であるが，認知症進行予測に使えるデータは限られている。世界最大規模の ADNI データセットでさえ認知症進行予測に使える患者数は千人未満である。学習データが不足の場合，モデルのオーバーフィッティング（Over fitting，学習データに適合しすぎて，学習データ以外の未知データに適合しなくなること）が起こりやすい。この問題を軽減するために深層ニューラルネットワークモデルと従来の機械モデルを結合させたハイブリッドモデルが提案されている[20]。このモデルの前半は深層ニューラルネットワークモデルの自動特徴量抽出部分を利用し，後半は従来の機械モデルを用いて進行予測を行う。詳細は［**4.**］で述べる。

表 2 は MRI 画像も用いた機械学習手法を中心に，従来のモデルから最新のハイブリッドモデルまで，認知症進行予測に提案された主なモデルをまとめて示す。

表2 提案されている認知症進行予測モデル

Model	Method	Image features used	Clinical features used	Evaluation method
SVM [7]	Linear SVM and HPS models	Own features using visually clustered 7 subtypes of images	Age, Gender, APoE, MMSE, ADAS	10-fold cross validation
SVM[8]	SVM with RBF kernel	Volume of ROI calculated using BVM and DARTEL	MMSE	Half of samples for validation, fine tuning on validation set
RF[9]	Random forest	Volumes of subregions calculated with MALPEM	Age, Gender	6-fold cross validation, 20 runs
RF[10]	Random forest	Volume of segments calculated with FreeSurfer	Age, Gender, APoE, , CDR MMSE, ADAS, ADNI_MEM	10-fold cross-validation
DNN[13]	Deep survival neural network	Volumes of ROI calculated using SPM12 and CAT12	Age, Gender, MMSE	10-fold validation and test, repeated 100 times
DNN[14]	Residal neural network(RNN)	Grey matter regions extracted by SPM12	None	5-fold cross validation and test repeated 10 times
DNN [15]	Multi-scale deep neural networks	volume and mean density of ROI extracted by FreeSurfer	None	10-fold cross validation
DNN [16]	Convolution neural network(CNN)	Whole brain image	None	10-fold cross validation and test
DNN[17]	Densely connected CNN	Whole brain image	None	Validation and test one time
DNN[18]	Recurrent neural network (RNN)	Volume of hippocampus, cortical thickness of entorhinal	Age, Gender, APoE, ADNI-EF, ADNI-MEM	5-fold cross validation, repeated 10 times
DNN [19]	CNN with bilinear fusion	Whole brain image	Age, Gender, APoE, MMSE, CDR, FAQ, ADAS	10-fold cross-validation
DNN[20]	SepCNN with DISFC fusion	Whole brain image	Age, Gender, APoE, MMSE, CDR, FAQ, ADAS	10-fold cross-validated
Hybrid[21]	DenseNet + Linear SVM	Brain segments of 4 dementia related regions	Age, Gender, APoE, MMSE, CDR, FAQ, ADAS	10-fold cross-validation and test

3. End-to-End型Deep Learningによる認知症進行予測技術

　表2に示すように，画像特徴量を入力とするDeep Learningモデルが提案されているが，それらのモデルは予め特徴量を抽出する必要がある。画像特徴量抽出には，脳区域セグメンテーションのような複雑な画像前処理技術が必要であり，結果の一致性や再現性に問題がある[12]。一方，MRI画像から特徴量を予め抽出する必要がなく，MRI画像を直接入力するEnd-to-End型のDeep Learning認知症進行予測モデルも開発された[12-21]。後者はMRI画像から認知症振進行に関連する部分画像を入力し，多層ニューラルネットワークにより認知症進行予測に有効な特徴量を自動的に抽出する。深層学習モデルとして，3次元Convolution Network（3D-CNN），Residual Network（Res-Net），Densely Connected Convolutional Network（DenseNet）などがよく用いられている。図2はDenseNetを用いたDeep Learning認知症進行予測モデルの一例を示す。このモデルでは，画像特徴量の自動抽出にAuto-Encoder（AE）が用いられている。AEは高次元のMRI画像を低次元の画像特徴量に変換するEncoder部と低次元の画像特徴量から元の画像を復元するDecoder部から構成され，画像から元の画像を表現できる画像特徴量を自動的に抽出する。EncoderとDecoderにはCNNがよく用いられるが，図2に示したモデルのEncoderにはDenseNetとSelf Attention（SA）の組み合わせが用いられている。DenseNetが画像からローカルな特徴量を階層的に抽出するのに対し，SAは画像全体における特徴量の重要度を捉えることができる。DenseNetの直後にSAを追加することにより，ローカル特徴量とグローバル特徴量を同時に抽出できる。画像特徴量から認知症の進行（図示の例ではMCI患者がStable MCIかProgressive MCIかの2クラス分類）を予測するために，Full Connection（FC）レイヤーを用いてEncoderで抽出した画像特徴量を低次元特徴量（一般的に分類するクラス数と同じ次元数）に射影し，SoftMaxを用いて2クラスの確率を出力する。Auto-Encoderによる画像特徴量の自動抽出と画像特徴量から認知症進行予測を同時に行うため，マルチタスク学習，つまり画像復元誤差と認知症進行誤差の混合誤差を最小化対象であるロス（Loss）として用いられている。

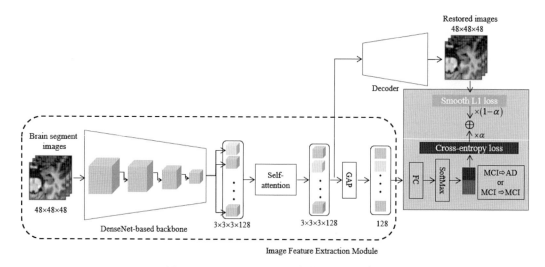

図2　Deep Learning認知症進行予測モデル

MRI 画像を用いる場合，認知症の進行に関連する同一患者内の脳解剖構造の変化より，患者間の脳解剖構造の個人差が大きい。さらに MRI 画像には統一した濃度値キャリブレーション標準がなく，モダリティベンダー（MRI 画像撮像装置メーカー）間の画像のバラツキも大きい。一方，認知症進行予測において，このような個人差や画像のバラツキを吸収できる大規模なデータセットが存在せず，学習に使えるデータが限られている。個人差や画像のバラツキの大きい小規模なデータで Deep Learning 認知症進行予測モデルを学習するためには，異なる患者間の脳解剖構造の個人差およびモダリティベンダー間の画像濃度値分布の違いを吸収する画像正規化は必要である。

MRI 画像の正規化は，標準画像（アトラス）として Montreal Neurological Institute（MNI）空間で作成されたアトラス画像を使う。画像正規化には画像形状（画像空間）正規化と画像濃度値正規化がある。前者は，患者の MRI 画像を標準画像に位置合わせし，患者の MRI 画像を標準画像と同じ形に変形させる。ここで，認知症を起こす脳解剖構造の病的変化を残すために，一般的にグローバル変形（相似変形やアフィン変形）がよく使われる。後者の濃度値正規化は，患者の脳 MRI 画像の解剖構造の濃度値を標準画像の同じ解剖構造の濃度値に一致させる。そのため，患者 MRI 画像と MNI アトラス画像間の詳細な位置合わせが必要になるが，濃度値の正規化は前者の正規化画像で行う必要がある。**図 3** は一例として，非線形（BSpline）位置合わせを用いた濃度正規化手法を示す。この手法は詳細位置合わせで得られた濃度値正規化パラメータを元の前者の正規化画像空間射影し，正規化画像空間で濃度値の正規化を行う。

図 3 の MRI 画像濃度値正規化手法では，形状正規化で標準画像に変形した患者の正規化 MRI 画像をさらに標準画像に非線形（BSpline）位置合わせし，脳の詳細解剖構造を標準画像に合わせる。非線形的に変形した患者の MRI 画像と標準画像を 8×8×8 画素のブロックに分割して各ブ

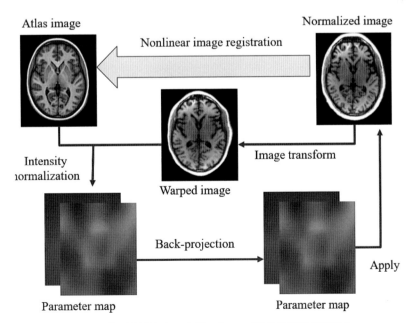

図 3　非線形位置合わせを用いた MRI 画像の濃度値正規化

第1編　予防・進行防止・診断技術

ロックにおける濃度値ヒストグラムを生成し，患者の MRI 画像と標準画像の対応するブロックにおいてヒストグラムが一致するような濃度値変換（図の手法では線形変換）パラメータを求め，対応場所の濃度値変換パラメータとする。すべての場所に対し濃度値変換パラメータを求め，画像全体の濃度値変換パラメタマップを生成する。上で得られた非線形画像空間変換（B-Spline 変換）の逆変換を求め，その逆変換を用いて濃度値変換パラメータを非線形画像空間変換前の画像（つまり，形状正規化画像）の空間に逆射影する。最後に逆射影された濃度値変換パラメタマップを用いて，形状正規化画像の濃度値を正規化する。

4. マルチモーダル Deep Learning による認知症進行予測技術

　前項では MRI 画像を用いて認知症の進行を予測する Deep learning モデルを紹介したが，認知症の診断では MRI 画像以外に臨床情報（認知症関連の ApoE 遺伝子情報，血液バイオマーカー，認知能力テストスコアなど）も有用な情報として同時に使われている。認知症進行予測においても，これらの臨床情報も有用であり，画像情報と臨床情報を同時に用いるマルチモーダル認知症進行予測モデルに予測精度の向上が期待できる。

　線形判別（LDA），サポート ベクター マシン（SVM）やランダムフォレスト（RF）といった従来型の認知症進行予測モデルや画像特徴量を用いた深層ニューラルネットワークモデルは予めに MRI 画像から抽出した低次元の画像特徴量を用いているため，入力情報として画像特徴量に臨床情報を加えれば，簡単にマルチモーダルモデルに拡張できる。一方，End-to-End 型の Deep Learning モデルは MRI 画像を直接入力しているため，画像に臨床情報をそのまま加えることが難しい。そのため，まず深層ニューラルネットワークで MRI 画像を低次元の特徴量に変換し，変換された画像特徴量と臨床情報を融合（Fusion）する必要がある。

　図4には特徴量融合を用いたマルチモーダル Deep Learning 認知症予測モデルの一例を示している。この手法では，認知症進行に関連する複数の MRI 画像の脳区域（海馬や側頭葉など）のサブボリュームから深層ニューラルネットワークで画像特徴量を抽出すると同時に，臨床情報を画像特徴量と同じ次元数の特徴量空間に埋め込む（Embedding）。深層ニューラルネットワークで抽出された画像特徴量と特徴量空間に埋め込まれた臨床情報特徴量を Bi-linear に融合し，融合した特徴量を FC と Sotftmax で構成される予測器で進行予測を行う。

　一方，図5に示されているハイブリッドマルチモーダル深層学習認知症予測モデルも提案されている[21]。複数の MRI 画像の脳区域（海馬や側頭葉など）のサブボリュームから深層ニューラルネットワークで画像特徴量を抽出するのは図4の手法と同じであるが，臨床情報との融合および進行予測に用いる判別器が異なる。この手法では PCA（Principal Component Analysis）を用いて抽出され画像特徴量をさらなる低次元に圧縮し，圧縮した画像特徴量に臨床情報を追加し，従来の判別器 SVM で進行予測を行う。ハイブリッド方式によって少ない学習データでも安定した予測性能が期待できる。

第 1 章　認知症発症予測・予防の DX

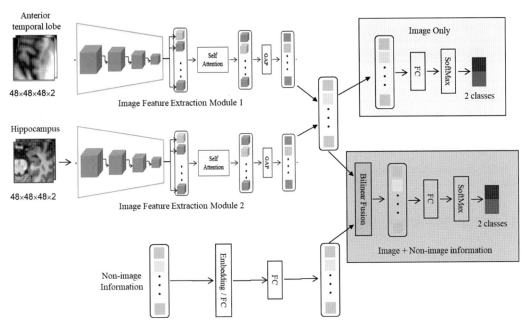

図 4　Feature Fusion を用いたマルチモーダル Deep Learning モデル

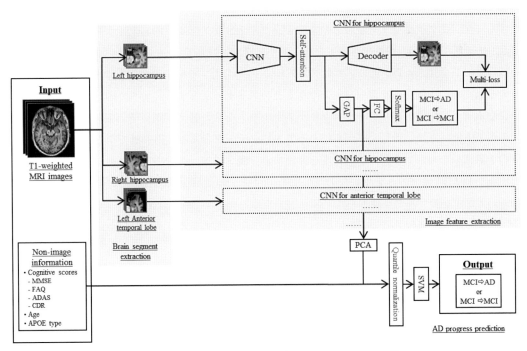

図 5　ハイブリッドマルチモーダル Deep Learning モデル

第1編　予防・進行防止・診断技術

表3　各予測モデルの予測実験結果

Method	Input	Accuracy	AUC	Sensitivity	Specificity
M0: Non-image(SVM)	non-image information	0.85	0.93	0.82	**0.88**
M1: Whole brain (E2E)	Only image	0.75	0.83	0.70	0.79
M2: Brain segments (E2E)	Only image	0.78	0.83	0.78	0.78
M3: Brain segments (E2E)	Image + non-image information	0.83	0.92	0.85	0.81
M4: Whole brain (SVM)	Image + non-image information	0.87	0.94	0.86	**0.88**
M5: Brain segments (SVM)	Image + non-image information	**0.88**	**0.95**	**0.88**	**0.88**

5. ADNI データセットを用いた認知症進行の予測実験

　ADNI データセットの経時データから認知症進行予測に適したサンプルを抽出するために，まず，軽度認知症障害（MCI）と診断され，かつモデルの入力に必要なデータとして年齢・性別，ApoE タイプ，MRI 画像と知能力テスト結果が揃っているサンプルを抽出する。知能力テスト結果には MMSE（Mini-Mental State Examination），FAQ（Functional Activities Questionnaire），CDR（Clinical Dementia Rating）および ADAS（Alzheimer's Disease Assessment Scale Cog-11（ADAS）が含まれる。さらに，抽出されたサンプルから2年以内にアルツハイマー型認知症（AD）に診断されたサンプルを Progressive MCI（pMCI）サンプルとし，2年経過しても MCI のままのサンプル（その後に AD に進行したサンプルも含む）を Stable MCI（sMCI）サンプルとする。ADNI データセットから上の条件を満たす 729 サンプル（内 sMCI サンプルが 399 で，pMCI サンプルが 330）が抽出され，それらのサンプルに対して 10-fold cross validation and test を行った。つまり，全 729 サンプルをランダムに 10 等分し，その中の8個を学習セットとし，残りのそれぞれの1個をバリデーションセットとテストセットとする。すべての分割がテストセットになるように学習・バリデーション・テストセットを入れ替えて進行予測実験を行う。各 fold でのテストセットは学習したモデルにとって未知のデータである。10 fold で得られたテストセットの予測結果を用いてモデル予測精度を評価する。**表3** には，ADNI データセットを用いて従来モデル，脳 MRI 画像のみを用いた Deep Learning モデル，特徴量融合を用いたマルチモーダル Deep Learning モデルおよび本ハイブリッドマルチモーダル Deep Learning モデルの認知症進行予測精度を示す。他の予測モデルに比べて，ハイブリッドマルチモーダル Deep Learning モデルの予測精度が最も高いことがわかる。

6. 認知症進行予測技術の臨床治験への応用

　ほとんどの認知症治療薬は早期認知症患者，つまり軽度認知障害（MCI）患者を対象にしている。最近の研究では，軽度認知障害（MCI）患者の進行（悪化）速度に大きなバラツキが存在し，そのバラツキが薬効を評価するために無作為に割り当てられた投薬群と対照群（プラセボ

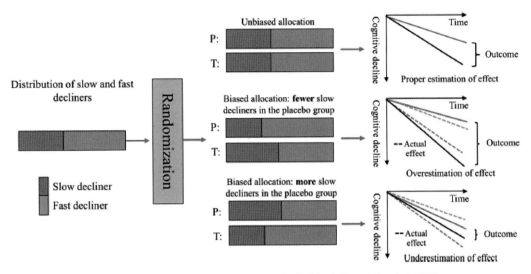

図6 認知症治療薬の治験における認知症進行速度のバラツキの影響

群、または偽薬群とも呼ぶ）の認知症進行速度のアンバランスをもたらし、認知症治療薬の治験の結果に大きな影響を与えることがわかった[6]。認知症治療薬の治験では、治験開始時に治験参加者を無作為に投薬群と対照群に分け、治験終了後に両群の認知能力を比較し、薬の効果を評価する。認知能力の評価指標としては一般的にMCIに敏感なCDRが用いられる。図6に示すように、参加者を投薬群と対照群に均等に割り当てた場合、つまり、両群に割り当てられた認知機能力の低下が遅い者と認知機能力の低下が速い者の比率が同じである場合、治験の結果で薬の治療効果を適切に評価できるが、認知機能力の低下が速い者が対照群により多く割り当てられた場合、治験の結果で薬の治療効果が過大に評価される。治験の早期フェーズで治療効果が過大評価された場合、次のフェーズで必要となるサンプルサイズが過小評価されることとなり、治験全体の失敗につながる。一方で、認知機能力の低下が遅い者が対照群により多く割り当てられた場合、試験結果で薬の治療効果が過小評価されて試験が失敗となり、本来患者に利益をもたらす可能性のある有望な薬の開発が中止されてしまう。したがって、認知機能力低下の抑制効果を薬効の評価指標（エンドポイント）としているアルツハイマー型認知症の治験では、認知能力の低下の速い者と遅い者を投薬群と対照群に均等に割り当てることが重要な課題となる。

この課題に対し、認知症進行予測技術を用いて認知症治療薬の治験のRandomization（つまり、参加者の投薬群とプラセボ群への無作為な割り当て）過程で生じる投薬群と対照群の認知症進行速度のアンバランスを抑える手法が提案されている[22]。この手法は、図5に示すハイブリッドマルチモーダルDeep Learningモデルを用いて治験の評価指標としても用いられるCDRの変化量を予測し、その予測値毎に参加者をグループに分け、各グループ内で参加者を投薬群とプラセボ群に無作為に割り当てる（図7）。

図7のように治験参加者をある指標（例えば性別、年齢）でグループに分け、各グループで無作為な割り当てを行う手法は層別化無作為割り当て（stratified randomization）と言い、臨床治験によく用いられている。認知症治療薬の治験では、認知症関連の臨床情報（ApoE、認知能力）

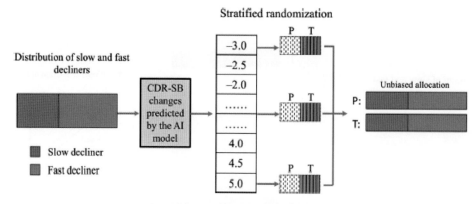

図7 認知症進行予測技術を用いた治験参加者の無作為割り当て

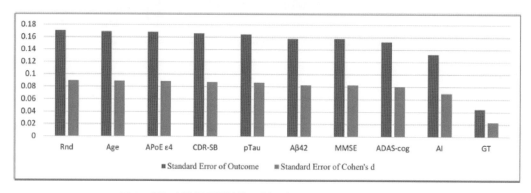

図8 認知症進行予測技術の割り当てアンバランス抑制効果

も層別化指標として実際に使われている。既存の臨床情報と認知症進行予測モデルで予測したCDR変化量を層別化指標とした場合に生じる無作為割り当てアンバランスを調べるために，ADNIデータセットから認知症治療薬の治験と類似した条件で506人の参加者を抽出し，層別なしとそれぞれの層別化指標を用いた層別化無作為割り当て実験（シミュレーション）を1万回行い，割り当てられた投薬群と対照群のCDR変化量の群間差（進行の遅い者と速い者が均等に分けられた場合差が0）を計測した。図8にそれらの為割り当て実験で得られた投薬群と対照群のCDR変化量の群間差の標準分散（標準割り当て誤差〔Standard Allocation Error：SAE〕という[6]）を割り当てアンバランスの評価指標として示す。

比較対象の層別化指標として，認知症の進行に関連性のある年齢，ApoE（ε4遺伝子の有無），アミロイドβ42，pTau，CDR，MMSE，DAS-cogを用いた。図8には標準割り当て誤差（SAE）以外に群間差の評価によく使われている指標であるCohenのd（つまり，SAEを2群の分散を用いて標準化したもの）も示している。認知症進行予測モデルで予測したCDR変化量を層別化指標として用いられた場合，標準割り当て誤差抑制効果が最も高く，層別なしの場合に比べて標準割り当て誤差を22.4%低減できた（ADAS-cogの場合は10.5%）。一方，実際のCDR変化量（Ground Truth：GT）を層別化指標として用いる場合，SAEを73.9%削減でき，将来の認知症予測モデルの性能向上によるさらなる効果が期待される。投薬群と対照群の認知症進行速度のア

ンバランスの抑制が治験結果での薬治療効果の過大/過小評価の抑制に直接に繋がり，実際の薬効の過検出/検出不足の抑制をもたらす。その効果について文献22）を参考されたい。

7. 今後の課題と方向性

　今までのAI（特にDeep Learning）技術の歩みからわかるように，学習に使える高品質かつ大規模なデータセットはAIモデルの優れた性能を生み出している。認知症進行予測においては，利用可能なデータセットが限られているため，エンドツーエンドモデルよりハイブリッドモデルの方が優位であるが，ADNIやARWIBOのようなプロジェクトが進行中であり，認知症進行予測に使えるデータが蓄積し続けている。大規模なデータが使えるようになれば，トランスフォーマーを含め，エンドツーエンドモデルがより良い性能を示す可能性が高い。

　Deep Learningモデルのもう1つの課題は，これらのモデルはブラックボックスに近いため，その出力の解釈性・直観性が欠けている。予測結果を臨床に応用する場合，説明性の高いAI技術が求められている。

　認知所進行予測技術の応用として，認知症予測技術を臨床治験のRandomization過程に導入することで認知症治療薬の治験の成功率を向上する可能性をシミュレーションで示されたが，実際の治験データでその効果を検証することは今後の重要課題である。また，最近の研究では，血漿リン酸化タウなどの新しいバイオマーカーが認知症進行の予測に有効であることが示されている[23]。将来の予測モデルの入力にこれらのバイオマーカーを追加することで予測性能が向上されることが期待される。

文　献

1) Alzheimer's Association: 2024 Alzheimer's disease facts and figure, *Alzheimer's & Dementia*, **20**, 1-20（2024）.

2) 厚生労働省：認知症への対応力強化（地域包括ケアシステムの深化・推進）(2023). https://www.mhlw.go.jp/content/12300000/001140075.pdf.

3) R.C. Petersen et al.: Practice Guideline Update Summary: Mild Cognitive Impairment. *Neurology* **16**, 126-135（2018）.

4) J. Cummings et al.: Alzheimer's disease drug development pipeline: 2024, *Alzheimer's & Dementia*, **5**, 1-22（2024）.

5) C. Kima et al.: Alzheimer's Disease: Key Insights from Two Decades of Clinical Trial Failures, *Journal of Alzheimer's Disease*, **87**, 83-100（2022）.

6) R.J. Jutten et al.: Finding treatment effects in Alzheimer trials in the face of disease progression heterogeneity, *Neurology*, **96**(22), e2673-

e2684（2021）. DOI: https://doi.org/10.1212/WNL.0000000000012022.

7) A. Tam et al.: A highly predictive signature of cognition and brain atrophy for progression to Alzheimer's dementia, *GigaScience*, **8**（2019）. https://doi.org/10.1093/gigascience/giz055.

8) A. Syaifullah et al.: Machine Learning for Diagnosis of AD and Prediction of MCI Progression from Brain MRI Using Brain Anatomical Analysis Using Diffeomorphic Deformation, *Frontiers in Neuroscience*, **11**（2021）. https://doi.org/10.3389/fneur.2020.576029.

9) C. Ledig et al.: Structural brain imaging in Alzheimer's disease and mild cognitive impairment: biomarker analysis and shared morphometry database, *Scientific Reports*, **8**（2018）. https://doi.org/10.1038/s41598-018-29295-9.

10) S. El-Sappagh et al.: A multilayer multimodal de-

tection and prediction model based on explainable artificial intelligence for Alzheimer's disease, *Scientific Reports*, **11**（2021）. https://doi.org/10.1038/s41598-021-82098-3.

11）M. Goto et al.: Deep Learning–based Hierarchical Brain Segmentation with Preliminary Analysis of the Repeatability and Reproducibility, *Magnetic Resonance in Medical Sciences*, **23**, 1-18（2024）.

12）Q. Zhou et al.: A Survey of Deep Learning for Alzheimer's Disease, *Machine Learning & Knowledge Extractio*n, **5**, 611-669（2023）.

13）T. Nakagawa et al.: Prediction of conversion to Alzheimer's disease using deep survival analysis of MRI images, *Brain Communications*, **2**（2020）. https://doi.org/10.1093/braincomms/fcaa057.

14）A. Abrol et al.: Deep residual learning for neuro-imaging: An application to predict progression to Alzheimer's disease, *Journal of Neuroscience Methods*, **339**（2020）. https://doi.org/10.1016/j.jneumeth.2020.108701.

15）D. Lu et al.: Multimodal and multiscale deep neural networks for the early diagnosis of Alzheimer's disease using structural MR and FDG-PET images, *Scientific Reports*, **8**（2018）. https://doi.org/10.1038/s41598-018-22871-z.

16）S. Basaia et al.: Automated classification of Alzheimer's disease and mild cognitive impairment using a single MRI and deep neural networks, *NeuroImage: Clinical*, **21**（2019）. https://doi.org/10.1016/j.nicl.2018.101645.

17）J. Zhang et al.: A 3D densely connected convolution neural network with connection-wise atten-

tion mechanism for Alzheimer's disease classification, *Magnetic Resonance Imaging*, **78**, 119-126（2021）.

18）G. Lee et al.: Predicting Alzheimer's disease progression using multi-modal deep learning approach, *Scientific Reports*, **9**（2019）. https://doi.org/10.1038/s41598-018-37769-z.

19）T. Goto et al.: Multi-modal deep learning for predicting progression of Alzheimer's disease using bi-linear shake fusion, *Proc. SPIE*（*Medical Imaging*）, **11314**, 452-457（2020）.

20）Y. Wang et al.: Predicting long-term progression of Alzheimer's disease using a multimodal deep learning model incorporating interaction effects, *Journal of Translational Medicine*, **22**, 256（2024）. https://doi.org/10.1186/s12967-024-05025-w.

21）C. Wang et al.: A high-generalizability machine learning framework for predicting the progression of Alzheimer's disease using limited data, *NPJ Digital Medicine*, **5(1)**, 43（2022）. DOI: https://doi.org/10.1038/s41746-022-00577-x.

22）C. Wang et al.: A multimodal deep learning approach for the prediction of cognitive decline and its effectiveness in clinical trials for Alzheimer's disease, *Nature Translational Psychiatry*, **14**（2023）.

23）Y. Niimi et al.: Combining plasma Aβ and p-tau217 improves detection of brain amyloid in non-demented elderly, *Alzheimer's Research & Therapy*, **16**, 1-12（2024）. DOI: 10.1186/s13195-024-01469-w.

| 第1章 | 認知症発症予測・予防のDX |

第5節　家庭内電力使用データ活用による認知機能低下予測モデルの開発

国立研究開発法人国立循環器病研究センター　**中奥　由里子**
国立研究開発法人国立循環器病研究センター　**尾形　宗士郎**
国立研究開発法人国立循環器病研究センター　**西村　邦宏**

1. はじめに

　高齢化の進展に伴い，認知症の患者数は増化し，2050年に587万人に達すると推計されている。軽度認知障害（Mild cognitive impairment：MCI）は認知症の前駆段階と考えられており，認知機能の低下があるが，日常生活動作は自立しており，認知症の基準を満たさない状態である[1]。認知症を予防するためには，このMCIに焦点を当てるべきであると考えられるが，軽度の認知機能低下を早期発見することは難しいため，診断が遅れがちである。

　筆者らは，人々の日常生活に制約を与えることなく，客観的に継続的な評価が可能であるNon-intrusive load monitoring（NILM）技術を使用し[2]，分電盤から測定した電力データだけから推定される，家庭にあるさまざまな電化製品の利用時間を活用することとした。本研究の目的は，認知機能障害のある高齢者とない高齢者の電化製品毎の使用時間の違いを評価し，それらの電力使用データから認知機能障害を予測するモデルを構築することである。

2. 既存知見

　家庭内の電力を分離する技術を用いて，実際に認知機能障害を予測したモデルとその予測性能は報告されていなかった。アンビエント・アシステッド・リビング（Ambient Assisted Living：AAL）は，テクノロジーを利用して高齢者の日常生活をサポートするための，新たなソリューションである。世界的に，テクノロジーを利用して高齢者の健康を増進させることへの需要が高まっている[3]。いくつかの先行する知見があるので，以下で概説する。

　Stavropoulosらは，認知症の人をサポートするために，DemaWare2というフレームワークを開発した。このフレームワークは，環境センサ，ウェアラブルセンサなど，さまざまなセンサ機器からの入力を統合して，解析にもオフライン処理とリアルタイム処理を統合していた。このフレームワークを使用することにより，実験環境，家庭環境のそれぞれにおける，個々の活動（電話に出る，料理をする，テレビを見る等）の精度を評価した[4]。実験環境では，銀行口座の支払いと電話をするアプリケーションの使用により，MCIと認知症を平均73.7％の精度で区別することができ，MCI・認知症と健常者を84％の精度で区別することができた。しかし，家庭環境は4症例でのパイロット試験にとどまり，多種多様なセンサ機器からの入力を統合しているため，社

第1編　予防・進行防止・診断技術

会実装には障壁がある。

　Chalmers らは，電力使用量の分析がどのように行動のモデル化に利用できるかを検討した[5]。機械学習を用いて，電気ケトル，電子レンジ，トースター，オーブン，洗濯機を含む5つの電化製品の使用を分離した。居住者の行動パターンにおいて，ルーチンから外れた異常行動を検出する精度は，Support Vector Machine（SVM）では，AUC＝0.86, Sensitivity＝0.76, Specificity＝0.93 であり，Decision Forest では AUC＝0.94, Sensitivity＝0.96, Specificity＝0.96 であった。この電力分離技術を用いて，普段の行動と違う行動異常を検出することにより，認知症の進行や再燃の兆候を捉えようと試みていたが，その精度の報告はなかった。

　電力使用モニタリングに対する機械学習アプローチが，近年研究されている。その中で，筆者らは，分電盤の主幹電力のみを測定し，そこに含まれる電化製品（機器）ごとの電力を機械学習等の分離モデルで推定することが可能な NILM（non-intrusive load monitoring）という技術に着目した[6]。機器に直接電力センサを設置する計測方法と比較して，NILM 技術ではより少ないセンサ数で多くの機器のデータを取得できる。さらに，NILM 技術に AI を適用することで，電力を電化製品毎に高精度に分離することが可能であった。NILM 技術は国際標準として IEC（国際電気標準会議）に登録されており，低コストで効率的に家庭内での行動を推定することができる。本研究では，この NILM 技術を用いて，家庭内での人の行動を推定した。

3. 開発した家庭内電力使用データ活用による認知機能低下予測モデル

　宮崎県延岡市在住の65歳以上の高齢者を対象として，2019年4月から2020年7月まで観察研究を実施した。参加者は文書によって同意した者で，簡易認知機能検査であるMini-mental State Examination（MMSE）を受け，質問紙調査を受けた。中等度以上の認知機能障害がある方（MMSE≦21）は除外とした。全体で94人の参加者がこの研究に登録され，各参加者は約1年間フォローアップでデータ収集された。

　認知機能評価には，MMSE を用い，27点以下を認知機能低下（Cog），28点以上を認知機能正常（NC）と定義した。その他の変数として，年齢，性別，教育歴（9年以下か否か），飲酒，喫煙，独居，既往歴の情報を取得した。電化製品のうち，エアコン，電子レンジ，洗濯機，炊飯器，テレビ，IH（電磁誘導調理器）をモニタした。これらの電化製品の使用にはある程度の認知能力が必要であり，参加者の日常生活パターンを反映すると考えた。各電化製品の電力使用状況に関する情報を得るために，東京電力パワーグリッド㈱・㈱エナジーゲートウェイが協業するインフォメティス㈱の NILM 技術を適用した。この NILM 技術により，主要電化製品の推定使用量を通じて，家庭でのさまざまな活動を把握することができる（**図1**，**図2**）。本研究で用いる NILM 技術は，分電盤に電力センサを1つ設置するだけで，さまざまな電化製品から時系列に集計された電流波形データを収集し，機械学習アルゴリズムを用いて解析することで，主要な家庭の各波形要因を推定するものである。

　解析対象者は78名で，MMSE≦27 を認知機能低下群（Cog, $N=23$），MMSE＞27 を認知機能正常群（NC, $N=55$）と定義した。年齢の median（IQR）は Cog が 78.0（75.0, 83.5），NC が

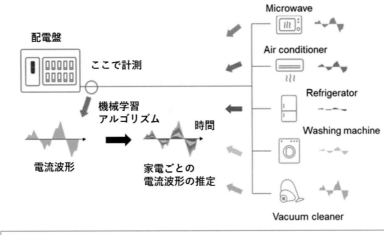
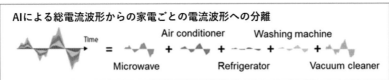

図1　NILM 技術の概略図
NILM 技術では，分電盤に1つのセンサを設置するだけでよい。分電盤に設置された1つのセンサがさまざまな電化製品から集約された電力消費データを収集し，機械学習アルゴリズムを用いて分析することにより，総電流波形から主要家電製品毎の使用量を推定する。

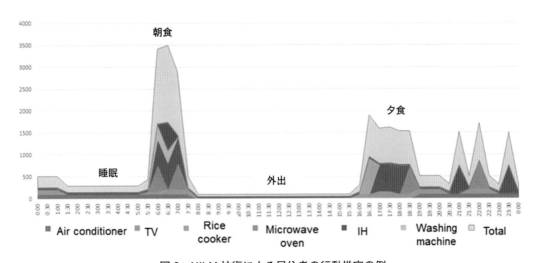

図2　NILM 技術による居住者の行動推定の例
主な電化製品の使用時間を推定することにより，家庭でのさまざまな行動を推定することができる。

75.0（70.0，78.5）で，男性の割合は Cog 73.9％，NC 67.3％であった。MMSE は，Cog が 26.0（24.0，27.0）で，NC が 29.0（29.0，30.0）であった。教育歴は，Cog が 12.0（10.5，12.5），NC が 12.0（11.5，12.5）であった。

　電化製品ごとの使用時間について，被験者ごとにランダム切片を設定した一般化線形混合モデ

第1編 予防・進行防止・診断技術

表1 家庭内での電力使用データの有無による認知機能低下の予測性能

モデル	電力使用データなしのモデル	電力使用データありのモデル
正答度（accuracy）	0.76（0.65-0.85）	0.82（0.72-0.90）
感度	0.30（0.13-0.53）	0.48（0.27-0.69）
特異度	0.95（0.85-0.99）	0.96（0.87-1.00）
陽性適中度	0.70（0.35-0.93）	0.85（0.55-0.98）
陰性適中度	0.76（0.65-0.86）	0.82（0.70-0.90）

ルを用いて，認知機能低下のありなしの2群を比較した。加えて，一般化線形モデルを用いて，年齢，教育歴などの基本情報と，電力使用時間の季節ごとの平均値の変数を加えた予測モデルを作成し，予測性能を評価した。

認知機能低下群は，認知機能正常群と比較してIHの使用時間が短く，電子レンジの春と冬の使用時間が短く，エアコンの冬の使用時間が短い傾向が見られた。また，電力使用時間の季節ごとの平均値の変数と年齢，教育歴などの基本情報を加えた予測モデルの予測性能は，正答度82%であり，電力の使用時間に関する変数を含めなかったモデル（正答度76%）よりも性能が良かった（表1）。

本研究において，基本情報と電力使用データを用いた予測モデルにより，認知機能低下を一定の精度で予測することに成功した。高齢者が自宅で生活できるように，電化製品毎の使用状況や被験者の生活行動をモニタリングする技術や基盤については，すでに報告されているが，本研究のように機器分離技術を実際に用いて認知機能低下を予測した報告は世界初の研究結果である[7]。

本予測モデルにより，家庭にある分電盤に電力センサを設置するだけで，AIを活用した機器分離技術による各電化製品の使用状況から，認知機能低下を予測することができる。自宅での電化製品の使用をモニタリングすることは，対象者の身体または精神への侵襲性が低く，簡易な方法であるため，認知機能低下を早期発見するためのスクリーニング法として基盤整備され，認知機能低下疑いの方の病院受診につながることを期待している。

4. おわりに

今後，宮崎県延岡市にて本研究の成果である認知機能低下の予測モデルを活用した研究・サービスの検討を進める予定である。国立研究開発法人国立循環器病研究センターは，厚生労働省の中小企業イノベーション創出推進事業（Small Business Innovation Research〔SBIR〕フェーズ3基金事業）にコンソーシアムメンバーとして参画しており，認知機能低下の予測モデルを活用した社会実装を進める予定である。

文　献

1）M.S. Albert et al.: The diagnosis of mild cognitive impairment due to alzheimer's disease: Recommendations from the national institute on aging–alzheimer's association workgroups on diagnostic guidelines for alzheimer's disease, *Alzheimers Dement*, **7**, 270–279（2011）.

2）A. Piau et al.: Current state of digital biomarker technologies for real–life, home–based monitoring of cognitive function for mild cognitive impairment to mild alzheimer disease and implications for clinical care: Systematic review, *J Med Internet Res*, **21**, e12785（2019）.

3）M.Y. Nilsson et al.: Ambient assisted living technology–mediated interventions for older people and their informal carers in the context of healthy ageing: A scoping review, *Health Sci Rep*, **4**, e225（2021）.

4）T.G. Stavropoulos et al.: Demaware2: Integrating sensors, multimedia and semantic analysis for the ambient care of dementia, *Pervasive and Mobile Computing*, **34**, 126–145（2017）.

5）C. Chalmers et al.: Detecting activities of daily living and routine behaviours in dementia patients living alone using smart meter load disaggregation, *IEEE Transactions on Emerging Topics in Computing*, **10**, 157–169（2022）.

6）M. Kaselimi et al.: Towards trustworthy energy disaggregation: A review of challenges, methods, and perspectives for non–intrusive load monitoring, *Sensors*, **22**, 5872（2022）.

7）Y. Nakaoku et al.: Ai–assisted in–house power monitoring for the detection of cognitive impairment in older adults, *Sensors*, **21**, 6249（2021）.

| 第1章 | 認知症発症予測・予防のDX |

第6節　健診データの AI 解析による　認知症リスクの早期発見と個別的予防法

東京大学	酒谷　　薫	日本大学	大山　勝徳
東京大学	唐子　顕児	東京大学	胡　　莉珍
東京大学	陳　　　昱	東京大学	飯島　勝矢
大阪医科薬科大学	上田英一郎	大阪医科薬科大学	畑　　武生
九州工業大学	井上　　敦	株式会社 AI 予防医学研究所	鐘　　明博

1. はじめに

　社会の高齢化に伴い，アルツハイマー型認知症（Alzheimer's Disease：AD）などの認知症患者が急増しており，深刻な社会問題となっている[1]。AD の原因とされるアミロイド β などの脳内タンパク質をターゲットとした治療薬の開発も一定の成果が上がってきた。しかし，予防効果，投与方法，高額な薬剤価格などにより，広く認知症予防に適用するのには限界が指摘されている。

　一方，運動食事療法を中心とした生活習慣の改善が認知症予防の重要なアプローチとして注目されている。例えば，FINGER 研究（Finnish Geriatric Intervention Study to Prevent Cognitive Impairment and Disability）では，食事，運動，認知トレーニング，社会活動，心血管リスク管理などの生活習慣の改善が高齢者の認知機能を向上させ，認知症のリスクを有意に低減することが示されている[2]。FINGER 研究の成功を受けて，世界各国で同様の多面的介入プログラムによる認知症予防の効果を検証する国際的な World FINGER 研究が実施されている。

　食事療法は認知症の予防において重要な役割を果たしている。例えば，地中海食（Mediterranean diet）は，心筋梗塞，脳卒中などの動脈硬化性疾患のリスク軽減効果に加えて，認知症の予防効果が報告されている[3]。また，認知症予防を目的とした MIND 食（Mediterranean-DASH Intervention for Neurodegenerative Delay）も開発されている[4]。

　現在の認知症に対するアプローチは，薬物による根本的な治療が難しい現状を踏まえ，発症の予防や進行の遅延を目的とした生活習慣の改善が重視されている。食事や運動療法などによる生活習慣の改善が認知症の予防に役立つメカニズムにはいくつかの要因が関与している可能性があるが，生活習慣病の改善など全身性代謝障害の改善が重要な要素の1つであると考えられる。

　筆者らは，全身性代謝障害と認知症の関係に焦点を当て，認知症の早期発見と予防について研究している。次項では，全身性代謝障害と認知症の関係について解説する。

第1編　予防・進行防止・診断技術

2. 全身性代謝障害と認知症の関係

2.1　生活習慣病による認知症の発症リスク

　糖尿病などの生活習慣病は，認知症のリスク要因となっている。特に，生活習慣病に起因する動脈硬化は，血管性認知障害（Vascular Cognitive Impairment：VCI）として，認知障害の発症に大きな役割を果たしている[5-7]。VCI は，自覚的認知障害（Subjective Cognitive Impairment：SCI）から軽度認知障害（Mild Cognitive Impairment：MCI），さらには高度な認知症までを含む広範な認知障害スペクトラムに影響を与える。さらに，血管性認知症だけでなく，動脈硬化を伴った高齢者のアルツハイマー型認知症にも関与する。高齢者のアルツハイマー型認知症では，白質病変（動脈硬化）が AD の認知障害の発症に寄与している[8]。

2.2　フレイルによる認知症の発症リスク

　高齢者のフレイルは，身体的，精神的，社会的な機能低下を伴う。フレイルは，筋力低下や運動機能低下などの身体的フレイルが，社会的な孤立や引きこもり等の社会的フレイルを誘発し，これらが悪循環となって認知症やうつ状態などの認知フレイルの原因となる[9]。フレイルは栄養障害を伴うことが多く，エネルギー摂取が不足し，脳機能が低下する可能性がある。栄養障害は，脳萎縮を引き起こしたり，認知機能に悪影響を及ぼす可能性がある[10,11]。また，貧血はフレイルと深く関連しており，フレイルに伴う全身性代謝障害の一部として考えられている。貧血は，酸素運搬能力の低下による脳酸素代謝障害につながり，これが認知機能に影響を与える可能性がある[12]。

　栄養障害や貧血を伴う高齢者のフレイルでは，中年の肥満などの栄養過多とは逆の病態であり，認知症の発症予防法も異なる点には注意を要する。

2.3　内臓障害による認知症の発症リスク

　近年，脳と内臓の関係性が注目されている。例えば，腎機能障害，特に慢性腎臓病（CKD）は，認知症や MCI のリスクを高める可能性が報告されている[13-15]。このような CKD と認知症の密接な関係性は，Kidney-Brain Axis（腎臓-脳軸）として知られている。尿毒素の蓄積，慢性炎症，血管性リスクの増加，およびホルモンバランスの変化などが，Kidney Brain Axis（肝臓-脳軸）に関与する主なメカニズムとされている。肝臓も脳と密接に関連しており，Liver-Brain Axis と呼ばれている[16]。肝機能障害は，肝機能障害によるアンモニアの蓄積に加えて，慢性炎症や酸化ストレスを介して認知障害を引き起こすことが報告されている。

2.4　その他の代謝障害による認知症の発症リスク

　血清電解質の異常は，認知機能に直接的および間接的に影響を与え，認知症の発症リスクを高める可能性がある。ナトリウム[17]，マグネシウム[18] などの異常は，認知機能に影響を及ぼす可能性がある。

　血小板の異常は，直接的および間接的に認知症の発症リスクを高める可能性がある。血小板が

アルツハイマー病（AD）の診断に有用な末梢バイオマーカーとなり得る可能性が指摘されている[19]。

以上のように，全身性代謝障害は，さまざまなメカニズムにより認知機能に影響を与える可能性がある。重要な点は，これらの非生活習慣病性の代謝障害は，従来の心血管リスク因子を標的とする介入は効果が期待できない点である。さらに，これらの代謝障害は，個人毎により異なっている。すなわち個人毎の代謝障害に応じた個別的食事療法が必要となるのである。

3. 健診データのAI解析による認知症リスクの推定

認知症の発症リスクとなる全身性代謝障害をまとめると次のようになる。
① 糖尿病などの生活習慣病
② フレイルに伴う栄養障害，貧血
③ 腎臓，肝臓などの内臓機能障害
④ その他（電解質異常，血小板異常など）

重要な点は，これらの認知症リスクとなる代謝障害が，一般血液検査を含む健康診断（健診）で判定できることである。このことは，健診データと認知機能の関係性に基づいて，健診データから認知障害の発症リスクを推定できる可能性を示唆している。そこで，健診データと認知障害の関係性をディープラーニングを用いて学習させ，健診データから認知症の発症リスクを推定するAIモデル，AICOG（AI-based Cognitive Disorder Risk Assessment）を開発した（図1）[20]。

AIモデルにはフィードフォワード型Deep Neural Network（DNN）を用いた（図2）。初期の研究では，入力層には血算，一般生化学検査の23項目（図2B）および年齢，出力層にはMini-Mental State Examination（MMSE）スコアを入力した。某リハビリ病院の入院患者202例（73.4±13.0歳）を教師データとして，入力データ（血液データ，年齢）と認知機能（MMSE）

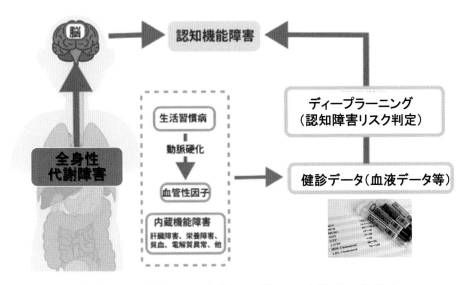

図1 健診データのAI解析による認知障害リスク推定法の概念図

第1編　予防・進行防止・診断技術

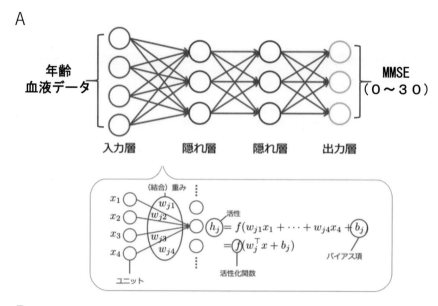

図2　AIモデル（A）と入力用の血液検査項目（B）

の関係性について学習させた[20]。なお，血液データにはアミロイドベータなど認知症関連バイオマーカーは含まれていない。

　教師群におけるMMSEと年齢，血液データとの相関関係を調べると，MMSEと年齢の間には強い負相関（$r=0.50$, $p<0.01$），MMSEとアルブミン（$r=0.34$, $p<0.01$），A/G比（$r=0.30$, $p<0.01$），赤血球数（$r=0.22$, $p<0.01$），ヘモグロビン濃度（$r=0.21$, $p<0.01$）との間には正相関が認められ，栄養状態が悪いほど認知機能が低く，また貧血の程度が強いほど認知機能が低い傾向が認められた。

4. AICOGの認知障害リスクの推定精度の検証

　AICOGの認知障害リスク推定精度を検証した[20]。教師群内における1つ抜き交差検証（LOOCV）による推定MMSEスコアは実測MMSEスコアと高い相関を示した（$r=0.85$, $p<$

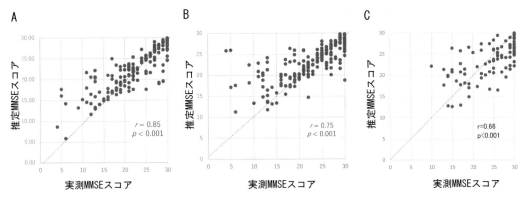

図3 AICOG による推定 MMSE スコアと実測 MMSE スコアの相関関係

0.001)(**図3**A)。年齢の影響を除くために入力層に年齢を入れずに血液データのみ用いて推定したところ，相関係数は軽度低下したが強い相関が認められた（$r=0.75$，$p<0.001$）(図 3B)。次に，学習に使用していない被験者のみ集めたテスト群において相関関係を調べたが，やはり強い相関が認められた（$r=0.66$，$p<0.001$）(図 3C)。

テスト群においてMMSEの2クラス分類（≥24 正常，<23 認知症疑い）で検証すると，特異度87％，感度75％と高い評価精度が認められた[20]。

初期の開発時に使用したリハビリ病院患者202例に，Japanese Alzheimer's Disease Neuroimaging Initiative（J-ADNI）の537例（60歳～87歳の健常高齢者154例，MCI 234例，軽症アルツハイマー型認知症149例），脳ドックデータバンクの1,799例を追加した教師データ（全2,538例）を用いてAICOGを学習させた。ホールドアウト法で抽出したテストデータ（上記のJ-ADNIから244件，脳ドックから131件，某リハビリテーション病院の入院患者1から15件をランダムに抽出した計390件のデータ）および教師データに入れていない162例（テスト群）

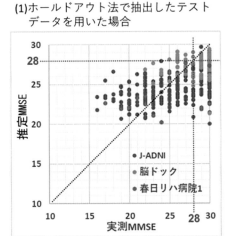
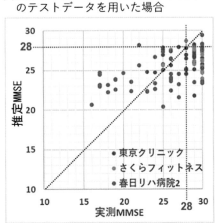

図4 AICOG1.0 による推定 MMSE スコアと実測 MMSE スコアの相関関係

における実測 MMSE と推定 MMSE の相関関係を検討した（図4）。ホールドアウト法，テスト群ともに推定値と実測値の相関係数は 0.5 以上（中等度〜高度相関関係）が認められた。

5. AICOG の応用

5.1 認知症スクリーニング検査への応用

某健診センターにて，AICOG を認知症スクリーニング検査に応用した[20]。受診者数は 165 名，平均年齢 54.0±8.6 歳であった。図4に AICOG で推定した認知機能の分布を示す。推定 MMSE スコア 27〜30 点を正常，24〜26 点を MCI（疑），20〜23 点を早期認知症（疑），19 点以下を認知症（疑）とすると，正常 94 例（57%），MCI（疑）67 例（41%），早期認知症（疑）4 例（2%）であった（図5）。健診受診者が主に就労者であることを考慮すると，AICOG による認知障害リスクは妥当な分布と思われた。

カッコ内は MMSE スコア。推定 MMSE スコア 27〜30 点は正常，24〜26 点は MCI（疑），20〜23 点は早期認知症（疑），19 点以下は認知症（疑）とした。

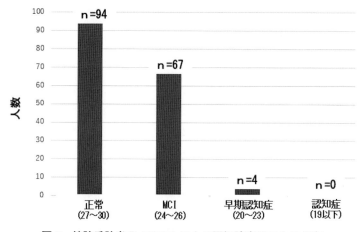

図5　健診受診者の AICOG による認知障害リスクの分布

5.2　AICOG による将来の認知障害リスクの推定

AICOG による認知症スクリーニング検査を受けた被験者 165 名中 30 名に対して，MMSE による認知機能評価を実施した[20]。興味深いことに，MMSE の実測値と推定値を比較すると，推定値の方が有意に低かった（図6A）。また，MMSE の実測値と推定値を教師群（LOCV），検証群，健常群で比較すると，教師群（73.5±13.1 歳）と同じ年齢層の検証群（73.6±11.0 歳）では，実測値と推定値に有意差はないが，教師群の年齢よりも若い健常群（62.0±8.6 歳）では，実測値が推定値をよりも有意に高値であった（図6B）。

これらの差異は，AICOG を学習させたリハビリ病院の患者が高齢（73.4±13.0 歳）であり，多くの患者が脳卒中や生活習慣病の既往歴を有した動脈硬化の強い症例であったことが原因と考えられる。すなわち，動脈硬化が進行していない若年層に使用すると，同じ血液データであれば動

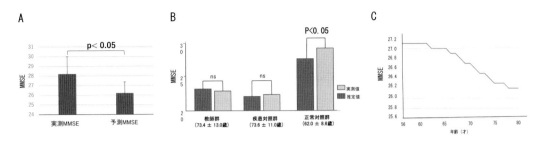

図6 AICOG による MMSE 推定値に対する年齢の影響
横軸は年齢，縦軸は AICOG による推定 MMSE スコア。

脈硬化が進行した例として認知症リスクを評価するからである。

　動脈硬化が進行した高齢者で学習させた AICOG を若年層に応用することにより将来の認知機能低下を推定できる可能性がある。図6C は，入力層の血液データ値を変化させずに年齢のみ上昇させたグラフである。生活習慣を改善せずに年を重ねると，認知障害リスクが高まることが可視化できるのである。このグラフを患者に示すことにより，運動食事療法に取り組む意欲を高めることができる。

5.3　認知症予防の介入効果の評価

　現在，認知症の発症予防には，主に運動食事療法が行われている。そこで，AICOG を用いて運動食事療法の認知機能に対する効果を評価した[21]。某高齢者用フィットネスジムの会員（$n = 7, 68.6 \pm 3.2$ 歳）を対象に，3ヵ月間の運動療法効果を AICOG1.0 により評価した（**図7**）。AICOG による MMSE 推定値は，27.1 ± 0.8 から 27.6 ± 0.7 に有意に増加した（$p = 0.024$）。MMSE 実測値も運動後に増加したが，有意ではなかった（$p = 0.28$）。

　運動食事療法に医学教育を加えた健康教室（リンゴ教室）の効果を検討した[21]。リンゴ教室に2か月間通い，その前後で採血し，AICOG による MMSE 推定値の変化を検討した。AICOG による推定 MMSE スコアは189例で増加した（$p < 0.001$）。それに対して，20例では推定 MMSE スコアが減少した（$p < 0.001$）。

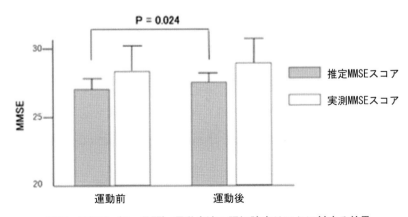

図7　長期的（3ヵ月間）運動療法の認知障害リスクに対する効果

第1編　予防・進行防止・診断技術

　このように AICOG を用いることにより運動食事療法などの介入効果を客観的かつ定量的に可視化できる利点がある。

5.4　歯科領域への応用：高齢者の認知機能と口腔衛生の関係性

　近年，認知症と口腔内所見との関係性が指摘されている。アルツハイマー型認知症患者では，半数以上の歯の喪失と総義歯の使用はアルツハイマー型認知症の有意なリスクファクターとなることが報告されている[22]。そこで，口腔内の診察所見と認知機能との関係性について検討した[23]。

　AICOG による MMSE 推定値は，現在歯数と正の相関，欠損補綴歯数と負の相関が認められた（**表1**）。すなわち，現在歯数が多いほど認知障害リスクが低く，欠損補綴歯数が多いほど認知障害リスクが高い。これは，口腔内の健康状態が悪いほど認知機能が低下するという報告と一致している[24]。

　興味深いことに，この関係性は実測 MMSE スコアとの間には有意な相関関係は認められなかった。これは，口腔内の状態が現在の認知機能を反映しているのではなく，将来の認知障害リスクを推定している可能性を示唆している。今後の研究が必要である。

表1　予測および実測 MMSE と生活習慣，歯科検査項目との相関関係

	年齢	p	予測 MMSE	p	実測 MMSE	p
年齢	―		−0.381	＊	−0.274	
生活習慣病	0.020		0.100		−0.123	
タバコを吸う	0.212		−0.243		−0.152	
1日歯磨き回数	−0.136		0.070		0.239	
歯1：健全歯数	−0.261		0.235		0.031	
歯2：未処置歯数	0.120		0.117		−0.172	
歯3：処置歯数	−0.176		0.172		0.110	
歯4：現在歯数	−0.361	＊	0.368	＊	0.115	
歯5：要補綴歯数	−0.103		−0.002		−0.302	
歯6：欠損補綴歯数	0.371	＊	−0.387	＊	−0.023	

5.5　老人ホーム入居者の認知症リスクの推定

　AICOG は，すでに教師群を用いて学習させたモデルを用いて計算するので，短時間に大規模なスクリーニング検査を実施できる利点がある。**図8**は，某老人ホーム入居者（1,201名）を対象に AICOG を用いて認知症リスクを推定したときの推定 MMSE の分布を示したものである。全入居者の健診データを CSV ファイルに記入し，AICOG で解析すると5分余りで解析は終了した。入居者の平均年齢は 66.8±10.2 歳，平均 MMSE スコアは 25.9±1.3 であった。前述の健診センター受診者［**5.1**］の平均年齢（54.0±8.6 歳）より10歳程度高くなるため，推定 MMSE も低くなり，MCI リスク例が増加したと推察される。

5.6　自治体の健診データの解析

　AICOG の大きな利点は，過去に実施した健診のデータを解析できる点である。特殊なバイオ

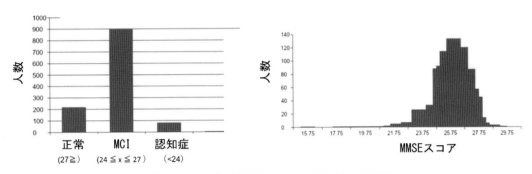

図8　高齢者施設入居者の認知障害リスクの分布
A：正常（27≦），MCI（24≦，27<），認知症（24<）における人数，B：縦軸は人数，横軸はMMSEスコアを示す。

マーカーや特別な装置を用いて認知機能を計測する方法では，過去にそのようなデータが存在しない限り，過去の認知症リスクを検討することはできない。

筆者らは，大阪府羽曳野市と連携し，市役所が所有する健診の過去の経時的データをAICOGで解析し，生活習慣病，フレイルと認知症の関係について検討しており，その一部を紹介する。対象は，2008年から2017年度までの34,894例の健診データである（平均年齢65.2±8.2歳，37～79歳）。

図9に，AICOGによるMMSE推定値の中央値，および平均値と95％信頼区間の推移を示す。徐々に右下がりとなっており，認知障害リスクが年ごとに増加しているのがわかる。この傾向は，大阪府羽曳野市の高齢化を反映しているものと思われる。

次に，AICOGによるMMSE推定値が正常（27≦）もしくはMCI（24≦<27）と判定された例の年齢，血圧，赤血球数，ヘモグロビン濃度，BMIの差異について検討した（**図10**）。MCIと判定された例は，正常と判定された例よりも，年齢が高い，血圧（拡張期，収縮期）が高い，赤

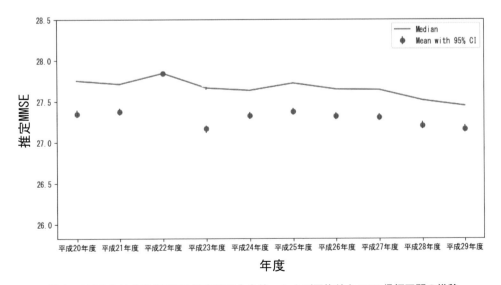

図9　AICOGによるMMSE推定値の中央値，および平均値と95％信頼区間の推移

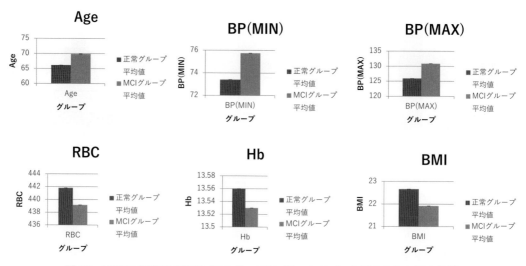

図10 MMSE 推定値が正常（27≦），MCI（24≦＜27）と判定された例の特徴

血球数及びヘモグロビン濃度が低い，BMI が低い，という特徴があった。これらは，加齢，高血圧，貧血および低栄養が認知障害リスクになっていることを示唆している。

6. 高齢者（65歳以上）における低栄養，貧血の認知機能に対する影響

　フレイルは低アルブミン血症を伴うことが多い[25]。そこで，65歳以上の高齢者（5,017例）における血清アルブミン値と認知機能の間の相関関係を検討した（**表2**)[26]。アルブミン（$p<0.001$）に加えて，総タンパク（$p<0.001$）や A/G 比（$p<0.001$）も MMSE スコアと正の相関を示しており，認知機能は栄養状態と密接に関連していることが明らかとなった。また，赤血球数（$p<0.001$），ヘモグロビン（$p<0.001$），ヘマトクリット（$p<0.001$）も MMSE と正の相関関係を示しており，認知機能は貧血と密接に関連していることが明らかとなった。
　さらに，ディープラーニング（AICOG）を用いて認知機能を予測する際に入力層に血清アルブミン値を含めることで予測精度に与える影響の程度（寄与度；SHAP 値）を検討した。**図11**

表2　65歳以上における栄養障害，貧血と認知機能（MMSE）の相関関係）

血液検査項目	OR（95% CI）	p-value
総タンパク	0.68（0.57–0.81）	<0.001
アルブミン	0.42（0.34–0.52）	<0.001
A/G 比	0.24（0.16–0.36）	<0.001
赤血球数	0.62（0.50–0.75）	<0.001
ヘモグロビン	0.85（0.80–0.91）	<0.001
ヘマトクリット	0.95（0.93–0.97）	<0.001

第1章　認知症発症予測・予防のDX

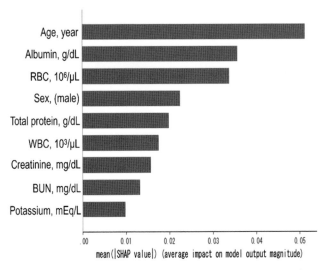

図11　AICOGによる予測値に対する寄与度（SHAP値）

は，各入力項目の寄与度を示している。年齢が最も寄与度が高く，次いでアルブミン，赤血球数の寄与度が高い。これらのことは，高齢者（65歳以上）では，フレイルに伴う栄養不良や貧血が認知機能に大きな影響を与えることを示唆している。

7. AICOGによる脳萎縮度の推定

　認知症に伴う脳萎縮は，全身性代謝障害と密接に関連している。例えば，慢性腎臓病（CKD）[13-15]，糖尿病[27]や栄養障害[28]は脳萎縮と関連していると報告されている。そこで，

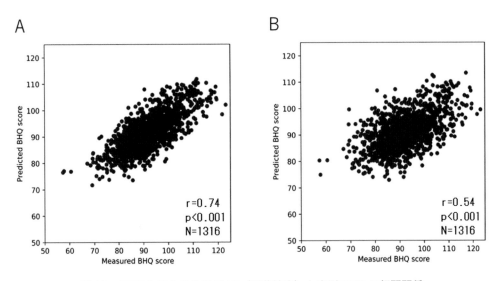

図12　AICOGによる推定BHQ（脳萎縮度）と実測BHQの相関関係
注：入力層に年齢を入れた場合（A）と入れない場合（B）。

AICOGにより健診データより脳萎縮度が推定できるか検討した[11]。AICOGの入力層はMMSEの推定と同じ入力項目を用い，出力層にはMRIの脳萎縮指標（Brain Healthcare Quotient：BHQ）を入力した[29]。脳ドックデータバンクの1,310症例（58.3±12.9歳）を対象に，年齢，血液検査データとBHQの関係性を学習させた。

図12は入力層に年齢を入れた場合（A）と入れない場合（B）の実測BHQと推定BHQの相関関係を示している。年齢を入力層に入れた場合の相関係数は0.74であるが，年齢を除くと0.54にやや減少した。しかし，中等度の相関関係は認められるので，脳萎縮度も一般血液データから推定できる可能性が示された。これらの結果は，AICOG1.0は，一般血液データと年齢から認知機能（MMSE）と脳萎縮度（BHQ）を定量的に推定できる可能性を示している。

8. 近赤外分光法（NIRS）による脳機能データによる認知障害リスクの推定

近赤外分光法（NIRS）は，生体透過性の高い近赤外光（700〜1000 nm）を用いて脳内ヘモグロビン（Hb）の酸素化状態を計測し，脳血流や脳活動を計測する方法である[30]。

筆者らは，時間分解式NIRS（time-resolved NIRS, tNIRS）[31]の前頭前野の安静時Hb濃度および光路長よりMMSEを推定した[32]。AICOGの入力層に年齢及びtNIRSパラメータ（酸素化Hb，脱酸素化Hb，総Hb，酸素飽和度，光路長）を入力し，MMSEスコア（出力層）との関係性を学習させた。教師群内における1つ抜き交差検証（LOOCV）による推定MMSEスコアは実測MMSEスコアと高い相関を示した（$r=0.85$, $p<0.001$）(**図13**)。

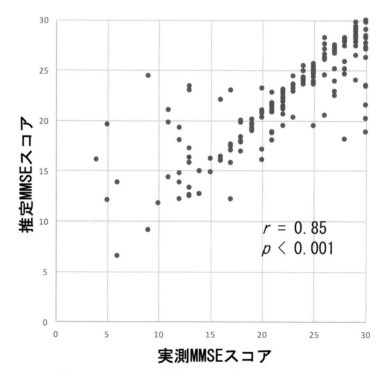

図13 tNIRSによる推定MMSEと実測MMSEの相関

第1章　認知症発症予測・予防のDX

血液データとtNIRSデータに基づくAICOGの推定精度を比較するために，平均絶対誤差（MAE）と平均絶対パーセント誤差（MAPE）を比較した。tNIRSのMAE（3.97±0.07）およびMAPE（26.0±0.3%）は，血液データ（MAE＝4.11，MAPE＝26.3±0.4%）よりも低値を示し，tNIRSが血液データよりも正確な認知障害リスクを推定する可能性が示唆された。しかしながら，両者のMAEおよびMAPEの差異は比較的軽度であり，tNIRSのコスト（約1千万円）及び測定時間（約5分/1名）等を考慮すると認知障害スクリーニングテストとしては血液データの方が適していると思われる。

9. AICOGによる個別的栄養指導

一般に認知症予防の食事療法は，個々の代謝状態を考慮せず，画一的な食事法を指導する。例えば，地中海食[3]やMIND食[4]などである。一方，AICOGの入力層には，全身性代謝障害を反映する一般血液データを使用するため，個々の被験者の認知障害リスクとなっている代謝障害パターンを同定することができる（**表3**）[33]。貧血（赤血球数，Hb，HT），栄養障害（総蛋白，アルブミン，A/G比），肝機能障害（AST，ALT，γGTP），腎機能障害（BUN，クレアチニン），脂質代謝異常（総コレステロール，LDL-CH，HDL-CL，中性脂肪），糖尿病（血糖値），痛風（尿酸），電解質異常（Na，Cl，K）などの病態を同定することにより，個人ごとのオーダーメイド栄養指導できる利点がある。

最近，各検査項目の認知障害リスク（MMSEスコア）に対する寄与度を数学的に推定する方法を開発した[33]。CSVファイルの血液データ（**図14**上段）を独自のアルゴリズムにより解析し，寄与度が赤（プラス方向）と青（マイナス方向）のマークで示される（図14下段）。

図15は，AICOGを用いた認知機能障害リスク評価と食事指導の流れを示している。健診を受けた後，受診者はその健診データを使用してAICOGによるスクリーニングテストを受ける。評価結果が認知機能障害のリスクを示す場合（推定MMSEスコアが27未満），次のステップではMMSEやMRIを含む認知症検査が行われる。認知症と診断された場合，専門医との相談が続く。一方，認知症のリスクに寄与する代謝障害は，検査項目の寄与度に基づいて特定される。これらの代謝障害に合わせた食事療法が提案される。これらの個別化された食事療法は主にMCIと診断されたケースに提供され，運動療法と併せて実施される。

表3　血液検査項目と認知症リスクとなる代謝障害の関係

血液検査項目	認知症リスクの代謝障害
RBC, Hb, HT	貧血
Albumin, A/G ratio	栄養障害
T Cho	脂質代謝異常
Cr, BUN	腎機能障害
AST, ALT, r-GTP	肝機能障害
Glu	糖尿病

第1編　予防・進行防止・診断技術

入力データ (Input vectors)

Measured MMSE score	ID	年齢	性別	白血球数	赤血球数	血色素量	マトクリ	血小板数	TP	A/G比	アルブミン	UA	尿素窒素	クレアチニン	Na	K	Cl	コレステロール	中性脂肪	AST	ALT	γ-GT	血清血糖
?	7110683	61	M	5730	517	15.1	44.8	26.9	6.7	1.68	4.2	5.8	13.5	0.9	140	4.2	106	179	277	21	22	58	110
?	7080970	49	M	4010	528	16	47.8	21.5	6.7	1.91	4.4	5.7	12.2	0.93	142	4.7	104	170	43	20	19	17	89
?	7090208	60	M	5270	562	16.6	49.6	26.3	6.8	1.52	4.1	4.6	18.7	0.7	140	4.2	106	206	60	21	29	22	162
?	7110898	53	M	3810	470	13.7	40.7	24.1	7.6	1.62	4.7	6.9	13.2	0.99	141	4.2	104	196	150	17	16	22	100

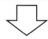

血液検査項目の貢献度 (Feature contributions)

Estimated MMSE score	ID	Age	Sex	WBC	RBC	Hb	Ht	PLT	TP	A/G	Alb	UA	BUN	CRE	Na	K	Cl	T-cho	TG	AST-GOT	ALT-GPT	γ-GT	Glucose
24.9	7110683	-0.29		0.04	-0.78	-0.77	-0.64	-0.14	0.12	-0.44	-0.41	-0.13	-0.09	-0.15	0.12	0.05	-0.13	0.00	-0.87	-0.01	-0.01	-0.36	-0.23
26.3	7080970	-1.21		0.43	-0.87	-1.07	-1.00	0.29	0.12	-0.74	-0.70	-0.11	-0.19	-0.18	-0.13	-0.47	-0.01	0.07	0.49	0.03	0.04	0.23	0.09
25.9	7090208	-0.37		0.14	-1.17	-1.27	-1.21	-0.09	0.06	-0.23	-0.27	0.20	0.30	0.06	0.12	-0.19	-0.22	0.39	-0.01	-0.12	0.16	-1.03
27.1	7110898	-0.90		0.47	-0.37	-0.30	-0.15	0.08	-0.43	-0.36	-1.12	-0.44	-0.12	-0.25	-0.01	0.05	-0.01	-0.14	-0.13	0.13	0.09	0.16	-0.08

（特許申請準備中）
※口絵参照

図14　血液検査項目の認知障害リスクに対する寄与度

注：上段は4例の血液データを記入したCSVファイル。下段は各血液データの推定MMSEスコアに対する寄与度（赤は推定値に対してプラス方向，青はマイナス方向に影響することを示す）。

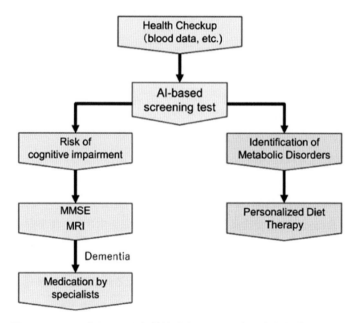

図15　AICOGを用いた認知機能障害リスク評価と食事指導の流れ[33]

10. 考　察

　AICOGは，全身性代謝障害が認知障害の発症リスクを引き起こす可能性に着目して開発されたシステムである。このシステムは，全身性代謝異常をMMSEスコアにより定量的に推定し，

第 1 章　認知症発症予測・予防の DX

そのリスクを食事療法や生活習慣の改善によって低減させることを目的としている。全身性代謝状態から認知機能を評価するものではなく，認知障害リスクを MMSE スコアで示す点に注意が必要である。これにより，認知障害を発症しやすい代謝異常を早期に発見し，食事運動療法を中心とした個別的な予防策を講じることが可能となる。

10.1　利　点

AICOG は，AD に関連するバイオマーカーを測定したり，認知機能テストや何らかの装置を用いて認知機能を評価するものではなく，一般の健診データのみを使用して認知障害リスクを推定するものである。このため，次のような利点がある。

① 新たなる採血は必要とせず，解析結果はすぐに出すことが可能である。
② 費用も安く抑えることができる。
③ 大量の被験者を対象としたマススクリーニング検査にも応用できる。
④ 過去の健診結果を用いて，その当時の認知障害リスクを知ることができる。
⑤ スマートフォンを用いて手軽に認知障害リスクを判定できる。

これらの利点により，早期に認知障害発症リスクを判定し，予防的介入を始めることができる。

10.2　Finger 研究の課題

FINGER 研究[2] は，CAIDE（Cardiovascular Risk Factors, Aging and Dementia）研究[34] をベースにしている。CAIDE 研究は，心血管リスク要因が認知症や認知機能低下に及ぼす影響を調査するために行われた研究であり，①年齢，②性別，③学歴，④血圧，⑤高コレステロール血症，⑥糖尿病などの項目から CAIDE スコアを算出して，認知症リスクを推定している。高血圧，高コレステロール血症，糖尿病は，動脈硬化のリスク因子である。FINGER 研究は，この CAIDE 研究の知見を活用し，高齢者の生活習慣改善が認知機能障害の予防にどのように寄与するかをさらに詳しく調べることを目的として実施された。

FINGER 研究がターゲットとしている，動脈硬化は VCI を引き起こし，VCI は高齢者の認知症の大部分を占める動脈硬化を合併したアルツハイマー型認知症（混合型認知症）における認知症の発症の大きな原因となっている[5-7]。特に欧米では生活習慣病による動脈硬化が心血管障害の大きな原因となっており，動脈硬化を予防する食事療法は，動脈硬化を合併する混合型認知症の発症予防に有用と思われる。

一方，認知症の発症リスクには，栄養障害[10,11] や貧血[12] も脳のエネルギー代謝や酸素代謝を介して認知機能を低下させ，認知症のリスクになることが知られている。栄養障害や貧血は，高齢者（65 歳以上）のフレイルに伴うことが多い代謝障害である[26]。フレイルは，肥満をベースとするメタボリック症候群とは逆の病態であり，食事療法も摂取カロリーを増やす必要がある（図16）。

現在の特定健診はメタボリック症候群の対策に重点が置かれており，アルブミンなどフレイルに関連する検査項目が入っていない。BMI だけでフレイルを判定することは難しく，今後，フレイルに関連する検査項目を追加する必要があると思われる。

第1編　予防・進行防止・診断技術

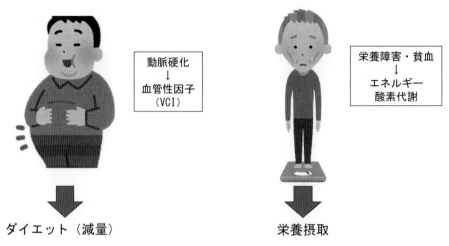

図16　肥満・メタボリック症候群とフレイルにおける認知症の発症リスクの差異

　腎臓や肝臓は，腎臓-脳軸（Kidney-Brain Axis）や肝臓-脳軸（Liver-Brain Axis）として，脳と密接な関係があり，CKDなどの腎機能障害[13-15]や肝機能障害[16]は脳に影響を与え，認知症やMCIのリスクになることが知られている。その他にも，血清電解質の異常は，認知機能に直接的および間接的に影響を与え，認知症の発症リスクを高める可能性がある[17,18]。

　このように，動脈硬化の原因となる生活習慣病以外にもさまざまな全身性代謝障害が認知症の発症リスクになる可能性がある。このことは，動脈硬化の予防を目的としたCAIDEスコアや食事療法を画一的に提供することの危険性を示唆している。

　AICOGは，これらの多様なリスク要因を包括的に評価し，個々の患者に最適化された予防策を提供する点で，従来の方法と比べて優れている。個別的な食事療法を提供することにより，特定の代謝異常に対応することが可能となり，より効果的な認知症予防が期待される。このアプローチは，個々のリスク要因を考慮に入れた精密予防医療（Precision Prevention Medicine）の実践に寄与すると思われる。

10.3　AICOGの応用

　AICOGは，新たなる採血を必要とせず，血液検査などのデータのみ使用するので，医療施設だけでなく，スポーツジム，健康教室などの医療施設外でも使用することができる。また，スマートフォンを使って個人的認知障害リスクの判定と個別的食事療法を受けることも可能である。

　さらに，生命保険の認知症保険の付帯サービスにも応用することが可能である。認知症保険は，認知症に関連するケアやサービスをカバーする長期ケア保険プランの一部として提供されるが，AICOGにより認知障害リスクと予防的食事療法を提供することにより，保険加入者の認知症発症を予防するメリットがある。保険会社と連携することにより，AICOGを用いた大規模な認知症予防を行える可能性がある。実際，AICOGは，2020年に某認知症保険に採用されて以来，2024年までに15,000例余りに対して活用されている。

　AICOGは，認知症リスクとして全身性代謝障害を重視しているため，認知症の専門医だけで

なく，一般の内科医がAICOGを用いて認知症の早期発見と予防に貢献できる可能性がある。生活習慣病などの全身性代謝障害の治療，MRIによる画像検査，MMSEなどによる認知機能テストは保険診療でカバーできるため，患者の経済的負担も少ない（図15）。

10.4　課　題

今後の研究の方向性として，認知症のスクリーニングテストとして確立するための研究と認知症と全身性代謝障害の関係性を明らかにするための研究が考えられる。前者の研究では，スクリーニングテストのコストを抑えるため，少ない検査項目で精度を高める研究が必要である。一方，後者の研究では，さまざまなバイオマーカーや画像検査などを組み合わせた研究が必要となる。

現在のAICOGに関する課題には次のようなものが挙げられる。第1に，AICOGは全身性代謝状態より認知症の発症リスクを推定するため，脳に障害原因が限局し，全身性代謝障害を伴っていない症例は見逃す可能性がある。実際，くも膜下出血の既往があり，健診結果が正常範囲内であった症例では，推定MMSEは正常であったが，実測MMSEはMCIレベルであった[20]。このため，若年性アルツハイマー型認知症の疑いがある場合は注意を要する。第2に，現在のAICOGの入力層は既往歴，生活習慣などを含んでいない。今後，生成AIを用いて健診の文字情報を入力層に追加する予定である。第3に，学習に用いる症例数をさらに増やす必要がある。また，さまざまな認知障害レベルや代謝障害の種類を持つ症例を用いて学習させる必要がある。最後に，現在日本のデータを使用してDNNモデルの学習を行っているが，本法を海外に広めるためには，生活習慣の異なる外国のデータを用いた研究開発が必要である。

11.　将来の展望

現在のAICOGは，主に認知症のリスク判定に焦点を当てているが，本法は生活習慣に起因する疾患であれば発症リスクの推定が可能であると思われる。例えば，心疾患や脳血管障害などの生活習慣病に起因する動脈硬化性疾患がある。さらに，フレイル，サルコペニア，ロコモティブシンドロームなどの高齢者疾患は，生活習慣の影響が大きく，発症リスクを推定できる可能性がある。

現在のAICOGは，Feedforward Deep Neural Networkを使用しているが，Recurrent Neural NetworksやTransformer ModelsまたはLarge Language Models（大規模言語モデル）などのディープラーニングモデル[35]を応用することにより，時系列予測が可能となり，将来の疾病リスク予測が可能になると思われる。

従来の医療では，病気になってから医療機関を受診し，保険診療のもとで診断・治療を受けるケースが多い。今後，健診のAI解析が発展することにより，疾病リスクの早期発見と生活習慣の改善により健康寿命を延ばす可能性がある。このように予防医学と健康寿命の延長に焦点を当てることで，医療費の削減と生活の質の向上が期待できると思われる。

12. まとめ

　AICOG は，健診データを活用した認知症リスクの早期発見と個別的予防法を提供することを目的とした革新的なシステムである。本稿では，糖尿病やメタボリック症候群，栄養障害，貧血などの全身性代謝障害が認知障害の発症リスクに寄与するという観点に基づき，ディープラーニングを用いてこれらの代謝障害を反映する健診データを解析し，認知障害の発症リスクを定量的に推定する方法を紹介した。

　AICOG は，個別化されたオーダーメイド食事療法を提供できるという利点を持つ。特に，肥満を伴うメタボリック症候群とフレイルという逆の病態を分別し，それぞれの病態に適した食事および運動療法を提案することで，個々のニーズに応じた適切な介入が可能である。さらに，オーダーメイド栄養指導と MIND 食のような汎用性のある食事療法を組み合わせた統合的なアプローチによって，認知症予防効果のさらなる向上が期待される。

　本研究を通じて，AICOG が提供する個別化アプローチは，高齢者の認知症予防や企業における健康管理プログラム，地域社会全体の健康促進といった幅広い分野での応用が可能であることが示された。AI 技術を活用することで，リスクを早期に特定し，個別化された予防策を提供する AICOG は，個人の健康維持だけでなく，医療費削減や社会全体の生活の質向上にも寄与する可能性がある。

　今後の研究では，AICOG のさらなる精度向上とともに，他の健康データとの統合的な解析による総合的な健康管理システムの構築を目指す。これにより，予防医学の分野において新たな地平を切り開き，より多くの人々にとって有益な健康管理ツールとしての役割を果たすことが期待される。

文　　献

1）B.C.M. Stephan et al.: Secular Trends in Dementia Prevalence and Incidence Worldwide: A Systematic Review, *J Alzheimers Dis*, **66**(2), 653-680 (2018).

2）T. Ngandu et al.: A 2 year multidomain intervention of diet, exercise, cognitive training, and vascular risk monitoring versus control to prevent cognitive decline in at-risk elderly people (FINGER): a randomised controlled trial, Lancet, 385, 2255-2263 (2015).

3）G.C. Román et al.: Mediterranean diet: The role of long-chain ω-3 fatty acids in fish; polyphenols in fruits, vegetables, cereals, coffee, tea, cacao and wine; probiotics and vitamins in prevention of stroke, age-related cognitive decline, and Alzheimer disease, *Rev Neurol* (*Paris*), **175**(10), 724-741 (2019).

4）M.C. Morris et al.: MIND diet slows cognitive decline with aging, *Alzheimers Dement*, **11**(9), 1015-1022 (2015).

5）W.M. van der Flier et al.: Vascular cognitive impairment, *Nat Rev Dis Primers*, **4**, 18003 (2018). doi:10.1038/nrdp.2018.3

6）N.K. Al-Qazzaz et al.: Cognitive impairment and memory dysfunction after a stroke diagnosis: a post-stroke memory assessment, *Neuropsychiatr Dis Treat*, **10**, 1677-1691 (2014). doi:10.2147/NDT.S67184

7）P.B. Gorelick et al.: Vascular Contributions to Cognitive Impairment and Dementia: A Statement for Healthcare Professionals from the American Heart Association/American Stroke Association, *Stroke*, **42**, 2672-2713 (2011).

8）F.A. Provenzano et al.: Alzheimer's Disease Neuroimaging Initiative. White matter hyperintensities and cerebral amyloidosis: necessary and sufficient for clinical expression of Alzheimer disease? *JAMA Neurol*, **70**(4), 455–461 (2013).

9) A.T. Kolle et al.: Reversing frailty in older adults:a scoping review, *BMC Geriatr*, **23**(1), 751 (2023).

10) B.J.H. Verhaar et al.: Nutritional status and structural brain changes in Alzheimer's disease: The NUDAD project, *Alzheimers Dement*（*Amst*）, **12**(1), e12063 (2020).

11) K. Sakatani et al.: Estimation of human cerebral atrophy based on systemic metabolic status using deep learning, *Front Neurol*, **13**, 869915 (2022).

12) C.N. Roy: Anemia in frailty, *Clin Geriatr Med*, **27**(1), 67–78 (2011).doi:10.1016/j.cger.2010.08.005. PMID: 21093723; PMCID: PMC2998908

13) K. Tsuruya and H. Yoshida: Brain Atrophy and Cognitive Impairment in Chronic Kidney Disease, *Contrib Nephrol*, **196**, 27–36 (2018).

14) Simões E Silva AC, Miranda AS, Rocha NP, Teixeira AL. Neuropsychiatric disorders in chronic kidney disease. Front Pharmacol. 2019 Aug 16; 10: 932 (2019).

15) G.D. Stanciu et al.: Renal contributions in the pathophysiology and neuropathological substrates are shared by chronic kidney disease and Alzheimer's disease, *Brain Sci*, **10**(8), 563 (2020).

16) Y. Matsubara et al.: Organ and brain crosstalk: The liver-brain axis in gastrointestinal, liver, and pancreatic diseases, *Neuropharmacology*, **205**, 108915 (2022).

17) A.C. van der Burgh et al.: Serum sodium, cognition and incident dementia in the general population, *Age Ageing*, **52**(2), afad007 (2023).

18) K. Kato et al.: Association between serum magnesium levels and cognitive function in patients undergoing hemodialysis, *Clin Exp Nephrol*, Jul 2 (2024).

19) M. Veitinger et al.: Platelets, a reliable source for peripheral Alzheimer's disease biomarkers? *Acta Neuropathol*, **2**, 65 (2014).

20) K. Sakatani et al.: Deep Learning-Based Screening Test for Cognitive Impairment Using Basic Blood Test Data for Health Examination, *Front Neurol*, **11**, 588140 (2020).

21) K. Sakatani et al.: Effects of Exercise-Diet Therapy on Cognitive Function in Healthy Elderly People Evaluated by Deep Learning Based on Basic Blood Test Data, *Adv Exp Med Biol*, **1395**, 139–143 (2022).

22) K. Kondo et al.: A case-control study of Alzheimer's disease in Japan–significance of life-styles, *Dementia*, **5**, 314–326 (1994).

23) K. Karako et al.: Relationship Between Cognitive Function, Oral Conditions and Systemic Metabolic Function in the Elderly, *Adv Exp Med Biol*, **1438**, 27–31 (2023). doi: 10.1007/978-3-031-42003-0_5. PMID: 37845435

24) P.S. Stein et al.: Tooth loss, dementia and neuropathology in the Nun study, *J Am Dent Assoc*, **138**, 1314–1322 (2007).

25) A. Picca et al.: Biomarkers shared by frailty and sarcopenia in older adults: A systematic review and metanalysis, *Ageing Res Rev*, **73**, 101530 (2022).

26) K. Karako et al.: Importance of Serum Albumin in Machine Learning-Based Prediction of Cognitive Function in the Elderly Using a Basic Blood Test Front Neurol 2024 (in press).

27) K. Franke et al. Advanced brain AGE in older adults with type 2 diabetes mellitus, *Front Aging Neurosci*, **5**, 90 (2013).

28) B.J.H. Verhaar et al.: Nutritional status and structural brain changes in Alzheimer's disease: The NUDAD project, *Alzheimers Dement*（*Amst*）, **12**(1), e12063 (2020).

29) K. Nemoto et al.: MRI-based brain healthcare quotients: A bridge between neural and behavioral analyses for keeping the brain healthy, *PLoS One*, **12**(10), e0187137 (2017).

30) 酒谷薫：NIRS の測定原理　NIRS-基礎と臨床-（監修：酒谷薫　編集：岡田英史, 星詳子, 宮井一郎, 渡辺英寿）, 新興医学出版社 (2012).

31) 酒谷薫：検査からみる神経疾患 次世代 NIRS-時間分解 NIRS（TRS)-による脳循環と脳機能計測, *Clinical Neuroscience*（*Clinical Neuroscience*）, **33**(6), 716–718 (2015).

32) K. Oyama and K. Sakatani: Machine Learning-Based Assessment of Cognitive Impairment Using Time-Resolved Near-Infrared Spectroscopy and Basic Blood *Test*, *Front Neurol*, **12**, 624063 (2022).

33) K. Sakatani et al.: Personalized dietary therapy of prevention of dementia using AI, *Clin Nutr Hosp Diet*, **44**(S1), 01–07 (2024).

34) M. Kivipelto et al.: Risk score for the prediction of dementia risk in 20 years among middle aged people: a longitudinal, population-based study, *Lancet Neuro*, **5**(9), 735–41 (2006).

35) 酒谷薫（著, 編集), 唐子顕児（著), 大山勝徳（著）：臨床が変わる！医療 AI シンプル・レクチャー・ブック, 新興医学出版社 (2024).

第1章 認知症発症予測・予防のDX

第7節 ボディフリーの脳波脳トレ競技bスポーツの開発―高齢者の認知機能低下予防と社会的交流機会の増加を目指して

国立研究開発法人産業技術総合研究所　長谷川　良平

1. はじめに

　近年，予防医学の分野において，要介護状態になってからの対処だけでなく，介護が必要となる一歩手前の精神的，身体的，そして社会的状態である「フレイル」(Frailty) を早期に検出し，かつ対処することが重要であるという認識が広がってきた[1-4]。特に先進国において増加している認知症の前段階である軽度認知障害（Mild Cognitive Impairment：MCI）[5]は，「認知的フレイル」とも位置付けられている[6]。現時点では認知症の進行を完全に止めるか回復させる「特効薬」はまだ確立されていないが，MCIを早期に発見し，適切な介入を行えば，認知症への移行を食い止められる可能性があることが示されている[7]。

　WHOが「認知機能低下および認知症のリスク低減」に関するガイドライン[8]では，有酸素運動や禁煙，栄養補助食品の摂取などさまざまな介入手法がリストされているが，そのうち筆者らのような認知神経科学分野の研究者にとって最も関心のある項目は「認知トレーニング」と「社会活動」である（図1）。まず前者についてその意義を解説し，主に前者をベースにした研究開発に関する本論の途中で「社会活動」に関しても補足する。

　日本では，家庭用ゲーム機でプレイできるいわゆる「脳トレ」と呼ばれるコンピューターゲー

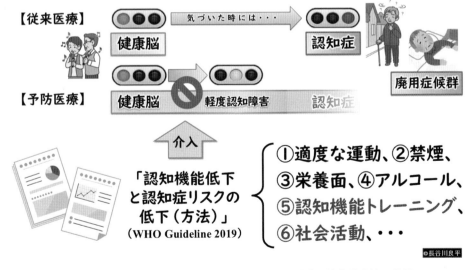

図1　脳科学的観点から認知症対策として認知訓練と社会的交流に着目

第1編　予防・進行防止・診断技術

ムが一般市民の間で広く人気を博している。認知トレーニングは，日常生活で求められる注意力や記憶力などの認知機能を鍛え，向上させることを意図したプログラムであり，特定の手順に基づいて実施される。主に脳トレゲームを用いた健常者やMCI患者を対象とした先行研究では，認知トレーニングが認知機能の改善に貢献することを示しているものもあるが[9-12]，これに対して期待されるような効果がないという否定的な報告もあり[13,14-16]，大きな論争になっている。

　これらの認知トレーニングの効果に不一致が生じる原因の1つは，体験するゲーム内容の特殊性が高い場合，たとえその内容に関連した認知機能に向上が見られてもその他の認知機能や臨床現場で用いられる認知検査の成績にまでは汎化しなかった可能性がある[13]。また，認知トレーニングが個人差もあると想定される個々の体験者の脳にどのような働きを及ぼしているかという点で脳活動計測などの科学的なエビデンスを蓄積する必要があると考えられる[17,18]。さらに近年，認知トレーニングによる脳の可塑性を促進する手段の1つとして，着目する脳活動のレベルに応じて脳トレゲームの結果が即時に変わるような「ニューロフィードバック」（neurofeedback）という手法も盛んに用いられるようになってきている[19-21]。そこで本稿では，このような社会/研究背景のもと，認知症予防としての認知トレーニングの効果を引き出すために筆者らの研究チームで取り組んでいる脳波によるニューロフィードバックシステムとそれを用いた脳トレ競技の開発に関して以下に紹介する。

2.　脳波による意思伝達装置を応用した認知トレーニングシステム開発のきっかけ

　近年，脳と機械を直結するブレイン−マシン/コンピューターインターフェース（BMI/BCI）が注目されている[22,23]。頭皮上計測可能な脳由来の神経活動である脳波（electroencephalogram：EEG）に着目したBMIは，安全かつ簡単に使用できるため，早期の実用化という観点で有望と考えられている[24]。筆者らも，そのような脳波BMIの一種として，運動機能に重度の障害のある難病患者等の生活支援に貢献する意思伝達装置の開発を行ってきた[25]。対象患者は日常生活動作が困難であることに加えて，発話や書字，ジェスチャーによって脳内の感情や介護の要望，体調などを家族や介護者，医療関係者に伝えることができない。そのため，「生活の質」や「医療の質」が著しく低下している状態にある。

　このような患者にとって，たとえ限られたメッセージ内容や，限られた精度といえども，脳波BMIが患者の気持ちを汲み取ることができれば，医療介護現場の課題の解決や家族の心の絆の強化にもつながると考えた。ただし，その臨床評価の過程で認知機能が低下した患者では，フォーカス移動に合わせてタイミングよく絵カードを（脳内で）選ぶようなアプリケーションの操作が必要となる筆者らの意思伝達装置もうまく機能しないという問題に直面した。しかも，重度の運動障害のある患者では認知機能低下予防のための脳トレゲームを日常的に行うことはできない。そこで，ふと「意思伝達のためのアプリケーションの操作が可能な脳波BMIを応用すれば，脳トレゲームの操作も可能になるのでは」というアイデアを思いついた。そうして試作開発や実証実験を進める中で，脳波BMIによる認知トレーニングシステムが，運動機能の低下しがちな高齢者全般にも役立つ可能性がある，とする反響を各方面から受けた。

次項以降に，筆者らの開発してきた脳波BMIの原理や，そのシステムを用いた脳トレゲームの開発例を紹介する。

3. 脳波BMIによる意思伝達装置の動作原理

上述したように，運動機能障害を持つ患者向けの意思伝達支援に向けて，筆者らはこれまで非侵襲的な脳波データのリアルタイム解読による脳波BMIによる意思伝達装置の開発を行ってきた。それが「ニューロコミュニケーター®」である（図2）[25]。この装置のユーザーは，眼前に設置されたパソコンサブモニター上に提示された選択肢をハンズフリーで選ぶことが可能である。具体的な手順は以下の通りである。モニター画面には3×3のマトリックス（中央を除く）に8つの絵カード（医療ケア，看護などの要望が簡略化して描かれたピクトグラム）が並べられており，ユーザーはそのうちの1つに焦点を合わせる。システムが開始されると，各絵カード上に4文字の平仮名「これかな」が8 Hzという高速で擬似ランダム順でフラッシュする。ユーザーが自分の選びたい絵カード（標的）がフラッシュした際，「それだ！」と思うと，それに合わせて脳活動にさまざまな変化が生じる。特に観察がしやすいのが，注意の瞬間的高まりを反映する脳波成分「事象関連電位」である[26]。ここで，事象関連電位の特徴に関して補足を行っておく。

事象関連電位の波形の最大の変化は，注意を誘発する事象の発生し300ミリ秒前後における陽性方向（Positive）のピークであるために「P300」と呼ばれることもあり[27]，比較的人類共通で普遍的に頭頂部付近を中心として観察できる現象である。一方，そのピーク値は約5 μV（100万分の5 V）と生体内外のアーチファクトや一般的な脳波のイメージに近い律動的脳波成分などに比べても格段に小さいうえに，従来の研究では比較する条件ごとに数十回以上の加算平均を行うことが一般的であった。また，波形パターンの個人差も大きいために，何らかの条件間比較を行

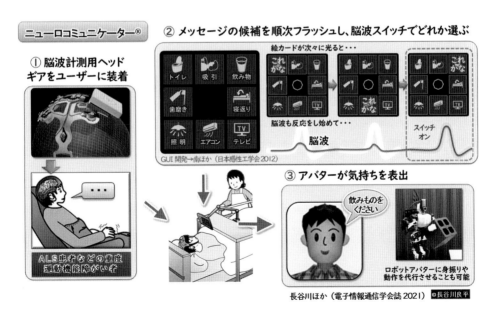

図2 開発に用いた先行技術（脳波BMIによる意思伝達装置）

第1編　予防・進行防止・診断技術

う際も数十人規模を対象とした大規模な研究が必要となることが多かった。このような計測や解析で取り扱いの面倒そうな事象関連電位をパターン識別手法によって検出することで36文字からなる文字盤から1文字ずつ選ぶ作業を1回あたり約25～30秒ほどかけて複数回同一条件のフラッシュを行ってデータを蓄積することで85%前後の正確さで行うことが可能であることが示された[28]。

　その後，さまざまな研究が実用化に向けてこの研究を発展させてきたが[24]，未だに事象関連電位による意思伝達装置が介護現場で普及したとは言えない状態である。そこで，筆者らはハードウェアおよびソフトウェアの両面において，さらなる実用性の追求が必要と考えた。その結果，筆者らのニューロコミュニケーターが実用的な脳波BMIとして一定の評価を得るに至ったのは，以下の3つのコア技術の開発に成功し，それらを融合させた点にある[25]。

　①　基盤的ハードウェア

　後発クラスⅡ医療機器候補である8チャンネルの小型無線脳波計を搭載する樹脂型のヘッドギアは，装着が簡単（5分以内）なだけでなく，少量の導電性ジェルに浸した綿球を小型のタル型電極にセットする独自手法（特許第6270040号（JP））や周囲の電気的ノイズを効果的に減衰するシールド手法（6381968号（JP））が導入されており，長時間，高品質な脳波データを快適に収集することが可能である。このような，性能と簡便性を両立させた独自の脳波計測システムを筆者らは「ニューロレコーダー」と呼んでいる。

　②　基盤的ソフトウェア

　パターン識別によって検出した事象関連電位に含まれる反応強度に関する情報の蓄積に対して選挙時の報道番組が前回表前に当選確率を出すような統計的処理を用いて，ユーザーの脳内意思を高速かつ高精度でする独自のアルゴリズム（特許第5544620号（日本），9230065号（米国），および11821758.7号（EPO））を開発し，「仮想意思決定関数」と呼んで実装している（後述）。

　③　意思伝達用アプリケーション

　介護ニーズや感情を示す絵カードを脳波によって選択する機能を階層的なメッセージデータベースに格納することで最大512種類（8の3乗）を選べる手法（特許第5544620号（JP））がある。脳波選択の結果はCGのアバターの発する人工音声を介したメッセージあるいは，存在感のあるヒト型ロボットアバターのジェスチャーとしてわかりやすく表出されるようになっている。

　これらニューロコミュニケーターの3つのコア技術のうち，最初2つの基盤的技術は脳波（事象関連電位）を仮想的ワンボタンスイッチ（筆者らはこれを「脳波スイッチ」と呼ぶ）を実現する「手段」である。そして，物理スイッチを作動させることが困難な患者が脳波スイッチを用いて実現しようとする「目的」がコア技術3つ目の円滑なコミュニケーションであると位置づけることが言える。そして，脳波スイッチを活用する目的をゲーム操作に変更することで，以下のような認知トレーニングシステムを実現できるわけである。

4. 脳波スイッチによる認知トレーニングシステムの開発例

　本項ではいよいよ脳波スイッチを活用した認知トレーニングシステムの開発に関して説明す

る。まず，筆者らはその開発に際し，意思伝達支援用のニューロコミュニケーターとは明確に目的が異なることを自覚およびアピールするために，「ニューロトレーナー®」という名前を付けて開発を開始した。ニューロトレーナーでもニューロコミュニケーター同様，標的の解読精度が高いことは「装置がうまく動いている」という性能指標として重要である。ただし，ニューロコミュニケーターでは解読精度は高ければ高い方が良いのに対し，ニューロトレーナーでは，一般のゲームの成功率が高すぎると面白くないのと同様，必ずしも解読精度が高ければ良いというものではない。むしろ頑張って集中すれば何とか成功できるという適度な難易度設定が重要である。また，ゲームの重要な局面（標的が出現するとき）で脳波スイッチを作動させるのに長い時間をかけないと成功/失敗がわからないのは興ざめである。そこで筆者らは，単一の事象関連電位波形の検出，すなわち脳波スイッチの1回きりの作動でも一定の成功率でできる脳トレゲームの素材がないかと考えた。そして，極めて多くの事象関連電位研究に関する基礎研究および臨床研究で頻繁に使用されている「オドボール課題」[29] に着目することにした（オドボール＝"Oddball" は「変わり者」を意味する英単語）。

　オドボール課題ではさまざまな感覚モダリティの刺激を用いることが可能であるが，視覚刺激を用いる場合，紙芝居のようにモニター画面にある絵カード（非標的，1種類）を1枚ずつ何度か反復提示する。その後，直前まで提示されていた非標的とは異なる絵カード（標的）が1度だけ提示されて，また非標的の反復提示に戻る，というプロセスを繰り返す。このように出現頻度の異なる2種類の刺激がある状況において，高頻度の刺激の中で低頻度の刺激が出現することで生じるボトムアップ型の注意の高まりを反映し，事象関連電位が容易に誘発されることが知られている[27,29]。しかし，「容易に誘発」というのは，あくまで変化がわかりやすいことを前提にしており，あまりにも変化が明瞭であると，簡単すぎて逆に集中力が低下してしまう。認知トレーニング用には課題に興味を持って成功したいと思えるような動機の存在も重要である。

　そこで筆者らは，年代を問わず一般のプレーヤーが日常的に遭遇する，もしくは理解可能なシナリオに沿って紙芝居を見る流れで，各試行につき4枚の絵カードを用いたゲーム「脳波紙芝居」を考案した（図3）。例えば，浮き釣りを行っている場面で，「浮きが沈んでいない場面」（非標的）を示す絵カードが数回提示された後に，「浮きが沈んだ場面」（標的）を示す絵カードが表示され時，プレーヤーは竿を立てるのは「今だ！」と脳内で反応することが期待される。このとき，事象関連電位の反応が「強い」場合には，ゲーム成功の絵カードが提示される（この例では魚が釣りあがった）。一方，ゲームが成功したことが知らされる。逆に反応が「弱い」場合には，魚に逃げられた絵カードが提示される。

　成功か失敗かは，標的に対して脳波スイッチが作動したかどうかに基づいて判断された。この判断の基礎として，事前に取得されたキャリブレーションデータに対してパターン識別技術が最初に使用された。具体的には，筆者らはまず線形判別分析を行い，標的に対して「＋1」，非標的に対して「－1」の平均判別スコアを算出する判別モデルを作成した。判別スコアは各刺激提示直後に計算された。ゲームセッション中，筆者らはリアルタイム解読モードを使用した。提示された標的の判別スコアは，標的前に複数回提示された非標的の判別スコアの平均と比較された。標的の判別スコアが非標的の判別スコアよりも高い場合，「脳波スイッチが作動した」と仮定し，

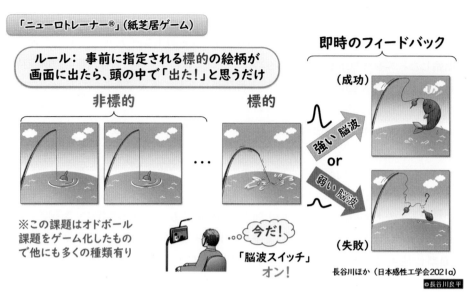

図3　TMT-Bと互換性のある脳波による認知機能評価システム①

成功と判断された．それ以外の場合は，標的の表示後約1秒で「脳波スイッチが作動しなかった」として失敗と判断された．

　実験の結果，11名の健常成人（ここでは「プレーヤー」と呼ぶ）は，平均約83%という高い成功率で脳波スイッチを使用したオッドボールゲームに成功した[30]．そのような解読に寄与する波形パターンを調べるために，各プレーヤーのデータのオフライン分析を行った．標的と非標的への異なる反応も観察された．刺激提示後，平均で，各チャンネルにおいて，刺激表示後約250～400ミリ秒の間で，標的に対して非標的よりも強い陽性電位が観察された．この結果から，2択の認知課題をベースとした脳トレゲームに対して脳波スイッチを使用したハンズフリーの認知トレーニングサービスの実現可能性が実証された．

5. 標的選択課題に基づくロボットスポーツゲーム

　次に，筆者らは2択よりも多い選択肢があるゲームの開発を目指した．一般に，選択肢が増えれば増えるほどゲームコンテンツの制作の幅が広がる一方，（意図した選択が必ずしも反映されない）脳波スイッチによる操作では成功確率が下がり過ぎるリスクが高まってしまう．そのため，1度の脳波選択に要する時間が長くなったとしても標的/非標的の刺激提示のサイクルを増やす必要が出てくる．この際，解読の正確さと速度との間にはトレードオフが存在する[31]．この問題に対処するために，筆者らは3つの工夫を行った（図4）．第1に，ゲームを実施する目的としてヒューマノイドロボットが脳波解読によって多様な動作を表出するシステム[32]を活用し，プレーヤーの代わりにそのロボットがスポーツを代行してくれるというゲームコンテンツを開発した．そのような楽しい様子を見ることができるという魅力向上によってプレーヤーが解読の精度が十分に高くなるまで刺激提示のサイクルを数秒間待つように動機付けることにした．第2に，上述

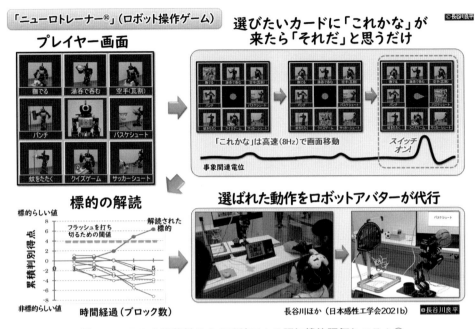

図4 TMT-Bと互換性のある脳波による認知機能評価システム②

したVDFによる解析手法，つまり，キャリブレーションデータを用いたオフラインシミュレーションの結果に基づき，標的に対する反応が十分に強い場合，可能な限り少ない試行で標的を解読する方法を導入した。第3に，社会的交流場面における動機付けの効果を期待して，2人のプレーヤー間の競争的な条件下でニューロトレーナーをテストした。[1.]で予告したように，複数の参加者とともに行うスポーツは，WHOのガイドラインでも推奨される社会的活動の一種である。認知機能低下予防としても一定の効果が期待できると考えられる。ただし，一般のスポーツは高齢者にとってケガのリスクが高いうえ，体力や俊敏性という面で若者世代と「同じ土俵」で戦うのは難しいというのが当たり前と思われている。その一方，脳波スイッチによってロボットにスポーツを代行させるのであれば，これらの問題は生じない。そこで，筆者らはニューロトレーナーによる対戦競技を「ｂスポーツ」（ｂはBrainの頭文字）として普及させることにした。

ロボットを用いた脳トレ実験システムに話を戻す。刺激の提示方法は，ニューロコミュニケーターで使用されたものと同じである。プレーヤーが標的の絵カードで「これかな」のフラッシュを見ると，「それだ！」と意識する。この結果，標的に対して脳波スイッチが押される。しかし，CGアバターの口の動きと同期した人工音声や吹き出しメッセージの代わりに，選択された絵カードの内容はロボットアバターのジェスチャーを通じて伝えられた（図4）。ロボットは「KHR-3HV」という軽量の商用ヒューマノイドロボット（近藤科学㈱製）を用いた。もともと，このロボットはニューロコミュニケーターを通じてメッセージを表現するために使用された。このロボットを導入した当初の理由は，そのジェスチャーを表出することが困難な患者に対し，臨場感を提供できると考えられたためである。具体的には，KHR-3HVは豊富な自由度（22軸）と堅牢なサーボモーターによって，人間らしく自然な動きを多様に表現できる。しかし，単純なジェスチャーの表現では，ｂスポーツの健康なプレーヤーにとって十分なゲームとはならないと

第1編　予防・進行防止・診断技術

感じた。したがって，ロボットが実行するのを見て楽しめる，サッカーのシュート，バスケットボールでのシュート，空手での「瓦割り」など，認知度の高いスポーツから主に選んだ8種類の動作を登録し，いくつかのセットを選択した[33]。

　問題は，毎回8つの選択肢があるため，偶然に成功する確率がわずか1/8（12.5％）であることである。2択のオドボールゲーム（成功率：50％）とは異なり，単一試行で50％以上の成功を収めることは不可能に思えた。しかし，毎回多数の試行（長い時間）をかけて標的を解読することは，速度感を損なうことになる。そのため，本実験では，筆者らが以前に実験動物を対象として脳内電極から計測した神経活動の高速解読のために開発した，「仮想意思決定関数」（virtual decision function：VDF）による脳情報解読手法をヒトの事象関連電位に適用することとした[34,35]。この解読手法は，テレビ番組の選挙速報中継で全ての開票作業が終了する前に「当選確実」を発表するのと同様のロジックが用いられている。当選確実の計算の仕方にもいろいろあり，たまに予測が間違うこともあるが，段階的な開票情報や出口調査から得られたデータ，さらには同様の状況における過去のデータの分析から統計的に最も当選確率が高そうな候補者を予測するのに成功する場合が多いことから，ほぼすべての選挙速報で採用されている。VDFもキャリブレーションデータに関する交差検証法による予測結果から複数試行を累積していくなかで算出された解読精度の推移を参考にしながら，各絵カードに対する累積判別得点に解読精度（0～1）を掛け合わせて累積判別得点の信頼度を調節しつつ，キャリブレーション時に推定した閾値に最初に到達した選択肢をプレーヤーの脳内での標的と予測した。

　このようなシステムを用いて，高齢世代（今回は60歳以上）と若者世代（多くが20歳台か30歳台）のペアからなる15組の30人のプレーヤーを対象とした実証実験を行った（図5）。各ペアは4種類の異なるロボット操作ゲームを交互にプレイし，最も成功したプレーヤーが勝者となった。両方のプレーヤーが同じゲームで成功した場合，VDFによる少ない試行回数でゲームを終えたプレーヤーが勝者とされた。主な実験結果として，各プレーヤーの成功率と試行回数に注目

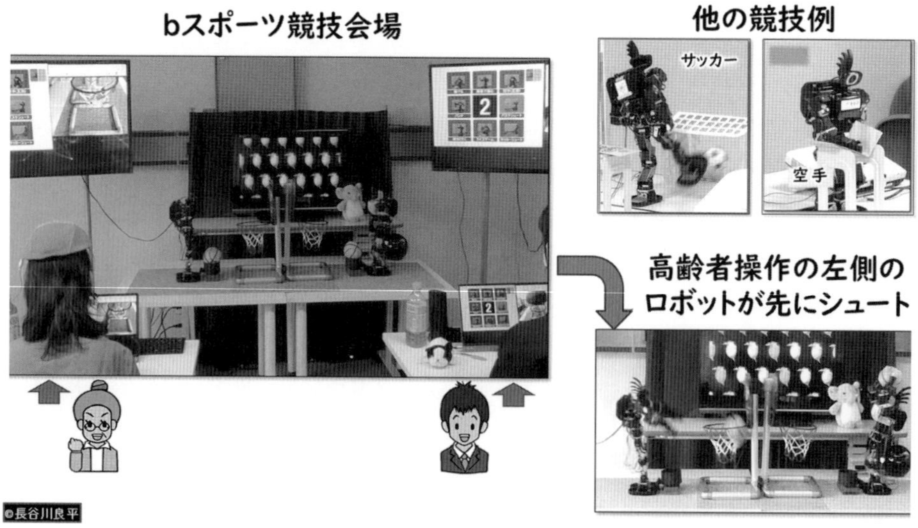

図5　bスポーツ対戦において高齢者が若者と互角に勝負している例

した。全参加者を対象とした総合結果として，全ての参加者が平均4.5回（4.5秒）の刺激提示回数で約85%の成功率を示した[33]。成功率や成功するのに必要であった刺激提示回数に関し，年齢や性別による有意な差は見られなかった。さらに，プレーヤーは競争的な環境でbスポーツロボットゲームを楽しんでいたと報告した。

　総じて，この2つ目の実験では，以下の3つの点で最初の実験に比べて改善が見られた。

① 選択肢の数を2から8に増やした際，約5秒で1つの選択が行われた。

② EEGによる選択の結果，ヒューマノイドロボットの臨場感を伴う動作がその魅力を増した。

③ 高齢者と若者が同等の立場で対戦できることが確認された。

　これらの結果は，bスポーツは全年齢層の人々が参加できる効果的な認知トレーニング方法であり，多世代の交流を推進する社会活動としての可能性が示唆されている。

6. 今後の課題と展開

　本稿では，bスポーツプロジェクトの歴史を紹介し，脳波スイッチを使用したハンズフリーの認知トレーニングが高齢者でも可能であることを示してきた。従来の認知トレーニングももちろん実施する価値は十分大きいと思われるが，運動機能の低下が認知機能の評価に影響を及ぼす可能性があるため，純粋な認知機能を厳密に評価することは困難である。また，トレーニング後に成績向上が見られた場合でも，それが運動機能の向上によるものなのか，それとも認知機能の向上によるものなのかを判断するのも難しい。bスポーツの最大の利点は，運動機能に依存しない脳波スイッチを使用して脳トレーニングゲームを効率的に実施できることである。また，課題遂行中に出現する事象関連電位が強く，脳波スイッチが適切に機能していることを，ゲームの成功/失敗画面によって即座にプレーヤーに知らせるニューロフィードバックが認知機能の向上と関係した脳の可塑性を促進するとも期待される。

　脳波スイッチがさまざまなゲームに適用できるという事実は，最初の一歩に過ぎない。次の目的は，bスポーツの繰り返しの経験を通じて認知機能の低下を防止または改善する可能性を実証することである。現在，筑波大学附属病院との共同研究を通じて，既存の認知機能テストを受けたが，認知機能の低下がまだ見られない人々に対するbスポーツの繰り返しの経験が与える効果を現在検証している。この実験はまだ進行中であるが，高齢者を含む10人の5組でゲームパフォーマンスの向上をすでに確認している。

　今後もこのような実験を継続し，運動機能障害により長期間寝たきりの患者やMCI患者など，認知機能がわずかに低下している患者に対しても取り組んでいく予定である。彼らがニューロトレーナーを自宅やデイケア施設で継続的に使用することは，脳の健康を維持・向上させることに役立つだろう。また，定期的にbスポーツ大会を開催することで，世代や障害を超えた社会的交流の機会を増やし，「地域活性化」につながることも期待される。地元企業が賞品を提供すれば，市民が参加する動機付けとなり，盛り上がるだろう。さらに，参加者が増えるほど，地方自治体の医療・介護費用の削減につながるため，スポーツ産業に参加する企業に対して税制優遇を提供することは，長期的には企業の成長と税収増加を通じてリターンをもたらすことになると考えら

れる。この点を考慮すると，地方自治体は健康ポイントやその他の特典を通じてｂスポーツ参加者にインセンティブを提供することで，『好循環』を創出できると信じている。

　これまでｂスポーツに馴染みのなかった人々でも，市民，地方自治体，企業を活性化させる原動力となり，人と産業が輝く街を創るための重要なギアとなることを知ってほしい。ｂスポーツの実用化に向けた流れは，2015年9月の国連サミットで採択された持続可能な開発目標（SDGs）の達成にも貢献するだろう。

文　　献

1) L.Z. Rubenstein: Specialized geriatric assessment units and their clinical implications, *Western Journal of Medicine*, **135**(6), 497 (1981).

2) L.P. Fried et al.: Cardiovascular Health Study Collaborative Research Group: Frailty in older adults: evidence for a phenotype, *J Gerontol A Biol Sci Med Sci*, **56**(3), M146-156 (2001).

3) 大内尉義，荒井秀典：フレイルに関する日本老年医学会からのステートメント，internet（2014）.

4) フレイル予防啓発に関する有識者委員会：フレイル予防のポピュレーションアプローチに関する声明と提言（2023）.

5) R.C. Petersen and J.C. Morris: Mild cognitive impairment as a clinical entity and treatment target, *Arch Neurol*, **62**(7), 1160-1163, discussion 1167 (2005).

6) E. Kelaiditi et al.: Cognitive frailty: rational and definition from an（I.A.N.A./I.A.G.G.）international consensus group, *J Nutr Health Aging*, **17**(9), 726-734 (2013).

7) S. Marcel and J.D.R. Millan: Person authentication using brainwaves（EEG）and maximum a posteriori model adaptation, *Ieee Transactions on Pattern Analysis and Machine Intelligence*, **29**(4), 743-748 (2007).

8) World Health Organization Risk Reduction of Cognitive Decline and Dementia: WHO Guidelines (2019).

9) K. Ball et al.: Effects of cognitive training interventions with older adults: a randomized controlled trial, *Jama*, **288**(18), 2271-2281 (2002).

10) 野内類，川島隆太：脳トレゲームは認知機能を向上させることができるのか？，高次脳機能研究（旧 失語症研究），**34**(3), 335-341 (2014).

11) T. Ngandu et al.: A 2 year multidomain intervention of diet, exercise, cognitive training, and vascular risk monitoring versus control to prevent cognitive decline in at-risk elderly people（FINGER）: a randomised controlled trial, *Lancet*, **385**(9984), 2255-2263 (2015).

12) S.L. Willis et al.: Advanced Cognitive Training for Independent and Vital Elderly（ACTIVE），United States, 1999-2008, Inter-university Consortium for Political and Social Research［distributor］(2015).

13) A.M. Owen et al.: Putting brain training to the test, *Nature*, **465**(7299), 775-778 (2010).

14) P.L. Baniqued et al.: Working Memory, Reasoning, and Task Switching Training: Transfer Effects, Limitations, and Great Expectations?, *PLoS One*, **10**(11), e0142169 (2015).

15) C.K. Foroughi et al.: Placebo effects in cognitive training, *Proc Natl Acad Sci U S A*, **113**(27), 7470-7474 (2016).

16) G. Sala and F. Gobet: Cognitive Training Does Not Enhance General Cognition, *Trends Cogn Sci*, **23**(1), 9-20 (2019).

17) R. Nouchi et al.: Brain training game improves executive functions and processing speed in the elderly: a randomized controlled trial, *PLoS One*, **7**(1), e29676 (2012).

18) R. Nouchi et al.: Dorsolateral Prefrontal Cortex Activity during a Brain Training Game Predicts Cognitive Improvements after Four Weeks' Brain Training Game Intervention: Evidence from a Randomized Controlled Trial, *Brain Sciences*, **10**(8), 560 (2020).

19) G. Viviani and A. Vallesi: EEG-neurofeedback and executive function enhancement in healthy adults: A systematic review, *Psychophysiology*, **58**(9), e13874 (2021).

20) C. Loriette et al.: Neurofeedback for cognitive enhancement and intervention and brain plasticity, *Revue Neurologique*, **177**(9), 1133-1144 (2021).

21) Y. Matsuzaki et al.: The effect of cognitive training with neurofeedback on cognitive function in healthy adults: a systematic review and meta-analysis Healthcare, MDPI, 843 (2023).

22）J.P. Donoghue: Connecting cortex to machines: recent advances in brain interfaces, *Nat Neurosci*, **5 Suppl**, 1085-1088（2002）.

23）M.A. Nicolelis: Brain-machine interfaces to restore motor function and probe neural circuits, *Nat Rev Neurosci*, **4**(5), 417-422（2003）.

24）J.R. Wolpaw et al.: Brain-computer interfaces for communication and control, *Clin Neurophysiol*, **113**(6), 767-791（2002）.

25）長谷川良平：高速脳波コミュニケーション時代の到来，電子情報通信学会技術研究報告．PRMU，パターン認識・メディア理解，**112**(225)，21（2012）.

26）S. Sutton et al.: Evoked-potential correlates of stimulus uncertainty, *Science*, **150**(3700), 1187-1188（1965）.

27）J. Polich: Updating P300: an integrative theory of P3a and P3b, *Clin Neurophysiol*, **118**(10), 2128-2148（2007）.

28）L.A. Farwell and E. Donchin: Talking Off the Top of Your Head – toward a Mental Prosthesis Utilizing Event-Related Brain Potentials, *Electroencephalography and Clinical Neurophysiology*, **70**(6), 510-523（1988）.

29）N.K. Squires et al.: Two varieties of long-latency positive waves evoked by unpredictable auditory stimuli in man, *Electroencephalogr Clin Neurophysiol*, **38**(4), 387-401（1975）.

30）長谷川良平ほか：事象関連電位による認知機能訓練システムの開発―高齢者の認知症予防向けアクティビティへの応用を目指して，日本感性工学会論文誌，**20**(1)，49-57（2021）.

31）R.P. Hasegawa and Y. Nakamura: An attempt of speed-up of Neurocommunicator, an EEG-based communication aid., *Lecture Notes in Computer Science*, **9947**, 256-263（2016）.

32）R.P. Hasegawa and Y. Nakamura: An EEG-based Communication Aid that Uses the Robot Avatar., Proceedings of the 8th International Workshop on Biosignal Interpretation（BSI2016）. P1-6, 76-77（2016）.

33）長谷川良平ほか：脳波による脳トレ競技「ｂスポーツ」の可能性について―ロボットアバターを用いた対戦競技の実施報告，日本感性工学会論文誌，**20**(3)，221-231（2021）.

34）R.P. Hasegawa et al.: Single trial-based prediction of a go/no-go decision in monkey superior colliculus, *Neural Networks*, **19**(8), 1223-1232（2006）.

35）R.P. Hasegawa et al.: Neural mind reading of multi-dimensional decisions by monkey midbrain activity., *Neural Networks*, **22**(9), 1247-1256（2009）.

第1章	認知症発症予測・予防のDX

第8節　認知症予防のための会話支援ロボット「ぼのちゃん」の開発と導入事例

特定国立研究開発法人理化学研究所　**大武　美保子**

1. 認知症を予防する2段階アプローチ

　認知症は，早いうちから適切な予防を始めることで，発症の確率を劇的に減らすことが期待できる。その予防には，2段階のアプローチがある[1]。

- 1段階目：原因疾患である，アルツハイマー病や脳血管障害を防ぐ

- 2段階目：アルツハイマー病の病理変化や脳血管障害があっても認知機能が低下するのを防ぐ

　前者には，食生活や運動により，生理的要因にアプローチすることが有効である。具体的には，ウォーキングや水泳などの有酸素運動を行ったり，野菜や果実，魚を食べる頻度を増やしたり，ワインをたしなむなど，抗酸化作用がある食べ物や飲み物を摂ったりすることが挙げられる。食生活の改善と適度な運動によって代謝を促し，認知症発症の主な原因疾患である脳血管障害やアルツハイマー型認知症の病理的兆候の1つであるアミロイドβタンパク質の沈着を抑えることを目指す。

　後者には，知的活動や社会的交流により，認知的要因にアプローチすることが有効である。脳血管障害やアルツハイマー型認知症の病理的兆候が脳に見られたとしても，脳の中の神経細胞同士のネットワークを保つことで，認知機能低下を遅らせることが可能であることが知られている。認知機能を発揮するために必要な神経ネットワークを保つためには，その神経ネットワークを必要とする活動をすることが有効である。

　本章第6節「健診データのAI解析による認知障害リスクの早期発見と個別的予防法」は，前者の，原因疾患を取り除くアプローチである。本章第7節「ボディフリーの脳波脳トレ競技bスポーツの開発」は，後者の，原因疾患があっても機能低下を防ぐアプローチである。本節で紹介する，会話支援手法と，それに立脚した会話支援ロボットは，後者のアプローチに位置づけられる。

　いずれのアプローチについても，認知症予防とは，認知症に完全にならないようにするという意味ではなく，なる確率を下げる上で有効であると，疫学もしくは介入研究，および生体メカニズムに基づいていえることを実践することを指す。これは，感染症やがんなど，すべての疾患の予防に共通していえることである。

2. 低下しやすい3つの認知機能を活用する「共想法」の提唱

　加齢とともに低下しやすく，認知症を発症すると著しく機能低下して，日常生活に支障をきた

す3つの認知機能が知られている。体験したことを覚える時に発揮される「体験記憶」機能，2つ以上のことを同時進行する時に発揮される「注意分割」機能，計画や段取りを考えて実行する時に発揮される「計画実行」機能である。

　人とのつながりが少ない人は，多い人と比べて，認知症を発症する割合が高いという疫学研究がある[2]。人との交流の中で，低下しやすい認知機能を活用する機会がより多く得られるためと考えられる。ただし，人との交流の仕方には，個人差が大きいので，すべての人との交流が認知症予防につながるとは考えられない。そこで，認知症予防につながる社会的交流が高い確率では発生させる会話支援手法「共想法」を提唱している[3]。3つの低下しやすい認知機能を活用できるように会話にルールを加えたものである。筆者が開発している認知症予防のための会話支援ロボットは，「共想法」の進行役を担うことから，共想法の手順を説明する。

　共想法は，数人（4人から6人ほど）が集って行うコミュニケーションで，1対1や遠隔での実施も可能である。共想法は，2つのルールによって定義される。

- ルール1：あらかじめ設定されたテーマに沿って，参加者が写真と話題を持ち寄る
- ルール2：参加者が「話す」「聞く聴く」「質問する」「答える」順序と持ち時間を設定する

　テーマは，これまでに100種類以上を考案し，試行している。関連手法である回想法との違いは，テーマを過去に設定するのではなく，「最近」や「現在」に注意が向くように設定する点にある。例えば，「季節の楽しみ」「10分歩いて見つけたもの」といったテーマを設定する。参加者は共想法実施当日までにテーマに沿った写真を撮って，準備する。

　参加者はまず，1分間で自分の写真について話をする。参加メンバーが撮った写真が，1枚ずつ順にモニターに映し出される。写真1枚につき1人1分間で写真について考えたことや感想を話し，他のメンバーは話をよく聞いて聴いて，質問を考える。次に，2分間で質問をする。1枚の写真につき2分間，他のメンバーが順番に質問し，話し手はその質問に答えていく。

　共想法の活動とその活動を通じて活用される認知機能の関係についてまとめる。体験記憶機能については，最近の体験について話したり聞いたりすること，注意分割機能　については，「写真を見る」「人の話を聴く」「質問を考える」，それをもとに「話す」ことで複数のことを同時に行なうこと，計画・実行機能については，テーマに沿って計画を立てて行動し，時間を意識して会話すること，にそれぞれ対応している（**表1**）。定期的に共想法に参加するようになると，体験を，覚えて思い出す，を定期的に行なうことになり，共想法が体験記憶のサイクルを回すペースメーカーになる。そして，話題を見つけるために，テーマを意識しながら生活することで注意分割機能を，話題を作り出すために積極的に行動を起こすことで計画・実行機能を使う。

表1　共想法での行動と活用する認知機能

認知機能	共想法での行動
体験記憶	最近の体験について話したり聞いたりする
注意分割	「写真を見る」「人の話を聴く」「質問を考える」それをもとに「話す」ことで複数のことを同時に行う
計画力	テーマに沿って行動し，時間を意識して分かりやすく話す

3. 訓練効果を高めるための会話支援ロボット「ぼのちゃん」の開発

　共想法は，少人数で実施する方が，効果が期待できる。なぜならば，人数が少ないほど，単位時間当たりの1人が質問する時間が増え，質問する機会が増えるためである。しかし，グループ毎に司会者を配置すると，運営にコストがかかり，サービスをスケールさせることが難しくなる。また，質問の時間には自由度があるため，誰かが多く発言すると，結果として他の人の発言の機会が奪われることになる。サービスの質を担保するためには，発話量を測定し，バランスを取ることが必要である。さらに，ルールを守らない参加者がいたときに，人間の司会者では躊躇してしまうところ，ロボットであれば遠慮なく指摘することが可能となる。そこで，共想法の一連のプロセスを支援する共想法支援システムと，そのシステムと連携して動作する会話支援ロボット「ぼのちゃん」を開発した。ぼのは，「ほのぼの」という言葉のうちの「ぼの」に由来しており，参加者がほのぼのした気持ちで，臆せず会話ができるよう，雰囲気を作ることを意図した意匠となっている。

　ロボットは，共想法のルールに沿って，時間通りに司会進行し，話題提供，もしくは，質問に答える順番の参加者を順に指し示す。発話量計測を行う場合，発話量が少ない人を当て，発話量が多く発言が長い参加者の発言を止める機能を有する[4]。共想法は商標登録[5]，ロボット「ぼのちゃん」の顔立ちは，筆者が意匠登録[6]しているほか，発話量制御など，共想法を中心とする会話を支援する一連の基盤技術[7]は，特許として登録されており，筆者が所属していた千葉大学が特許権者となり，ライセンシングを行っている。

　共想法支援システムと連動して，会話支援ロボット「ぼのちゃん」が共想法形式のグループ会話を司会進行する様子を**図1**に示す。

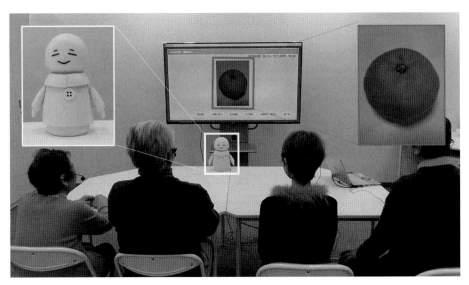

図1　会話支援ロボット「ぼのちゃん」が共想法形式のグループ会話を司会進行する様子

4. 認知的介入プログラム「PICMOR」の効果検証

　会話支援ロボット「ぼのちゃん」が司会する共想法形式のグループ会話による認知的介入プログラムを PICMOR プログラムと名付け，PICMOR プログラムのランダム化比較試験を行い，効果を検証した[8]。PICMOR とは，Photo-Integrated Conversation Moderated by Robots の頭文字を取ったもので，pickup more information というフレーズの，最初の3文字ずつを取ったものでもあり，共想法を通じて，周囲からより多くの情報を取得できるように，という狙いを表している。PICMOR プログラムのランダム化比較試験の流れを**図2**に示す。

　72名の在宅高齢者を対象に，スクリーニングを行った結果，認知症でないなど条件を満たす65名の高齢者を選出，32名の介入群と33名の統制群にランダムに分けた。週1回ずつ全12回，各回，介入群は PICMOR プログラムとプログラムに効果的に参加するための説明セッション，統制群は雑談と健康教育セッションに参加した。前後に認知機能検査と質問紙調査と，条件を統制しない雑談，介入後に MRI 撮像を行った。介入群，統制群，それぞれに4名ずつ（統制群は1グループのみ5名）のグループを構成し，グループ会話を30分ずつ行った。介入群では，4名が，参加者1名につき，写真2枚を使って会話をした。写真1枚あたり1分，写真2枚で話す時間が2分である。他の3名の話を聞く時間が6分となる。質問を受ける時間は，写真1枚あたり2分，2枚で4分とした。他の3名に質問する時間が12分となる。話す2分，聞く6分，質問に答える

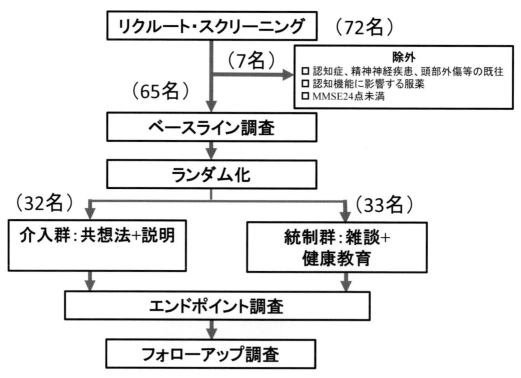

図2　PICMOR プログラムのランダム化比較試験の流れ
文献8) Figure 1 より改変，日本語で表記。

4分，質問する12分，合計24分で，切り替えの時間を含めて約30分となる。

ランダム化比較試験の結果,「1分間に言える"か"で始まる単語数」で測定できる，言語流暢性について，共想法を実践するPICMORプログラムに参加した介入群の方が，自由に雑談した統制群に比べて，単語数が有意に向上するという結果が得られた。言語流暢性とは，言葉の出てきやすさ，つまり，言葉を取り出す能力を指す。どれくらいスラスラと言葉が出てくるか，認知的柔軟性や創造性にも関わるとされる。言語流暢性を構成する下位機能は，記憶機能，作業記憶機能，実行機能であり，共想法の設計段階で意図していた，体験記憶機能，注意分割機能，計画・実行機能と対応する部位で実現することから，3つの訓練効果が組み合わさって機能向上が見られたと考えられる。言語流暢性も，加齢とともに低下しやすく，認知症になると極端に低下することが知られている認知機能である。このため，言語流暢性が向上したということは，認知症になると低下する認知機能を底上げし，認知症発症までの時間を先送りすることにつながるといえる。

このとき，言語流暢性に関連する脳内領域の体積が，介入群において有意に大きいこと[9]，脳内の機能的結合が，統制群に対し，介入群において有意に強い，もしくは弱いこと[10]，脳領野間の白質連絡が統制群に対し，介入群において強い結合の箇所があり，その逆は見られないこと[11]を明らかにした。すなわち，会話支援ロボットを用いた介入プログラムが，脳の中の神経細胞同士のネットワークを保つ可能性を確認した。自己認識に関連するとされる上前頭回の体積が有意に大きいことを示す結果を図3に示す。

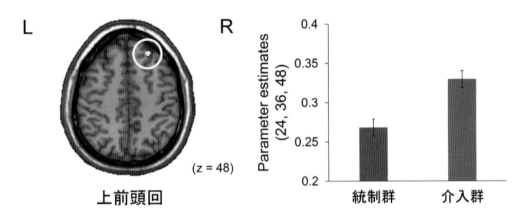

図3 PICMORプログラム後の介入群において上前頭回の体積が有意に大きかった
文献9）Figure 1 より改変，日本語で表記。

5. 認知症予防のための会話支援ロボット「ぼのちゃん」の利用評価

共想法支援システムと連携して動作する会話支援ロボット「ぼのちゃん」が，参加者にどのように受容されているのかを調べる利用評価実験を行った。具体的には，司会進行を会話支援ロボットと連携して動作させた場合と，音声のみで行った場合とを比較した。その結果，ロボットによる司会進行の方が，音声のみによる司会進行に比べて，使いやすいとの評価が得られた。一

第1編　予防・進行防止・診断技術

方，主観評価により，発話量が多い人にとって，発話を止められる場合，ロボットによる指示より，音声による指示が好まれることが分かった。自由記述を分析したところ，その理由は，面と向かって発話を止められるのは恥ずかしいからということであった。以上のことから，ロボットによる司会進行は，音声による司会進行と比べて，一部条件があるものの，おおむね受け入れられることが確かめられた[12]。

6. 認知症予防の当事者研究拠点「ほのぼの研究所」

　会話支援ロボットの導入事例について紹介する前に，会話支援ロボットの開発プロセスに関わり，導入する現場でもある，認知症予防の当事者研究拠点「ほのぼの研究所」について述べる[13]。ほのぼの研究所は，2007年に任意団体として，2008年よりNPO法人化した研究拠点である。共想法の実験参加者として参加いただいた高齢者，最近では40〜50代を含む全世代の中で，興味を持ち，今度は実施者の立場で，一緒に活動している人々が核になってできている組織である。ほのぼの研究所における活動は，認知症予防の当事者の視点で行う当事者研究と位置付けることができる。

　ほのぼの研究所の活動は，共想法の，実施，普及，連携，育成，研究の5つの軸に沿って展開している。実施としては，共想法継続コースを，継続参加希望者を対象に，月1回ペースで開催している。コロナ禍を経て，それ以前は対面で共想法を実施していたが，コロナ禍以降は，スマートフォンやタブレット上で写真を提示しながら，遠隔で会話をする，遠隔共想法支援アプリを開発し，利用している。普及活動として，年2回の講演会の他，連動してニューズレターを発行し，週1回のペースでブログを配信している。連携として，協働事業者による共想法の実施を支援しており，これまでに，長崎県の病院，埼玉県，茨城県，大阪府の介護施設との協働事業を行ってきた。実施者の育成事業として，研修プログラムや教材を開発するほか，年1回，合同研修を行い，情報共有と，課題解決方法を協議している。研究は多岐にわたるが，その中に，会話支援ロボットの利用評価や，街歩き共想法という新たなプログラムの開発などが含まれる。街歩き共想法とは，街歩きと共想法を組み合わせた体験プログラムで，共想法に必要な話題探しを，街歩きの中で行い，1日で共想法形式の会話の準備，実施を行えるようにしたものである。街歩きと組み合わせるアイデアは，ほのぼの研究所における一連の活動の中で生まれた[14]。

7. 認知症予防のための会話支援ロボット「ぼのちゃん」の導入事例

　共想法支援システムと連携して動作する会話支援ロボット「ぼのちゃん」は，理化学研究所におけるランダム化比較試験で用いたほか，当事者研究拠点「ほのぼの研究所」において，初期のバージョンより利用評価してきた。執筆現在では，研究拠点における実施や，協働事業者の拠点において，実運用されている。

　ほのぼの研究所では，定期的な共想法の実施は遠隔で行っているが，共想法を体験する講座や，街歩きと共想法を組み合わせた，街歩き共想法においては，対面で共想法を実施しており，

122

第1章 認知症発症予測・予防のDX

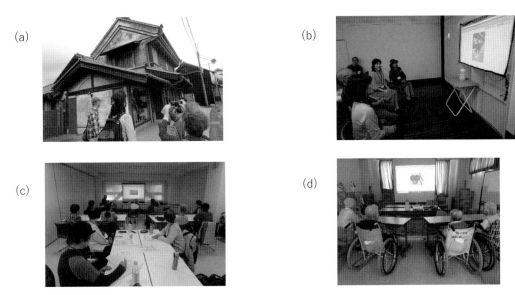

図4 会話支援ロボット「ぼのちゃん」導入事例
(a) 街歩き共想法における街歩きの様子，(b) 街歩き共想法における共想法の様子，(c) 共想法体験講座の様子，(d) 介護老人保健施設マカベシルバートピアでの共想法の様子

共想法支援システムと連携して動作する会話支援ロボット「ぼのちゃん」を活用している。コロナ禍中は，対面での共想法実施を行っていなかったが，感染症五類移行後の2023年5月以降，対面での実施を徐々に再開し，2023年11月に街歩き共想法（**図4**(a)(b)）を，2024年1月に共想法を体験する講座（図4(c)）を，開催した。広い会場で，比較的大人数を対象に共想法を実施する場合に，2台のロボットを用いて，2グループの共想法を同時に開催する取り組みも行っている。このほか，協働事業者の1つである茨城県桜川市真壁町にある介護老人保健施設マカベシルバートピアでは，入所および通所高齢者を対象に，コロナ禍中も注意深く対面での共想法を実施し，共想法支援システムと連携して動作する会話支援ロボット「ぼのちゃん」を活用してきた（図4(d)）。いずれのケースにおいても，決められた時間内に共想法を活発に実施し，実施と共に記録を残すことができるシステムとして活用されている。

8. 認知症を予防する社会の実現に向けて

　認知症を予防する社会は果たして実現できるであろうか？ここで，実現に向けた見通しについてお伝えしたい。筆者は，口腔ケアの分野で行なわれた8020運動—「80歳で20本の歯を残そう」—をお手本にすれば，実現可能であると確信している。8020運動が功を奏し，歯がない人の割合は年々顕著に減った。1975年には55歳から64歳の約5人に1人が，虫歯や歯周病のために1本も歯がない状態，という状況であった。この年代は現在であれば現役世代であるが，実に20％の人は，歯がなかったことになる。ところが，8020運動が展開されて，歯を磨く習慣や歯科健診が普及した結果，2005年には，同じ世代で歯がない人の割合は全体の2％まで減少した。たった30年間でその割合が10分の1になったのである[15]。認知症に関してはまだ「歯磨き」に

第1編　予防・進行防止・診断技術

相当するようなケアが普及していないので，まさに口腔ケアにおける 1975 年の状態にある．今後，歯をケアするように認知機能もケアするようになれば，これからの30年間で認知症を発症する割合を 10 分の 1 に減らすことも夢ではないと考えている．

9. まとめと今後の展望

　本節では，認知症を予防する 2 段階アプローチについて述べた後，アルツハイマー病の病理変化や脳血管障害があっても認知機能が低下するのを防ぐ 2 段階目の認知的アプローチとして，提唱している会話支援手法「共想法」を紹介した．次に，共想法の一連のプロセスを支援する共想法支援システムと，そのシステムと連携して動作する会話支援ロボット「ぼのちゃん」，会話支援ロボット「ぼのちゃん」が司会進行する共想法形式のグループ会話による認知的介入プログラムである「PICMOR プログラム」の開発と，効果検証について解説した．そして，会話支援ロボット「ぼのちゃん」の利用評価と，認知症予防の当事者研究拠点「ほのぼの研究所」を中心とする導入事例を挙げた．最後に，認知症を予防する社会の実現に向けた見通しについて述べた．

　本稿で紹介した，共想法支援システムと，そのシステムと連携して動作する会話支援ロボット「ぼのちゃん」などの技術は，口腔ケアにおける歯ブラシのような，認知機能をケアするための基本的な道具として使われるようになることを目指している．そのために，商標，意匠，特許を押さえた上で，事業化を見据えた製品試作レベルのシステムとロボットを開発し，エビデンスを収集し，現場での導入実績を積み重ねている．今後は，共想法に立脚した認知症予防サービスの事業化に興味がある企業と共に，事業に利用可能なシステムを開発し，事業化と普及に取り組みながら，より効果的な介入を実現するために，機序の解明と，より高い効果を得るための基盤技術を開発する基礎研究を推進したいと考えている．

謝　　辞

　一連の研究は，筆者がチームリーダーを務める，理化学研究所の認知行動支援技術チーム[16] のメンバー，以前主宰した東京大学と千葉大学の大武研究室卒業生と，筆者が代表理事・所長を務める NPO 法人ほのぼの研究所[17] の市民研究員，多くの共同研究者と共に行ってきた．研究参加者を始めとする，民産官学の関係者のご支援，ご協力，ご指導に心から感謝している．現在，JP22H00544，JPMJCR20G1，JPMJPF2101，JPMJMS2237 の支援を受けて研究を行っている．

文　　献

1）大武美保子：脳が長持ちする会話，ウェッジ（2024）．

2）L. Fratiglioni et al.: *Lancet*, **355**(9212), 1315 (2000).

3）大武美保子：介護に役立つ共想法：認知症の予防と快復のための新しいコミュニケーション，中央法規（2011）．

4）大武美保子：計測と制御，**56**(6), 463 (2017).

5）商標登録第 5407810.

6）意匠登録 1630264.

7）特　許 6886689，6838739，6833209，6831110，6469779，6206913，5799410.

8）M. Otake-Matsuura et al.: *Frontiers in Robotics and AI*, **8**, 633076 (2021).

9) H. Sugimoto and M. Otake-Matsuura: *BMC Geriatrics*, **22**(1), 63（2022）.

10) H. Sugimoto, T. Kawagoe and M. Otake-Matsuura: *BMC Geriatrics*, **20**(1), 486（2020）.

11) H. Sugimoto and M. Otake-Matsuura: *Frontiers in Aging Neuroscience*, **14**, 867417（2022）.

12) K. Seaborn et al.: *Int J of Soc Robotics*, **15**, 143（2023）.

13) 大武美保子：人工知能，**31**(3)，363（2016）.

14) 大武美保子：人工知能，**30**(6)，745（2015）.

15) 歯科疾患実態調査報告解析検討委員会編：解説 平成17年歯科疾患実態調査，口腔保健協会（2005）.

16) 認知行動支援技術チーム．
https://aip.riken.jp/labs/goalorient_tech/cogn_behav_assist_tech/

17) NPO法人ほのぼの研究所．
http://fonobono.org/

第2章	認知症評価手法のDX

第1節 感情認識のAI解析による 認知症早期評価システムの開発

株式会社エモテック・ラボ **飯島 美帆**　　株式会社エモテック・ラボ **山本 洋平**

1. はじめに

　日本では超高齢化社会を迎え，内閣府の「高齢社会白書」によると，2025年には認知症高齢者が730万人を超えると推計されている。認知症高齢者に対して適切なケアを行うことは難しく，介護従事者や家庭でケアする家族の心身の負担は増大している。また，認知症高齢者本人の社会との共生が難しくなることによるQOL（Quality of Life，生活の質）の低下，社会保障費の拡大など，喫緊の課題が山積している。

　認知症にはさまざまなタイプがあり，その病型や進行度を家族や介護従事者が正しく理解して対処することは，ケアする際の負担を軽減できるとともに，患者本人が社会の中でその人らしく生きる共生のための第一歩としても非常に重要といえる。そのためには，治療可能な認知症かどうかを事前に正しく判定し，病型の分類や進行具合を正確に把握することが必要となる。

　本稿で紹介する感情認識のAI解析による認知症早期評価システムの開発においては，感情認識AIや各データを利用しながら，認知機能の低下を検知する新たな予測AIアルゴリズムの創発を目指している。これにより，認知症の早期発見・早期治療に寄与するとともに，患者をケアする介護従事者や家族の負担軽減や，認知症高齢者が社会と共生していける環境づくりといった日本の超高齢社会における課題解決に貢献することを目指している。

2. 診　断

　認知症の精密な診断には，神経心理検査（認知機能などの評価），MRI画像検査（脳の萎縮などの評価）といった検査が必要であるが，感情認識のAI解析による認知症早期評価システムにおいては，そのスクリーニングとして，「話し方・会話内容・感情推移」の分析による「次世代認知機能低下検知ソリューション」の創発を目指して開発に取り組んでいる。

　「話し方・会話内容・感情推移」について，介護事業所，診察室，各施設や公共機関との連携によって取得し，利用者の音声データを感情認識AI「Kansei Driven Engine【KDE】」で分析し，これらの分析データを，認知症の各フェーズや症状ごとの評価に利活用できるよう，株式会社エモテック・ラボの行動心理学に基づく感情交流のビッグデータに照らし合わせて，認知症早期発見や認知機能低下検知の新たな予測AIアルゴリズムを開発している。

3. 感情認識AI「KDE」

　当社は，「認知，感性，行動」に関する独自の行動心理学モデル（KIBI理論）を基礎とした感情認識AI「Kansei Driven Engine【KDE】」，心理的安全性診断システム「ESHA」などの製品群を有し，これら製品と感情認識AI，機械学習・深層学習に関連する幅広い知見をベースに各種ソリューションを提供するAI戦略パートナー企業である（図1）。KDEは，あらゆる感情交流データをスコアリングし，その変化を引き起こす各種ファクターの定量化・可視化を可能にした感情認識AIである。

　KDEは，人の表情や声のトーンなどをインプットデータとして解析し，感情指標や動きを見える化および数値化することが可能である。他社サービスでは実現できなかった「分析媒体の幅」や「感情解析精度・解析メッシュ」について，競争優位性を有している。リアルタイム解析，エッジコンピューティング，文脈や間の解析，動画・画像・音声・テキストの連成解析といった各種先進的感情認識・感情解析にも取り組んでいる（図2）。

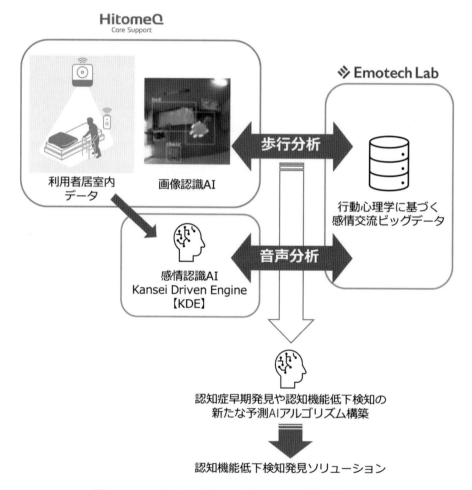

図1　コニカミノルタ社とエモテック・ラボ社の取り組み

第 2 章 認知症評価手法の DX

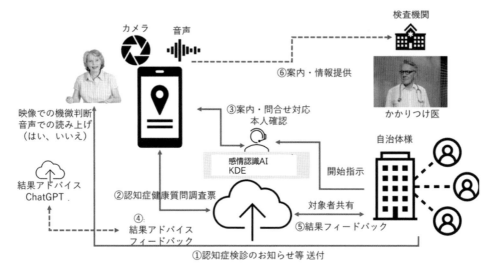

図 2 感情認識 AI の利活用スキーム例

「KDE」の主な特長は以下のとおりである（一部抜粋）。

- 多様な媒体での分析が可能
  「動画」「画像」「音声」「テキスト」の幅広い媒体での分析が可能
- きめ細かい感情分析が可能
  通常の感情認識 AI の解析指標が 5～15 程度であることに対し，40 感情指標で繊細な感情の動きが解析可能
- 感情変化の要因分析
  従来は受け手の感情を分析することが基本であったものの，KDE は話し手の発言・行動を分析することで感情の動きの真因を追求することが可能
- 感情に関する膨大なビッグデータ
  長年の実証研究およびこれまでの人材開発事業によって，感情関連データを大量に保有

4.「KDE」の検知プロセス

感情認識 AI「KDE」を用いて認知機能低下を検知するためのプロセスは，以下のステップに分けて説明することができる。本プロセスは，データ収集，前処理，特徴抽出，モデル構築，評価，フィードバックという一連の流れで構成されている。

4.1 データ収集
■音声データの収集

認知機能の低下を検知するために，まず対象者の音声データを収集する。音声データは，日常会話や定型的な質問に対する応答を記録する形で取得する。この際，感情を多面的に捉えるために，さまざまなシナリオや質問を用意する。

第 1 編　予防・進行防止・診断技術

■標準的な質問と応答

　質問は，認知機能を評価するために設計された標準的なものを使用する。例えば，記憶力，注意力，言語能力を評価するための質問が含まれる。これにより，対象者の音声から認知機能の低下を示す可能性のあるパターンを特定する。

4.2　前処理
■音声データのクレンジング

　収集した音声データには，ノイズや不要な部分が含まれていることが多いため，これらを除去するための前処理を行う。具体的には，雑音除去，音量正規化，無音部分の除去などを行う。

■テキスト変換

　音声データをテキストデータに変換する。音声認識技術を用いて，対象者の発話をテキストに変換し，感情分析の基盤を作る。

4.3　特徴抽出
■音響特徴量の抽出

　音声データから，ピッチ（声の高さ），エネルギー（声の大きさ），フォルマント（共鳴周波数）などの音響特徴量を抽出する。これらの特徴量は，感情状態や認知機能の変化を捉えるために重要である。

■言語特徴量の抽出

　テキストデータから，発話の内容，文法構造，単語の頻度，感情表現などの言語特徴量を抽出する。特に，言語の流暢さや言葉の選び方などは認知機能の低下を示す指標となる。

4.4　モデル構築
■感情認識モデルの訓練

　抽出された特徴量を用いて，感情認識モデルを構築する。機械学習や深層学習の手法を用いて，対象者の感情状態を分類する。モデルには，ニューラルネットワークやサポートベクターマシン（SVM）などが用いられる。

■認知機能評価モデルの統合

　感情認識モデルとともに，認知機能評価モデルを統合する。これにより，対象者の感情パターンと認知機能の低下の関連性を評価する。

4.5　評　価
■モデルの検証とテスト

　構築したモデルの精度を評価する。これには，収集したデータをトレーニングセットとテストセットに分けて，モデルの性能を測定する。精度，再現率，F 値などの評価指標を用いて，モデルの有効性を確認する（図3）。

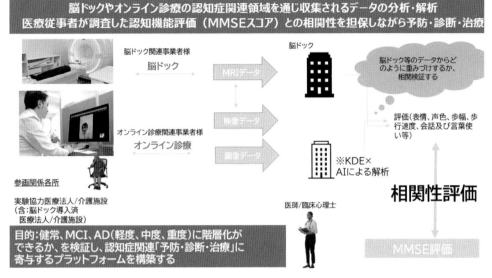

図3 相関性評価の事例（感情認識 AI の利活用）

■臨床試験

モデルの有効性をさらに確認するために，臨床試験を実施する。実際の患者データを用いて，モデルの予測精度と現実の診断結果を比較する。

4.6 フィードバックと改善
■フィードバックループ

モデルの予測結果を医療専門家にフィードバックし，評価と改善を行う。医療専門家からのフィードバックを基に，モデルの精度向上や新たな特徴量の追加を検討する。

■継続的なデータ収集とモデル更新

新たなデータを収集し，モデルを継続的に更新する。これにより，モデルの精度と信頼性を維持し，改善していく。

このように，感情認識 AI を用いた認知機能低下の検知は，音声データの収集から始まり，前処理，特徴抽出，モデル構築，評価，フィードバックと改善のプロセスを経て行われる。この一連のプロセスにより，早期に認知機能の低下を検知し，適切な介入を行うことが可能となる。

5.「KDE」の課題

感情認識 AI を用いた認知機能低下の検知における課題は，技術的な問題，データに関する問題，倫理的・社会的な問題など，さまざまな側面から考慮する必要がある。以下では，それぞれの課題について詳細に述べる。

第 1 編　予防・進行防止・診断技術

5.1　技術的課題

■高精度な感情認識の困難さ

　感情認識 AI は，人間の微妙な感情を正確に読み取る必要があるが，これには高い技術力が求められる。感情は多様であり，同じ感情でも人によって表現の仕方が異なるため，汎用性の高いモデルを構築することが難しい。特に，感情の微妙な違いを認識するためには，非常に精度の高い特徴量抽出とモデル設計が必要である。そのため，感情認識 AI「KDE」の有する細かな編み目やメッシュを利活用しながら，汎用性をなるべく高めるようなチューニング，キャリブレーションを日夜遂行し続ける。

■データの品質と多様性

　感情認識 AI の訓練には大量のデータが必要であるが，そのデータの品質と多様性が重要である。データが偏っていると，モデルの性能が低下し，特定のグループに対する認識が不正確になる可能性がある。特に，異なる年齢層，性別，文化背景を持つ対象者のデータをバランスよく集めることが重要である。そのため，感情認識 AI「KDE」の有する 30 万件に達する性別，国籍，世代を横断した感情およびインディケーターの豊潤なビッグデータを利活用する。

■音声データのノイズ問題

　音声データには多くのノイズが含まれることが多く，その処理が課題となる。背景音や録音環境の違いにより，音声の品質が大きく異なるため，ノイズ除去技術やロバストな音声認識技術が必要である。

5.2　データに関する課題

■プライバシーとセキュリティ

　音声データは非常に個人情報を含むため，データのプライバシー保護とセキュリティ確保が重要である。データの収集，保存，解析の過程で，適切なセキュリティ対策を講じる必要がある。データの匿名化や暗号化などの手法を用いることで，個人情報の漏洩を防ぐことが求められる。

■ラベル付けの難しさ

　感情認識 AI の訓練には，正確なラベル付けが不可欠である。しかし，感情は主観的であり，人によって感じ方や表現が異なるため，正確なラベル付けが難しい場合がある。ラベル付けの基準を統一し，専門家による評価を取り入れることが重要である。そのため，感情認識 AI「KDE」の解析結果に加え，健康診断データによる評価や脳ドックによる評価といった別視点からの評価やソリューションとも突合することになる。

■データの不足

　認知機能低下に関する音声データは，他のデータと比べて入手が難しいことが多い。特に，軽度認知障害（Mild Cognitive Impairment：MCI）などの初期段階のデータは限られており，モデルの訓練に十分なデータを確保することが困難である。データ収集のための長期的な研究や協力体制の構築が求められる。

第 2 章　認知症評価手法の DX

5.3　倫理的・社会的課題
■データの使用と同意
　音声データを収集する際には，対象者からの明確な同意を得ることが必要である。また，データの使用目的や範囲を明確にし，対象者に対して透明性を保つことが重要である。これにより，対象者の信頼を得ることができる。
■バイアスの問題
　AI モデルには，データの偏りによるバイアスが存在する可能性がある。特定の年齢層や性別，文化背景に偏ったデータを使用すると，モデルの予測結果が偏る可能性がある。これを防ぐために，多様なデータを使用し，バイアスを最小限に抑える工夫が必要である。
■誤診断のリスク
　感情認識 AI による認知機能低下の検知は補助的なツールであり，誤診断のリスクがある。誤診断による不必要なストレスや医療資源の浪費を避けるために，AI の結果はあくまで参考とし，医療専門家の判断を補完する形で使用することが重要である。

5.4　実装と運用に関する課題
■インフラとコスト
　感情認識 AI システムの実装には，高性能なインフラと継続的なメンテナンスが必要である。特に，医療機関での導入には高いコストがかかるため，費用対効果を考慮した計画が求められる。
■医療現場での適用性
　医療現場での実際の適用には，医療スタッフの教育や訓練が必要である。また，既存の診療プロセスに AI システムを統合するための調整が必要となる。システムの使いやすさや，現場での運用に適したインターフェースの設計が求められる。
■継続的な改善とフィードバック
　AI システムは一度構築して終わりではなく，継続的な改善が必要である。新たなデータの収集とモデルの更新を定期的に行い，フィードバックループを確立することが重要である。これにより，システムの精度と信頼性を維持・向上させることができる。
　感情認識 AI を用いた認知機能低下の検知には，多くの課題が存在するのもまた事実である。技術的な問題，データに関する問題，倫理的・社会的な問題，実装と運用に関する問題など，さまざまな側面からのアプローチが必要である。これらの課題を克服するためには，技術の進歩だけでなく，多様な専門家の協力や継続的な研究が不可欠である。感情認識 AI の可能性を最大限に活用し，認知症の早期発見と介入に役立てるためには，これらの課題に対する総合的な取り組みが求められる。

6.　社会的使命

　感情認識 AI を認知機能の低下に用いることには，重要な社会的使命が含まれている。次にその使命について詳細に述べさせていただく。

133

第 1 編　予防・進行防止・診断技術

6.1　認知症の早期発見と予防
■早期発見の重要性
　認知症は，進行すると治療が難しくなるため，早期発見が極めて重要である。早期に発見できれば，適切な介入や治療を行うことで，進行を遅らせたり，生活の質を維持したりすることが可能である。感情認識 AI を用いることで，微妙な感情の変化や認知機能の低下を早期に捉え，診断の一助とすることができる。

■予防的なアプローチ
　感情認識 AI を活用することで，認知機能の低下が見られる初期段階での予防的介入が可能になる。例えば，MCI の段階で検出することで，生活習慣の改善やリハビリテーション，薬物療法などの早期介入が実現する。

6.2　高齢者の生活の質向上
■独立性の維持
　感情認識 AI を用いることで，高齢者が自身の認知機能の状態を把握しやすくなる。これにより，適切なサポートを受けながらも，自立した生活を維持することが可能になる。認知機能の低下が進む前に，必要なサポートを提供することで，生活の質を向上させる。

■精神的な安心感
　早期に認知機能の低下を検知し，適切な対策を講じることで，高齢者とその家族に精神的な安心感を提供する。感情認識 AI による評価が日常的に行われることで，高齢者自身が自分の健康状態を積極的に管理できるようになる。

6.3　医療リソースの効率化
■診断のサポート
　感情認識 AI は，医療専門家の診断を補完するツールとして機能する。AI による分析結果を参考にすることで，医師はより正確で迅速な診断を行うことができ，診療プロセスが効率化される。特に，認知症専門医が不足している地域では，この技術が大きな役割を果たす。

■負担の軽減
　感情認識 AI は，医療現場の負担軽減にも寄与する。AI による初期スクリーニングにより，専門医が診断を行う前に疑わしいケースを特定することで，医療資源の効率的な配分が可能になる。これにより，医療従事者の負担を軽減し，より多くの患者に対応できるようになる。

6.4　社会全体の意識向上
■認知症への理解促進
　感情認識 AI の普及は，認知症に対する社会全体の理解を促進する。テクノロジーを通じて認知症の症状やリスクについての情報が広く共有されることで，早期発見の重要性や予防策についての認識が高まる。これにより，認知症に対するスティグマが軽減され，より多くの人々が積極的に予防に取り組むようになる。

■家族や介護者の支援

感情認識 AI は，認知症患者の家族や介護者にも重要な情報を提供する。日常的な観察では見逃しがちな微細な変化を AI が捉えることで，家族や介護者が適切な対応を取るための支援を行う。これにより，介護の質が向上し，家族や介護者の負担も軽減される。

6.5 テクノロジーと人間の協働

■人間中心のアプローチ

感情認識 AI は，人間の感情や認知機能の変化を理解するための強力なツールであるが，最終的な判断やケアは人間が行うべきである。AI はあくまで補助的な役割を果たし，人間の専門知識や判断をサポートするものとして位置付けられる。このように，テクノロジーと人間が協働することで，より効果的なケアが実現する。

■継続的な改善と適応

感情認識 AI の開発と運用は，継続的な改善と適応が必要です。新たなデータやフィードバックを取り入れながら，AI の精度や信頼性を向上させる努力が求められる。これにより，社会全体における認知機能低下の検知とケアの質が向上し続ける。

7. おわりに

感情認識 AI を利活用することは，認知機能の低下を早期に発見し，適切な予防とケアを提供するための重要な社会的使命を担っている。これにより，高齢者の生活の質を向上させ，医療リソースの効率化を図り，社会全体の認知症に対する意識を高めることが可能になる。テクノロジーと人間が協働することで，より効果的な認知症ケアと予防が実現し，社会全体が恩恵を受けることが期待されている。

| 第2章 | 認知症評価手法のDX |

第2節　音声の AI 解析技術を活用した認知機能チェックツール「ONSEI」の開発

日本テクトシステムズ株式会社　**浅野　敬幸**　日本テクトシステムズ株式会社　**北村　実穂子**

1. はじめに

　認知症のスクリーニング手法として，改訂長谷川式簡易知能評価スケール（Hasegawa's Dementia Scale–Revised：HDS–R）[1] やミニメンタルステート検査（Mini–Mental State Examination：MMSE）[2] などが広く用いられている。これらの検査はおよそ5分から15分程度の時間を要し，検査の実施には一定の専門知識や訓練が必要であるため，主に医療機関において行われている。我が国初のアルツハイマー病の疾患修飾薬が2023年12月に販売となり，軽度認知障害や軽度認知症の段階で治療が可能となった。これにより，多くの人が日常生活の中で手軽に利用でき，簡単に認知機能の状態を確認できるツールへの需要が高まることが予想される。

　日本テクトシステムズ株式会社は，誰もが発話のみで簡便に検査を実施し，わずか20秒で認知症に相当する認知機能低下の有無を確認できるアプリ「ONSEI」を開発した。本稿では，ONSEI の研究開発プロセスおよび開発したアプリの精度評価について概説する。

2. 認知的健常と軽度認知症の分類に有効な質問の選抜

　軽度認知症を短時間で検知する機械学習モデルを構築するにあたり，代表的な認知症のスクリーニング手法である HDS–R に着目した。HDS–R は，年齢，日付の見当識，場所の見当識，3単語の記銘（即時記憶），計算，数字の逆唱，3単語の遅延再生（近時記憶），5物品の記銘（視覚性記憶），言語流暢性の9つの質問からなる30点満点の認知機能検査であり，20点以下が認知症疑いとされている[1]。

　どの質問が認知的健常と軽度のアルツハイマー病の分類に有効であるかを，対象者の年齢，HDS–R の各質問の得点および回答音声の音響特徴量を用いた機械学習モデルの正答率に基づいて評価した。この評価において，精神疾患の診断・統計マニュアル第5版（DSM–5）の診断基準によりアルツハイマー病と診断され，かつ HDS–R の点数が14点から24点の対象者を軽度アルツハイマー病とした。その結果，3単語の遅延再生の得点とその質問に対する回答音声の音響特徴量を用いた機械学習モデルの分類精度が最も高いこと，次いで，日付の見当識の得点とその音響特徴量を用いた機械学習モデルの分類精度が高いことがわかった[3]。

　遅延再生は認知的健常とアルツハイマー病の識別に優れることが知られているが[4]，単語等の記銘後に別の課題を行い，一定時間が経過した後に実施する必要があるため，評価の迅速性と簡

第1編　予防・進行防止・診断技術

便性の点で問題があった。そこで，単独の質問で成立し，短時間で完結する日付の見当識をアプリで実施する質問の候補とした。

3. 認知的健常と軽度認知症を分類する AI モデルの構築

　最適な AI モデルを得るため，対象者の年齢，日付の見当識の得点およびその質問に対する回答音声の音響特徴量セット（Modulation Spectrum〔変調スペクトル〕と emobase）を説明変数とし，サポートベクターマシン（Support Vector Machine：SVM），ランダムフォレスト（Random Forest：RF），勾配ブースティング（Gradient Boosting：GB）を分類器に用いた機械学習モデルを構築し，各モデルの性能を正答率に基づいて評価した。

　変調スペクトルは，音声信号を帯域分割し，帯域ごとにメル周波数ケプストラム係数（MFCC）等の音声特徴量の時間変動（ゆらぎ）を定量化したもので，音声の特性分析や音声認識の分野でその有効性が確認されている[5-7]。emobase は，音声からの感情認識や発話スタイル認識で広く使われる音響特徴量セットであり，その特徴量セットには，短時間フレーム特徴量である 26 の Low-level descriptors（LLDs）（intensity, loudness, pitch, pitch envelope, 12 個の MFCCs, 8 個の線スペクトル周波数, probability of voicing, ゼロクロス率）および各 LLD の 1 次導関数とそれらに対する 19 の統計量（計 988 個の音響特徴量）が含まれている[8]。

　本評価には，MFCC の変調スペクトルの 20 の低次元成分および emobase により抽出した 988 個の音響特徴量を用いた。各モデルの性能を比較した結果，GB モデルと RF モデルの正答率が同等で，SVM モデルよりも優れていた[3]。日付の見当識の得点と年齢のみを用いた GB モデルによる認知的健常と軽度アルツハイマー病の分類の正答率は 81.9％であったが，変調スペクトルまたは emobase を導入することにより，その正答率はそれぞれ 86.1％と 88.9％に向上し，3 単語の遅延再生を用いたモデルと同等の精度を示した（図 1）[3]。以上から，日付の見当識を用いた機械学習モデルの利用により，短時間で高精度に認知的健常と軽度認知症を分類できると考えた。

4. 認知機能チェックツール「ONSEI」の開発

　我々は上記で構築した機械学習モデルを基に，個人向けのネイティブアプリ（アプリケーションストアを通じてインストールして使用するアプリ）と医療機関向けの Web アプリ（Web ブラウザ上で使用されるアプリ）を開発し，これを「ONSEI」と名付けた。ONSEI は，対象者の年齢，日付の見当識の得点，およびその質問に対する回答音声の音響特徴量（変調スペクトル）に基づいて，認知症に相当する認知機能低下の有無を評価する。利用者が当日の年月日と曜日を発話で回答すると，ONSEI では，発話内容がテキストに変換され，内容の正確さに基づいて回答が自動的にスコア化される。同時に，音声データから音響特徴（変調スペクトル）が抽出され，認知機能低下の有無が評価される。利用者は実施開始から約 20 秒後に結果を確認することができる（図 2）。

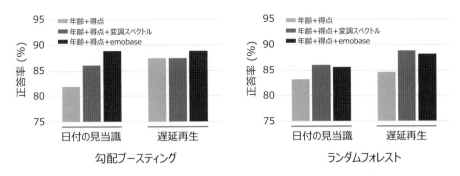

図1 勾配ブースティングとランダムフォレストを用いた機械学習モデルの分類精度
対象者の年齢や日付の見当識もしくは3単語の遅延再生の得点に，音響特徴量を追加した場合としない場合の機械学習モデルの分類精度を比較した結果を示す。(文献3)より一部改変)。

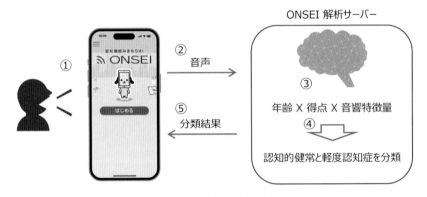

図2 ONSEIにおける認知機能評価のプロセス

①利用者はアプリ上で自身の年齢を登録する。その後，アプリから出される質問に対して発話で回答する。
②利用者の回答音声はマイクを介して取得され，ONSEIの解析サーバに送信される。
③解析サーバでは，回答内容がテキストに変換され，回答の正確さに基づいてスコア化される。同時に，音声データから音響特徴(変調スペクトル)が抽出される。
④登録された年齢，日付の見当識の得点，回答音声の音響特徴(変調スペクトル)を基に，機械学習モデルが利用者を認知的健常もしくは軽度認知症に分類する。
⑤分類結果がアプリ上に表示される。

5. 医療現場におけるONSEIの精度

　医療機関におけるONSEIの分類精度を評価するために，神奈川県の2つの医療機関および埼玉県の1つの医療機関の受診者に対して，医療機関向けのONSEIを実施し，臨床診断結果とONSEIによる分類結果との一致度を調査した[9]。本研究の参加者のうち1,097人は認知的健常(認知的健常群)，489人は認知症(認知症群)と診断された。各医療機関でのONSEIの分類精度はそれぞれ97.8％，98.8％，93.3％だった。また，参加者全体を対象としたときは98.1％(感度97.3％，特異度98.5％)という高い分類精度を示した。さらに，年代別に分類精度の違いを調査した結果，各年代における分類精度はおおむね95.0％を超えていた(**図3**)。これらの結果から，ONSEIは，検査施設や年齢にかかわらず，医療機関において認知的健常群と認知症群を高い精度で分類できることが明らかとなった。

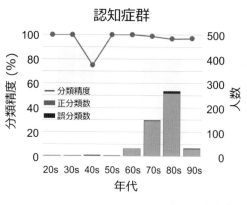
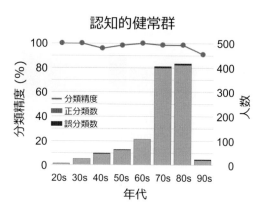

図2　各年代の分類精度と参加者数
折れ線グラフは，分類精度を示す。棒グラフは，それぞれ正分類された参加者数と誤分類された参加者数を示す（文献9）より一部改変）。

6. おわりに

　ONSEIでは，約20秒で手軽に認知機能低下の有無を確認することができる。これまでに自治体を通じて住民に利用されているほか，シルバー人材センターや医療機関，保険会社（認知症保証保険加入者向け付帯サービス），通信会社（電話サービスとの連携）等を通じて利用されている。また，我々はONSEIに加え，歩数・体重・血圧などの健康データや服薬の管理，ならびに記憶の体操ゲームができる「ONSEIプラス」と名付けたアプリも提供している。これらのアプリの継続的な利用により，認知症の早期発見や予防につながる習慣への動機付けとなることを期待している。

文　献

1) 加藤伸司ほか：老年精神医学雑誌, , 2, 1339 (1991).
2) 杉下守弘ほか：認知神経科学, 20(2), 91 (2018).
3) N. Maikusa et al.: *Geriat Med.*, 57(2), 157 (2019).
4) K. Welsh et al.: *Arch Neurol.*, 48(3), 278 (1991).
5) S. Takamichi et al.: *IEEE/ACM Transactions on Audio, Speech, and Language Processing*, 24(4), 755 (2016).
6) N. Kanedera et al.: *Speech Communication*, 28(1), 43 (1999).
7) F. Gallun and P. Souza: *Ear Hear.*, 29(5), 800 (2008).
8) F. Eyben et al.: Proceedings of the 21st ACM International Conference on Multimedia. Barcelona, ACM Press, 835-838 (2013).
9) T. Asano et al.: Cureus, 16(4), e58781 (2024).

第2章	認知症評価手法のDX

第3節 トレイルメイキングテストの デジタル化と脳科学的評価

国立研究開発法人産業技術総合研究所　**長谷川　良平**
国立研究開発法人産業技術総合研究所　**越後谷　芽以**

1. はじめに

　トレイルメイキングテスト（Trail Making Test：TMT）は，注意機能や実行機能を評価するための認知心理学的な検査である。このテストは，認知症や脳損傷の診断，認知機能の評価に広く利用されている。TMTはその簡便さと高い有効性から，特に注意機能や実行機能の評価において優れたツールとして認識されている。日本においても，TMTは認知症の診断や軽度認知障害の早期発見に役立つ重要な検査として広く普及している。さらに，近年のテクノロジーの進展に伴い，TMTのデジタル化が進んでいる。デジタル版TMTは，従来の紙と鉛筆を用いた方法に比べて，簡便性が向上し，脳機能計測実験との連携も進んでいる。また，運動機能の個人差の影響を受けないERPによる認知機能評価の可能性も検討されており，これによりTMTの適用範囲がさらに広がることが期待されている。本稿では，TMTの開発の背景や普及の経緯，筆者らによるDX化の狙いや実証例について解説し，今後の展望についても考察する。

2. トレイルメイキングテストの開発と普及の歴史

　TMTは，もともと1940年代にアメリカで軍人の認知機能を評価するために開発された[1]。その背景には，第二次世界大戦中の兵士の精神状態を迅速に評価し，適切な配置や治療を行う必要があったことが挙げられる[2]。第二次世界大戦後，精神疾患の早期発見と治療の重要性が認識されるようになり，TMTは広く一般の臨床現場でも使用されるようになった[3]。その後，認知症やその他の神経心理学的障害の評価にも応用され，認知機能の幅広い評価手法として確立された。TMTが他の認知機能テストよりも普及した理由はいくつかあるが，TMTの最大のメリットは，認知機能の全体像を迅速にスクリーニングできる点である。その際，実施者に高度な専門知識がなくても簡便かつ短時間で評価が可能である[4]。特に脳損傷や認知症の診断において重要とされる，注意機能や実行機能などの前頭葉機能を評価するのに有効であり，かつ他のテストではこれらの機能を包括的に評価することが難しかったため，臨床現場でTMTの普及が大きく進むこととなった[5]。また，このテストは文化的な影響を受けにくく，さまざまな国や地域で広く適用可能であることも，国際的な普及の一因となった[6]。

　TMTが日本に導入されたのは1960年代から1970年代にかけてのことである。当時，日本の

141

精神医学や神経心理学の分野で，欧米で開発された心理テストを取り入れる動きが進んでいるなか，日本でも脳損傷や認知機能の評価にTMTが有効であるとの認識が広まった。これに伴って1980年代以降，日本語版TMT作成の動きが加速し，まず，長方形の検査用紙を横長に置く「横版」[7]が普及した。ただし，この横版では検査が進むにつれて線が重なったり，TMT-AよりもTMT-Bの方がつなぐ線の平均的な長さが短くなることで難易度の増加分が相殺されたりするなどの問題があった[8]。その後，検査用紙を縦長に置く「縦版」[9]が開発され，このバージョンも普及することとなった。その後，一般社団法人日本高次脳機能障害学会（2023年11月より日本高次脳機能学会に名称変更）の主導の下，日本語版として標準化されている製品版『TMT日本版（TMT-J）』（こちらも縦版）が発表された[10]。検査用紙や検査結果の記載用紙，マニュアルなどが新興医学出版，もしくはその代理店においてセットで購入できる。

近年，世界的問題となっている認知症の前段階である「軽度認知障害」（Mild Cognitive Impairment：MCI）[11]の早期発見や進行予測などにTMTが役立つことを示す報告が続いたことから[12-15]，老年精神医学分野においてもTMTの検査の機会が増えてきたと考えられる。実際，認知症の検査として有名なMMSEの得点が低い高齢者はTMTの所要時間が長い傾向があることが報告されている[16,17]。

3. トレイルメイキングテストの概要と一般的な実施・評価手続き

TMTは，通常，Part A（TMT-A）とPart B（TMT-B）の2つの部分で構成される（**図1**）。TMT-Aでは1から25までの数字（○で囲まれている）が1枚の紙面上にランダムに配置されて

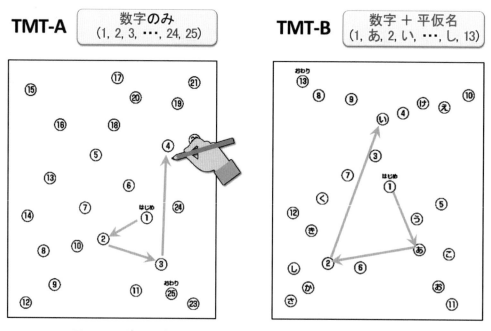

図1　オリジナル（アナログ版）のトレイルメイキングテスト（TMT）

おり，それらを順番（昇順）にボールペンか鉛筆の線で結んでいく作業を行う。一方，TMT-Bでは，1から13までの○で囲まれた数字とAからLまでの○で囲まれたアルファベット（日本版では「あ」から「し」までのひらがな）が1枚の紙面上にランダムに配置されており，1からA，Aから2，2からBといった形で交互に線で結んでいく作業を行う。検査は必ずTMT-Aを先に，TMT-Bを後に行う（いずれも本番前に少ない項目数での練習を実施する。検査者は，検査対象者が課題を実施中，その様子を注意深く観察し，検査結果を記載する専用用紙に作業完了までの所要時間と誤反応数を記載する）。

　健常者であればこれら両テストとも誤反応がほとんど観察されないが，TMT-AよりもTMT-Bの方が，所要時間が長くなる傾向があり，前者より後者の方で難易度が高まっていることが類推される[1,3,18]。そこで，臨床現場においては多数の健常者から収集された各課題の検査結果と比較することで認知機能が病的に低下しているかが判断される。実際，各課題の成績を年代別に調べた報告が多数あり，特に年齢が高くなると課題を完遂するまでの所要時間が長くなるという特徴があることがわかっている[4,18-21]。そのため，臨床現場においてはこれらの結果と比較して認知機能低下の評価を行うことが一般的である。本邦では上述した『TMT-J』のマニュアル[10]に年代別の所要時間の平均値や標準偏差（1SD），さらにはカットオフ値（平均＋2SD）が記載されており，この表が参照されることが多い。ただし，TMT両課題の加齢による所要時間の延長は必ずしも認知機能の低下を反映するものではなく，上肢や手指の運動機能の加齢による低下も大きく反映している点に注意が必要である[22,23]。そのため，たとえ年代ごとにその基準値を変更しても同年代においても運動機能の個人差があるために，余分な運動機能の検査をする必要が示されている[5,24,25]。また，利き手を含む，運動麻痺や筋力低下，振戦などの障害がある患者の多くは検査の適用外となっている。他にもTMTのB-Aの差やB/A比率を使って，運動機能の個人差を抑えつつ，認知機能や実行機能を評価する手法も提案・検討されているが[4,26]が，これらの方法にも統計的なひずみや誤差が拡大する問題[26]やTMT-Aにも含まれている認知機能を過小評価する問題[27]などがあることが指摘されている。

4. トレイルメイキングテストで計測すると考えられる脳機能

　神経心理学的な検査として位置付けた際，一般的にTMT-Aでは視覚的な探索が，TMT-Bでは注意のシフトなどの前頭葉機能が関与するとする短い説明がなされることが多いが，実際にはこれらのテストにはさまざまな脳機能が関与することが以前から考察されている[23,27-29]。そこで，筆者らはそれらの提案を参考に，以下のように整理した。

（1）　TMT-AとTMT-Bの共通要素

1-①　集中力：課題全体を通じて多数の標的を順に選ぶ作業を間違いなく進めるための持続的注意機能（集中力）

1-②　視空間認知：紙面上のどこかに存在する標的を視覚的に探索し，その位置を把握する能力

1-③　処理速度：視覚的に認識した標的位置に対して，手指を使って迅速かつ正確に反応する能力

第1編　予防・進行防止・診断技術

（2）　TMT-A の追加要素

2-①　数字順の標的選択：数字を順番（正順）に想起し，それに基づいて次の数字標的を選択する能力

（3）　TMT-B の追加要素

3-①　文字順の標的選択：文字を順番（正順）に想起し，それに基づいて次の文字標的を選択する能力

3-②　注意のシフト：数字と文字を交互に結びつけるという上位ルールに従い，ワーキングメモリを用いて2つの系列間で注意をシフトしながら標的を選択する能力

3-③　衝動の抑制：数字や文字を連続して選びたくなる衝動を抑え，柔軟に行動を変える能力

　テスト自体は比較的簡単にでき，病的な機能低下の検出力も多いことで定評のあるこの検査において最も重要なポイントは1-①の集中力ではないかと思われる。この脳機能は特定の認知機能（例えば視空間注意）に依存するというよりは，覚醒レベルやモチベーションなどの基盤的な脳機能に依存しながら個別の認知機能を橋渡しする働きを持つと考えられる。その結果，個別の脳機能のパフォーマンスレベルに影響を与えていると想定される。そのうえで，TMT-B は課題の難易度の高い状況のなかで集中力を維持するという要素が加わっている。TMT-B では実際には上位ルールとして数字の系列と文字の系列を切り替える必要を生じさせることによって課題の難易度を上げているが，他の要素によって課題の難易度を上げても同様の効果を生じさせる可能性がある。ただし，TMT のメリットの1つである「誤反応にはあまり違いがなくても所要時間には違いがある」，すなわちバラつきの大きな定量的単一指標が活用できるためには，適度な難易度調節が必要である。課題が難しすぎて課題を「適当（＝いい加減）」に実施する場合には，所要時間は他の人とあまり変化がなくても誤反応が増える可能性がある。そうすると所要時間だけで結果を評価できなくなる。一方，難易度設定がやさしすぎると，検出力が落ちてしまうので，MCI の早期発見には適さなくなる。これらの視点は，筆者らがデジタル版の TMT を開発するときにも考慮した（後述）。

5.　テストのデジタル化に向けた国内外の動向

　近年のテクノロジーの進展とともに，認知検査のデジタル化（DX）が進んでいる。TMT のデジタル化は，オリジナル版に存在するいくつかの問題点を解決するために国内外で進められている。まず，TMT のオリジナル版では，紙と鉛筆を使用するため，実施に際して一定の物理的制約がある。例えば，テストの実施環境や用紙の配置などが結果に影響を与える可能性があり，標準化が難しい点が指摘されている[21]。また，紙ベースのテストでは，被験者の反応時間やエラーの正確な記録が困難であり，評価者の主観が入り込む余地がある。これにより，テスト結果の一貫性や信頼性に問題が生じる可能性がある[5]。一方，TMT のデジタル化は，テストの標準化につながる可能性がある。デジタル版TMTでは，テスト環境を一貫して提供することが可能であり，被験者の反応時間や誤反応数を正確に自動記録できる。これにより，テスト結果の客観性と再現性が向上し，診断の精度が高まるとされている[30]。また，デジタル版では，被験者の操作ログを

詳細に記録できるため，より深い認知機能の解析が可能になる。例えば，課題遂行中の個々の反応時間や誤反応のパターンを解析することで，全体結果だけでなく，被験者の認知プロセスそのものを評価することも可能となる[30]。さらに，デジタル化によるメリットとして，遠隔での実施が可能となる点が挙げられる。従来の紙ベースのTMTでは，被験者がテストを受けるために特定の場所に出向く必要があったが，デジタル化により，テストをリモートで実施できるようになった。これにより，地域や時間に制約を受けずに，より多くの被験者に対して評価を行うことが可能となり，研究や臨床での応用範囲が広がると期待できる[31]。ただし，コンピューター制御で行うデジタル版TMTが，基礎，臨床両面で豊富な実績を持つオリジナル版（アナログ版）TMTと必ずしも互換性があるとは限らない。そこで，デジタル版TMTを開発・提案する多くの研究ではアナログ版TMTも併用しつつ，2種の実験データ間の相関の高さを示すことでその信頼性と妥当性を示している[19,26-28,32,33]。これらのデジタル化の動きの多くは，アナログ版を実施してきた施設における簡便な代替検査としての位置づけであったが，デジタル版TMTには他にもメリットがあり，次にそれを紹介する。

6. 認知症早期発見に向けたデジタル版 TMT の開発

　これまでTMTが認知検査としての医療現場に普及し，そのデジタル化も進んでいることを示してきた。この流れは脳卒中や頭部外傷などが原因で医療機関に受診し，その後遺症として認知機能低下が疑われている人にとって歓迎されることである。ただし，深刻な社会課題となっている認知症の対策に関してはさらにいくつかの工夫が必要である。なぜなら，たとえ心の片隅では認知症が心配であったとしても，まだ自覚症状のない健常高齢者が自発的・積極的に病院に出向き，TMTに限らず何らかの検査を受けようとしてくれるとは期待できないからである。その解決案の1つとして着目されているのが，①ゲーミフィケーションと，②難易度の調整，さらには③オンライン化である。①の目的は，TMTをゲーム形式で提供することで，ユーザーエンゲージメントを高めてスクリーニングとしての機会を増やすことと，認知トレーニング（いわゆる「脳トレ」）として認知機能低下の予防や改善のために頻繁にTMTを実施するように促すことである[34]。②の目的は，オリジナルのTMTの課題難易度を適度に上げることによってより早期でMCIを検出するためである。③の目的は，WEBベースでの無料のオンライン化することによってPCやスマートフォンなどの端末の種類やOSの違いを超えて利用できるようにすることと，それを世界中の人々にアクセスできるようにすることで普及を拡大することである。その際，筆者らが着目したのが「スクラッチ」である[35]。

　スクラッチはMITで開発された教育用ビジュアルプログラミング言語（および開発環境）であり，公式ホームページ（https://scratch.mit.edu/）上で直接プログラムを作ったり，アプリケーションをダウンロードしたりすることが可能である。近年，国内でも知名度が高まってきたことから，ご存じの方も多いかもしれないが，スクラッチはブロックベースのコマンドを組み合わせ，基本的なアルゴリズムの組み立てに加え，キーボードやマウス操作による入力やマルチメディアへの出力といったインターフェース機能を実装できる。アクセシビリティが良く，主要

なOS（Windows, Mac/iOS, アンドロイド）に対応した各国語版をダウンロードして使用できるのに加え，Web上の開発や制作したプログラムの公開や共有が可能である．筆者らは上述したTMTのデジタル化の目的として，①ゲーミフィケーションと②難易度調整に関してスクラッチを用いて効率良くデジタル版TMTを開発したうえで，その性能評価のために多世代の健常者を対象とした実証実験を実施した[36]．また今後，③オンラインに関してもスクラッチの公式サイトの共有機能を用いればOSを問わず，世界中の人々に試してもらうことが可能である．その研究開発に関して，以下に具体的に紹介する．

7. スクラッチを用いた脳トレゲーム版TMTの開発

筆者らが開発したのは，紙と鉛筆を使用するオリジナル版（アナログ版）TMT（TMT-AとTMT-B）を基に，4種類の課題で構成される脳トレゲーム版（デジタル版）TMTである（**図2**）[36]．課題全般において画面上に配置された項目を正しい順に選択すると「ピポン」という正解音とともにフルーツのアイコンに変わり，間違った場合には失敗音（ブザー）とともに赤い「禁止」マークが表示されるといったゲーミフィケーションを取り入れ，課題への意欲を高める工夫を施した．さらに，このアプリを開始すると，画面上に課題の模式図が現れ，動物キャラクターが人工音声と吹き出しのセリフによって課題の進行に伴って随所で自動的に説明を行うようになっている．各課題の具体的内容は以下の通りであり，条件①～④の順番で実施される．なお，課題が終わるごとに動物キャラクターが実験結果（所要時間と誤反応数）を参加者に伝えてくれる．

条件①：数字20項目を昇順に選択する課題（TMT-Aを参考）
条件②：平仮名20項目を昇順に選択する課題（数字と文字の選択時間の違いを調査するため）
条件③：数字と平仮名を交互に昇順で選択する課題（TMT-Bを参考）

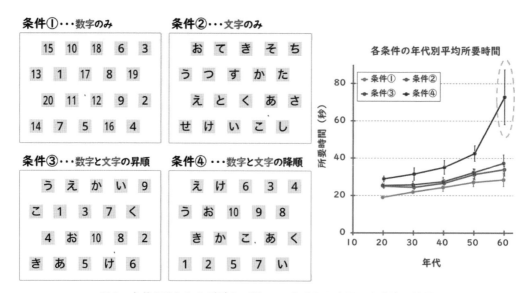

図2　条件を追加したデジタル版TMTとそれらを用いた実験の結果

条件④：数字と平仮名を交互に降順で選択する課題（難易度を上げて認知機能低下の検出効果を高めるため）

　15歳から78歳の幅広い年代の健常者56名を対象に実験を行った。まず、このうちの10名にはオリジナル版TMTも実施し、オリジナル版のTMT-Aと脳トレゲーム版の条件①、オリジナル版のTMT-Bと脳トレゲーム版の条件③の所要時間を比較したところ、それぞれで有意な相関関係が見られ、再現性が確認された。この際、デジタル版がアナログ版のように紙と鉛筆を使わなくてすむだけでなく、より短い時間（約半分）で実施できるというメリットもあることが確認された。また、デジタル版では鉛筆の線が残らないことから項目の配置に制約がなくなり、毎回、ランダムに項目を配置できるもメリットであった。一方、アナログ版（TMT-J）では各課題とも2種類の用紙しかないため、同じ用紙を用いて頻繁に検査を繰り返すと運動学習の効果が生じてくるリスクがある。逆にデジタル版では毎回ランダムなのでその配置によって難易度が変化する可能性もあり、その効果の有無の検証や効果がある場合の対処は今後の検討事項となっている。

　次に対象者全体を年代ごとにまとめて加齢による影響を調べたところ、全課題で加齢による所要時間の増加がみられたが、特に条件④において60歳代以降のグループでの増加が顕著であり、かつこの年代グループ内での個人差によるバラつきも大きいことが明らかとなった。その際、誤反応の数も幾分増えたが全参加者は長くとも2分以内に課題を終了することができていた。この結果は、ワーキングメモリーの負荷を増やすことで適度に難易度を上げた条件④が、認知機能低下の検出力を上げること、すなわちMCIの早期発見に貢献する可能性が高いと期待させた。これに対して、オリジナル版TMT-Bと互換性のある条件③は、TMT-Aと互換性のある条件①と比較した場合の差は小さかったことから、条件③で終わっていた場合には認知機能低下が見過ごされていた人も少なからずいたことを示している。

　さらに、数字だけを昇順で選ぶ条件①（TMT-Aと互換）に比べてひらがなだけを昇順で選ぶ条件②（新規導入）は全般的に所要時間が増加し、数字とひらがなを昇順で交互に選ぶ条件③（TMT-Bと互換）と同程度となっていた。この結果は、従来、TMT-Bが測定していると思われていた注意シフトの効果による所要時間の増加の何割かはひらがな順の想起が数字順の想起よりも難しかったためであると解釈される。そのため、文字だけのコントロール条件がないオリジナル版TMT-Bの結果の解釈は慎重に行う必要がある。

　このように筆者らの開発した脳トレゲーム版TMTは、デジタル化による効率性やゲーミフィケーションによる親しみやすさの向上に貢献するだけではなく、検査時間の短縮による複数の追加条件を実施できる余裕ができ、その成果として従来のTMT-Bの問題点の指摘や、スクリーニング機能の強化につながる可能性も示すことができた。現在、健常者データを追加しつつ、MCI患者を対象に含めた体系的実験の準備を進めている。

8. 注意機能を反映した脳波成分による認知機能評価

　これまでTMTによって調べる脳機能の本質的要素が注意の持続的な維持であり、かつその機

能の低下がMCIの早期発見にも重要であること，またそのような検査の精度の向上や機会の増加のためにもデジタル化が役立つことを述べてきた。このような認知検査のデジタル化の流れは，脳科学分野とのコラボレーションも加速している。特に機能的磁気共鳴画像法（functional Magnetic Resonance Imaging：fMRI）による脳活動計測によってTMTの遂行に関わる脳内基盤や高齢化による影響を調べるために，装置内でも利用できるタブレットなどのインターフェースと組み合わせたデジタル版TMTを活用した研究が数多く行われてきた[37-41]。ただし，これらの研究では，上述したようなTMTに含まれるさまざまな認知機能を反映してあまりにも広範な脳領域が活性化されていたり，難易度の高いはずのTMT-Bが必ずしもTMT-Aよりも強い反応が見られていなかったりするなど，注意機能のバイオマーカーとなる脳活動が特定されていたわけではない。

そこで筆者らが着目したのが，注意の瞬間的な高まりを反映する頭皮上脳波成分である「事象関連電位」（Event-Related Potential：ERP）である[42]。このERPによる認知機能評価は，TMTを含めて運動機能の個人差の影響を受ける認知検査の欠点を克服した神経生理学的バイオマーカーの候補として期待されてきた[43-47]。ただし，ほとんどの研究では用いられてきた認知課題は，経時的に高頻度で提示される同一の視覚もしくは聴覚刺激が低頻度で提示される別の刺激（標的）に変化したことを検出する「オドボール課題」[48]であり，外界の変化に由来するボトムアップ型の注意を反映するだけの比較的難易度の低い課題であった。また，ほとんどの研究で着目されてきたERP生波形の特徴（ピークの振幅や潜時）は，健常者群，疾患群問わず，個人差が大きいことも課題であった[49,50]。

そこで筆者らはこれらの問題を解決するために，まず用いる認知課題としてオドボール課題ではなく，複数（全8種）の中から1つの標的を選択する課題（標的選択課題）を用いて課題遂行

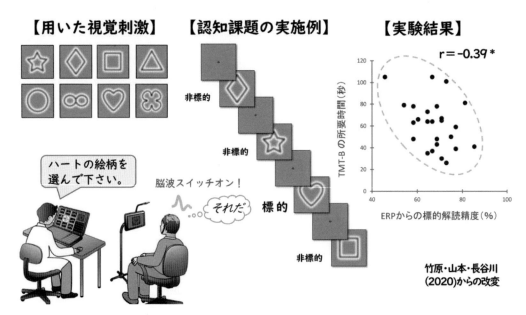

図3 TMT-Bと互換性のある脳波による認知機能評価システム

中の ERP を計測することとした（**図3**）[51]。この際，TMT のように数字や文字の順番の判断を課題内容にすることも検討したが，TMT の本質はそのような順番の判断というよりは一定の認知負荷が持続することであると考え，ESP カードのような単純図形のワーキングメモリ課題にすることとした。ただし，8種類の図形のうちから設定される標的は6試行ずつで順に変更することで，注意のシフトや保続の抑制という TMT の要素も含めることにした。そして，この課題とオリジナルの TMT の両方を実施した26名の多世代の健常者で結果を比較した[52]。この際，ERP のデータ解析に関して個人差の大きい生波形そのものではなく，標的の図形に対する反応全体とその他の図形（非標的）に対する反応全体に対して2クラスの線形判別分析を行い，生成される線形判別モデルに基づくパターンマッチングを交差検証法下で実施した。具体的には，線形判別モデルによって各試行の標的に対して観察される多変量の ERP を単一指標の判別得点に変換した。そして標的に対する判別得点が標的クラス（正の値）に正しく識別された割合を個々に求めた。この結果を TMT の所要時間と比較したところ，標的解読精度が高い人ほど TMT-B をより短い時間で実施できる傾向が強いことが明らかとなった（TMT-A ではそのような傾向は見られなかった）。なお，標的解読精度と TMT-B の所要時間の負の相関は有意（$P<0.05$）ではあったものの，−0.39 とそれほど高い値でなかったことは，TMT-B に含まれる運動機能の影響も考慮すると妥当な結果であると考えられる。このように ERP に着目した認知機能評価は課題や解析手法の工夫によって運動機能の個人差の影響を受けにくい新手法として期待できることが明らかとなった。このシステム（「ニューロディテクター」と命名）を活用し，今後，運動機能の低下した高齢者において注意機能をより正確に評価できることを示していきたいと考えている。また，ニューロディテクターは脳損傷や神経難病によって運動機能が重度に障害を受けているために TMT を実施することが困難な患者に対しても適用可能で，対象患者の潜在的な認知機能を評価できる新しいツールとしても臨床現場に普及させたいと考えている。

9. まとめ

本稿では，TMT がその簡便さと高い有効性から，注意機能や実行機能などの認知機能の評価において，本邦を含めて広く利用されてきたこと，また，TMT は認知症の診断にも貢献するツールとしても重要な位置を占めていることを紹介した。さらに，そのデジタル化の進展により，簡便性がより高まったり，脳機能計測実験との連携も進んだりしていることも解説した。ただし，認知症の前段階である軽度認知障害を早期発見したり，そのリスクをあまり感じていない高齢者に普及したりする必要があることも指摘した。その上で，筆者らの取り組みとして独自に難易度を高めた条件を追加した脳トレゲームとしてのデジタル版 TMT の開発と試作機を用いた実証実験に関して紹介した。また，運動機能の個人差の影響を受けない ERP による認知機能評価の可能性を検討するためのシステム開発や，開発したシステムが TMT と一定の互換性があることを示した。今後，これらのシステムの実用化に興味を持つ企業との共同開発によって臨床現場への普及を目指したいと考えている。

文　献

1）War Department Adjutant General's Office: Army individual test battery（Manual of directions and scoring）（1944）.

2）D.T. Stuss and B. Levine: Adult clinical neuropsychology: lessons from studies of the frontal lobes, Annual review of psychology, 53（1）, 401-433（2002）.

3）R.M. Reitan: Validity of the Trail Making Test as an Indicator of Organic Brain Damage, *Perceptual and Motor Skills*, **8**（3）, 271-276（1958）.

4）T.N. Tombaugh: Trail Making Test A and B: normative data stratified by age and education, *Arch Clin Neuropsychol*, **19**（2）, 203-214（2004）.

5）C.R. Bowie and P.D. Harvey: Administration and interpretation of the Trail Making Test, *Nature protocols*, **1**（5）, 2277-2281（2006）.

6）A. Ardila: Cultural values underlying psychometric cognitive testing, *Neuropsychology review*, **15**（4）, 185-195（2005）.

7）鹿島晴雄：注意障害と前頭葉損傷, リハビリテーション医学, **32**（5）, 294-297（1995）.

8）武田千絵ほか：縦版 Trail Making Test と横版 Trail Making Test における成績の違いについての一考察－若年健常者における縦版, 横版 Trail Making Test 成績の比較から, 神経心理学, **33**（3）, 207-215（2017）.

9）安倍光代：前頭葉機能検査における中高年健常日本人データの検討－Trail Making Test, 語列挙, ウィスコンシンカード分類検査（慶応版）, 脳と神経, **56**, 567-574（2004）.

10）石合純夫, 日本高次脳機能障害学会 Brain Function Test 委員会：Trail Making Test 日本版（TMT-J）, 新興医学出版, 1-13（2019）.

11）R.C. PetersenandJ.C. Morris: Mild cognitive impairment as a clinical entity and treatment target, *Arch Neurol*, **62**（7）, 1160-1163; discussion 1167（2005）.

12）L. Ashendorf et al.: Trail Making Test errors in normal aging, mild cognitive impairment, and dementia, *Archives of Clinical Neuropsychology*, **23**（2）, 129-137（2008）.

13）M.C. Carlson et al.: Executive decline and dysfunction precedes declines in memory: the Women's Health and Aging Study II, *Journals of Gerontology Series A: Biomedical Sciences and Medical Sciences*, **64**（1）, 110-117（2009）.

14）R.M. Chapman et al.: Predicting conversion from mild cognitive impairment to Alzheimer's disease using neuropsychological tests and multivariate methods, *Journal of clinical and experimental neuropsychology*, **33**（2）, 187-199（2011）.

15）J.J. Gomar et al.: Alzheimer's Disease Neuroimaging Initiative for the: Utility of Combinations of Biomarkers, Cognitive Markers, and Risk Factors to Predict Conversion From Mild Cognitive Impairment to Alzheimer Disease in Patients in the Alzheimer's Disease Neuroimaging Initiative, *Archives of General Psychiatry*, **68**（9）, 961-969（2011）.

16）D.R. Royall et al.: Executive control function: a review of its promise and challenges for clinical research. A report from the Committee on Research of the American Neuropsychiatric Association, *The Journal of neuropsychiatry and clinical neurosciences*, **14**（4）, 377-405（2002）.

17）岩瀬弘明ほか：Trail Making Test と Mini-Mental State Examination との関連―簡便な認知機能低下の識別方法の検討, ヘルスプロモーション理学療法研究, **3**（1）, 1-4（2013）.

18）R.M. Reitan: The relation of the trail making test to organic brain damage, *Journal of consulting psychology*, **19**（5）, 393（1955）.

19）A.D. Davies: The influence of age on trail making test performance, *J Clin Psychol*, **24**（1）, 96-98（1968）.

20）K.J. Kennedy: Age effects on Trail Making Test performance, *Percept Mot Skills*, **52**（2）, 671-675（1981）.

21）R.A. Bornstein: Normative data on selected neuropsychological measures from a nonclinical sample, *Journal of Clinical Psychology*, **41**（5）, 651-659（1985）.

22）R.L. Hester et al.: Effect of age on forward and backward span tasks, *Journal of the International Neuropsychological Society*, **10**（4）, 475-481（2004）.

23）T.A. Salthouse: What cognitive abilities are involved in trail-making performance?, *Intelligence*, **39**（4）, 222-232（2011）.

24）J.D. Corrigan and N.S. Hinkeldey: Relationships between parts A and B of the Trail Making Test, *Journal of Clinical Psychology*, **43**（4）, 402-409（1987）.

25）J.M. Oosterman et al.: Assessing mental flexibility: neuroanatomical and neuropsychological correlates of the Trail Making Test in elderly people, *The clinical neuropsychologist*, **24**（2）, 203-219（2010）.

26）D.L. Drane et al.: Demographic characteristics and normative observations for derived-trail making test indices, *Cognitive and Behavioral Neurology*, **15**（1）, 39-43（2002）.

27）I. Sánchez-Cubillo et al.: Construct validity of the Trail Making Test: role of task-switching, working memory, inhibition/interference control, and visuomotor abilities, *Journal of the International Neuropsychological Society*, **15**(3), 438-450 (2009).

28）E.A. Gaudino et al.: Construct validity in the Trail Making Test: what makes Part B harder?, *Journal of clinical and experimental neuropsychology*, **17**(4), 529-535 (1995).

29）S.F. Crowe: The differential contribution of mental tracking, cognitive flexibility, visual search, and motor speed to performance on parts A and B of the Trail Making Test, *Journal of Clinical Psychology*, **54**(5), 585-591 (1998).

30）C.M. Parsey and M. Schmitter-Edgecombe: Applications of technology in neuropsychological assessment, *The clinical neuropsychologist*, **27**(8), 1328-1361 (2013).

31）R.C. Chan et al.: Assessment of executive functions: review of instruments and identification of critical issues, *Arch Clin Neuropsychol*, **23**(2), 201-216 (2008).

32）E. Baykara et al.: Validation of a digital, tablet-based version of the Trail Making Test in the Δelta platform, *Eur J Neurosci*, **55**(2), 461-467 (2022).

33）S.Y. Park and N. Schott: The trail-making-test: Comparison between paper-and-pencil and computerized versions in young and healthy older adults, *Appl Neuropsychol Adult*, **29**(5), 1208-1220 (2022).

34）J.A. Anguera and A. Gazzaley: Video games, cognitive exercises, and the enhancement of cognitive abilities, *Current Opinion in Behavioral Sciences*, **4**, 160-165 (2015).

35）M. Resnick et al.: Scratch: programming for all, *Communications of the ACM*, **52**(11), 60-67 (2009).

36）越後谷芽以，長谷川良平：スクラッチを用いた認知機能評価システムの開発とその検証－トレイルメイキングテストのデジタル化と拡張によって，日本感性工学会論文誌，**22**(3)，249-257（2023）.

37）K.K. Zakzanis et al.: An fMRI study of the Trail Making Test, *Neuropsychologia*, **43**(13), 1878-1886 (2005).

38）S.C. Jacobson et al.: An fMRI investigation of a novel analogue to the Trail-Making Test, *Brain Cogn*, **77**(1), 60-70 (2011).

39）M. Karimpoor et al.: A computerized tablet with visual feedback of hand position for functional magnetic resonance imaging, *Frontiers in human neuroscience*, **9**, 150 (2015).

40）M. Karimpoor et al.: Tablet-based functional MRI of the trail making test: effect of tablet interaction mode, *Frontiers in human neuroscience*, **11**, 496 (2017).

41）N. Talwar et al.: Functional magnetic resonance imaging of the trail-making test in older adults, *PLoS One*, **15**(5), e0232469 (2020).

42）S. Sutton et al.: Evoked-potential correlates of stimulus uncertainty, *Science*, **150**(3700), 1187-1188 (1965).

43）J. Polich et al.: Stimulus frequency and masking as determinants of P300 latency in event-related potentials from auditory stimuli, *Biol Psychol*, **21**(4), 309-318 (1985).

44）K. Bennys et al.: Diagnostic value of event-related evoked potentials N200 and P300 subcomponents in early diagnosis of Alzheimer's disease and mild cognitive impairment, *J Clin Neurophysiol*, **24**(5), 405-412 (2007).

45）M.A. Parra et al.: P300 and neuropsychological assessment in mild cognitive impairment and Alzheimer dementia, *Front Neurol*, **3**, 172 (2012).

46）R.V. Pedroso et al.: Latência e amplitude do P300 auditivo na doença de Alzheimer: uma revisão sistemática, *Brazilian Journal of Otorhinolaryngology*, **78**(4), 126-132 (2012).

47）A.S. Howe et al.: The clinical utility of the auditory P300 latency subcomponent event-related potential in preclinical diagnosis of patients with mild cognitive impairment and Alzheimer's disease, *Brain Cogn*, **86**, 64-74 (2014).

48）N.K. Squires et al.: Two varieties of long-latency positive waves evoked by unpredictable auditory stimuli in man, *Electroencephalogr Clin Neurophysiol*, **38**(4), 387-401 (1975).

49）V. Papaliagkas et al.: Usefulness of event-related potentials in the assessment of mild cognitive impairment, *BMC Neurosci*, **9**, 107 (2008).

50）T.W. Picton et al.: Guidelines for using human event-related potentials to study cognition: recording standards and publication criteria, *Psychophysiology*, **37**(2), 127-152 (2000).

51）長谷川良平，中村美子：標的選択課題遂行中の事象関連電位の特性－認知機能評価システムの開発を目指して，日本感性工学会論文誌，**19**(1)，89-96（2020）.

52）竹原繭子，山本泰豊，長谷川良平：脳波スイッチによる認知機能評価システムの開発―トレイルメイキングテストとの結果比較について，日本感性工学会論文誌，**21**(1)，77-83（2022）.

第3章 認知症診断・検知のDX

第1節 自由会話の AI 解析による 認知症検知システムの開発

FRONTEO 株式会社 豊柴 博義 慶應義塾大学 岸本 泰士郎

1. はじめに

高齢化がより一層進む日本において，認知症高齢者は現在443万人，2025年には471万人になると推定されている。団塊ジュニア世代が65歳以上となる2040年には，その数は584万人になると推定され，高齢者のおよそ15%が認知症になる計算となる。また，軽度認知障害については現在558万人，2025年に564万人，2060年に632万人になると推計されている[1]。認知症対策は，日本における最も重要な社会問題の1つである。

認知症は，早期介入により症状の進行を緩やかにできる可能性があり，それによって患者のQOL（Quality of Life）をより長く維持し，介護負担を軽減することが可能である。早期に診断を受け，治療を開始することで，患者やその家族にとっての負担が小さくなるばかりか，社会費用を軽減することも期待される。近年は，レカネマブを含む疾患修飾薬が承認され，早期発見の重要性はさらに高まっている。

しかしながら，認知症の診断は必ずしも簡単ではない。特に早期介入の可能性が期待される軽度認知障害の診断は難しく，簡便で侵襲性の低いスクリーニング方法の開発が必要である。これまで認知症スクリーニングの手段としては，MMSE（Mini Mental State Examination）などの神経心理検査が利用されてきた。しかし，こうした検査は質問事項を暗記してしまうなど，学習効果が生じやすい。認知機能低下が軽度の段階で見つけようとすればするほど，検査は頻回に実施する必要があるが，認知機能が比較的正常に保たれている患者では，学習効果が生じやすいというジレンマに陥る。また，今後のさらなる高齢化に伴う医療資源の枯渇を考えると，高齢者自身でのセルフチェックを可能にする方法も望まれる。特に，デジタル技術を使った新しいデジタルバイオマーカーの活用には期待が集まっている。

筆者らはこうした医療・社会ニーズに応えるべくデジタル技術を用いた認知症スクリーニング技術の開発に取り組んできた。特にコンピュータが人間の使う自然言語を処理する技術，すなわち自然言語処理（Natural Language Processing：NLP）を用い，言葉の上に現れ得る認知症（や軽度認知障害）の特徴を見いだせないかという試みである。1986年に行われた修道女の報告[2]にもあるように，認知機能の低下に伴う発話の変化は古くから知られていた。アルツハイマー病の言語症状は，健忘性失語から超皮質性感覚失語に移行するのが一般的である。また，一定程度，病状が進行すると，発話量があっても同じ会話を繰り返す，適切な語が喚起されず回りくどい表現をする，語彙が乏しい会話となり，しばしば「空虚な会話（empty speech）」などと呼ばれ

る[3]。近年では，こうした言葉に現れる認知症の臨床表現型に対して自然言語処理を用いて解析・定量しようとする試みが散見されるようになった[4]。例えば，写真や絵の内容を描写するタスク（picture description task）を認知機能低下群と認知機能正常群（Cognitively Healthy Control：CHC）とに行い，構文的および語彙的特徴などを機械学習の特徴量として学習を行うことで，高い精度で2群を分離できた，などという報告である[5]。これらの研究は，発話情報から認知機能を予測できる前向きな結果を示す一方で，研究における被験者の数は数十例と限定的なものが多かった。また，実臨床での活用を鑑みると，何等か特定のタスクを課した際の発話文を対象にするよりも，より簡便に取得でき，かつ学習効果が生じないような方法が求められる。

これらの状況を踏まえ，筆者らは，医療現場で行われる医師や看護師と患者との自由会話から，認知機能の低下を予測できる認知機能診断支援システムの開発を進めてきた。以下にその方法を詳述する。方法や結果については，基本的に文献6）から引用したものである。

2. データセット

本システムの開発に際しては，プロジェクト名「PROMPT」[7]で収集した認知症，MCI（Mild Cognitive Impairment），CHC（Cognitively Healthy Control）の患者からなる590の会話データセット（$n=161$）を活用した。この590データセットより，年齢が45歳未満，GDS（Geriatric Depression Scale）スコアが10点以上，欠損データがある，または強い方言のある患者を除いた432（$n=135$）データセットを最終的な解析に用いることにした。これらの条件を満たす最終的なデータセット中，162データセットが男性（$n=58$，平均年齢74.4±9.4歳），270データセットは女性（$n=77$，平均年齢74.8±11.7歳）であった。また，432データセットのうち，193デー

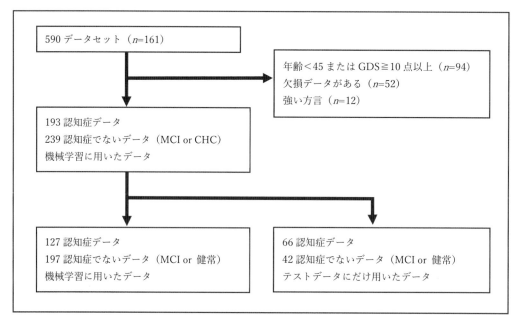

図1　最終的なデータセットに至る過程

セットが認知症患者（$n=58$，平均年齢79.0 ± 8.9歳）であり，239データセットが認知症でない
データセット，すなわち軽度認知障害ないし健常（$n=83$，平均年齢71.1 ± 11.0歳）であった。
図1に最終的なデータセットに至る過程を図示した。

3. Data labeling

　最初の試みとして，認知症群と，認知機能の低下がない健常群と軽度認知障害群をまとめた
（非認知症群とした）2群を分類できる機械学種モデルの構築を進めた。認知症群と非認知症群は
3つの神経心理検査，Clinical Dementia Rating（CDR），MMSE，Logical Memory IIを使って
分類・決定した。Logical Memory IIにおけるカットオフ値は，教育歴をベースに行い，教育歴0
～9年は2点以下，10～15年は4点以下，16年以上については8点以下とした。認知症群は，①
CDR≧1かつMMSE≦23，②CDR≧1，MMSE≧24かつLogical Memory IIがカットオフ値以
下，③CDR＝0.5，MMSE≦23かつLogical Memory IIがカットオフ値以下のいずれかと定義し，
認知機能正常群（MCIを含む）をCDR≦0.5かつMMSE≧24として定義した。これ以外の組み
合わせを示した患者に関しては，最終的な医師の診断を割り当てることとした。
　また，機械学習の予測精度を改善する目的で，学習データには上述の神経心理検査において典
型的なパターンを示す以下のデータのみ使うことにした。①認知症群としてCDR≧1，MMSE≦
23かつLogical Memory IIがカットオフ値以下，②軽度認知障害群として，CDR＝0.5，MMSE
≧24かつLogical Memory IIがカットオフ値以下，③健常群として，CDR＝0，MMSE≧24かつ
Logical Memory IIがカットオフより上。
　なお，本研究では同一患者から複数回データを取得している。したがって，症状経過に伴って
同一の患者が会話データを取得する際に異なるラベルを付与される可能性がある。ラベルの付与
に際しては，会話データを取得した際の神経心理検査による結果に基づくラベルを付与した。

4. 文章の埋め込み

　取得された会話データから患者の会話データのみを書き起こし，1つの文書として扱い，それ
らを形態素に分解した後，FRONTEO社のKIBITを使って150次元のベクトルに変換し，人工
知能の特徴量として活用した[8]。加えて，品詞情報をbi-gramを使って同様に分割し，50次元の
ベクトルに変換した。これら形態素の特徴量を150次元のベクトルに変換した特徴量と品詞の特
徴量をbi-gramを使って50次元のベクトルに変換した特徴量を合わせて，200次元のベクトルと
し，各患者から得られた会話の特徴量として機械学習に入力した。

5. 機械学習の手順

　本研究では，機械学習モデルとしてDeep Neural Network（DNN）モデルを基本とした予測
モデルを構築した。DNNモデルはインプット層，3つの隠れ層，アウトプット層からなる5層の

DNNとし，さまざまなパラメーターを最適化して取得した。モデルの構築と評価にLeave One Out Cross Validation（LOOCV）を採用した。本研究では同一患者から複数回データを取得しているので，同一患者からのデータが，評価データと学習データの両方に含まれ，見かけの予測精度が良くなる危険性が考えらえた。これを防ぐために，テストデータに含まれた被験者のデータは，すべて学習データより除外するプロセスを通常のLOOCVに加えることにした。プロセスの詳細を以下に示す。

① テストデータをすべてのデータから1つ選定する。

② 残りのデータから，同一患者のデータをすべて削除し，かつ学習データの基準を満たさないデータも削除する。

③ ランダムにデータを認知症群と非認知症群の割合が同じになるように保ったまま学習データとバリデーションデータを3：1に分割する。この作業を10回繰り返し，異なる分割による10個のデータセットを作成する。

④ 10個の学習データとバリデーションデータに対して，10個の予測モデルを作成する。

上記の①〜④の作業をサンプル数だけ繰り返す。

予測精度は，1つのテストデータに対して計算された10個の予測モデルの結果の合議制によって行うこととした。合議制に用いる閾値は，全体のモデルの予測精度が最大になるものを採用した。精度，感度，特異度はこの閾値をもとに算出されたものを用い，モデルのパフォーマンスとした。

6. 予測精度

予測モデルの投票数には，最も予測精度の高い閾値である1を採用した。すべてのデータを用いた場合に，認知症群と非認知症群とを分類する精度は0.900，感度は0.881，特異度は0.921であった。平均のAUCは0.935であった。学習データの条件に合致したデータの精度とデータ全体の精度を比較した際に統計的有意差は認められなかった（$X^2 = 0.402$，$P = 0.526$）。また男女間における予測精度の有意差は認められなかった（$X^2 = 0.015$，$P = 0.901$）。加えて75歳以上と75歳未満における予測精度にも差は認められなかった（$X^2 = 2.902$，$P = 0.088$）。

7. 文字数と予測精度の関係

人工知能に読み込ませる文字数と予測精度の関係についても考察した。図2はその関係をグラフにした。文字数が600文字を超えたあたりで，予測精度は0.800を超え，1,300文字で予測精度0.866に到達し，その文字数あたりから予測精度は安定的に推移し，1,800文字付近で予測精度が最高値＝0.875に達した。

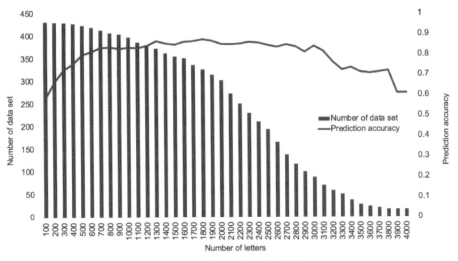

図2 文字数と予測精度の関係

8. ベクトル化の手法と機械学習アルゴリズムの比較

　異なる投票数による予測精度の変化を予測モデル Deep Neural Network（DNN）と XGBoost について検討した。その際に予測モデルに投入する特徴量ベクトルを FRONTEO 社の手法によるベクトル，TF-IDF，Bidirectional Encoder Representations from Transformers（BERT）vector と変化させ比較した（**表1**）。その結果，投票数は1で FRONTEO 社の手法によるベクトルの組み合わせの時に，最も予測精度が高く，0.900 となった。

voting	DNN model for original algorithm vector	XGBoost model for original algorithm vector	DNN model for TF-IDF vector	DNN model for BERT vector
0	0.447	0.447	0.447	0.447
1	0.900	0.785	0.819	0.794
2	0.889	0.836	0.824	0.829
3	0.875	0.833	0.810	0.836
4	0.870	0.836	0.799	0.831
5	0.859	0.831	0.785	0.847
6	0.856	0.801	0.785	0.840
7	0.847	0.780	0.768	0.822
8	0.845	0.752	0.752	0.822
9	0.836	0.727	0.741	0.808
10	0.815	0.674	0.706	0.778

表1　異なる投票数による予測精度の変化

第 1 編　予防・進行防止・診断技術

9. 考　察

　筆者らは 432 データセットを使って，非構造データである自由会話データのみを特徴量とし
て，認知症による認知機能の低下を検出する DNN をベースとした機械学習モデルを構築し，最
終的に構築した機械学習モデルは，認知症群と非認知症群を，AUC＝0.930，精度＝0.900，感度
＝0.881，特異度＝0.916 と高い精度で予測することができた。

　DementiaBank のデータセットを使った研究では，Alkenani ら[9] は同様に言語的なデータのみ
を使って，AUC＝0.98，精度＝0.95 という非常に高い精度の機械学習モデルを構築したと報告し
ている。この機械学習モデルは，語彙構文と文字レベルの n-gram を特徴量とし，さまざまなタ
イプの機械学習モデルを組み合わせたアンサンブル法を使って構築された多クラス分類予測モデ
ルである。筆者らのモデルは実臨床の場面を想定し会話データをベースに構築したものであるの
で，口語データ（書き言葉）でなく，会話データのデータ数を増加すれば，さらに良い精度にな
ると考えられたが，一方で，会話データの大きな日本語コーパスが存在しておらず，データ数が
限定的であっても十分な精度がだせるアプローチを今回は選択した。筆者らの自由会話を用いた
モデルは，特定のタスクを指定して得られたものではないが，AUC においては，先の Alkenani
らには及ばないものの，スクリーニングという観点では十分な精度を示す機械学習モデルを構築
できたと考えている。実際，MMSE は臨床現場で最も頻繁に使われている認知症スクリーニング
検査の 1 つであり，その感度と特異度はそれぞれ，0.81 と 0.89 と報告されている[10]。

　先にも述べたように，MMSE のような通常用いられる神経心理検査は学習効果が問題になり
がちだが，本システムが対象とする自由会話はそのリスクが低いと考えられる。また，実用性と
いう観点から文字数と予測精度については，600 文字で精度 0.800 を達成した。通常の日本語での
会話は，1 分間で 360～420 文字であることを考えると，100 秒ほどで，600 字の会話を取得する
ことが可能である。すなわち，約 3～5 分で，予測精度の最高点に達することになる。この点から
も，自由会話を使ったこのスクリーニング手法は実臨床で有効であると考えている。

　認知症で影響を受ける認知機能は，言語のみならず，さまざまなドメインにわたりえるため，
会話を使ってすべての認知機能の早期の低下を捉えるのは困難だと考える。一方で，アルツハイ
マー病をはじめ多くの認知症疾患において言語機能は病期のいずれかの時点で障害を受けるのが
確実で，広範な認知症のスクリーニングには有用であろう。無論，今後は，認知症の原因疾患に
即した学習モデルが開発されることが望まれる。

　自然言語処理と機械学習を使って認知症をスクリーニングする研究の多くが，自発的な発話を
促すために，写真や絵の内容を描写するタスク（picture description task）を使っているのに対
して，本研究は，特別なタスクを用いることなく，非構造的な自由会話を使って認知症をスク
リーニングできることを示した。自由会話を使ったスクリーニングは，簡便で検査者のトレーニ
ングを要さず，他に特別な道具等を必要としないので利用しやすいと考えられる。加えて，新型
コロナウィルスの感染拡大を契機に，オンライン診療が世界各国で活用されるようになった昨
今，従来の認知機能テストを遠隔で行うのは難しいが，本手法は自由会話さえ行えれば解析可能
であるので，オンライン診療のプラットフォームに乗りやすい。

本稿で紹介した研究では，軽度認知障害群は非認知症群として扱い，認知症群と非認知症群の2分類タスクの結果を示したが，アルツハイマー病への疾患修飾薬が上市された現在，軽度認知障害の段階においてスクリーニングが行えることが望まれている。筆者らは，サンプルサイズを増やして，健常，軽度認知障害，認知症群の3分類のタスクに耐えられるモデルを構築する計画である。また，MMSEや他の神経心理検査同様，被験者の教育歴や年齢が本研究の結果に与える影響についても，データ蓄積とともに，詳細な考察を加えられるようにすることも大切だと考えている。

10. 結　論

加速する認知症および軽度認知障害スクリーニングのニーズに応じるべく，自由会話を対象とする，自然言語処理を用いたスクリーニング技術の開発経過を示した。今後，さらにデータ数を増やして精度を高めたり，さまざまな観点からの検討を進めたりする必要があるが，本技術については，すでに一定程度の分類精度を発揮し，かつ高い実用性を有することが示されたものと考えている。今後，本技術が，認知症に関連するさまざまな社会課題の解決の一助になることが期待される。

情　　報

豊柴はFRONTEO㈱の社員であり，関連特許の発明者である。岸本は豊柴と共に本技術の開発を行い，関連特許の発明者である。

文　　献

1）九州大学：令和5年度老人保健事業推進費等補助金　認知症及び軽度認知障害の有病率調査並びに将来推計に関する研究報告書.
https://www.eph.med.kyushu-u.ac.jp/uploads/information/0000000025.pdf?1717999124

2）D. Iacono et al.: The Nun study: clinically silent AD, neuronal hypertrophy, and linguistic skills in early life, *Neurology*, **73**（9）（2009）.

3）M. Nicholas et al.: Empty speech in Alzheimer's disease and fluent aphasia, *J. Speech Lang. Hear. Res.*, **28**, 405-410（1985）.

4）Y. Momota et al.: Language patterns in Japanese patients with Alzheimer disease: A machine learning approach, *Psychiatry Clin Neurosci*, **77**（5）, 273-281（2023）.

5）O. Orimaye et al.: Predicting probable Alzheimer's disease using linguistic deficits and biomarkers, *BMC Bioinformatics*, **18**（2017）.

6）T. Horigome et al.: Identifying neurocognitive disorder using vector representation of free conversation, *Sci Rep*, **12**（1）, 12461（2022）.

7）T. Kishimoto et al.: PROMPT collaborators. The project for objective measures using computational psychiatry technology（PROMPT）: Rationale, design, and methodology, *Contemp Clin Trials Commun*, **19**, 100649（2020）.

8）https://pubmed.ncbi.nlm.nih.gov/33262102/

9）A.H. Alkenani et al.: Predicting Alzheimer's Disease from Spoken and Written Language Using Fusion-Based Stacked Generalization, *J Biomed Inform*, **118**, 103803（2021）.

10）K. Tsoi et al.: Cognitive tests to detect dementia: a systematic review and meta-analysis, *JAMA Intern Med*, **175**（2015）.

第3章	認知症診断・検知のDX

第2節　デュアルタスクによる
　　　軽度認知障害検知技術

大阪大学　**八木　康史**

1. はじめに

　記憶障害・判断力や集中力の低下などの症状に苦しむ認知症高齢者の数は，日本では460万人以上[1]，世界では4,600万人以上いると報告されている[2]。超高齢化社会に向かう中，認知症を患う高齢者は今後増加にあり，高齢者の5人に1人は認知症ともいわれ，他人ごとではない。2023年9月25日，エーザイ㈱と米国バイオジェン・インク社は，日本において「アルツハイマー病による軽度認知障害（MCI）および軽度の認知症の進行抑制」の効能・効果で，厚生労働省により薬事承認された。適応範囲は限定されるが，投薬により，病気の進行を遅らせ，認知機能の低下を緩やかにすることが期待できる。MCI（Mild Cognitive Impairment）が進行すると認知症に移行する一方，MCIの段階で適切な対応を行えば，認知症への移行を遅らせたり，場合によっては健常な状態に戻る可能性もある。MCIの早期発見は非常に重要である。Mini-Mental State Examination（MMSE）[3]やMontreal Cognitive Assessment（MoCA）[4]といった認知機能検査は，医療現場だけでなく，例えば，75歳以上の高齢者に対する運転免許証更新時の検査としても，類似する認知機能検査が義務付けられている。これらのテストは，一般に医師や臨床心理士によるインタビューが必要なため，実施可能な場所が限定される。また，インタビュー項目が毎回同じであることから，練習効果があり，頻繁に行うことができず，認知機能低下の継続的モニタリングには向かない。さらに，検査性能も，MMSEの場合，23点以下を認知症疑いとした場合の感度が81%，特異度が89%，27点以下をMCI疑いとした場合の感度が45〜60%，特異度が65〜90%とそれほど高くない[5]。日本のMMSE-Jについては，感度86%，特異度89%と改善されているが，10分から15分とオリジナルよりも時間がかかる[6]。上述したが，MMSE等の認知機能検査では，問題を覚えてしまうことによる練習効果が大きな課題である[7]。

　本稿では，歩行などの運動タスクと計算や語彙列挙などの認知タスクを同時に行うデュアルタスクを高齢者が実施する様子をカメラ等で観測し，両タスクの振る舞いからMCIを早期検知する技術について紹介する[8-10]。

2. デュアルタスク

　デュアルタスク（二重課題）とは，一度に2つ以上のことを同時に行うこと，例えば，「歩きながら，歌を唄う」，「電話をしながら，料理を作る」のことを指し，一般に高齢になると，複数の

行動を同時にこなすことが難しくなる。筆者らが提案する，デュアルタスクによる認知機能障害検知では，足踏み動作と計算問題の回答という，運動タスクと認知タスクからなるデュアルタスクを行う。足踏み動作だけのシングルタスク時に比べて，デュアルタスク時には，脳への負担が増えることで，運動及び認知パフォーマンスが低下することが予測される。**図1**(a)は，健常者とMCI/認知症の方のデュアルタスク時の右膝関節の動き例である。このグラフから見ての通り，足踏みという繰り返し動作に対して，健常者が比較的周期的な動きを示しているのに対して，MCI/認知症の方は，不安定な動きを示している。図1(b)は，図1(a)のこの動きを左右の足踏みを1周期として分解し，3軸目に周期回数とすることで3次元グラフにしたものである。周囲を単位としてデータを整理すると，左右の繰り返し動作の安定性がより顕著に表現できることがわかる。後述する周期動作に着目した歩容解析手法 PPGCN（Phase-aligned Periodic Graph Convolutional Network）では，図1(b)に示す周期単位でのデータを入力としている。

提案するデュアルタスクシステムでは，**図2**のように前方ディスプレイに表示された，ランダムに生成される，2桁と1桁の足し算/引き算の計算式とその後に左右に表示される2つの回答から，左右の手摺りに設置されたボタンを用い，計算問題の正解回答を行う。計算問題は，毎回同じ問題を出題するのではなく，ランダムに異なる問題を出題することで，練習効果の影響を受けないようにしている。

デュアルタスク実行のパフォーマンスは，個人の持つ身体，認知能力の影響も懸念されることから，本システムでは，計算問題のみのシングルタスク，足踏み動作のみのシングルタスク，そ

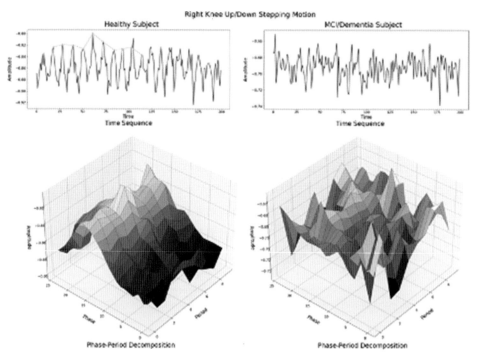

図1 右膝関節の足踏み動作時の動き
(a)時系列データ例（上段），(b)周期単位での時系列表示（下段）

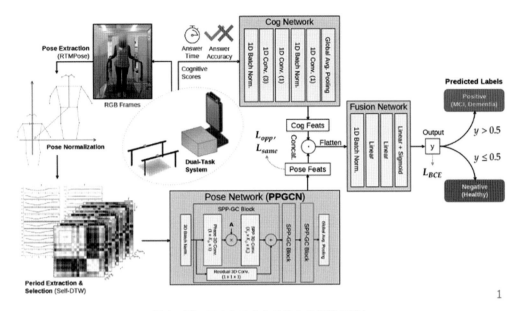

図2 デュアルタスクシステムの処理の流れ

して，デュアルタスク時をすべて計測することで，個人差の影響を受けにくい，シングルとデュアルの違いを計測するアプローチをとっている。

3. デュアルタスクによる認知機能障害検知

図2にデュアルタスクシステムの処理の流れを示す。RGBカメラで撮影された足踏み運動は，RTMpose[11]と呼ぶ人物姿勢抽出手法を用いて，17関節点の時系列2次元骨格情報として抽出される。そして，シングルタスク時10秒，デュアルタスク時20秒の時系列データから周期検出を行い，図1に示す左右2歩を単位とする周期データとして整理される。

実際には，上記のデュアルタスクを3回実施したデータを姿勢ネットワーク PPGCN の入力として，姿勢に関する特徴を抽出する。一方で，認知タスクに関しては，計算問題のみのシングルタスク時10秒，デュアルタスク時20秒を，認知ネットワークの入力として，認知特徴を抽出している。これら姿勢ならびに認知特徴を連結し，融合ネットワークから出力を健常と MCI/認知症の2クラス分類問題として学習している。

4. PPGCN による健常と MCI の識別性能

大阪大学医学部附属病院にてアルツハイマー，レビー小体，または，MCI の確定診断が付いた男女合計143名，MMSE のスコアが28以上，ADL が正常を健常と定義した男女249名を対象に4交差検定により性能評価を行った。被験者の内訳は，**表1**の通りである。**表2**は，4交差検定の結果である。4交差の平均精度で，93.15%，感度，特異度も92.31%，93.98%と極めて高い性能となった。**表3**は，筆者らがこれまでに提案した手法との比較結果である。従来手法と比較し

第1編　予防・進行防止・診断技術

表1　データセット

クラス	性別	サンプル数	年齢分布
MCI 認知症	男性	50	53～90
	女性	93	53～91
健常	男性	107	70～85
	女性	142	70～87

表2　4交差検定結果

Fold #	精度	感度	特異度	感度＋特異度
Fold 1	0.9364	0.8889	0.9839	1.8728
Fold 2	0.8921	0.9429	0.8413	1.7842
Fold 3	0.9283	0.8889	0.9677	1.8566
Fold 4	0.9699	0.9722	0.9677	1.9399
平均	0.9315	0.9231	0.9398	1.8629

表3　従来手法との比較

手法	精度	感度	特異度	感度＋特異度
Wu et al.[9]	0.8246	0.9021	0.7470	1.6491
Liu et al.[10]	0.8800	0.8600	0.9000	1.7600
PPGCN[8]	0.9178	0.9441	0.8916	1.8356

ても，格段に性能が高い。大きな違いは，周期特徴を活用した点にある。

5.　おわりに

　MCI の段階での早期検知は，認知症対策において極めて重要であり，有用な結果が得られた。現在データセットは，健常者や認知症に比べて MCI 数が少ない。そのための健常，MCI，認知症の3クラス分類問題への適用はできていない。データ収集は継続していることから，今後は，3クラス分類のための認識アルゴリズムに改善して行きたい。

謝　辞

　本研究の一部は，国立研究開発法人日本医療研究開発機構（AMED）JP23uk1024001（JSPS KAKENHI JP20H00607）の補助を受けた。

文　献

1）Cabinet Office, Government of Japan: Annual report on the aging society: 2017（2017）.

2）V. Theo et al.: Global, regional, and national incidence, prevalence, and years lived with disability for 310 diseases and injuries, 1990-2015: a systematic analysis for the global burden of disease study 2015, *The Lancet*, **388**(10053), 1545-1602（2016）.

3）F. F. Marshal et al.: "mini-mental state": a practical method for grading the cognitive state of patients for the clinician, *Journal of Psychiatric Research*, **12**(3), 189-198（1975）.

4）S.N. Ziad et al.: The Montreal Cognitive Assessment, MoCA: a brief screening tool for mild cognitive impairment, *Journal of the American Geriatrics Society*, **53**(4), 695-699（2005）.

5）T.N. Tombaugh and N.J. McIntyre: The Mini-Mental State Examination: A Comprehensive Review, *J. Am. Geriatr. Soc.*, **40**, 922-935（1992）.

6）A. Morita et al.: Validity of the Japanese Version of the Quick Mild Cognitive Impairment Screen, *Int. J. Environ. Res. Public Health*, **16**, 917（2019）.

7）C. Carnero-Pardo: Should the Mini-Mental State Examination be re- tired?, *Neurología*（*English Edition*）, **29**, 473-481（2014）.

8）A. Godó et al.: PPGCN: Phase-Aligned Periodic Graph Convolutional Network for Dual-Task-Based Cognitive Impairment Detection, in *IEEE Access*, **12**, 37679-37691（2024）.

9）S. Wu et al.:Early De- tection of Low Cognitive Scores from Dual-task Performance Data Using a Spatio-temporal Graph Convolutional Neural Network, in *2021 43rd Annual International Conference of the IEEE Engineering in Medicine & Biology Society*（*EMBC*）, 01-05, IEEE（2021）.

10）J. Liu et al.: Two-stream Graph Con- volutional Networks with Task-specific Loss for Dual-task Gait Analysis, in *2023 45th Annual International Conference of the IEEE Engineering in Medicine & Biology Society*（*EMBC*）, IEEE（2023）.

11）Rtmpose: Real-time multi-person pose estimation based on mmpose, https://github.com/open-mmlab/mmpose/tree/1.x/projects/rtmpose ［Online; accessed 18. Oct. 2023］.

第3章 認知症診断・検知のDX

第3節 認知症兆候検知判定システム「D-walk」の開発

一関工業高等専門学校／磐井AI株式会社　鈴木　明宏
磐井AI株式会社　石井　聖名　　磐井AI株式会社　菊地　佑太
磐井AI株式会社　佐藤　汰樹　　東北大学　小池　敦

1. はじめに

我が国では，高齢化に伴い認知症の患者数が年々増加している。2025年には5人に1人の高齢者が認知症を有しているとの推計もある[1]。認知症患者増加による医療，介護現場の逼迫も懸念される。しかし，認知症の前段階にある軽度認知障害（Mild Congnitve Impairment：MCI）の状態であれば，適切に治療を行うことで約16～40％が正常に快復するという報告がある[2]。そのため，認知症の早期発見は重要な要素といえる。鈴木らは[3]，歩行時の腰部加速度／角速度情報から認知症のスクリーニング検査であるMini-Mental State Examination（MMSE）[4]のスコアを高精度に予測する式を導出した。しかし，カットオフ値付近では，認知機能の状態を明確に判別することが困難である。そこで本稿では，歩行情報からMCIの確率を予測する，認知症兆候検知判定システム「D-walk」を紹介する。

2. 歩行情報を用いたMCI推定技術

高齢者の歩行状態からMCIの確率を予測するために，図1のように腰部に取り付けたD-walkの内蔵加速度・角速度センサを用いて歩行特徴量（波形類似度，標準偏差）を求め，式(1)で推定する。

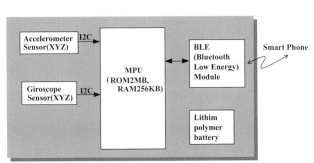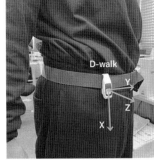

(a)ブロック図　　　　　　　　　(b)装着の様子

図1　D-walk（磐井AI㈱製）

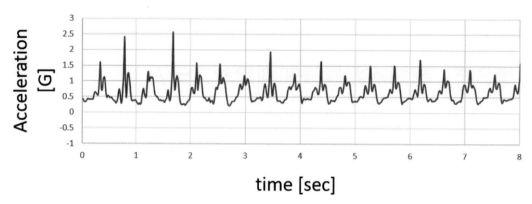

図2　歩行時における上下方向加速度

$$\ln\frac{p}{1-p} = \alpha_1 \cdot \sigma_y + \alpha_2 \cdot g_x + \alpha_3 \cdot g_y + \alpha_4 \cdot a_x + \alpha_5 \cdot a_y + \alpha_6 \tag{1}$$

ここで，pはMCIの確率，認知機能推定パラメータとして，σ_yは，歩行時の加速度標準偏差（左右方向），g_xは，歩行時の角速度波形類似度（上下軸周り），g_yは，歩行時の角速度波形類似度（左右軸周り），a_xは，歩行時の加速度波形類似度（上下方向），a_yは，歩行時の加速度波形類似度（左右方向）である。係数（α_n）は，被験者を認知機能低下群（MCI）と健常群に分類した2値を従属変数，認知機能推定パラメータを独立変数として，二項ロジスティック回帰分析を行い算出する。

　認知機能推定パラメータとして用いた波形類似度は，歩行における安定性の評価として，1ストライドの加速度波形および角速度波形の類似性を見たものである。図2に歩行時における腰部につけた加速度センサの上下方向の加速度を示す。歩行時の踵接地によって1ステップにつき1つのピーク値が現れるため，これを基に1ストライドの波形を切出す。このピーク間隔の歩行区間における平均値を1ストライド周期とする。切出した1ストライドの波形をW_j（式(2)）とし，100点で構成されるように線形補間する。これと平均波形W_{mean}（式(3)）との相互相関係数γ_j（式(4)）を求める。jはストライド数（$j=1, 2, \cdots, m$），sはデータ列の第s番目を示す（$s=1, 2, \cdots, 100$）。この相互相関係数を歩行波形類似度とした。角速度波形についても，上下方向の加速度波形のピーク位置を基にして1ストライド波形を切出し，波形類似度を計算した。

$$\{W_j(s) \mid s=1, 2, \cdots, 100\} \tag{2}$$

$$W_{mean}(s) = \frac{1}{m}\sum_{j=1}^{m} W_j(s) \tag{3}$$

$$\gamma_j = \frac{(W_j, W_{mean})}{|W_j| \cdot |W_{mean}|} \tag{4}$$

表1 ロジスティック回帰モデルによる MCI 推定精度

		Predict	
		Normal	MCI
Observed	Normal	44	11
	MCI	9	36
Predict total		53	47
Accuracy		80%	

表2 1D-CNN 深層学習モデルによる MCI 推定精度

		Predict	
		Normal	MCI
Observed	Normal	41	9
	MCI	8	42
Predict total		49	51
Accuracy		83%	

　被験者は，介護予防事業に参加した地域在住高齢者の中から，杖等の歩行補助具を使用しない自立歩行可能な健常高齢者 274 名（女性 207 名，年齢 77.19±7.02）とした。D-walk を腰部に装着し，200 m の自然歩行を実施し，認知機能パラメータを算出した。認知機能については，MMSE 試験および TMT-A（Tail Making Test A）で判定し，二項ロジスティック回帰分析により式(5)を求めた。精度は**表1**に示すようになり，正解率としては 80% であった。

$$\ln\frac{p}{1-p} = -28.4 \cdot \sigma_y - 10.6 \cdot g_x + 20.6 \cdot g_y - 6.1 \cdot a_x - 8.9 \cdot a_y + 9.5 \tag{5}$$

　同じデータセットを用いて，1D-CNN（1 次元畳み込みニューラルネットワーク）をベースとした深層学習モデルで MCI 推定を行った場合，精度は**表2**に示すようになり，正解率 83% であった。深層学習モデルはサンプル数が増加するほど精度向上が期待できるため，今後サンプル数を増加し精度向上させ，社会実装を行う予定である。

文　献

1）二宮利治：日本における認知症の高齢者人口の将来推計に関する研究，厚生労働科学研究費補助金厚生労働科学特別研究事業，18（2014）．

2）日本神経学会：認知症疾患診療ガイドライン 2017，医学書院，147（2017）．

3）A. Suzuki et al.: Estimating cognitive func- tion in elderlypeople using information from out- door walking, *JSME*, **15**(2), 19-00491 (2020).

4）M. F. Folstein et al.: Mini-mental state: a practical method for grading the cognitive state of patients for the clinician, *Journal of psychiatric research*, **12**(3), 189-198 (1975).

| 第3章 | 認知症診断・検知のDX |

第4節　ドラム演奏による
認知症重症度スクリーニング手法の開発

東京大学　宮﨑　敦子

1. はじめに

　認知症患者における認知機能や運動機能の評価は，診断や経過観察において極めて重要な役割を果たしている。しかし，認知症がある場合，認知機能の低下やその中核症状である失行により，運動の出力や計測に必要な課題を正しく行なうことが難しくなるため，機能評価をすることが困難である[1]。例えば，「握力計を強く握ってください」という健常者にとっては簡単なことでも，理解や実行が困難になり計測ができなくなる。したがって，認知症が重症化しても実施可能で，失行の影響を受けにくい新たな運動機能評価方法の開発が急務となっている。

　同時に，これまでの研究により，運動機能の低下が認知機能の低下や認知症と関連することが報告されている[2-5]。そのため，この新たな運動機能評価方法が認知機能低下や認知症の重症度と関連しているかどうかを明らかにすることも重要である。認知症に関連する特異的な運動障害を特定できれば，間接的ではあるが，簡便な方法で認知症の重症度を判定することが可能になる。

　現在，簡便な認知症スクリーニングには主に Mini-Mental State Examination（MMSE）のような神経心理学的検査が用いられている。しかし，認知症のない人々は比較的抵抗なく検査を受ける一方で，認知症患者は検査の必要性を理解しづらく，拒否する傾向が強い[6]。また，視覚・聴覚障害がある場合，書く課題や復唱する必要がある課題が複数あるため，正確な評価ができない[7]。認知症スクリーニングにおける患者レベルの障壁を減らすには機能評価方法のバリエーションを増やすことが重要で，これはパーソンセンタード・アプローチにつながる[8]。もし，認知症患者の認知機能状態を安全で簡便にモニターすることが可能であるならば，認知機能低下の早期発見に貢献するだけでなく，症状の重い患者を人道的かつ尊厳をもって対応することを可能にする。

2. ドラム演奏に着目した理由

　ドラム演奏に着目した主な理由は，認知症患者の運動機能を実際に行なえる動作を通じて計測できる点にある。リズム反応運動は，重度の認知症になっても維持される能力であり，これまでの研究で重度認知症患者のリズム機能の維持が示されている[9,10]。ドラムを叩くことで生じるリズムを知覚し，他人の模倣や簡単な指示の理解が可能となる。

　ドラミングには継続的かつ反復的な上肢動作が必要であり，上腕二頭筋は上腕を上げ，上腕三

171

第1編　予防・進行防止・診断技術

頭筋は下へ引っ張る動作を繰り返している。実際のドラミング中は，打撃エネルギーが弾力的に演奏者に戻るため，マレットがドラムに当たって跳ね返り，腕を簡単に上げることができる[11]。そのため，筋出力が弱いサルコペニアや認知症患者でも，連続的なドラミング動作を行うことができる[12]。したがって，この動作をモニタリングすることで，上肢運動機能を測定できるのである。

かつ，音楽のリズムによる同調は，神経機能レベルで運動回路を刺激する効果がある[13-15]。Rhythmic Auditory Stimulation（RAS）は，リズミカルな同調によって損傷した脳の可塑性を誘導する神経リハビリテーションである[16]。RASは，外部の拍動への同期が動作の協調の回復を助けるため，他の神経疾患や脳損傷に有益な効果がある。その上，ドラミングは有酸素運動であり[17]，自分の腕自体を支えるための筋活動が必要になる[18]ため，虚弱な方でも有効な運動効果が期待できる。

実際，私たちは特別養護老人ホームで12週間のドラムコミュニケーションプログラムを実施し，認知症や虚弱な方でも実施継続可能であり，認知機能や上肢機能，肩の挙上角度の改善効果を確認した[12]。

このようなドラム演奏の長所を用いて，認知症高齢者の上肢運動機能を測定することに至った。

3. 対象と方法と計測値

特別養護老人ホームに入居する19名が参加者したが，センサ機器の不具合により3名のデータを収集できなかった。最終的に16名（女性12名，男性4名，平均年齢86歳，範囲72-100歳）が分析対象となった。

3.1　参加者

埼玉県所沢市の特別養護老人ホームから入居者を募集した。認知症高齢者の日常生活自立度判定基準による内訳は，IIa＝2名，IIb＝7名，IIIa＝5名，IIIb＝1名，IV＝1名であった。施設入居期間は平均897.50（標準偏差673.99）日であった。

3.2　包含基準と除外基準

ドラムコミュニケーションプログラムは30分間のセッション（準備運動を含む）で構成されていたため，包含基準は参加者が30分間椅子に座り続けることができることであった。除外基準は重度のリウマチやその他の関節疾患であった。この研究の参加者は誰も除外基準を満たさなかった。

3.3　体組成測定

体組成は，InBody S10を使用してBIA（Bioelectrical Impedance Analysis，生体電気インピーダンス分析）で測定した。InBody S10はさまざまな体位で使用できるため，参加者の健康状態に応じてベッドに仰向けまたは座位で測定した。16名の参加者のうち，13名は常時車椅子を使用していた。そのため，身長は，標準的な巻尺を使用して，頭頂部からかかとの付け根までの距離を測定することで測定した。起立が困難な参加者については，仰向けになった状態で測定した。さ

172

第3章　認知症診断・検知のDX

らに，車椅子用体重計を使用してこれらの参加者の体重を測定した。総重量（体重と車椅子）から車椅子の重量を差し引いた。

BMI（Body Mass Index）を測定した。体重過多は実行機能，注意力，記憶力，および全体的な認知機能に悪影響を与えることが知られており[19]，高BMI（$\geq 25\,kg/m^2$）は中等度から重度の認知障害のリスクと関連している[20]。逆に，高齢期（70歳以上）におけるBMIの高さは認知症発症リスクを低下させる[21]。そして，低BMIまたは低栄養状態のカットオフ値は$20\,kg/m^2$である[22]。本研究の参加者のBMI値は女性が19.90（標準偏差3.38）kg/m^2，男性が20.95（標準偏差1.48）kg/m^2であった。

筋肉量とサルコペニアの指標としてSMI（Skeletal Muscle mass，骨格筋量指数）を使用した。値が低いほど，筋肉量が少なくサルコペニアの程度が大きいことを示す。健常高齢者と比較して，80歳以上の認知症患者はSMI測定値が低かった[23]。本研究の参加者のSMI値は女性が$4.80\,kg/m^2$，男性が$5.99\,kg/m^2$であった。アジアサルコペニアワーキンググループ2019の基準では，65歳以上の高齢者のSMIカットオフ値は男性$7.0\,kg/m^2$，女性$5.7\,kg/m^2$とされている[24]。

したがって，参加者のBMI値は低体重域にあり，サルコペニアを示すカットオフ値を下回っていた。また，本研究では，利き手でドラミングをしているときの腕の動きを評価するために，利き手の上肢筋量を測定した。利き腕の平均筋肉量は1.42（標準偏差0.48）kgであった。

3.4　認知機能の測定

30項目からなるMMSE日本語版を用いて認知機能を測定した。MMSEは臨床現場で広く使用されており，認知症のスクリーニングや重症度評価に有用なツールである。参加者のMMSEスコアの平均は14.56（標準偏差6.89）点であった。重度認知症（0–10点）が4名，中等度認知症（11–20点）が8名，軽度認知症（21–26点）が4名であり，認知症なし（27–30点）に該当する参加者はいなかった。MMSEスコアに性差は見られなかった。

3.5　運動機能測定

握力は，認知障害と関連している[2]。利き手の最大握力（kg）は，スメドレー型デジタル握力計を使用して測定した。握力測定プロトコルの選択による大きな変動のため，基本的な測定方法，すなわち，肩関節を軽度外転させ，肘関節を0°伸展させ，最大下垂させた位置を維持した。握力計は，PIP（Proximal Inter–Phalangeal，第二人差し指）で握れるようにハンドルの長さが調整された。参加者は理学療法士の指導の下，最大値が得られるまでしっかりと握るよう促された。測定は継続的に行われ，参加者は利き手で少なくとも2回の最大握力を行うよう求められた。最大握力の平均は11.44（標準偏差6.40）kgであった。握力測定の際，参加者は指示の理解に困難を示し，タスクの実行に時間を要した。最終的に1名が測定不能であった。

参加者の廃用によるROM（Range of Motion，関節可動域）制限を調べるために，ゴニオメータを使用して肩屈曲による利き手上肢のROMを測定した。ROM測定中，参加者は車椅子の後ろで90°の体幹位に固定された。受動運動と能動運動が測定され，1人の理学療法士が上肢の動きを測定し，もう1人の理学療法士が関節の安定性と位置決めを評価した。肩屈曲角度は，能動運

173

動で平均116.56°（標準偏差27.85°），他動運動で平均137.50°（標準偏差18.71°）であった。特に能動運動では，参加者は指示の理解に困難を示し，タスクの実行に多くの時間を要した。

肩関節の屈曲角度には性差が見られなかったが，握力は男性が女性より有意に高かった。

3.6 ドラミングタスク

参加者は全員，輪になって座り，利き手にマレット（ドラムスティック）を持ち，ジャンベ，タムタム，トゥバノ，タンタンなどのドラムを叩いた（図1）。ドラムは参加者の利き手側に少し離れた位置に置かれ，姿勢を崩さずに快適に演奏できるよう配慮された。マレットは参加者が持ちやすく，腕の動きを持続できるように調整した。

参加者はファシリテータの指示に従って，ビートを拾い，好みに合わせてドラムを演奏した。基本的に自分のペースでドラムを演奏することができた。徐々に，参加者はお互いの演奏に気づき，ドラムの同期したビートを維持できるようになった。参加者がドラム演奏における自分の役割を忘れないように，ファシリテータは，円の中心から自分のドラムを演奏し続け，参加者と目を合わせ，時には声掛けしながら，ダイナミクスを追加してリズムを作った。

3.7 ドラミング中の腕の動きの測定機器と新たな上肢運動機能測定評価方法

ドラミング中の腕の動きの測定には，寸法43 mm×25 mm×15 mm，重さ32 gの手首に装着するセンサであるMoffバンドを使用した。腕時計のように，マレットを持つ利き腕の手首に装着した（図2）。センサデータはBluetooth経由でiPadに送信され，3軸加速度と角速度のデータを20 Hzのサンプリングレートで記録した。本研究では，ドラム演奏中の腕の平均速度（m/s）と腕の平均挙上角度（°）を計算した。

腕の平均速度（m/s）は，動作中の装着部位における平均速度を示す。

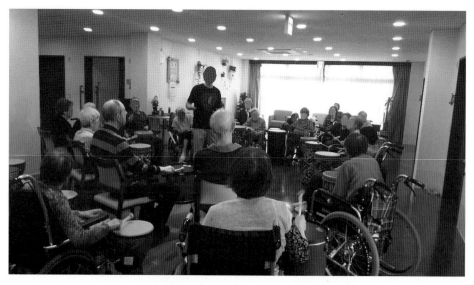

図1 特別養護老人ホームでのドラム演奏中の様子

第3章 認知症診断・検知のDX

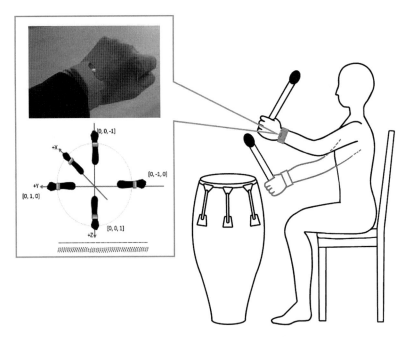

図2 ドラム演奏中の腕の動きの計測

腕の平均速度(m/s) = 角速度×回転半径
= (acos(連続した3次元単位ベクトルの内積)/単位時間)×回転半径
= (acos($V^{\wedge}t \cdot V^{\wedge}(t-\Delta t))/\Delta t) \cdot r$
= $(\Delta\theta\Delta/\Delta t) \cdot r$

　回転半径は前腕の長さと仮定し，AIST人体寸法データベースの男性と女性の平均前腕の長さに基づいて 223 mm と計算された[25]。運動していない時間が計算に含まれないように，測定中のすべてのデータから加速度閾値 $\leq 0.1 \text{ m/s}^2$ を削除した。腕の平均速度は 0.60（標準偏差 0.49）m/s であった。
　腕の平均挙上角度は，重力方向（Z軸）と設定された時間枠（1秒）内の最大値角度の実施時間平均を使用して計算した。

腕の挙上角度(°) = 重力方向(z軸)と設定時間内(1秒)の最大値角度の実施時間平均
= $\mathrm{asin}(V^{\wedge}t(z))$
= θz

腕の平均挙上角度は 14.73°（標準偏差 10.32°）であった。
　全参加者がドラム演奏タスクを実行できた。ドラム演奏中の腕の平均速度と平均挙上角度に性差は見られなかった。

統計解析
　相関係数（スピアマンの順位相関）とスピアマンの順位相関の順列検定を決定し，ドラム演奏中の腕の動きが参加者の認知機能，上肢機能，または体組成に関連しているかどうかを判断し

た．次に，MMSEスコアを従属変数，ドラム演奏中の腕の平均速度と平均挙上角度，性別，年齢，および握力を独立変数として，順列多重回帰分析を実行した．多重共線性の問題をチェックするため，すべての尺度を1つの多重回帰方程式にまとめ，独立変数のVIF（Variance Inflation Factor，分散膨張係数）値を算出した．MMSEを説明する方程式モデルの品質と適合性をチェックするために，AIC（Akaike's Information Criterion，赤池情報量基準）を使用した．βの値は，各指標を標準化して解析した．

4. 結　果

各測定項目間のスピアマン順位相関係数と順列検定の結果を表1に示す．まず，ドラム演奏時の動作が，従来の上肢運動機能評価で使われる握力と相関があるかを調査することで，新しい方法の妥当性を確認した．その結果，ドラム演奏中の腕の平均挙上角度は握力と相関する傾向を示した（$\rho = 0.3528$，$p = 0.0901$，順列検定$p' = 0.0869$）．

次に，ドラムの動作が認知機能に関係しているかを調査した．MMSEスコアは，ドラム演奏中の腕挙上角度（$\rho = 0.5925$，$p = 0.0078$，順列検定$p' = 0.0080$）と有意な正の相関を示した（図3左）．

次に，順列多重回帰分析を実行，独立変数間の多重共線性の有無をVIFで確認したところ，その値はすべて5未満であり，モデルに問題がないことを示した．MMSEを説明する方程式モデルの品質と適合性をAICで検討した．ドラム演奏中の腕の平均挙上角度と握力の組み合わせでAIC値が最も小さかった．したがって，握力（$p = 0.0076$）だけでなく平均腕挙上角度（$p = 0.0018$）も含むモデルが認知症高齢者の認知機能障害を説明するのに最良のモデルであることが示された（標準化$\beta = 0.4298$，$t = 3.6105$，$R^2 = 0.6035$，$p = 0.0009$）．

一方，握力はドラム演奏中の腕の平均速度と有意な相関を示さなかった（$\rho = 0.0339$，$p = 0.4504$，順列検定$p' = 0.4496$）．また，MMSEスコアはドラム演奏中の腕の平均速度とは有意な相関を示さなかった（$\rho = 0.0339$，$p = 0.4504$，順列検定$p' = 0.4496$）（図3右）．このことから，筋力や認知症重症度とドラムを叩く速さは関係がなく，認知症があっても叩けることが確認できた．

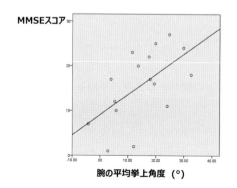 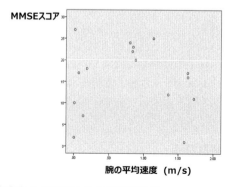

図3　MMSEスコアとドラム演奏中の腕の平均速度および平均挙上角度の関係

表1　全測定項目に対するスピアマン順位相関係数および順位相関の順列検定結果

	年齢	入居期間	MMSEスコア	平均腕速度	平均腕挙上角度	握力	肩屈曲能動ROM	肩屈曲他動ROM	BMI	SMI	上肢筋量
年齢	1										
入居期間（日）	0.1600 p=.2770 p'=.2753	1									
MMSEスコア	0.2092 p=.2184 p'=.2156	−0.2087 p=.2190 p'=.2165	1								
平均腕速度（m/s）	−0.0637 p=.4074 p'=.4071	−0.2399 p=.1855 p'=.1863	−0.0354 p=.4483 p'=.4511	1							
平均腕挙上角度（°）	0.4264 p=.0498 * p'=.0484	−0.4341 p=.0465 * p'=.0460	0.5925 p=.0078 * p'=.0080	0.1353 p=.3085 p'=.3063	1						
握力（kg）	−0.2942 p=.1344 p'=.1329	−0.4254 p=.0502 † p'=.0503	0.5473 p=.0141 * p'=.0150	0.0339 p=.4504 p'=.4496	0.3528 p=.0901 † p'=.0869	1					
肩屈曲能動ROM（°）	−0.2236 p=.2026 p'=.2000	−0.34269 p=.0969 † p'=.0947	0.3891 p=.0682 † p'=.0677	0.5668 p=.0110 * p'=.0111	0.2052 p=.2230 p'=.2216	0.5459 p=.0144 * p'=.0167	1				
肩屈曲他動ROM（°）	0.0772 p=.3881 p'=.3891	−0.0790 p=.3856 p'=.3837	0.3903 p=.0675 † p'=.0666	0.2130 p=.2142 p'=.2074	0.2294 p=.1964 p'=.1951	0.4425 p=.0431 * p'=.0419	0.6248 p=.0048 * p'=.0050	1			
BMI（kg/m²）	0.0178 p=.4740 p'=.4728	0.1104 p=.3421 p'=.3432	0.1268 p=.3200 p'=.3206	0.1147 p=.3363 p'=.3340	0.2118 p=.2149 p'=.2131	0.3114 p=.1202 p'=.1150	0.1904 p=.2400 p'=.2383	0.2577 p=.1677 p'=.1629	1		
SMI（kg/m²）	−0.2517 p=.1736 p'=.1659	0.0015 p=.4979 p'=.4990	0.1857 p=.2456 p'=.2432	0.0294 p=.4586 p'=.4613	0.1206 p=.3282 p'=.3289	0.2583 p=.1671 p'=.1676	−0.0472 p=.4311 p'=.4323	−0.3277 p=.1077 p'=.1072	0.3971 p=.0645 † p'=.0634	1	
上肢筋量（kg）	−0.2550 p=.1703 p'=.1702	−0.0553 p=.4195 p'=.4176	0.3734 p=.0771 † p'=.0768	−0.1767 p=.2563 p'=.2557	0.1267 p=.3201 p'=.3212	0.6061 p=.0064 * p'=.0068	0.1397 p=.3030 p'=.3001	−0.0522 p=.4239 p'=.4209	0.6274 p=.0046 * p'=.0061	0.7629 p=.0003 * p'=.0000	1

値はスピアマンの順位相関係数（ρ）とそのp値を示す。p'値は順列検定のp値を示す。

5. おわりに

　本研究で開発したドラム演奏を用いた上肢運動機能評価法および認知機能評価法は，認知症や虚弱な高齢者が可能で，効果的かつ実用的な手法である。これまでの研究で，本研究参加者レベルの重度認知症でサルコペニアを有する高齢者に対して適用可能な機能評価や介入プログラムの報告はなかった。ドラム演奏に必要な動きは，さまざまなレベルの認知症や虚弱な方でも実行可能であり，計測に使用した腕時計型ウェアラブルデバイスは安価で簡単に装着できるため，医療や介護現場での使用が容易である。特筆すべきは，今回，ドラム演奏中の腕の平均挙上角度と握力の組み合わせが，認知症高齢者の認知機能障害を説明する最良のモデルであったが，認知症患者の握力を計測することは極めて困難であるため，実際の臨床現場ではドラム演奏の動作評価のみで十分な評価ができると考えられる。よって，この手法は上肢運動機能だけでなく認知機能の評価にも有用であり，従来の神経心理学的検査と比較して患者への心理的負担が少ない手法となり得る。

　この手法が広く普及すれば，認知症の早期発見や重症化の抑制，介入プログラム効果の評価など，認知症治療やケアにおいて大きな貢献が期待できる。本研究グループが以前開発したドラムコミュニケーションプログラムのような介入プログラムや音楽療法中に，本手法を用いて機能評価を行うことも可能である。また，グループセッションで実施できるという特徴は，高齢者の社会的孤立感や認知症に伴う不安感の軽減にもつながるであろう。

　本研究の詳細は，Miyazaki et al.（2023）"Association between upper limb movements during drumming and cognition in older adults with cognitive impairment and dementia at a nursing home: a pilot study"（Frontiers in Rehabilitation Sciences, 4:1079781）doi: 10.3389/fresc.2023.1079781 に掲載されている。また，本研究で開発した評価方法に関する特許（特許番号：6950951）がある。

文　献

1) J. E. Park Apraxia: review and update, *J Clin Neurol*, **13**, 317-24 （2017）. doi: 10.3988/jcn.2017.13.4.317

2) M. A. Alencar et al.: Handgrip strength in elderly with dementia: study of reliability, *Rev Bras Fisioter*, **16**, 510-514 （2012）. doi: 10.1590/S1413-35552012005000059

3) S. AP. Clouston et al.: The dynamic relationship between physical function and cognition in longitudinal aging cohorts, *Epidemiol Rev*, **35**, 33-50 （2013）. doi: 10.1093/epirev/mxs004

4) E. Bramell-Risberg et al.: Older women with dementia can perform fast alternating forearm movements and performance is correlated with tests of lower extremity function, *Clin Interv Aging*, **8**, 175-184 （2013）. doi: 10.2147/CIA.S37733

5) D. A. Robertson et al.: Cognitive function in the prefrailty and frailty syndrome, *J Am Geriatr Soc*, **62**, 2118-2124 （2014）. doi: 10.1111/jgs.13111

6) N. R. Fowler et al.: Older primary care patients' attitudes and willingness to screen for dementia, *J Aging Res*, **2015**, 42326 （2015）. doi: 10.1155/2015/423265

7) K. Dupuis et al.: Effects of hearing and vision impairments on the montreal cognitive assessment, *Aging Neuropsychol Cogn*, **22**（4）, 413-437 （2015）. doi: 10.1080/13825585.2014.968084

8) S. Wong and C. Jacova: Older adults' attitudes towards cognitive testing: moving towards person-

centeredness, *Dement Geriatr Cogn Dis Extra*, **8**
（3）, 348-359（2018）. doi: 10.1159/000493464

9） E. F. York: The development of a quantitative
music skills test for patients with Alzheimer's
disease, *J Music Ther*, **31**, 280-296（1994）. doi:
10.1093/jmt/31.4.280

10） E. F. York: A test-retest reliability study of the
residual music skills test, *Psychol Music*, **28**, 174-
180（2000）. doi: 10.1177/0305735600282006

11） T. Fujisawa and M. Miura: Investigating a playing
strategy for drumming using surface electromyo-
grams, *Acoust Sci Tech*, **31**, 300-303（2010）. doi:
10.1250/ast.31.300

12） A. Miyazaki et al.: Drum communication program
intervention in older adults with cognitive impair-
ment and dementia at nursing home: preliminary
evidence from pilot randomized controlled trial,
Front Aging Neurosci, **12**, 142（2020）. doi:
10.3389/fnagi.2020.00142

13） M. J. Hove et al.: Sensorimotor synchronization
with chords containing tone-onset asynchronies,
Percept. Psychophys., **69**, 699-708（2007）. doi:
10.3758/bf03193772

14） M. H. Thaut et al.: Neurobiological foundations of
neurologic music therapy: rhythmic entrainment
and the motor system, *Front. Psychol.*, **5**, 1185
（2015）. doi: 10.3389/fpsyg.2014.01185

15） B. Burger et al.: Synchronization to metrical levels
in music depends on low-frequency spectral com-
ponents and tempo, *Psychol. Res.*, **82**, 1195-1211
（2018）. doi: 10.1007/s00426-017-0894-2

16） Rhythmic auditory stimulation in rehabilitation of
movement disorders: a review of current re-
search, *Music Percept.* **27**, 263-269. doi: 10.1525/
mp.2010.27.4.263

17） S. E. De La Rue et al.: Energy expenditure in rock/
pop drumming, *Int. J. Sports Med.*, **34**, 868-872
（2013）. doi: 10.1055/s-0033-1337905

18） A.L. Ries et al.: Pulmonary rehabilitation: joint
ACCP/AACVPR evidence-based clinical practice
guidelines, *Chest*, **131**, 4S-42S（2007）. doi:
10.1378/chest.06-2418

19） N. D. Volkow et al.: Inverse association between
BMI and prefrontal metabolic activity in healthy
adults, *Obesity*（Silver Spring）, **17**, 60-65（2009）.
doi: 10.1038/oby.2008.469

20） A. Coin et al.: Nutritional predictors of cognitive
impairment severity in demented elderly patients:
the key role of BMI, *J Nutr Health Aging*, **16**,
553-556（2012）. doi: 10.1007/s12603-012-0052-
x

21） J. Li et al.: Mid- to late-life body mass index and
dementia risk: 38 years of follow-up of the fram-
ingham study, *Am J Epidemiol*, **190**, 2503-2510
（2021）. doi: 10.1093/aje/kwab096

22） N. Nasimi et al.: Nutritional status and body fat
mass: determinants of sarcopenia in community-
dwelling older adults, *Exp Gerontol*, **122**, 67-73
（2019）. doi: 10.1016/j.exger.2019.04.009

23） A. M. De Cock et al.: The impact of cognitive im-
pairment on the physical ageing process, *Aging
Clin Exp Res*, **30**, 1297-1306（2018）. doi: 10.1007/
s40520-018-1016-8

24） L. K. Chen et al.: Asian working group for sarco-
penia: 2019 consensus update on sarcopenia diag-
nosis and treatment, *J Am Med Dir Assoc*, **21**,
300-7.e2（2020）. doi: 10.1016/j.jamda.2019.12.012

25） https∶//www.airc.aist.go.jp/dhrt/91-92/data/list.
html

| 第4章 | 症状進行緩和のDX |

第1節 オンラインによる音楽体操の認知機能への効果

国立研究開発法人国立長寿医療研究センター **佐藤　正之**

1. 認知症に対する運動療法

　高血圧や糖尿病といった生活習慣病は，脳血管障害の危険因子であることはよく知られている。2010年代に入り，これらがアルツハイマー病に代表される神経変性疾患の発症にも，病態機序の根本段階から関与していることが明らかになった。さらにこの10年間で，生活習慣の改善などによりある程度，認知症予防が可能であることが示された[1,2]。非薬物療法のなかで，現時点で認知症予防のエビデンスが確立しているのが運動療法である。

1.1　現時点でのエビデンス

　予防には一次予防と二次予防がある。一次予防は発症予防，二次予防は発症後の進行・再発抑制を意味する。認知症に対する運動療法の一次・二次予防の有効性については，多くの疫学[3]・介入[4]・基礎研究[5,6]により証明されている（**表1**）。2017年に発行された「認知症疾患治療ガイドライン2017」（日本神経学会編）によると，認知症の非薬物療法の中で有効性が確立しているのは，運動療法のみである。運動療法は，健常高齢者と軽度認知障害（Mild Cognitive Impairment：MCI）の患者の一次・二次予防に有効とされ，推奨グレード1（強い推奨）・エビデンス強度B（中等度の根拠）が与えられている。運動の内容としては，歩行などの有酸素運動が有効で，ストレッチや柔軟体操には効果はない[5]。認知症の一次・二次予防に必要な運動の量と頻度について，これまでに提案されている指標を**表2**に挙げた。現時点での目安としては，中等度の有酸素運動を1日30〜40分，週3日以上が挙げられ，最低でも半年から1年の継続が求められる。2013年にワシントンで開かれた「栄養と脳の国際カンファレンス」で示されたアルツハイマー病予防のためのガイドラインでは，「40分の早歩きか，それに相当する有酸素運動を週3回以上」と示されている[7]。

第 1 編　予防・進行防止・診断技術

表 1　認知症に対する運動の効果に関する主な研究

著者	雑誌	発表年	通称/プロジェクト名	対象と方法	結果
疫学/観察研究					
Laurin D	Arch Neurol	2001	Canadian Study of Health and Aging	65 歳以上の地域在住高齢者 6,434 名を 5 年間フォロー	身体運動は, 認知機能障害, AD, 認知症の危険度の低下と関連
Abbott RD	JAMA	2004	Honolulu Asia Aging Study（HAAS）	71〜93 歳の日経ハワイ人男性 3,734 名を 4 年間フォロー	1 日に 400 m（1/4 マイル）未満しか歩いていない群は, それ以上の群に比し, AD 発症の危険度が 2 倍以上高い。
Podewils	Am J Epidemiol	2005	Cardiovascular Health Cognition Study	65 歳以上の高齢者 3,375 名を平均 5.4 年間フォロー	身体活動の上四分位は, 下四分位に比し, 相対危険度が 0.85 で, その傾向は ApoE 4 のノンキャリアーで認められ, キャリアーでは認められなかった。
Angevaren M	Eur J Cardiovasc Prev Rehabil	2007	The Doetinchem Cohort Study	健康な男女 1,927 名を 6, 11 年間フォロー	身体活動の強さと多様性は, 情報処理速度, 記憶, 精神的柔軟性, 全体的な認知機能に関係
Ravaglia G	Neurol	2008		65 歳以上の高齢者 749 名を平均 3.9 年間フォロー	運動の上三分位は, 下三分位に比し, VaD の危険度が有意に低下。AD には有意差なし。
Middlenton LE	J Am Geriatr Soc	2010		65 歳以上の女性 9,344 名について, 各年代での運動と現在の認知機能を調査	身体的活動度の高い女性は, 低いひとに比べて, 高齢になってからの認知機能障害の頻度が少ない。
Geda Y	Arch Neurol	2010	The Mayo Clinic Study of Aging	高齢者 1,324 名の中年期と晩年期の運動を聞き取り	中年期・晩年期ともに中等度の運動は MCI のオッズを減少させた。
動物実験					
Adlrd PA	J Neurosci	2005		TgCRND8 マウスで, 5 か月間の運動と AD 病理との関係をみる。	運動したマウスは, Aβ の沈着が海馬と前頭葉で減少し, モリス水迷路での学習が早い。
Lazarov O	Cell	2005		家族性 AD のモデルである APPswe X PS1ΔE9 マウスを豊かな/普通の環境で 5 か月間飼育	豊かな環境で飼育したマウスは脳の Aβ レベルとアミロイドの沈着が, 普通の環境に比べて少なかった。
Leem Y-H	J Neurosci Res	2009		Tg-NSE/htau23 マウスを 1 h/日, 週 5 日, 3 か月間運動させる。	海馬の特に C3 領域でリン酸化タウが減少
基礎研究					
Pereira AC	PNAS	2007		C57BL/6 マウス 46 匹を運動群とコントロール群。ヒト 21〜45 歳 11 名に 12 週間, 4 回/週, 1 回 1 時間の有酸素運動。海馬の CBV を MRI で測定	マウス, ヒトともに歯状回の CBV が増加し, 認知機能も上昇
Hamer M	Psychol Med	2009		16 編の前向きコホート研究のメタアナリシス	高いレベルの運動は認知症のリスクを 28%, AD のリスクを 45% 減少させる。
Liang KY	Ann Neurol	2010		55〜88 歳の高齢者 69 名。PiB-PET, 髄液中 Aβ, タウを測定	運動が少ない群では, PiB, タウ, リン酸化タウが上昇。AHA のガイドラインに合致する運動量の群は, PiB が有意に低く Aβ42 が高い。
介入研究					
運動療法のみ（Review article のみ表示）					
Kirk-Sanchez NJ	Clin Interven Aging	2014		高齢者と認知症に対する有酸素運動の効果を叙述的にレビュー	動物実験, ヒトへの介入ともに, 運動が脳の代謝や構造・機能にプラスの影響を及ぼし, 高齢者の認知機能を維持する。その効果は dose-dependent である。
Erickson KI	Med Sci Sports Exerc	2019		若年〜高齢者の認知機能に対する運動の効果を, 76 編の報告（メタアナリシス 36, システマティックレビュー41 編）をもとに評価	運動の認知機能に対する中等度〜顕著な効果が, 特に処理速度, 記憶, 実行機能でみられた。認知機能低下に対する運動の強いエビデンスを確認
De la Rosa A	J Sport Health Sci	2020		身体運動の高齢者の認知機能への効果を, パフォーマンスと脳内機序の面から叙述的にレビュー	運動はアルツハイマー病の治療と予防に役立つ。それには, Aβ ターンオーバーの調節, 炎症, 神経因子の合成と放出, 脳血流の改善が関与

著者	雑誌	発表年	通称/プロジェクト名	対象と方法	結果
Demurtas J	JAMDA	2020		システマティックレビュー27 編，全 28,205 名の MCI もしくは認知症患者について，運動の効果をレビュー	身体運動は MCI と認知症患者の全般性知能を改善
Nuzum H	Behavi Neurol	2020		MCI や認知症に対する有酸素運動の効果を叙述的にレビュー	身体運動は，実行機能と記憶に特に有効。認知症の心理的健康も改善
Iso-Markku P	Br J Sport Med	2022		運動の認知症予防効果を，1 年以上介入を行った58編の報告を対象に評価	身体運動は，すべてのタイプの認知症の発症率を低下

他の療法との組み合わせ

著者	雑誌	発表年	通称/プロジェクト名	対象と方法	結果
Fabre C	Int J Sports Med	2002		60～76 歳の健常高齢者 32 名を有酸素運動群，認知訓練群，運動認知混合群，コントロール群に分け，2 か月介入	コントロール群以外の三群で記憶が改善。記憶指数は，混合群で他の二者に比し有意に高い。
Oswald WD	Eur J Ageing	2006		75～93 歳の地域在住者 375 名を認知訓練，運動，心理教育，運動と他二者との組み合わせ，コントロールの各群で 5 年フォロー	認知訓練と運動を組み合わせた群で有意な効果。コントロール群に比べてうつ症状が少ない。
Suzuki T	BMC Neurol	2012		MCI 50 名に 1 日 90 分，週 2 回の運動と認知課題を組み合わせたプログラムを 12 か月施行	教育だけを行った群に比し，即時記憶，言語機能，全般的認知機能が良好
Shatil E	Front Aging Neurosci	2013		健常高齢者 122 名を，認知訓練，軽度の運動，両者の結合，読書の 4 群に分け，4 か月施行	認知訓練群，混合群でワーキングメモリ，長期記憶，情報処理速度，視覚探索，呼称が改善。軽度の運動では効果みられず。
Satoh M	PLOS ONE	2014	Miahama-Kiho project	地域在住健常高齢者 119 名を，音楽体操群，体操群，脳検査群に分け，前二者に対し 1 年間，週 1 回 1 時間の教室を施行	音楽体操群は，体操群，脳検査群よりも，視空間認知が有意に改善
Tabei K	Front Aging Neurosci	2017	Mihama-Kiho scan project	Satoh（2014）の三群について，VBM を用いて脳容積の変化を比較	音楽体操群では，右上側頭回が 1 年後に灰白質容積が増大
Satoh M	J Alzheimer Dis	2017	Mihama-Kiho project part 2	軽度～中等度の認知症患者 85 名を対象に，音楽体操/脳トレを半年間施行	FIM の総スコアが脳トレ群では悪化していたのに対し，音楽体操群では維持
Karssemeijer EGA	Aging Res Rev	2017	（Review article）	10 個の RCT について，認知課題と運動との結合の効果を評価	MCI，認知症ともに，認知機能を全般的に改善。また，二条生活活動度（ADL）も改善。
Tabei K	Front Aging Neurosci	2018	Mihama-Kiho scan project part 2	Satoh（2017）について，改善/非改善群に分け，VBM を施行	非改善群ではベースラインの脳容積が，音楽体操群では帯状回前部，脳トレ群では左中前頭回で小さい。
Satoh M	J Alzheimer Dis	2020	Mihama-Kiho follow-up project	パート 1 の参加者の 5 年後の認知機能を，ずっと音楽体操教室に参加していた者（継続群）54 名，途中でリタイアした者（リタイア群）33 名，参加しなかった者（非運動群）21 名の間で評価	継続群は非運動群に比し，5 年後の知能，記憶，精神運動速度，ADL の独立性が良好。総運動回数と記憶，精神運動速度の 5 年間での変化量に有意な相関
Tabei K	Front Aging Neurosci	2023	Online physical exercise with music project	健常高齢者を対象に，オンラインでの音楽体操教室に半年間参加した群（音楽体操群）と介入をしなかったコントロール群との間で評価	音楽体操群では，ワーキングメモリが有意に改善
Satoh M	Dement Geriatr Cogn Disord-Extra	2023	Online physical exercise with music project: questionnaire-based study	オンラインでの音楽体操教室への参加者 88 名に対しアンケートを施行	男女比は約半々。85％が普通以上に満足。約 4 割で記憶，意欲，運動週間の改善を実感。8 割が，リアル開催だったら参加しないと表明。

AD; Alzheimer's disease, Aβ; amyloid β, ADAS; Alzheimer's Disease Assessment Scale, AHA; American Heart Association, BDEF; brain-derived neurotrophic factor, CBV; cerebral blood volume, FIM; Functional Independence Measure, MCI; mild cognitiveimpairment, PET; positron emission tomography, PiB; Pitsburg compund B, RCT, randmized controlled trial; VaD; vascular dementia, VBM; voxel-based morphometry

第1編　予防・進行防止・診断技術

表2　認知症の一次・二次予防のために求められる運動量

著者	雑誌	発表年	内容		期間	出典
Chodzko-Zajko WJ	Med Sci Sports Exerc	2009	中等度の有酸素運動150分/週（30分/日×5日間），もしくは強度の運動を60分/週（20分/日×3日）		記載なし	ACSMガイドライン
Barnard ND	Neurobiol Aging	2014	40分の早歩きかそれに相当する有酸素運動を，週3回以上		記載なし	栄養と脳の国際カンファレンス（2013年，ワシントン）
Duzel E	Brain	2016				
	認知機能	維持	軽度～中等度の運動（最大心拍出量の50-70%）を，30-40分/回，週3回以上	12か月以上	Erickson（2011）
		改善	中等度～高度の運動（最大心拍出量の75%以上）を，30-40分/回，週3回以上。高度の運動5分を4回のインターバルで行う。	3～6か月	Maass（2015）

ACSM: American Collage of Sport Medicine

1.2　効果をもたらすメカニズム

　運動が認知症の一次・二次予防に働く機序は明らかになっていない。運動により心機能がアップし，脳血流が増加することは想像に難くないが，その他に神経形成，神経防御に関連する多くの要因が関与している（**図1**）[8]。神経形成に働く因子として，IGF-1（Insulin-like growth factor-1）1，BDNF（brain-derived neurotrophic factor），VEGF（vascular endothelial growth factor）などが挙げられる。IGF-1は神経細胞の成長・分化の促進，BDNFは神経細胞の成長や生存の調節，VEGFは血管新生にそれぞれ働く。運動はまた炎症を鎮め，タウやアミロイドなどの異常蛋白の脳への沈着を防ぐ。運動が脳にもたらす解剖学的変化としては，前頭前野，海馬を含む側頭葉内側，頭頂葉の灰白質・白質の容積の増大が知られており，注意や精神運動速度，実行機能，記憶などの認知機能の改善が見られる。運動が生体に与える影響が筋骨格系や呼吸・循環器系など多岐にわたることを考えると，今後も認知機能に働くさまざまな因子が同定されていくと思われる。

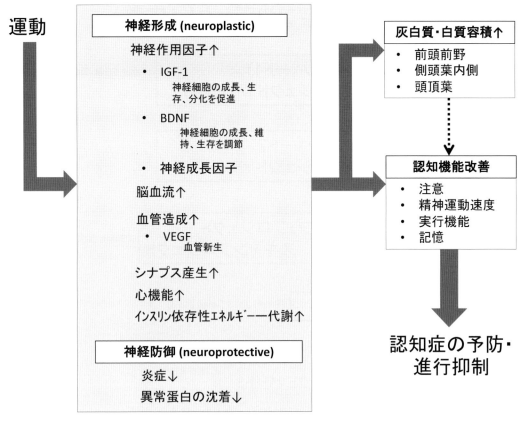

図1 運動が認知機能に与える効果のメカニズム
神経形成や神経防御に関係するさまざまな要因により，認知機能が改善すると考えられている．

2. 御浜-紀宝プロジェクト

　認知症に対する運動療法の有効性は，エビデンスとして確立している．運動と他の非薬物療法を組み合わせるとさらに効果が高まると推測される．運動療法と認知刺激療法を組み合わせた試みが報告されており，歩いたり体操をしながら計算などの認知課題を行うと有効性が増す[9-12]．そうであるならば，運動療法と音楽療法を組み合わせても運動療法だけのときよりも認知機能への改善効果が高まると期待される．筆者は，大学と三重県御浜町・紀宝町，ヤマハ音楽研究所との産官学の共同研究で，健常高齢者と認知症患者の認知機能の維持・改善を目的とした音楽体操を用いた非薬物的介入（御浜-紀宝プロジェクト）を行った（図2）．以下，各プロジェクトについて概略を述べる．

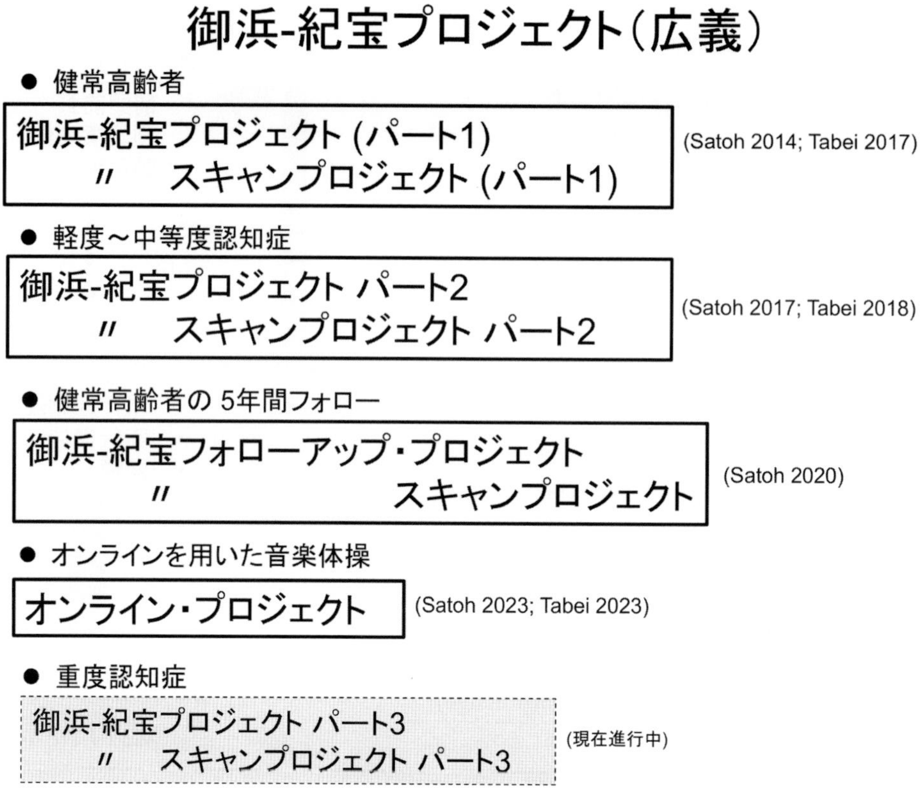

御浜-紀宝プロジェクト（広義）

● 健常高齢者

御浜-紀宝プロジェクト (パート1)
　　　 〃 　　　スキャンプロジェクト (パート1)　　　(Satoh 2014; Tabei 2017)

● 軽度～中等度認知症

御浜-紀宝プロジェクト パート2
　　　 〃 　　　スキャンプロジェクト パート2　　　(Satoh 2017; Tabei 2018)

● 健常高齢者の 5年間フォロー

御浜-紀宝フォローアップ・プロジェクト
　　　 〃 　　　　　　 スキャンプロジェクト　　　(Satoh 2020)

● オンラインを用いた音楽体操

オンライン・プロジェクト　　(Satoh 2023; Tabei 2023)

● 重度認知症

御浜-紀宝プロジェクト パート3
　　　 〃 　　　スキャンプロジェクト パート3　　(現在進行中)

図 2　御浜-紀宝プロジェクトの全体像

2.1　御浜-紀宝プロジェクト/スキャンプロジェクト・パート 1 [13,14]

　地域在住健常高齢者への音楽体操の効果を検証するとともに，脳 MRI により大脳灰白質容積の変化を調べた。町の広報を通して参加者を募集し，音楽体操群には音楽の伴奏の付いた運動を，体操群には内容は音楽体操群と同一だが伴奏のない運動を，週1回・1時間，1年間行った。コントロールとして，特別な活動は行わない脳検査群を置いた。その結果，音楽体操群では，他の二群に比し，視空間認知や全般性知能が有意に改善していた（**図3**）（御浜-紀宝プロジェクト・パート1）[13]。さらに，脳 MRI で1年間での脳容積の変化について voxel-based morphometry（VBM）を用いて解析したところ，脳検査群では1年間で加齢による脳の萎縮が進行していたのに対し，音楽体操群と体操群では前頭葉の容積が維持もしくは増大しており，その程度は音楽体操群の方が大きかった（**図4**）（御浜-紀宝スキャンプロジェクト・パート1）[14]。このことから音楽体操は，健常高齢者の脳に機能的・解剖学的にポジティブな効果を与えることが明らかになった。

第4章　症状進行緩和のDX

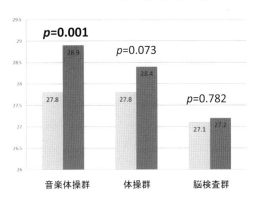
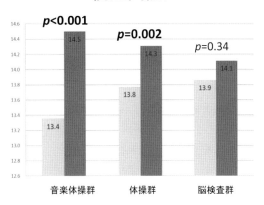

図3　1年間の音楽体操による介入前後での神経心理検査の結果

音楽体操群でのみMMSEが有意に改善した。視空間認知は、音楽体操群・体操群で有意に改善したが、その程度は音楽体操群の方が大きかった。

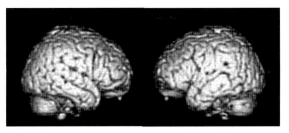
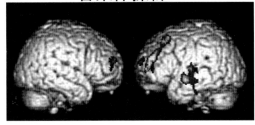
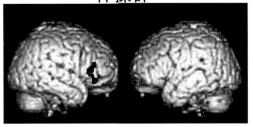

Cluster level FWE p < 0.05

図4　VBMによる大脳灰白質容積の変化の検出

介入前に比し、介入後に容積が有意に大きかった部位に色が付いている。脳検査群ではどこにも色が付いていない＝生理的萎縮が進んでいるのに対し、音楽体操群と体操群では前頭葉が萎縮を免れ、前者ではさらにその範囲と程度が大きかった。

2.2 御浜−紀宝プロジェクト/スキャンプロジェクト・パート2 [15,16]

次に，軽度から中等度の認知症患者を対象に音楽体操による介入を半年間行い，脳トレを施行した群と認知機能や日常生活動作（ADL）の変化を比較した（御浜−紀宝プロジェクト・パート2）。その結果，脳トレ群ではADLの指標であるFunctional Independence Measure（FIM）の値が半年間で有意に悪化していたのに対し，音楽体操群では維持されていた（**図5**）[15]。また，非言語性の認知機能であるレーブン色彩マトリシス検査（Raven's Colored Progressive Matrices：RCPM）の施行時間が，音楽体操群でのみ有意に短縮していた（図5）。さらに音楽体操群，脳トレ群それぞれで認知機能に改善を見られた群（改善群）と見られなかった群（非改善群）に分けて，VBMを用いて介入開始時の大脳灰白質の容積を比較した。その結果，改善群は非改善群に比し，音楽体操群では両側前部帯状回，脳トレ群では左前頭葉の容積が有意に大きかった（**図6**）。このことは，前頭葉の萎縮の有無・部位により，非薬物療法の効果の有無を予測できる可能性を示唆している（御浜−紀宝スキャンプロジェクト・パート2）[16]。

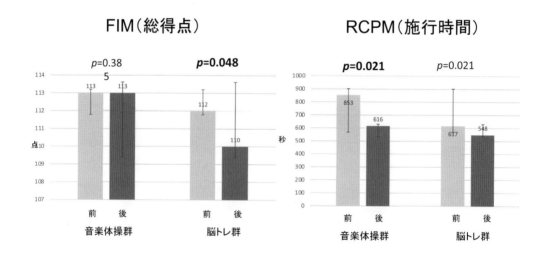

図5 軽度〜中等度の認知症患者に音楽体操もしくは脳トレを半年間施行した前後でのFIMの得点とRCPMの施行時間の結果

FIMは点数が高いほどADLが良好であることを，RCPMは施行時間が短いほど精神運動速度が速いことを示す。脳トレ群ではFIMが有意に悪化し，RCPMの施行時間に変化はないが，音楽体操群では前者は維持され，後者は有意に短縮している。

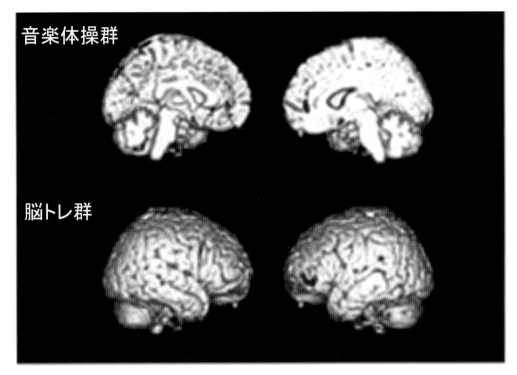

図6　VBMによる脳形態計測

半年間の介入により認知機能が改善した群が，改善しなかった群よりも，介入開始時の脳容積が大きかった部分に色が付いている。音楽体操群は前頭葉内側，脳トレ群は外側の容積が大きい者により効果が見られた

2.3　御浜-紀宝フォローアップ・プロジェクト

　パート1の取り組みが1年で終了するとき，参加者の多くから継続して欲しいとの要望が出た。御浜町・紀宝町とヤマハ音楽振興会が協議の結果，半分は住民の自己運営組織として教室の継続が決まり，12年を経た今日でも両町合わせて100名ほどの高齢者が参加している。5年が経過した時点で，5年間の介入による長期効果を調べた。5年間継続して音楽体操教室に参加していた群と，まったく参加していたなった群とを比較すると，前者で知能や精神運動速度，記憶が有意に良好で，ADLも保たれていた（**図7**）[17]。期間の途中で参加しなくなった群も交えて，教室への参加回数と神経心理検査の5年間での変化量との間で相関を調べたところ，RCPMの施行時間と負の，論理的記憶の即時再生とは正の有意な相関が見られた。非薬物療法の効果を見る研究の介入期間は通常は数ヵ月，長くても1年止まりである。5年間という長期の介入効果についての初めての報告である。

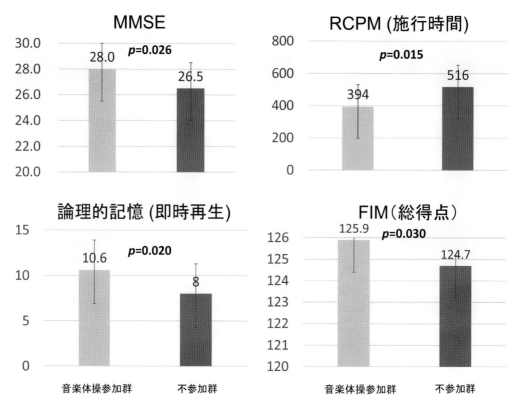

図7 5年間音楽体操教室に参加していた群と，まったく参加していなかった群での5年後の認知機能検査結果
介入前は両群間に有意差はなかった。

3. オンラインによる音楽体操

　新型コロナ感染症（Coronavirus disease 2019，COVID-19）の蔓延のために，対面での教室の開催が困難になった。筆者のグループは，遠隔会議システムを用いてオンラインでの音楽体操教室を実施し，認知機能の変化を調べるとともに，参加者の特徴を検討した。

3.1 セッティング・方法

　パソコンまたはタブレットを有する，ADLが自立した65歳以上の参加者をインターネットを通して募集した。東京都目黒区のヤマハ音楽振興会の本部にいる講師をビデオで撮影し，遠隔会議システムを用いてリアルタイムで各参加者のパソコンまたはタブレットに配信した。同時に，各参加者の様子もビデオ撮影し，その様子を講師がモニター上で見られるようにした。単に運動の内容を届けるのとは異なり，互いに相手の様子をモニターで確認し，双方向性にやり取りできるようにした（**図8**）。1つの教室の参加者は約10数名で，週1回・1時間の教室を半年間施行した。介入期間の前後で認知機能検査を施行し変化量を，何も介入を行わなかったコントロール群と比較した。検査には，通常の神経心理検査をオンラインで施行することに加え，筆者のグループが開発した，オンラインによる新たな認知機能検査"脳検（Brain Assessment）"を使用し

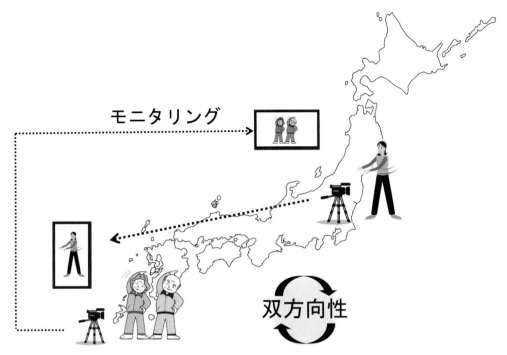

図8 オンラインによる音楽体操教室の概念図
東京の講師と，各参加者のパソコン/タブレットを遠隔会議システムで繋ぎ，双方向性に相手の様子を確認し，コミュニケーションを可能とした。

た[20-22]。脳検は，数字と単語の記憶，メンタルローテーション課題，N-back課題，類推・判断課題からなり，オンラインで25〜30分で施行可能である。5,000名の結果に基づく基準値が設定されており，施行に際し心理士などのマンパワーを必要としない。

さらに参加者に，年齢・性別や学歴などの属性，食欲・睡眠などの生活変化，参加理由などに関する全31項目のアンケートを施行した。

3.2 認知機能への効果

認知機能検査の結果を表3に示す。脳検のワーキングメモリが，音楽体操群ではコントロール群に比し有意に改善していた。また，RCPMの得点，語頭音の語想起，論理的記憶の遅延再生に改善傾向が認められた。以上より，オンラインによる音楽体操は，主に前頭葉機能を改善することが示された。

第1編　予防・進行防止・診断技術

表3　半年間のオンラインによる音楽体操の施行前後での認知機能検査の変化量の比較

認知機能	検査		介入前後での変化		
			平均（±SD）		
			音楽体操群	コントロール群	p-value
知能	MMSE	得点	0.46（1.7）	0.30（0.8）	0.37
	RCPM	得点	0.90（2.2）	−0.80（2.5）	*0.070*
		施行時間	−14.37（45.1）	−27.00（27.5）	0.403
記憶	LM-I		1.44（2.6）	0.75（3.1）	0.471
	LM-II		1.95（2.8）	−0.05（4.6）	*0.080*
視空間認知	Necker cube		0.07（0.4）	−0.10（0.3）	0.216
	立方体		−0.07（0.7）	−0.10（1.1）	0.86
前頭葉機能	語想起	カテゴリー	−2.10（3.2）	−2.10（3.8）	0.998
		語頭音	0.40（2.3）	−1.08（2.0）	*0.065*
	TMT	−A	1.94（22.4）	−7.8（24.7）	0.248
		−B	1.91（40.6）	−10.4（56.5）	0.695
脳検					
記憶	数字の記憶		7.23（11.1）	7.67（9.84）	0.835
	単語の記憶		3.24（10.9）	2.74（8.4）	0.979
視空間認知	メンタルローテーション		−1.32（15.8）	−1.51（12.6）	0.947
ワーキングメモリ	N-back 課題		7.57（12.5）	1.21（10.6）	**0.008**
前頭葉機能	類推・判断		5.59（11.2）	6.08（12.9）	0.652
	総認知スコア		4.25（6.7）	3.15（5.2）	0.375

3.3　参加者へのアンケート結果

　参加者は，男女がほぼ半々であった（男 47.7％，女 52.3％）。6 割余りが独居もしくは老夫婦世帯で，6 割が大卒以上であった。パソコンもしくはタブレットの操作は 93.2％で本人が行っており，教室への満足度は大変満足 22.7％，満足 50.0％ で，普通以上が 86.3％を占めた。約 4 割が曜日などの見当識や意欲，活動性が改善したと答えた。参加理由については，約 8 割が無料，オンラインでの施行を挙げ，煩わしい人間関係がないと答えた参加者も 2 割余りいた（**図 9**）。もし今回の取り組みが対面でのリアル開催であったならば参加したかという問いには，約半数が「参加しなかった」，3 割が「分からない」と答えた（**図 10**）。その理由として，COVID-19 の感染リスクを挙げた割合が第1位，会場まで行くのが面倒が第2位で，他人との交流が面倒が第3位であった（**図 10**）。

第 4 章　症状進行緩和の DX

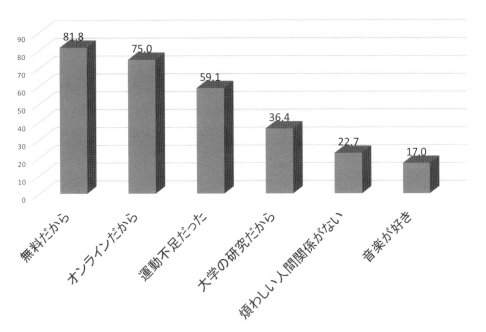

図 9　参加理由（重複回答可）

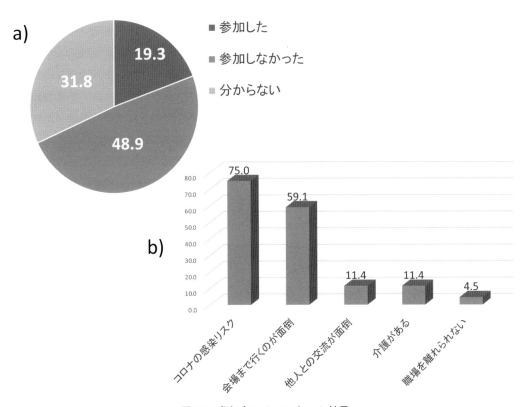

図 10　参加者へのアンケート結果

a)「この教室がリアル開催だったら参加したか」という問いに対する答え。参加したと答えたのは 2 割弱に過ぎない。b) 参加しなかった・分からないと答えた理由。

193

第1編　予防・進行防止・診断技術

3.4　オンライン開催の意義

　参加者の男女比は約半々であった。同じ取り組みをリアル開催した，御浜−紀宝プロジェクト・パート1の男性の参加者は11％に過ぎなかった。前述のように，8割以上の参加者が教室に満足しているにもかかわらず，8割がリアルだったら参加しないか，参加するか否か分からないと答えた。オンラインでの開催は，当初はCOVID-19により対面での開催が不可能になったことによる代替案として始まったが男性や，リアルでは参加しない人の参加を促す効果も見られた。

　オンラインでの教室に参加するためには，ある程度のITリテラシーが必要となる。厚労省による令和3年度版高齢社会白書によると，2019年の時点で70歳代の高齢者の74.2％がインターネットを利用し，その割合は2010年（39.2％）の1.8倍に増加している。今後もその割合は増加し続けると予想され，ITリテラシーはオンラインでの教室参加への支障となるケースは減少していくと思われる。

　男性高齢者の地域活動への参加の少なさは，多くの自治体で悩みの種である。オンラインによる音楽体操は，今後も起こり得る感染症の蔓延だけでなく，僻地や島嶼部での活用，さらには男性高齢者の参加を促す意味で，独自の意義を有すると考えられた。

3.5　ケアハウスでの取り組み

　COVID-19の蔓延のために，福祉施設でも通常行われてきたさまざまな活動が不可能になった。筆者は，沖縄県宮古島の2つの施設を舞台に，中等度～重度認知症の患者を対象に，オンラインによる音楽体操を行った。確認したかった項目は次の3つ：①遠隔会議システムのセッティングは介護施設で可能か。②モニター画面を通して，中等度～重度の認知症患者が体操を行えるか。③半年間継続して参加できるか。1つ目の疑問については，事前に施設スタッフと綿密な打ち合わせを行うことにより，セッティングは可能であった。2つ目については，施設スタッフも体操に参加することで，モニターからの講師の指示に従い，患者も体操を施行できた。そして3つ目に関しては，20数名の参加者のうち，途中で入院した1名を除いて，半年間の介入期間を全うできた。

　この過程で気付かされたことがある。筆者も施設スタッフも，いかに準備とセッティングを手際よく少ない労力で行うかに心を砕いていた。しかし，スタッフの方によると，モニター画面を引っ張り出し，その前の机をのけて椅子を並べるという作業をしていると，4回目を過ぎた頃から参加者が自然に集まるようになった。つまり，スタッフによる準備行為が図らずも，参加者の準備に繋がっていたわけである。われわれはついつい作業の効率性を追求しがちであるが，少し手間をかけることによりかえって運用がスムーズになるケースのあることを教えられた。

　今回はpreliminaryな取り組みであったが，今後は参加者数を増やし，認知機能評価を行い，重度認知症に対する効果についてのデータを得る予定である。

4. 今後に向けて

デジタル技術の医療・福祉への活用は，COVID-19への感染症対策により一気に進んだ感がある。しかしその技術は，感染症対策だけでなく，僻地や島嶼部などの医療・福祉資源の乏しい地域での諸活動の導入や，心理士などの専門職を必要としない認知機能検査の開発，ひいてはこれまで認知機能の評価がなされていなかった健診での活用による認知機能低下の早期発見・早期対応など，さまざまな場面で役立つ。医学的正確さを担保しつつ，さらなる今後の発展が期待される。

文　献

1) D.E. Barnes and K. Yaffe: The projected impact of risk factor reduction on Alzheimer's disease prevalence, *Lancet Neurol*, **10**, 819-828 (2011). doi: 10.1016/S1474-4472 (11) 70072-2

2) G. Livingston et al.: Dementia prevention, intervention, and care, *Lancet*, **390**(10113), 2673-2734 (2017). doi: 10.1016/S0140-6736 (17) 31363-6

3) R.D. Abbott et al.: Walking and dementia in physically capable elderly men, *JAMA*, **292**(12), 1447-1453 (2004).

4) E. Duzel et al.: Can physical exercise in old age improve memory and hippocampal function? *Brain*, **139**, 622-673 (2016).

5) K.I. Erickson et al.: Exercise training increases size of hippocampus and improves memory, *PNAS*, **108**(7), 3017-3022 (2011).

6) K.I. Erickson et al.: Physical activity, brain plasticity, and Alzheimer's disease, *Arch Med Rehabil*, **43**, 615-621 (2012).

7) N.D. Barnard et al.: Dietary and lifestyle guidelines for the prevention of Alzheimer's disease, *Neurobiol Aging*, **35**, S74-S78 (2014).

8) N.J. Kirk-Sanchez and E.L. McGough: Physical exercise and cognitive performance in the elderly: current perspectives, *Clin Intervention Aging*, **9**, 51-62 (2014).

9) C. Fabre et al.: Improvement of cognitive function by mental and/or individualized aerobic training in healthy elderly subjects, *Int J Sport Med*, **23** (6), 415-421 (2002).

10) W.D. Oswald, et al.: Differential effects of single versus combined cognitive and physical training with adults: the SimA study in a 5-year perspective, *Eur J Ageing*, **3**, 179-192 (2006).

11) E. Shatil: Does combined cognitive training and physical activity training enhance cognitive abilities more than either alone? A four-condition randomized controlled trial among healthy older adults, *Front Aging Neurosci*, **26**, March 2013, doi: 10.3389/fnagi.2013.00008

12) T. Suzuki et al.: A randomized controlled trial of multicomponent exercise in older adults with mild cognitive impairment, *PLOS ONE*, **8**(4), e61483 (2013). doi: 10.1371/journal.pone.0061483

13) M. Satoh et al.: The effects of physical exercise with music on cognitive function of elderly people: Mihama-Kiho project, *PLOS ONE*, **9**(4), e95230 (2014). doi:10.1371/journal.pone.0095230

14) K. Tabei et al.: Physical exercise with music reduces gray and white matter loss in the frontal cortex of elderly people: The Mihama-Kiho scan project, *Front Aging Neurosci*, **07** June (2017). doi: 10.3389/fnagi.2017.00174

15) M. Satoh et al.: Physical exercise with music maintains activities of daily living in patients with dementia: Miahama-Kiho project part 2, *J Alzheimer Dis*, **57**, 85-96 (2017). doi 10.3233/JAD-161217

16) K. Tabei et al.: Cognitive function and brain atrophy predict non-pharmacological efficacy in dementia; The Mihama-Kiho scan project 2, *Front Aging Neurosci*, **10**, 87 (2018). doi: 10.3389/fnagi.2018.00087

17) M. Satoh et al.: The Effects of a 5-Year Physical Exercise Intervention with Music in Community-Dwelling Normal Elderly People: The Mihama-Kiho Follow-Up Project, *J Alzheimers Dis*, **78**(4), 1493-1507 (2020). doi: 10.3233/JAD-200480. PMID: 33185595.

18) K.I. Tabei et al.: Online physical exercise program with music improves working memory, *Front Aging Neurosci*, **13**(15), 1146060 (2023). doi: 10.3389/fnagi.2023.1146060. PMID: 37520123; PMCID: PMC10373063

19) M. Satoh et al.: An Online Version of Physical Exercise with Musical Accompaniment Might

Facilitate Participation by Subjects Who Cannot Participate in Person: A Questionnaire-Based Study, *Dement Geriatr Cogn Dis Extra*, **13**(1), 10-17 (2023). doi: 10.1159/000529192. PMID: 37408596; PMCID: PMC10319092

20) M. Satoh et al.: Online Tool (Brain Assessment) for the Detection of Cognitive Function Changes during Aging, *Dement Geriatr Cogn Disord*, **50**(1), 85-95 (2021). doi: 10.1159/000516564. Epub 2021 Jun 14. PMID: 34126622

21) M. Satoh et al.: The Correlation between a New Online Cognitive Test (the Brain Assessment) and Widely Used In-Person Neuropsychological Tests, *Dement Geriatr Cogn Disord*, **50**(5), 473-481 (2021). doi: 10.1159/000520521. Epub 2021 Dec 15. PMID: 34915494

22) M. Satoh et al.:Shorter Version of the Brain Assessment Is Suitable for Longitudinal Public Cognitive Evaluations, *Dement Geriatr Cogn Disord*, **51**(5), 405-411 (2022). doi: 10.1159/000526907. Epub 2022 Dec 1. PMID: 36455538

| 第4章 | 症状進行緩和の DX |

第2節　AI 搭載小型ロボット「ZUKKU」による認知症維持・改善プログラムの開発

株式会社ハタプロ　**伊澤　諒太**

1. プログラム開発の背景

　超高齢化社会を迎え，認知症の増加に伴う医療費等の社会負担が増大しており，今後は早期からの積極的な非薬物的介入による予防的取り組みが重要となる。

　㈱ハタプロでは，将来的に認知症の発症リスクが高い軽度認知障害やその前段階にある中年～高齢者を対象とし，ロボットを用いトレーニングプログラムによる非薬物的介入の研究を行っている。これにより認知機能維持を目的とした健康増進プログラムの科学的根拠の創出と，その普及を目指している。

2. 利用するロボットの詳細

　当社が開発しているコミュニケーションロボット「ZUKKU（ズック）」を利用し，「認知症維持・改善プログラムの開発」を行っている。

　「ZUKKU」は，手のひらサイズでありながら，マイクとスピーカー，検知センサを内蔵しており，専用モニターと連携することで幅広いコンテンツの配信が可能である。特徴として，音声や画面から入力された情報を AI がリアルタイムに解析し，発話する情報を生成して音声発話とモニター表示を行うことが可能である。管理画面から発話や表示に関する知識を学習させることができるため，さまざまな業種に応用しやすい（**図1**）。

　このことから，サービス提供当初の「ZUKKU」は，家電量販店やスーパーマーケット，観光案内所などの接客用ロボットして活用されていたが，手軽さと高機能さを両立し，機器が苦手な高齢者も利用しやすいと評価され，「認知症維持・改善プログラムの開発」のインターフェースとしても活用され始めた。

3. プログラムの内容

　プログラムは，「①口腔トレーニングバージョン」「②脳トレーニングバージョン」の2種類を開発している。

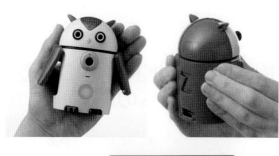

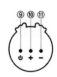
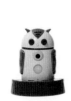
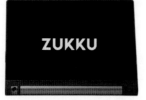

図1 「ZUKKU（ズック）」の外観，各部名称，おなかボタンのLEDの状態

3.1 ①口腔トレーニングバージョン

近年「口腔機能の向上が認知機能低下の予防に繋がる可能性が高い」ことが注目されており，フレイル・認知症の予防につながる口腔機能の向上に向けた取り組みはますます重要となっている。

この社会課題を解決するために，無人・非接触・自動で口腔機能トレーニングを可能にするAIロボット「ZUKKU for オーラルケア」を㈱NTTドコモと共同開発し，高齢者1人でも自宅で口腔機能トレーニングができるプログラムの提供を福岡市協力のもと開始した（図2）。

トレーニング中AIがリアルタイムにフィードバックを行い，トレーニング効果を最大限に引き出し，ロボットからの声がけにより興味関心を引く会話を進められ，健康情報などのコンテンツ配信によって利用者の健康に関する知識量を向上させることで，日常生活でも自発的に自ら予防に取り組めるよう行動変容を促した。

「ZUKKU for オーラルケア」は，福岡市と福岡地域戦略推進協議会が実施した人生100年時代を見据えた持続可能なまちを目指すプロジェクト『福岡100』の1つとして，産学官民の協働により「楽しみながら」「自然に」健康になれる新たなサービス・製品の普及を促進する事業「福岡ヘルス・ラボ」に採択された。

モニター募集は，わずか30分で定員に達し，多くの応募者が「口腔機能は，口のなかを人に見られるのは恥ずかしく，人に相談しにくい」という悩みを抱えていた。

ロボット相手であれば抵抗なく，自分のペースで進めることができると好評であった。また食事の前に行うという習慣化がわかりやすかったこともあり，トレーニング実施率も100％に近く，満足度も高い水準であった。

機器の使用方法も問い合わせはなく，問題なく使いこなせていた。

3.2 ②脳トレーニングバージョン

デジタルサービスになじみの薄い高齢者でも利用しやすいよう，「見るだけ」「かざすだけ」で

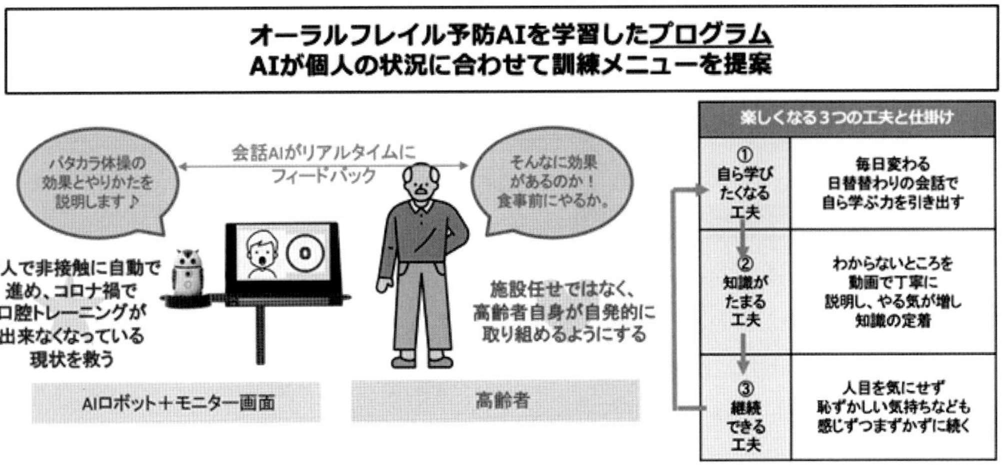

第4章　症状進行緩和のDX

図2　口腔トレーニングバージョンのしくみ

操作できるよう無意識の動作などから認知機能を検査し，AIが低下傾向にある領域について改善策を提案する特徴を持っている。

　地方独立行政法人大阪府立病院機構大阪精神医療センターと共同で研究を行った「認知症患者の認知機能改善に有効な新規タスクの研究開発」では，「AIロボットを用いた新しい認知機能トレーニング法」を開発し，認知機能改善における有効性を確かめるため，大阪精神医療センターでの研究協力者様を対象に臨床研究を行った。

　軽度認知機能低下や認知症の患者様に関しては，適切な認知機能改善トレーニングによる介入を実施することで，認知機能の維持や改善が認められている。これらの介入は被験者様の日常生活の中で継続的に実施できる自宅等で行うことが適切と考えられており，医療従事者様等が毎回これらのトレーニングに関与することは人的リソースの面で困難であるため，自宅でかつ継続的に認知機能改善トレーニングを実施可能なツールが求められている。

　開発した「AIロボットを用いた新しい認知機能トレーニング法」は，自宅で継続的に認知機能トレーニング課題（注意力，判断力，遂行機能，言語機能など）に取り組める内容となっており，AIロボットを自宅に設置したあとは，トレーニングのタイミングになるとAIロボットが自動で呼びかけて取り組みを促し，利用者の回答内容によって認知機能トレーニング課題の難易度を変更するなど，医療従事者の役割を担う（**図3**）。

　使用するAIロボットは，認知機能トレーニング課題を音声で読み上げると同時に，連携する専用タブレットアプリ画面にイラストやテキスト等を表示し，利用者は画面操作だけではなく対話で回答することもでき，デジタルが苦手な高齢者にも最適化されている。

　また大阪大学大学院医学系研究科と「EXPO2025　大阪・関西万博」に向けた大阪府モデル事業の一環として，大阪府からの受託研究として施行された大阪大学大学院医学系研究科臨床遺伝子治療学の認知症診断や予防・進行抑制に関する研究事業に参画している。

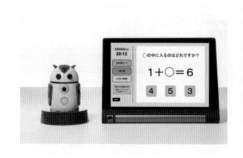 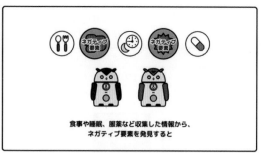

図3 AIロボットを用いた新しい認知機能トレーニング法

4. 課題

　患者様に向けた医療機器の提供や認知症の維持・改善に向けた取り組みには，単なる技術の開発や評価だけではなく，その信頼性と安全性を確保するために，極めて厳格な実証が必要である。この実証プロセスは，単なるテストや試験の一連の手続きで終わらず，患者様の生命や健康に直接関わるものであり，その重みを理解し，認識しながら行われる。

　患者様への介入やデータの収集に関わる倫理的な問題は常に慎重に考慮されなければならず，倫理審査を通じて患者様の権利やプライバシーを保護し，研究や治療の適切さを検証することが求められる。また，有識者の意見をヒアリングし，さまざまな専門知識や経験をもつ人々の視点を取り入れることが，プロジェクトの信頼性と科学的な根拠を高める上で欠かせられず，継続的に行うプロセスが必要である。

　プログラムやシステムの改善を行うための重要なステップでもあるが，この改善は，時間と費用がかかり，研究開発から製品の実用化までの過程は非常に複雑であり，さまざまな技術的，法的，および倫理的な要因が絡み合っている。

　毎度のモニター募集で高い評価を得ているにもかかわらず，正式版の提供開始の見通しが立ちにくい現状があり，これらの課題を踏まえ，当社ではヘルスケア商品としてのサービス提供も実施開始している。その取り組みについては，[**6.**]にて紹介する。

5. 今後の見通し

　「EXPO2025 大阪・関西万博」に向けた大阪府「10歳若返り実践モデル事業」の一環として実施されたプログラムの研究も含まれており，出展に向けて準備を進めている。

　それと同時に海外進出を検討しており，認証等を取得すれば10,000台以上の契約を海外の通信会社と行う予定である。

　その他にも当社では，画像解析AIやWEB3.0，フードテック分野など，幅広い技術を保有するため，総合的なサービスを展開していく予定である（図4）。

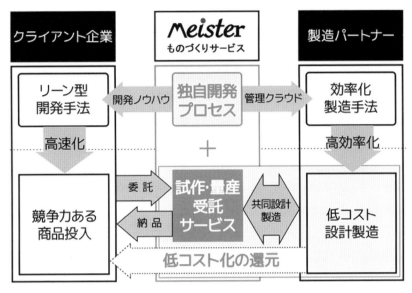

図4　今後の見通し

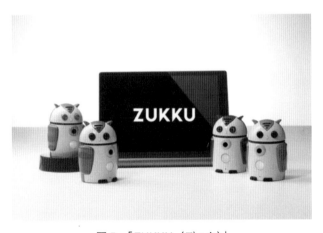

図5　「ZUKKU（ズック）」

6. その他の取り組み

［4.］で挙げたとおり，当社では，基礎技術を活用してヘルスケア商品としての提供も実施しており，㈱オートバックスセブンより見守りAIロボットとして発売された。対話機能に特化しており，AIによる自然な会話が楽しめる。人感センサを搭載し，カメラ機能を搭載しないことで，プライバシーにも配慮し，離れて暮らすご家族などの見守りに最適である伝言機能では，AIロボットを通じて離れて暮らすご家族にテキストで「お薬飲んだ？」と送ると，人の声に音声合成されたAIロボットが発話してお知らせし，受けた側からメッセージを返信することもできる。

見守る側のご家族は日々の会話状況をいつでもパソコンやスマートフォンで確認することができ，日常会話から，AIがポジティブやネガティブな会話を判断し，ゆるやかな見守りができる。

第1編　予防・進行防止・診断技術

　発売直後に，コロナ禍となり，帰省を控えている方も，AIロボットを通じて，いつでもどこにいても，離れた家族とのコミュニケーションを取ることができ，高齢者の孤独解消へとつながった。

7.　おわりに

　日本は世界で最も高齢化率が高いといわれているが，高齢化は，日本だけを取り巻く話ではなく世界で急速に進んでおり，世界共通の課題である。

　テクノロジーを用いれば，時間や場所や人員に縛られず，言葉や習慣の違いを乗り越えてコンテンツを提供することが可能となる。さらにデータが蓄積されれば，解析にも役立てられ，質を高く成長させていくことができる。

　国内外の多くの研究機関・大学・病院・企業・行政などと共同研究を進めながら，本プログラムの普及を目指し，高齢化社会を明るい未来にしたい。

第4章	症状進行緩和のDX

第3節　日常に溶け込む認知機能ケアを目的としたガンマ波サウンド

塩野義製薬株式会社　**前田　佳主馬**　塩野義製薬株式会社　**小川　公一**
ピクシーダストテクノロジーズ株式会社　**長谷　芳樹**

1. ガンマ波サウンド[※]の"ガンマ波"とは何か

　私たちの脳では外界からの刺激の有無にかかわらず，神経細胞が絶え間なく電気的な活動を繰り返している。電気的な活動を繰り返す中で，複数の神経細胞が化学的または電気的な相互作用によって同期的に活動する。神経活動が生じた場合，神経細胞外に電場電位変化が生じるが，複数の神経細胞が同期的に活動した場合，電場電位もより大きな変化となる。この電場電位変化を頭皮に設置した電極で記録したものを脳波と呼ぶ。つまり脳波は，神経細胞の同期的な活動に伴う電気的な変化を時系列で非侵襲的に測定したデータである。

　脳波は絶えず振幅と周期が変動している（振動している）。そして，この振動はその周波数成分をもとにいくつかに区分されており，30～100 Hz の比較的速い成分をガンマオシレーションやガンマ波と呼ぶ[1,2]。脳波の各周波数成分はそれぞれ脳の高次機能との関連が知られており，ガンマ波は認知機能を発揮するさまざまな場面で増強することが多くの研究で示されている[3]。ヒトを対象とした研究の一例を挙げると，Mainy らは脳深部に電極留置されたてんかん患者を対象に，読み上げられた10個の文字のうち指示のあったタイミングの5個の文字を短期的に記憶するタスクを実施し，記憶をしようとするタイミング，ならびにその記憶を保持する間にガンマ波が増強されることを見出した[4]。

　このようにヒトにおいて，認知機能の発揮に関連してガンマ波が増強するという知見がある一方で，中枢神経系の疾患に伴うガンマ波の変化も知られている。例えば，記憶障害をはじめとした認知機能障害を呈するアルツハイマー型認知症（Alzheimer's disease：AD）患者ではガンマ波の強度が減弱していることが報告されている。Stam らは健常対照者と AD 患者を対象に，被験者が目を閉じて安静にしている際のガンマ波を脳磁図という手法によって測定した。その結果，健常対照者と比較して AD 患者は 40 Hz 付近のガンマ波が統計的有意に減弱していることを明らかにした[5]。また，Murty らは刺激によって誘導されるガンマ波の強度を指標に，健常高齢者の加齢に伴うガンマ波の強度変化[6]や，軽度認知機能障害（Mild cognitive impairment：MCI）および AD 患者におけるガンマ波の強度を検証した[7]。その結果，刺激によって誘導されるガンマ波の強度は加齢に伴って減弱すること，MCI や AD 患者は年齢が同等の対照被験者と比較し

※　「ガンマ波サウンド」はピクシーダストテクノロジーズ株式会社の商標または登録商標です。

第1編　予防・進行防止・診断技術

て，刺激によって誘導されるガンマ波の強度が統計的有意に減弱していることを明らかにした。このように神経細胞の同期的な活動に伴う脳波のさまざまな振動のうち，ガンマ波は認知機能と密接に関わり，認知機能が低下する疾患においてその発生が障害されていることが示唆されている[8]。

　ここまではガンマ波の強度（電気的変化の振幅の大きさ）という観点で述べてきたが，ガンマ波にはもう1つ，脳領域間の時間的な同調という重要な役割がある。認知機能には記憶をはじめとしてさまざまな種類があり，それらにはさまざまな脳領域の連携が必要とされている。認知機能が発揮されるとき，ガンマ波の時間的な同調が脳領域間の連携を仲介している[9]。脳領域間のガンマ波はお互いのガンマ波の振動がお互いに影響を与えて引き込みあうように同調していくことが知られている[10]。認知症などの疾患では各脳領域でガンマ波の強度が減弱するために，脳領域間の連携が弱まり，認知機能がうまく発揮できない可能性が指摘されている[11]。ただし，この脳領域間の連携はガンマ波だけではなくシータ波などその他の振動も関与していることは注意が必要である[2]。

　ここまでは広くガンマ波の一般的な特性を記載したが，ガンマ波の中でも特に40 Hzという周波数は特異的な意味を持っている。ガンマ波に関する研究の歴史を紐解くと，ガンマ波が最初に脚光を浴びたのは視覚などの感覚情報統合に関する研究であった。Singer らのグループはネコの視覚野の複数領域に神経活動を記録するための電極を埋め込み，視覚刺激（棒状の光がさまざまな方向に動く刺激）を呈示した際の神経活動を記録した[12]。その結果，ある特定の視覚刺激を呈示した場合に視覚野の特定領域で40 Hzを中心とする周波数の神経活動（振動）が記録され，その振動は複数の領域で同期していることが判明した。機能的に類似した神経細胞集団（column）が40 Hzで同期することが視覚情報の特徴づけに重要であることがこの研究によってはじめて示された。

　Singer らの研究を皮切りに視覚情報処理における40 Hzの神経活動（ガンマ波）の役割が次々に明らかにされた。Tallon-Baundy らは，ヒトにおいて視覚情報処理に関連する神経細胞集団が図形のさまざまな特徴を抽出し，それらの情報を統合するプロセス（feature-binding）に40 Hzの神経活動が重要であることを示した[13]。彼らは実際の三角形，錯視の要領で三角形を認識してしまう図形（カニッツァの三角形），少しゆがんだカニッツァの三角形，そして三角形を認識しない図形をランダムに呈示した際の脳波を測定した。このとき被験者は少しゆがんだカニッツァの三角形を数えるように教示されており，呈示されるさまざまな図形をただ眺めるだけではなく，明確に認識し判別することが求められた。脳波を測定した結果，刺激（図形呈示）のタイミングに同期して時間的に比較的早く発生する40 Hzの応答と刺激のタイミングには同期せず時間的に比較的遅く発生する40 Hzの応答が観察された。刺激タイミングに同期した40 Hz応答（evoked gamma）は呈示された図形の種類にかかわらず観察された一方で，刺激タイミングに同期していない40 Hz応答（induced gamma）は三角形を認識できる図形が呈示された場合にのみ観察された。このことから，刺激タイミングに同期していない40 Hzの応答は図形のfeature-binding に関連していることが示唆され，Singer らの動物実験と類似の結果がヒトでも得られた。

　Singer らのグループをはじめとした研究で示された通り，感覚情報処理のような中枢神経系に

204

おける高次脳機能の発揮には 40 Hz の繰り返し周期を有する神経活動が重要な役割を果たしている。一方で，高次脳機能に限らず 40 Hz の感覚刺激が入力されると 40 Hz の脳波が定常的に発生することを示した研究もある。この現象は聴覚分野で一般的に知られており，40 Hz 聴性定常反応（Auditory steady state response：ASSR）と呼ばれている。40 Hz ASSR は 1 秒間に 40 回の繰り返し頻度を有する音刺激を呈示した際に，40 Hz の脳波が定常的に発生する現象で，聴覚機能検査の 1 つとして用いられている。40 Hz ASSR をはじめて詳細に解析し報告したのが Galambos らである[14]。彼らは 40 Hz のみならずさまざまな周波数の繰り返し頻度を有する音刺激を被験者に呈示し，その際の脳波応答を測定した。その結果，40 Hz の繰り返し頻度を有する音刺激を呈示した場合に脳波応答が最大になることを明らかにした。Galambos らは，外界からの刺激によって惹起される神経応答（事象関連電位）が 40 Hz の周波数成分で構成されていることに着目し，40 Hz の刺激によって脳波応答が最大になるメカニズムを説明している。つまり，ある音刺激に対して 100 ミリ秒の間に 4 回のピークを有する集合電位が発生し，次の刺激が 25 ミリ秒後（40 Hz の繰り返し頻度）で呈示された場合，次の事象関連電位もやはり 40 Hz の周波数成分で構成されるため，前の刺激によって生じた 40 Hz の集合電位が加算的に増幅され，これを繰り返すことで 40 Hz 応答が増幅される，こうした繰り返しによって 40 Hz ASSR が生じるという仮説である。

　さらにその後の研究によって，40 Hz ASSR は聴覚野だけで完結する応答ではなく，さまざまな脳領域に伝播することが示された[15-17]。伝播する脳領域には認知機能の発揮にも関連する脳領域が含まれている。認知機能の発揮に関連したガンマ波を生み出す神経基盤と 40 Hz ASSR が生じる神経基盤は同一ではないと考えられるが，40 Hz の繰り返し頻度を有する刺激によって認知機能の発揮に関連した脳領域でガンマ波（に類似した）神経活動を惹起できることもまた事実である。次項では外界からの 40 Hz の繰り返し頻度を有する刺激の効果を調べた研究について解説する。

2. 40 Hz の刺激による認知機能や疾患への介入に関する研究

　前項に記したように，ガンマ波と認知機能，疾患の関連が報告されるようになって以降，外界からの物理的な刺激によってガンマ波を誘導し，認知機能や疾患に介入しようとする試みが複数報告されている。特に 2010 年前後からそのような研究は盛んになっており，用いられた刺激の方法もさまざまである[18]。一例を挙げると，Benussi らは MCI の患者 20 名を対象として，被験者の頭皮に刺激用の電極を設置し，頭蓋骨を介して 40 Hz の交流電流刺激（transcranial alternating current stimulation：tACS）を付加した際の認知機能への影響を評価した[19]。tACS は 60 分間連続して付加され，最後の 20 分間で Rey auditory verbal learning test（RAVLT）と呼ばれるエピソード記憶のパフォーマンスを評価する神経心理学的テストが実施された。電極の設置のみで tACS を付加しなかった場合と比較して，tACS を付加した場合にはエピソード記憶のパフォーマンスが統計的有意に改善することが明らかになった。この研究は，「エピソード記憶のパフォーマンス改善の原因が tACS によってガンマ波が変化したことによるものである」といっ

第1編　予防・進行防止・診断技術

た因果関係を直接示すものではないが，40 Hz で特定の脳領域の 40 Hz 神経振動を惹起することの意義の一端を示した研究の 1 つであろう。

　神経活動を非侵襲的に惹起する方法としてまず挙げられるのが前述した電流刺激である。また，TMS（Transcranial magnetic stimulation）と呼ばれる磁気の電磁誘導によって神経活動を惹起する方法もあり，うつ病の治療を目的とした医療機器として実際に臨床で使用されている。これらの方法は刺激したい脳領域を特異的に，かつ強力に刺激可能というメリットがある一方で，特別な機器を設置する必要があり，専門家の指導の下で使用することが求められるといったアクセスのハードルと，強力な刺激ゆえのリスクが潜んでいる。そうした状況下にあって，近年，前章で記載した 40 Hz の感覚刺激に注目が集まっている。

　感覚刺激による認知機能への介入を模索した研究について複数の報告があるが，その中でも 40 Hz 感覚刺激が一躍脚光を浴びることとなったきっかけはマサチューセッツ工科大学（MIT）の Li-Huei Tsai 教授率いるチームによる一連の非臨床研究である。

　2016 年，Tsai らは AD の病態を模したモデルマウス（以下，AD モデルマウス）の海馬に対して人工的に 40 Hz 神経振動を惹起する実験を行った[20]。この実験では MIT の Ed Boyden らが開発した光遺伝学的手法（Optogenetics[21]）が応用されている。AD モデルマウスの海馬神経細胞にチャネルロドプシンと呼ばれる光感受性受容体を導入し，神経細胞に特定の波長の光を照射している間だけ神経活動が惹起される状況を作り出した。AD モデルマウスの海馬に対して非常に短い光の照射を 1 秒間に 40 回繰り返すと，40 Hz の神経振動が惹起され，これを 1 時間継続することによって AD の原因物質であるアミロイド β が 40％以上減少するという驚くべき結果であった。刺激の周波数を 8 Hz やランダムな繰り返し頻度にした場合にはアミロイド β の減少は認められず，40 Hz の繰り返し頻度の特異性が示された。この実験でマウスに用いられた方法は極めて侵襲性の高い実験的な方法であり，ヒトへの応用は困難であった。そこで Tsai らは研究対象を AD モデルマウスの視覚野に切り替え，40 Hz の繰り返し頻度で明滅する光刺激を呈示し，AD モデルマウスの視覚野にて非侵襲的に 40 Hz 神経活動を惹起した[20]。この刺激を毎日 1 時間，7 日間連続して実施した結果，視覚野の老人斑の数（アミロイド病変）が約 67％減少した。つまり，40 Hz の感覚刺激によって AD の原因物質を劇的に減らすことができたという驚くべき結果である。実験条件や背景が異なるため結果の単純比較はできないものの，視覚野に限れば 40 Hz 光刺激の老人斑減少効果は，2021 年に承認された抗アミロイド β 抗体薬であるアデュカヌマブの非臨床における最大薬効に匹敵すると考えられる[22]。

　その後，Tsai らの研究はさらに発展していった。2019 年には 40 Hz の繰り返し周期を有する聴覚刺激（音刺激）でも AD モデルマウスを対象に同様の研究を実施した[23]。40 Hz 光刺激の研究とは異なり，音刺激では聴覚野のみならず海馬や内側前頭前皮質（medial prefrontal cortex：mPFC）でも 40 Hz の神経活動が惹起され，聴覚野と海馬におけるアミロイド病変が改善された。さらにマウスの記憶を評価する行動試験においても改善が認められた。ここで用いられた行動試験はマウスの空間記憶を評価する試験であり，空間記憶において中心的な役割を担う海馬に対する 40 Hz 音刺激の作用が示唆された。

　一方で，AD 患者で機能が障害される mPFC の病変に対して，40 Hz 音刺激による顕著な改善

は認められなかった。そこで，40 Hz 音刺激と 40 Hz 光刺激の組み合わせを検証した結果，AD モデルマウスの mPFC においてもアミロイド病変の改善が認められた[23]。上記のように，Tsai らのグループは 40 Hz 感覚刺激による AD 治療の基礎理論を，これらのマウスを用いた研究を通して構築してきた。その後も，非臨床研究において他の AD モデルマウスを用いた検証などを進め[24,25]，その理論を確固たるものにしている。一方で，他の研究グループから，Tsai らのグループの一部の研究を再現できないといった報告も挙がっていることから[26]，40 Hz 感覚刺激によるアルツハイマー病治療理論の正しさについて，今まさに世界中で議論がなされている点は注意が必要である。

　Tsai らは 40 Hz 感覚刺激の効果検証を，ヒトを対象とした臨床試験でも実証している。2022 年には，15 名の軽度 AD 患者を対象に 3ヵ月間の介入試験（Phase 2a 試験）を実施した結果が報告された[27]。介入開始前と 3ヵ月後に Mini-Mental State Examination（MMSE），Montreal Cognitive Assessment（MoCA），Alzheimer's Disease Assessment Scale-Cognitive Subscale（ADAS-Cog）などの認知症の診断にも用いられる認知機能評価に加えて，face-name association delayed recall test（FNA-DRT）という，記憶に関連する脳領域におけるアミロイド蓄積と相関性が知られる[28]認知機能評価も実施した。その結果，MMSE，MoCA，ADAS-Cog などは介入前後で統計的有意な改善は認められなかった一方で，FNA-DRT について改善が認められた。

　さらに，この研究においては 40 Hz 感覚刺激を呈示した際の脳波応答や，介入前後での脳構造（脳室の容積）変化などが解析されており，40 Hz の光刺激のみや音刺激のみでも限られた脳領域において 40 Hz の神経活動が惹起されることや，光と音を組み合わせた刺激ではより広範な脳領域で 40 Hz の神経活動が惹起されることが示された。また，介入前後の脳室の容積変化を対照群と 40 Hz 感覚刺激群で比較すると，40 Hz 感覚刺激を呈示された群において脳室容積の拡大が統計的有意に抑制されており，40 Hz 感覚刺激によって脳実質の萎縮が抑制されたことが示唆されている。このように，小規模な臨床研究ではあるものの，40 Hz 感覚刺激による軽度の AD 病態に対する効果が認められた[27]。

　ここまで紹介した取り組みは実験的，研究的要素の強い検証であるが，臨床応用に向けた（40 Hz 感覚刺激装置の医療機器化に向けた）取り組みも本格化している。Tsai や Ed Boyden らは医療スタートアップ企業である Cognito Therapeutics 社を立ち上げ，40 Hz 感覚刺激を呈示するヘッドセット「Spectris™」の医療機器開発を進めている。Cognito Therapeutics 社はこれまでにいくつかの臨床試験を実施しており，特に 2018 年に開始して 2021 年に試験が完了した Phase 2 試験（OVERTURE study，NCT03556280）において重要な結果を報告している[29]。

　OVERTURE study ではベースラインの MMSE スコアが 14〜26 の AD の診断基準を満たす 50 歳以上の参加者 76 名が登録され，「治療を受ける群（Active 群）」と「偽の治療を受ける群（Sham 群）」が 2：1 の割合で割り付けられた。Active 群は，プロトタイプのヘッドセットを用いて，自宅で 6ヵ月間，毎日 1 時間，光と音の 40 Hz 感覚刺激が呈示され，Sham 群はヘッドセットを装着し，40 Hz の脳波を惹起しない刺激が呈示された。結果として，主要評価項目である modified AD Composite Score（MADCOMS）において，Active 群，Sham 群の比較で統計的有意な差は認められなかった。しかしながら，副次評価項目である MMSE，日常生活動作を評価す

第1編　予防・進行防止・診断技術

る Alzheimer's disease cooperative study-activities of daily living（ADCS-ADL）では Sham 群に対して Active 群では評価スコアの悪化に対する統計的有意な抑制効果が確認された。また，アミロイド PET 測定によるアミロイド病態については，両群で統計的有意な差は認められなかったが，構造 MRI による脳容積の評価では，Sham 群に対して Active 群では脳容積減少に対する統計的有意な抑制効果が認められた。また，いずれの群においても重篤な有害事象は認められず，安全性も確認された[29]。

　以上の結果から，OVERTURE study では主要評価項目こそ未達であったものの，安全な 40 Hz 感覚刺激による介入によって，一部の認知機能評価で障害の進行を抑制する効果が示され，AD の病理所見の 1 つである脳萎縮を抑制する効果も認められた，と言える。これは AD の治療選択肢を広げる可能性のある大きな進捗と考えられ，U.S. Food and Drug Administration（FDA）は Cognito Therapeutics 社の治療法を Breakthrough Device Designation（画期的医療機器）に指定している。一方で，AD の治療という観点で 40 Hz 感覚刺激の有効性が完全に実証されたわけではなく，その可能性は認めつつも慎重な議論の必要性を訴える研究者もいる。今後の Tsai らのグループの研究動向や Cognito Therapeutics 社の開発動向に注目が集まっている[30]。

3. ガンマ波サウンドの開発

　［**1.**］ではガンマ波の概要を，［**2.**］ではガンマ波の周波数に着目した AD への非侵襲な介入方法とその可能性について記した。［**2.**］で記した OVERTURE study の結果には，もう 1 つ重要なデータが含まれており，本項ではその点にも触れておきたい。そのデータとは，本試験において Active 群，Sham 群それぞれで，約 28％の被験者が早期終了していたという結果である[29]。デバイスの安全性に問題はなく，自宅で AD の治療ができる可能性があるとはいえ，やはり 6 ヵ月もの期間，毎日 1 時間デバイスを装着し，その間は他の作業はできないというのは負担感が大きかったのであろうと想像される。また，Active 群にしろ Sham 群にしろ，明滅する光刺激と雑音のような音刺激が 1 時間に渡り呈示され続けている状況は不快感が強いことも想像できる。今後，40 Hz 感覚刺激の有効性が示された後には，使用者の負担感や不快感が軽減されたデバイスや刺激方法のニーズが生じるのではないかと考えられる。

　そこで，塩野義製薬㈱とピクシーダストテクノロジーズ㈱は共同で，より使用者の負担感や不快感を軽減する 40 Hz 感覚刺激方法やデバイスの開発に着手した。目指したのは，すでに認知症と診断された方々だけではなく，将来の認知症のリスクに不安を抱えている方々も対象として，誰でも気軽に手にでき，そして日常生活を送る中で意識せずに 40 Hz 感覚刺激を受容することができる方法やデバイスの開発である。

　［**2.**］で紹介した 2019 年の Tsai らの非臨床研究によれば，聴覚刺激のみでも認知機能障害に対する作用が確認されている。また，人は日常生活において視覚をふさがれる状況においては行動に大きく制限を受ける。これらの観点から，40 Hz 聴覚刺激に焦点をあてたソリューション開発を進めた。先行研究において，40 Hz 聴覚刺激として使用された音はクリック音あるいはパルス音と呼ばれる，情報を伴わない雑音のような音であった。人は日常生活の中でテレビ番組やラ

第4章 症状進行緩和のDX

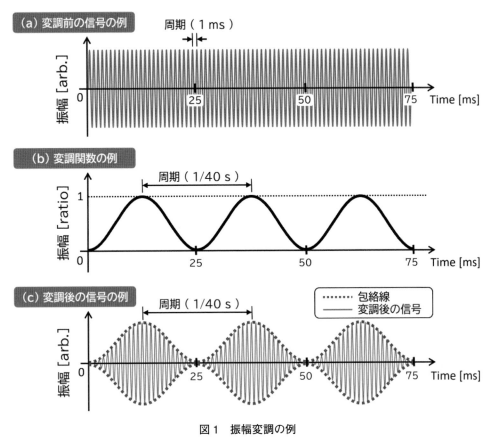

図1 振幅変調の例
（a）の元信号（この例では1 kHz正弦波）に対し（b）の関数（この例では振幅1.0の40 Hz正弦波を0.5だけ正方向にシフトしたもの）を乗ずることにより，（c）の変調信号を得る。変調後の信号（c）では，包絡線（図中の点線）が正弦波状となる。この例の変調度は1.0（100％）である。

ジオ番組，音楽を聞き流すことはあるが，情報の伴わない雑音をわざわざ聞くことには大きな負担感が生じると考えた。そこで筆者らは，テレビ番組やラジオ番組，音楽の情報を失うことなく40 Hz聴覚刺激に変換する方法を考案した[31]。これにより，日常生活の中で40 Hz聴覚刺激を聞き流すことができるようになり，日常生活を送りながら認知機能ケアができる世界を実現できないかと考えた。

筆者らは，音声や音楽を，その情報を保ったまま40 Hzの神経活動を惹起あるいは同期できる聴覚刺激に変換するために振幅変調（Amplitude modulation：AM）に着目した（**図1**）。40 Hz前後の周波数で振幅変調を施した音信号を聴取することによって脳波が惹起される，あるいは同期することは古くから知られている[32]ため，筆者らはこれを応用することを考えた。しかしながら，特にヒトは語音（スピーチ）の再生音の劣化に敏感であると考えられたため，テレビ番組やラジオ番組，音楽の信号に対してそのまま振幅変調を施してしまうと，聞き心地が非常に悪くなる可能性があった。加えて，変調によって音声明瞭度が低下することにより，テレビ番組を視聴しているのにアナウンサーの発話内容が聞き取れない，という本末転倒な状態になってしまう恐れもあった。そこで筆者らは，語音などの音とそれ以外の音に対して，それぞれ別の変調度（変

209

調の深さ）を適用した音刺激を用いることによって（**図2**），語音の聞き取りと変調周波数に対応した脳波の惹起とが両立できるのではないか，という仮説を立て，これを「ガンマ波サウンド」と名付けた。

最初に，未変調（無加工）の日本語の単語音声と，40 Hz振幅変調済みの広帯域音（ノイズ）を若年者26名に聴取させ，脳波の同期と，各音源に対する不快度の評価を行った（**図3**）[31]。変調度は0％，50％，100％とした。また，語音とノイズの混合比率を，2:1, 1:1, ノイズのみ，と変化させた。結果，いずれの条件でも，変調音が含まれる音刺激の呈示により，先行研究などで用いられているクリック音よりは低いものの，40 Hz脳波が統計的有意に同期できることが示された（図3）。さらに，変調度が上がるにつれて不快度が上がるものの，クリック音よりも低い不快度に留まることも示された。すなわち，ガンマ波サウンドは，変調度の調整によって脳波同期度と不快度を

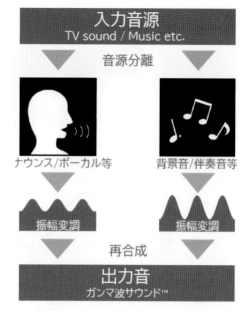

図2　ガンマ波サウンド™の概念図

入力音声を分離し，その部分信号に40 Hz振幅変調を施した後，再合成（加算）してユーザーに届ける。この施策により，音源全体を変調した場合よりも不快度の低い音信号をユーザーに呈示できることを目指している。

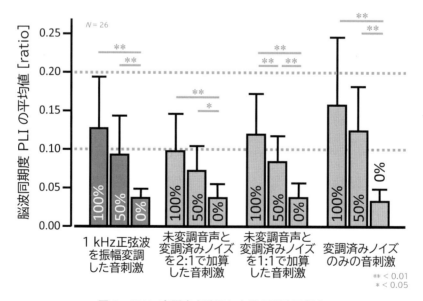

図3　40 Hz変調音を聴取した際の脳波同期度

グラフは，T6電極で測定した脳波同期度の26名の平均値および標準偏差である。また，図中のパーセント表示は信号の変調度である（0％の音刺激は未変調）。有意差の表記は，Tukeyの方法による多重比較による差の検定の結果を，図中に図示したペアのみについて記したものである。（引用文献31）を元に筆者作成）

調整できること，また，その不快度は 40 Hz 周期のクリック音よりも低いことが明らかになった[31]。

この最初の研究では，対象者は若年者で，また，音声データセットを用いて作成した音源のみ，かつ，再生装置もヘッドホンのみ，音量も等価騒音レベル 60 dB と固定であった。しかしながら，この「ガンマ波サウンド」は日常生活を送りながら 40 Hz 感覚刺激受容を行うことが目的であることから，幅広いシチュエーションでも脳波同期が行えることを確認するために，さらにいくつかの測定を行った。例えば，高齢者であっても，聴力低下分だけ音量を大きくして再生すれば，若年者と同等か若年者以上の脳波同期が見られることを示した[33,34]。また，テレビ放送の音源（ニュースと音楽番組）を振幅変調した音源であっても[35]，また，ヘッドホンではなくスピーカー再生で，かつ映像を見ながらであっても脳波同期が見られることを示した[36]。さらに，呈示音量を変化させた測定もおこない，家庭でテレビなどを視聴する際の音量（54 dB）でも振幅変調音によって脳波同期が見られることも確認した。なお，振幅変調音の音量の脳波同期度への関係は 0.5%/dB 程度である（すなわち，音量が 10 倍になっても脳波同期度は 10% 程度しか変化しない）ことも見出した[37]。これらの知見は，日常生活において自由なガンマ波サウンドコンテンツを自由な音量で視聴しても 40 Hz 脳波同期が期待できるということを示す重要なデータである。

次に，このような処理を施した音が日常生活において本当に受け入れられるのかについても検討を行った[38]。50〜69 歳の男女 39 名に対し，テレビなどの音声をガンマ波サウンドにリアルタイムに変換できるアンプ内蔵スピーカー（kikippa PDAS001，シオノギヘルスケア㈱およびピクシーダストテクノロジーズ㈱）を貸与し，自宅において半年間の利用をお願いした。聴取時間や音量は任意とした。このスピーカーは単体で 4G ネットワークに接続してクラウドにデータを送信できるように設計されており，スピーカーのログを通じて実際の聴取時間を収集することで受容性を評価した。また，これに加えて，探索的な評価項目として，6ヵ月間の聴取の前後に，複雑図形検査，数字符号置換検査，脳トレーナー，老年期うつ検査，手段的日常動作評価指標，認知症対策行動に関する意識調査，前後各 3 週間の歩数を取得した。結果，6ヵ月間の平均聴取時間は127.6 分/日（第 1, 2, 3 四分位数はそれぞれ 41.5, 96.2, 149.0 分/日）であり，個人宅における変調音聴取の受容性は十分に高いようであった（変調度の弱いモードは標準モードの半分の時間として換算）。また，探索的な評価項目については，Pre-Post 比較の結果，数字符号置換検査，老年期うつ検査，認知症対策行動に関する意識で統計的有意な向上が認められた[38]。ただし，この検討はシングルアームデザインであり，また，そもそも認知機能の変化の検証が主目的ではなかったため，今後に向けて，ランダム化比較試験において認知機能等の向上効果を検証する計画を立てている。

ところで，ガンマ波サウンドを含む「感覚刺激」は，短時間の呈示であってもヒトの認知機能を向上させることができるのだろうか。[2.]で紹介したように，tACS のような電流刺激などであれば，1 時間あるいはそれ以下の時間の介入でも認知機能が向上するという報告がある。他方，音や光などの感覚刺激では，3ヵ月間や 6ヵ月間などの長期の介入についての報告が目立つ。そこで筆者らは，45 分間の音刺激の呈示が認知機能にどのような影響を与えるかについて予備的な検

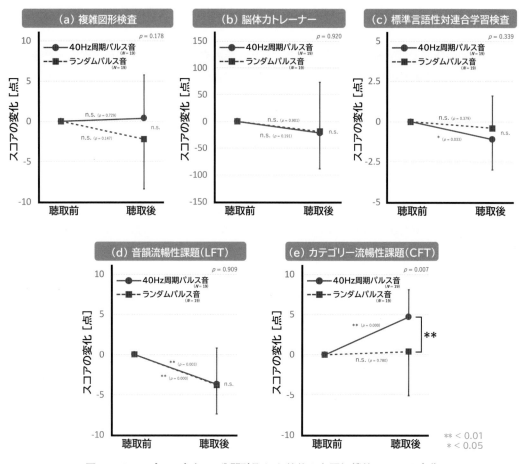

図4 40 Hz パルス音を 45 分間聴取した前後の各認知機能スコアの変化

聴取前を0とし，そこからの変化量の平均値と標準偏差を示している．有意差表記は，群内の前後比較は対応のあるt検定（両側），群間の比較は等分散を仮定したt検定（両側）による．（e）のカテゴリー流暢性のみ，群間の有意差が見られた．なお，特に（d）や（e）など，聴取前テストと聴取後テストで難易度に差がある課題が含まれること，また，難易度は同一であっても，（a）や（c）のように，聴取前テストの記憶の影響を受ける可能性が排除できない課題が含まれる点にも留意が必要である．

討を行った（**図4**）[39]．実験参加者は55～74歳の男女38名で，半数には40 Hz周期のクリック音（パルス音）を，半数にはSham音として時間間隔をランダム化したクリック音を，それぞれ45分間呈示した．この音源呈示の前と後に，複雑図形検査，言語性対連合学習検査，音韻流暢性課題（Letter fluency test：LFT），カテゴリー流暢性課題（Category fluency test：CFT），認知機能の評価とトレーニングができるICTツール（CogEvo）のスコアを測定した．結果，Pre, Postともに，いずれの指標（複雑図形，言語，言語流暢性，脳トレーナー）においても群間に有意差は見られなかった．PreとPostの差分の解析では，CFTについて，介入群のみでスコアが有意に高いことが示された．他方，言語検査では，群間の差は見られなかったが，両群とも低下傾向が見られた（図4）．CFT課題では，すでに蓄積された語彙や形成された概念のうち教示に合致する意味カテゴリーのみを検索することが求められるため，意味記憶の効率的利用が必要とされる．また，CFTはAD患者など，認知機能障害のある群などで鋭敏に変化するという報告も

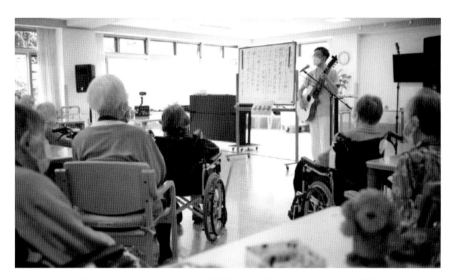

図5　ガンマ波サウンドを使用した音楽療法セッションの様子
日本音楽療法学会認定音楽療法士である近藤瑛佑氏によって実施されたもので，このセッションでは，ギターや電子ピアノなどの音をリアルタイムに40 Hz 変調音に変換し，前方に設置したスピーカーより再生した（実施協力：介護老人保健施設 あさひな）。

あり[40]，40 Hz 周期の音刺激により意味的知識の探索能力が向上した可能性がある。これらの効果や機序については，今後の研究において注意深く検討を進める必要がある。

このような研究と並行して，「音」が存在する場所はすべて認知機能ケアの場となり得るとの考えから，さまざまな取り組みが進められており，ここではその一部を紹介する。まず，すでに一定のエビデンスが確立されている「音楽療法」と「ガンマ波サウンド」との組み合わせである。音楽療法士が実施する音楽療法は，単なる受動的な音楽聴取とは異なる専門性の高い施策である。このプログラムで用いる音をガンマ波サウンドに置き換えることができれば，多因子介入としてさらなる効果が期待できることが指摘されている[41]。実際に高齢者施設において，ギターやピアノの生演奏音や録音済みBGM音源などをリアルタイムに40 Hz 変調した音と無変調のボーカル音（音楽療法士の声）とミックスして再生するシステムを用いて音楽療法プログラムを実施した（図5）[42]。結果，和音や音域などを工夫して提供することで，変調音でも参加者は演奏および歌唱が可能であったことが音楽療法士より報告された。また，90％の参加者が，いつもよりあるいはいつもと同じくらい楽しかった，また，いつもより良くあるいはいつもと同じように歌えたと回答しており，受容性の高さも窺える。さらに，90％の参加者が，今後も変調音を用いた音楽療法プログラムをいつもあるいはたまになら受けてもよいと回答した。これは，ガンマ波サウンドを組み込んだ音楽療法プログラムの今後の発展および普及に期待を感じさせる結果であった。その他には，ラジオ放送の番組のBGMを40 Hz 変調音とすることでリスナーに毎日ガンマ波サウンドを届ける取り組み[43]や，有線放送に専用チャンネルを開設する取り組み[44]なども継続して実施している。加えて，高齢者施設などでのガンマ波サウンドを用いたライブ演奏やショッピングモール，スポーツクラブ，銭湯，などの空間での利用など，さまざまな利用シーンの検討[45]が続けられている。

第1編　予防・進行防止・診断技術

4. まとめ

　ある特定の周期性を持つ音を聞き流すだけで認知機能のケアができるかもしれない。こうした文言に対して，多くの人々は驚くのではないだろうか。そしてその驚きには期待感ともう1つ，「そんなはずはない」という疑念が含まれるのではないだろうか。しかし今，MITの非臨床研究[22-25]を発端に感覚刺激と認知症予防さらには認知症治療というトピックが注目を集めている。その基礎理論にはまだまだ多くの議論の余地がある一方で，非臨床研究だけではなくヒトを対象とした臨床試験においてもその有効性の一部が実証されつつある[27,29]ということもまた事実である。[**1.**]で記したように，40 Hzの感覚刺激に至るまでには「ガンマ波」を中心とした数十年におよぶ研究の歴史とデータの積み重ねがある。本稿ではその研究の歴史を紐解き，今後の研究の発展性を示すことで「ガンマ波サウンド」の根幹となるコンセプトの期待感を示しつつ，「そんなはずはない」という疑念を払拭したいと考えた。

　ガンマ波が認知機能の発揮に関連し[3,4]，認知機能障害を有する疾患でガンマ波が減弱することは多くの研究で示されている[7,8]。さらに，[**2.**]で記したように，ガンマ波のリズムの中でも，「40 Hzという繰り返し頻度が，外界から中枢神経の振動現象を制御可能な特異なリズムである」ということがガンマ波サウンドの鍵となっている。外界からの40 Hz振動現象制御と認知機能への介入効果についてはMITの研究グループを中心として，筆者らも含めて現在進行形で科学的エビデンスの構築が進んでいる。この点に関しては今後5年，10年の研究の進展に期待したい。

　[**3.**]で記したように，MITの研究グループを中心とした40 Hz感覚刺激の医療機器化の取り組みとは異なり，筆者らは40 Hz感覚刺激をいかに日常に溶け込ませ，使用者の負担感や不快感を減らし，「ながら」で認知機能ケアができる世界を実現するための手法を模索している。その中で感覚刺激のうち「音」に着目し，振幅変調技術に独自のアイデアを組み合わせることによって「ガンマ波サウンド」を生み出した。ガンマ波サウンドは年齢を問わず40 Hzの脳波同期を誘導することが実証され[31,33-37]，日常生活の中での受容性は高いことが明らかになりつつある[38]。次に筆者らが目指すのはガンマ波サウンドによる認知機能への介入効果のエビデンス構築であり，現在さまざまな研究計画を立案している。こうしたエビデンス構築と並行して，音を受動的または能動的に聴取しうるあらゆる場面にガンマ波サウンドを導入する試みも進められている。これらの施策がさらに広まり，人々に認知され受け入れられることで，「音」が存在する場所がすべて認知機能ケアの場となり，日常生活のあらゆる場面において音で認知症に挑める環境を構築することができると期待している。

文　献

1）G. Buzsaki and D. Andreas: Neuronal oscillations in cortical networks, *Science*, **304**(5679), 1926–1929（2004）.

2）G. Buzsáki and W. Xiao-Jing: Mechanisms of gamma oscillations, *Annual review of neurosci-*

ence, **35**, 203–225（2012）.

3）C.S. Herrmann, et al.: Human gamma-band activity: a review on cognitive and behavioral correlates and network models, *Neuroscience & Biobehavioral Reviews*, **34**(7), 981–992（2010）.

214

4） N. Mainy et al.: Neural correlates of consolidation in working memory, *Human brain mapping*, **28** (3), 183–193 (2007).

5） C.J. Stam et al.: Generalized synchronization of MEG recordings in Alzheimer's disease: evidence for involvement of the gamma band, *Journal of Clinical Neurophysiology*, **19**(6), 562–574 (2002).

6） D.V.P.S. Murty et al.: Gamma oscillations weaken with age in healthy elderly in human EEG, *NeuroImage*, **215**, 116826 (2020).

7） D.V.P.S. Murty et al.: Stimulus–induced gamma rhythms are weaker in human elderly with mild cognitive impairment and Alzheimer's disease, *Elife*, **10**, e61666 (2021).

8） C.S. Herrmann and D. Tamer: Human EEG gamma oscillations in neuropsychiatric disorders, *Clinical neurophysiology*, **116**(12), 2719–2733 (2005).

9） A. Guan et al.: The role of gamma oscillations in central nervous system diseases: Mechanism and treatment, *Frontiers in cellular neuroscience*, **16**, 962957 (2022).

10） P. Fries: Rhythms for cognition: communication through coherence, *Neuron*, **88**(1), 220–235 (2015).

11） P. Prabhu et al.: Abnormal gamma phase–amplitude coupling in the parahippocampal cortex is associated with network hyperexcitability in Alzheimer's disease, *Brain Communications*, **6** (2), fcae121 (2024).

12） C.M. Gray and S. Wolf: Stimulus–specific neuronal oscillations in orientation columns of cat visual cortex, *Proceedings of the National Academy of Sciences*, **86**(5), 1698–1702 (1989).

13） C. Tallon–Baudry et al.: Stimulus specificity of phase–locked and non–phase–locked 40 Hz visual responses in human, *Journal of Neuroscience*, **16** (13), 4240–4249 (1996).

14） R. Galambos et al.: A 40–Hz auditory potential recorded from the human scalp, *Proceedings of the national academy of sciences*, **78**(4), 2643–2647 (1981).

15） M.A. Pastor et al.: Activation of human cerebral and cerebellar cortex by auditory stimulation at 40 Hz, *Journal of Neuroscience*, **22**(23), 10501–10506 (2002).

16） A.K. Becher et al.: Intracranial electroencephalography power and phase synchronization changes during monaural and binaural beat stimulation, *European Journal of Neuroscience* **41**(2), 254–263 (2015).

17） U. Ribary et al.: Magnetic field tomography of coherent thalamocortical 40–Hz oscillations in humans. *Proceedings of the National Academy of Sciences*, **88**(24), 11037–11041 (1991).

18） B. McDermott et al.: Gamma band neural stimulation in humans and the promise of a new modality to prevent and treat Alzheimer's disease, *Journal of Alzheimer's Disease*, **65**(2), 363–392 (2018).

19） A. Benussi et al.: Exposure to gamma tACS in Alzheimer's disease: A randomized, double–blind, sham–controlled, crossover, pilot study, *Brain Stimulation*, **14**(3), 531–540 (2021).

20） H.F. Iaccarino et al.: Gamma frequency entrainment attenuates amyloid load and modifies microglia. *Nature*, **540**(7632), 230–235 (2016).

21） E.S. Boyden et al.: Millisecond–timescale, genetically targeted optical control of neural activity, *Nature neuroscience*, **8**(9), 1263–1268 (2005).

22） J. Sevigny et al.: The antibody aducanumab reduces Aβ plaques in Alzheimer's disease, *Nature*, **537** (7618), 50–56 (2016).

23） A.J. Martorell et al.: Multi–sensory gamma stimulation ameliorates Alzheimer's–associated pathology and improves cognition, *Cell*, **177**(2), 256–271 (2019).

24） C. Adaikkan et al.: Gamma entrainment binds higher–order brain regions and offers neuroprotection, *Neuron*, **102**(5), 929–943 (2019).

25） C. Adaikkan and T. Li–Huei: Gamma entrainment: impact on neurocircuits, glia, and therapeutic opportunities, *Trends in Neurosciences*, **43**(1), 24–41 (2020).

26） M. Soula et al.: Forty–hertz light stimulation does not entrain native gamma oscillations in Alzheimer's disease model mice, *Nature neuroscience*, **26**(4), 570–578 (2023).

27） D. Chan et al.: Gamma frequency sensory stimulation in mild probable Alzheimer's dementia patients: Results of feasibility and pilot studies, *PloS one*, **17**(12), e0278412 (2022).

28） J. Rubiño and A. Pilar: The face–name associative memory test as a tool for early diagnosis of Alzheimer's disease, *Frontiers in psychology*, **9**, 1464 (2018).

29） M. Hajós et al.: Safety, tolerability, and efficacy estimate of evoked gamma oscillation in mild to moderate Alzheimer's disease, *Frontiers in Neurology*, **15**, 1343588 (2024).

30） P.P. Sahu and T. Philip: Gamma sensory entrainment for cognitive improvement in neurodegenerative diseases: opportunities and challenges ahead, *Frontiers in Integrative Neuroscience*, **17**, 1146687（2023）.

31） Y. Nagatani et al.: Gamma-modulated human speech-originated sound evokes and entrains gamma wave in human brain, *Applied Acoustics*, **211**, 109518（2023）.

32） B. Roß et al.: A high-precision magnetoencephalographic study of human auditory steady-state responses to amplitude-modulated tones, *The Journal of the Acoustical Society of America*, **108**（2）, 679-691（2000）.

33） R. Simauchi et al.: Association for Research in Otolaryngology Midwinter Meeting Abstract Book, 155-156（2023）.

34） 長谷芳樹ほか：40 Hz 変調を施した音刺激聴取時の高齢者の脳内におけるガンマ波の同期，日本音響学会聴覚研究会資料，**54**，7-10（2024）.

35） Y. Nagatani et al.: Association for Research in Otolaryngology Midwinter Meeting Abstract Book, 443-444（2023）.

36） 長谷芳樹ほか：映像鑑賞中に 40 Hz 変調音をテレビ用スピーカーから呈示した際のヒトのガンマ帯域脳波の同期，日本音響学会聴覚研究会資料，**54**，129-134（2024）.

37） Y. Nagatani et al.: The effect of the presenting level of the sound modulated at 40 Hz on synchronization of the gamma wave of human brain, Proceedings of The 46th Annual Meeting of the Japan Neuroscience Society, 709-710（2023）.

38） 長谷芳樹ほか：6ヶ月間のガンマ波サウンド聴取の受容性と意識・認知機能等の改善に関する探索的研究，日本認知症学会誌，**38**，709（2024）.

39） Y. Nagatani et al.: A preliminary and exploratory study on the effect of short-term presentation of 40 Hz pulsed sound on cognitive function in middle-aged and elderly people, Proceedings of The 47th Annual Meeting of the Japan Neuroscience Society, 2P-294（2024）.

40） 大沢愛子ほか：“もの忘れ外来”における認知症と言語流暢性課題，高次脳機能研究（旧 失語症研究），**26**(3)，327-333（2006）.

41） 長谷芳樹ほか：40 Hz 変調を施したガンマ波サウンドを取り入れた音楽療法プログラムの提案，第 12 回日本認知症予防学会学術集会抄録集，153（2023）.

42） 近藤瑛佑ほか：ガンマ波サウンドを組み込んだ音楽療法プログラムの実施可能性および老健における受容性についての基礎的検討，第 24 回日本音楽療法学会学術大会要旨集，37（2024）.

43） 文化放送：レギュラー番組として日本初！『ガンマ波サウンド天気予報』1 月 22 日（月）午前 5 時 05 分〜 放送開始. https://www.joqr.co.jp/qr/article/112890/（2024 年 8 月 1 日閲覧）

44） USEN：シオノギヘルスケア，ピクシーダストテクノロジーズによる音で認知症に挑む「ガンマ波サウンド」の取り組み ガンマ波サウンドオリジナル楽曲を USEN 音楽配信サービスで 3 月 19 日より配信開始. https://usen.com/newsrelease/?type=release&year=2024&id=52443（2024 年 8 月 1 日閲覧）

45） 塩野義製薬：塩野義製薬，シオノギヘルスケア，ピクシーダストテクノロジーズによる，音で認知症に挑む「ガンマ波サウンド」の取り組みの拡張について〜商業施設や音声メディアなど，多くの場所で音を介した認知機能ケアを体験できる社会へ〜. https://www.shionogi.com/jp/ja/news/2023/09/202309210.html（2024 年 8 月 1 日閲覧）

第4章　症状進行緩和のDX

第4節　J-MINT 研究で評価手法にも採用された ICT ツール脳体力トレーナーCogEvo

株式会社トータルブレインケア　河越　眞介　　株式会社トータルブレインケア　五藤　博義

1. はじめに

　超高齢社会の進展に伴い，認知症は深刻な社会問題として浮上し，今までさまざまな認知症に関する施策[1] が実行されてきたが，従来の「共生」社会に「予防」の概念を加えた認知症基本法が 2023 年 6 月には公布され，2024 年 1 月に施行された。

　これに先立ち，新たな「予防」に対する認知症施策に向けた官民協働の取り組みが始まり，認知症対策官民イノベーション実証基盤整備事業が 2022 年度までの 4 年間，国立長寿医療研究センターを中心に，複数のフィールドで民間企業と連携して介入プログラム（J-MINT 研究）の効果検証が行われた[2]。この大規模な実証研究の結果，FINGER 研究（2009 年から 2011 年にかけてフィンランドで行われた「高齢者の生活習慣への介入による認知機能障害予防の研究」）[3] で示された「運動」「栄養」「社会参加」「脳トレ」が日本人においても認知症予防効果が認められたと，学会等で報告されている。今後，同様の取組を自治体の予防教室や個人が生活の中で行った際の「生活の質やウェルビーイング」の評価指標と手法を見出していくことや，「認知機能」の評価指標と手法については，神経心理の分野における科学的側面からも十分に整理し確立していくことが課題となっている[4]。

　また，認知症予防のためのさまざまな製品やサービスが開発されているが，それらのエビデンスを取得するためには，「生活の質やウェルビーイング」の評価指標と手法を確立することや，「認知機能」の評価指標と手法を科学的に整理し確立することが課題となっている。本稿では，ICT ツールである「CogEvo®（コグエボ）」の開発背景や特徴について述べ，認知症予防に対する貢献について，これまでの臨床研究結果や現在進行中の取り組みの臨床的意義を中心に解説する。

2. CogEvo の開発の経緯

　認知症は，そのすべてが突然発症するわけではなく，脳内に変化が見られるが症状のない無症候期（プレクリニカル期）が存在する。この時期を経て，軽度な認知機能障害がある軽度認知障害（Mild Cognitive Impairment：MCI）の時期を通過し，最終的に発症します。医療現場で行われる神経心理学的な認知機能検査は，時間や人員のコストが高く，今後さらに増加する高齢者全員に対して早期に認知症の兆候をスクリーニングすることは困難である。したがって，日常に近い環境で短時間かつ低コストで多くの高齢者の認知機能を把握できる簡便なスクリーニング方法

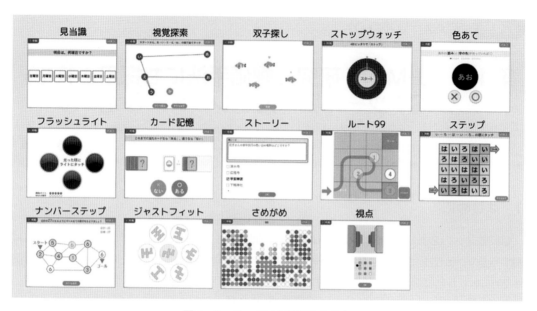

図1　CogEvoの14種類のタスク

が求められている。

　従来の認知機能検査には，長谷川式認知症スケールやミニメンタルステート検査（Mini-Mental State Examination：MMSE）などがある。近年，海外では「紙と鉛筆」を用いた検査に代わり，さまざまなコンピュータ化された検査やシステムが開発されている。ICTを活用した検査システムは認知神経科学と臨床試験で広く使用されており[5]，MCIの評価のためにCogStateやCANTAB（Cambridge Neuropsychological Test Automated Battery），CNTB（Computerized Neuropsychological Test Automated Battery）などが開発されている。これらのコンピュータ化された評価ツールは，神経心理学の専門家が実施しなくても施行可能であるという大きな利点を持っている[6]。

　CogEvoは，高次脳機能障害の認知リハビリテーションで使用される素材を基に開発された14種類（図1）（2024年5月に2種類追加）のタスクを，「見当識」「注意力」「記憶力」「計画力」「空間認識力」の5つの認知機能に分類し，ゲーム感覚で実施しながら認知機能別トレーニングと個々の認知機能の状態や経時変化を可視化できるクラウドシステムとして開発された（図2）。

　クラウド化されたコンピューターシステムは，インターネットを介してデジタルベースのテストを実施することが可能で，実施結果はクラウド上に保存され，管理や集計が容易であるという利点がある。

　CogEvoは，文字と音声によるガイダンスで取り組むため，検査実施者の時間的負担の軽減や実施者ごとの検査スキルのばらつきを減らし，評価の指針でもある反応時間を測定することを可能にしている。また，実施結果が本人のセルフケアにつながるよう複数の情報で本人にもわかりやすいように表示している。この際，タスクの結果数値を「得点」と，得点を標準化した「指数」によって表現するとともに，総合的および5種の認知機能について，五角形状のレーダーチャートで表示し，累積された結果データを基に，5種の認知機能ごと，またはタスクごとにトレンド

第4章　症状進行緩和のDX

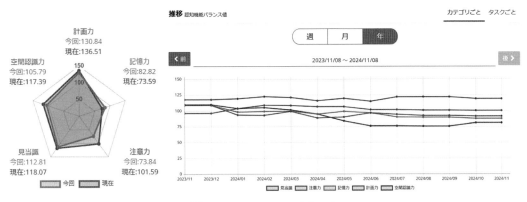

図2　CogEvoの12のタスク

グラフとして推移を表示する（図2）．これにより，認知機能のバランスや得点，指数の経時的変化を視覚的に表示し，直感的な気づきを促している．

3. CogEvoの代表的な特徴

3.1　Usability（自身で継続できるための工夫）

Usabilityに関する代表的な特徴は以下のとおりである．

- 聞き取りやすい音声ガイダンスとわかりやすい文章による説明
- 高齢者にも配慮したカラーユニバーサルデザインで，見やすく直感的な操作を誘導する画面デザイン
- 豊富なフィードバック情報（総合得点，指数，取組時間，級数，メダル，コメント，レーダーチャート，トレンドグラフ）で，今日の調子やこれまでとの比較がわかりやすい設計
- 毎回異なる設問と肯定的なコメントによるモチベーションの維持

3.2　Portability（実施場所，結果の可搬性・移植性）

Portabilityに関する代表的な特徴は以下のとおりである．

- プラットフォーム非依存で，多様な携帯情報端末から利用可能
- さまざまな携帯情報端末からデータ参照および抽出が可能で，データ損失リスクを低減
- システム連携により他サービスからのアクセスが可能で，複合的サービスにも利用可能
- データ集積が容易で，データ解析や応用が容易

4. 認知症予防に向けた役割期待

予防は一般的に一次予防，二次予防，三次予防に分けられるが，近年「ゼロ次予防」という新しい考え方が提唱されている。ゼロ次予防は，環境と健康状態の因果関係から生まれた概念で，個人に働きかけるのではなく，個人を取り巻く環境を改善しようという考え方で[7]，日常生活のなかで「健康への気づき」を得ることにより，健康維持・増進のための行動を促す取り組みが行

第1編　予防・進行防止・診断技術

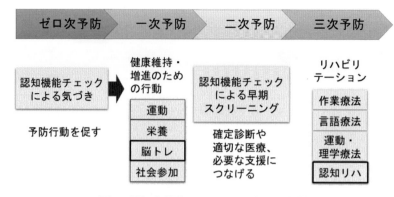

図3　認知症予防におけるCogEvoの役割

われている．

　CogEvoは，認知症予防のさまざまなステージ（図3）で臨床研究や実証実験が行われており，標準的なスケールとの同等性や早期スクリーニングの有用性が報告されている．その他の医学的な立証については，今後取り組んでいく予定である．

4.1 〈ゼロ次予防〉認知症の予防行動への気づき

　予防行動は強制的に行うものではなく，その必要性に自ら気づき実行するべきである．脳トレは認知機能の向上だけでなく，認知機能への意識変化や日常行動の変化にもつながる．予防行動や健康教育への働きかけは，知識伝達型や指示型では行動変容にはつながりにくいため，個人の自発的な行動変容を支援する取り組みが効果的である[8,9]．

　CogEvoを使用した地域住民を対象とした予防行動の変化に関する研究では，認知症予防の必要性を自覚させるだけでなく，行動変容にも寄与することが示唆されている．

　また，認知機能検査という言葉が，健常な方はもちろん，自らが認知症に不安を感じている方には，認知症検査と解釈されやすく，誰もが気軽に検査を繰り返し取り組むことへのハードルとなっていた．そこで，2022年には「脳体力」という名称で商標登録を取得し，商品名も「脳体力トレーナーCogEvo」と改めた．自治体その他での健康イベントでは「脳体力測定会」という名称にすることで，新規の方も含めより多くの方の参加に繋がっている[10]．

4.2 〈一次予防〉認知症予防における認知トレーニング

　認知症予防研究の先駆けとなったFINGER研究では，2年間の観察で認知機能障害の進行抑制が報告されている[11]．この研究を基に，国立研究開発法人国立長寿医療研究センターとFINGERS Brain Health Instituteの監修のもと，生活習慣改善を通じて複数の介入（運動指導，栄養指導，認知機能訓練，生活習慣管理を通じた複合介入）を組み合わせることで認知機能低下を予防するプログラム「SOMPOスマイル・エイジングプログラム」（SOMPOホールディングス㈱）[12]では，CogEvoが認知機能訓練として使用されている．継続的なプログラムにより，生活習慣改善と行動変容を促し，認知機能低下の抑制を狙っている．

　健常高齢者を対象としたCogEvoの研究では，本人の意思でCogEvoのタスク（図1）を1ヵ

第4章　症状進行緩和のDX

月間自由に実施し，時の見当識，近時記憶，計画力，作業記憶が有意に向上したことが報告されている．特に見当識と注意力は，CogEvoの実施回数と関連しており，タスクの取り組み時間が短縮される結果も報告されている[10]．先行研究においては，9種類のゲーム式の脳トレで実行機能，処理速度，作業記憶が改善することが報告されており[13,14]，この研究の結果と類似した結果である．

また，この研究ではトレーニング課題と認知機能の改善領域は必ずしも一致していないが，複数の認知課題に対するトレーニングが海馬と前頭葉の機能的結合を高める効果があることも報告されている[15]．CogEvoのタスクは5つの認知機能に分類されているが，タッチパネル式で自身が行う設計になっているため，設問文章を理解し，表示されている回答を選択肢の中から正解を見つけて指でタッチする．これらの一連の行為は，主に分類されている認知機能以外にも他のさまざまな認知機能を使うことが推測されている．

4.3 〈二次予防〉早期認知症のスクリーニング

二次予防においては，認知症の早期発見と早期対応を目指す．CogEvoは，MCIもしくは早期認知症のスクリーニングツールとして期待されている．認知機能チェックは，「見当識」「視覚探索」「フラッシュライト」「ルート99」「ジャストフィット」の5つのタスクを用いて行われる．

スクリーニングツールとしての妥当性は，MMSEとの相関でも示されており，年齢，性別，教育年数に影響されにくいことが報告されている．また，信頼性についても，毎回異なる質問が出題されることで難易度に違いが生じる可能性があるものの，再現性が高いという研究結果が報告されている[16]．早期認知症のスクリーニングに関する研究では，CogEvoがアルツハイマー病，MCI，および認知的に正常な高齢者グループを有意に区別できることが示されている．これらの研究結果から，MMSEでは天井効果が生じるプレクリニカル期やMCI期，認知症早期において，CogEvoは認知機能の軽度な変化を捉えることができると示唆されており，CogEvoは早期の認知機能の経年的な変化を評価するための簡単で便利なICTツールであることが示唆されている[16,17]．

4.4 〈三次予防〉認知症の進行抑制のための認知リハビリテーション

認知症診断後の進行抑制のためのリハビリテーションとして，介護保険サービスの一環である「認知症短期集中リハ」が活用されている．作業療法，運動療法，音楽療法，回想法などのアプローチが行われており[18]，認知機能の改善を目的とした認知リハビリテーションも有効性が報告されている．CogEvoの認知リハとしての有効性に関する研究では，介護老人保健施設に入所中の認知症患者16名について，CogEvoの介入群と非介入群に分け，CogEvo介入の期間は8週間とし，介入の頻度は1回20分程度を週2回（計16回）とした検討では，軽度から中等度の認知症患者の注意機能および見当識の維持改善に役立つ可能性が報告されている[19]．

そのほかにも，同様のケースで週1回の認知リハで見当識，構成，数字の逆唱の項目に改善が見られ，日常生活では活動性や自発性の向上が見られたことが報告されている[20]

4.5　生活の中での認知症予防

　高齢者の4人に1人はMCIもしくは認知症といわれている中で[1]，今後の認知症予防の実施主体は医療よりも生活の場が期待されている。MCI期は日常生活の中で発見されにくいため，広く対象者を考慮する必要がある。自宅や介護施設，薬局など身近な場所でMCIの兆候に気づき，適切な対処をすることが認知症発症の遅延に寄与する。自治体でのCogEvoを活用した啓発・気づき，保健指導，受診勧奨を目的とした取り組みは，2024年度には70近くとなり，社会実装を進めている。また，愛媛ダイハツ販売㈱と「運転寿命延伸プロジェクト」と題して，同社の顧客向けに「Driving CogEvo」を開発し，顧客が永く運転できるプログラムとして提供を行っている。さらに，弘前大学とマツダ㈱との共同研究「クルマの運転に用いられる能力の個人差と健康や運転への態度の関係を明らかにする研究」のために，弘前大学・弘前市・青森県総合健診センターが，平成17年から20年にわたり，弘前市（岩木地区）住民を対象に健康状態の現状とその問題点を詳細に調査し，健康指導など住民の健康増進活動を実施している岩木健康増進プロジェクト健診で，CogEvo岩木健診版が利用されている。

5.　おわりに

　認知症施策に「予防」という新たな軸が提起される中で，政策的に進められる認知症予防にはさまざまな懸念も存在する。認知症予防は，単なる疾病予防ではなく，生活機能を維持するための取り組みと考えることが重要である。多くの企業がICTを活用した製品やサービスを開発しているが，信頼性のためにはエビデンスの積み重ねが重要である。CogEvoが，認知症予防の現場や生活者の自宅において，自身で楽しく長く取り組むことで，安心して生活できるための一助となることを願っている。

文　　献

1）厚生労働省：認知症施策推進総合戦略（新オレンジプラン）の概要，2015年厚生労働省策定（2015）.

2）内閣官房：認知症施策推進関係閣僚会議.

3）N. Tiia et al.: A 2 year multidomain intervention of diet, exercise, cognitive training, and vascular risk monitoring versus control to prevent cognitive decline in at-risk elderly people（FINGER）: a randomised controlled trial, *Lancet*, **385**, 2255-2263（2015）.

4）研究代表 国立長寿医療研究センター荒井理事長：認知症予防の多因子介入試験（通称 J-MINT 研究）.

5）令和2年度第1回認知症官民協議会：認知症イノベーションアライアンスワーキンググループ資料.

6）K. Wild et al.: Status of computerized cognitive testing in aging :a systematic review, *Alzheimers Dement*, **4**, 428-437（2008）.

7）K.A. Wesnes: Moving beyond the pros and cons of automating cognitive testing in pathological aging and dementia :the case for equal opportunity, *Alzheimers Res Ther*, **6**, 58（2014）.

8）木村雅子，木村正博訳：第2版WHOの標準疫学，世界保健機関，三煌社（2008）.

9）中村正和：行動科学に基づいた健康支援，栄養学雑誌，**60**，213-222（2002）.

10）I. Kirsch et al.: Hypnosis as an Adjunct to Cognitive-Behavioral Psychotherapy: A Meta-Analysis, *J Consult Clin Psychol*, **63**, 214-220（1995）.

11）黒瀬聖司ほか：地域住民における脳機能チェッ

ク・トレーニングツールの使用が認知機能と行動変容に与える影響，保健医療学雑誌，**11**(2)，81-92（2020）.

12) 国立長寿医療研究センター/SOMPO ホールディングス㈱：SOMPO スマイル・エイジングプログラム

13) R. Nouchi et al.: Brain training game improves executive functions and processing speed in the elderly: a randomized controlled trial, *PLoS One*, **7**, e29676 (2012).

14) R. Nouchi et al.: Brain training game boosts executive functions, working memory and processing speed in the young adults: a randomized controlled trial, *PLoS One*, **8**, e55518 (2013).

15) C. Suo et al.: Therapeutically relevant structural and functional mechanisms triggered by physical and cognitive exercise, *Mol Psychiatry*, **21**, 1633-1642 (2016).

16) H. Takechi and H. Yoshino: Usefulness of CogEvo,a computerized cognitive assessment and training tool, for distinguishing patients with mild Alzheimer's disease and mild cognitive impairment from cognitively normal older people, *Geriatr Gerontol Int*, **21**(2), 192-196 (2021).

17) S. Ichii et al.: Cognitive function balancer（CogEvo）is a sensitive and easy psychiatric test battery for age-related cognitive decline, *Geriatrics & Gerontology International*, **20**(3), 248-255 (2020).

18) 加藤真司ほか：介護老人保健施設における認知症短期集中リハビリテーションの効果とその持続，認知症の最新医療，**23**(6)，185-188（2016）.

19) 中前智通，前田潔：認知症に対するリハビリテーションとしての「脳活バランサーCogEvo®」の可能性と有効性，神戸学院総合リハビリテーション研究，**15**(2)，1-8（2020）.

20) 花岡望：認知機能バランサーの認知症リハでの有用性，第26回全国介護老人保健施設大会（2015）.

第2編
介護サポートにおける環境づくりDX

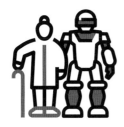
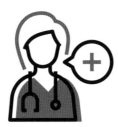
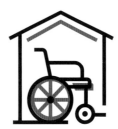
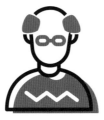
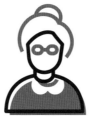
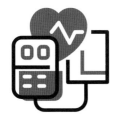
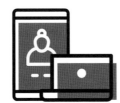
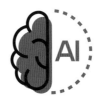

第1章 介護サポート現場のDX

第1節 認知症高齢者の徘徊対策に役立つGPS端末「iTSUMO」の開発

アーバン警備保障株式会社　寺西　賢次
アーバン警備保障株式会社　信國　隆
アーバン警備保障株式会社　辻　和宏

1. 開発の経緯

アーバン警備保障㈱は1991年から大阪府を中心に警備業を営んでいるが、2010年ごろから現場でも認知症・徘徊の問題を聞くことが増え、高齢者を保護する事例もあった。

2012年、認知症が原因の徘徊で全国の警察に届けが出された件数は9,607件であった。

当時から社会問題としてメディアでも取り上げられるようになっていたが、決め手となる対策はなく、介護者は「家に閉じ込める」「後をついて歩く」という消極的な介護を行ってきた。

そして、保護願いの件数は年々増加し、10年後の2022年には18,709件と約2倍となっており、ますます増加の一途をたどっている（図1）。

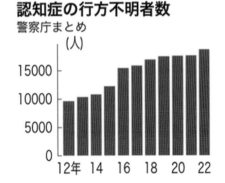

図1　認知症の行方不明者数（警視庁まとめ）

ちょうどそんな時、㈱NTTドコモが子供の見守り用GPSを開発したという話を聞き、これは高齢者の徘徊にも使用できるのではと考え、NTTドコモの開発者にアポイントメントを取った（図2）。

開発者の説明では、外出時であれば誤差数メートルと、徘徊高齢者を探すには申し分ない性能であることがわかった。ただし同時に、認知症徘徊対策で使うには、高齢者にどう所持してもらうか、誰が検索するかなどのサポート体制など、解決しなければいけない課題も見えた。

そこで社内に専門のチームを立ち上げ、通信業界の専門家と介護業界の専門家を置くことで、GPSという最先端のIoT通信機器を、介護の業界に持ち込むノウハウを構築することをミッションとした。機器の名前は、いつも見守っているという意味で「iTSUMO」(いつも)と名付けた。

第2編　介護サポートにおける環境づくり DX

	小型タイプ （Advanced Mobile Telecom社製）	防犯ブザータイプ （Advanced Mobile Telecom社製）	FOMA UM03-KO 専用アダプタセットG ※1
	2014年1月下旬発売予定 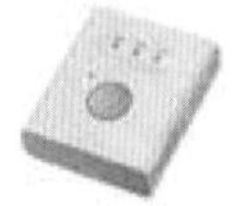	2014年1月下旬発売予定 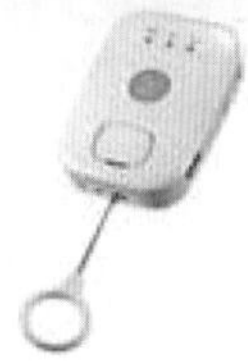	販売中 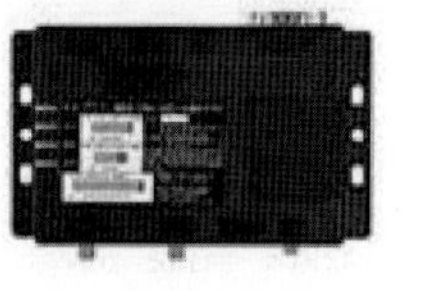
寸法(mm)	W38.5×D45.5×H11.85	W48×D69×H17.5	W135×D90×H30(本体突起部、取り付け金具含む)
重量(g)	約30g	約60g	約170g
主要機能	ネットワークアシスト測位、GPS単独測位、自己位置通知、第三者検索、電源OFF通知、電池残量低下通知、防犯ブザー(防犯ブザータイプのみ)《今後提供予定》エリアセンシング、ディープスリープモード、スケジュール位置通知、振動検知通知、遠隔ブザー		ネットワークアシスト測位、GPS単独測位、第三者検索《今後提供予定》エリアセンシング、トラッキング測位
連続待受時間	約400時間	約550時間	(DC+5V～+12V常時給電)
通信方式	W-CDMA(800MHz／2GHz)		W-CDMA、HSDPA(800MHz／2GHz)
バッテリー	650mAh	930mAh	(DC+5V～+12V常時給電)
充電	マイクロUSB充電		―
防水	IPX5		―
M2Mアプリケーション	―		かんたん位置情報サービス専用M2Mアプリケーション

図2　端末の種類

2. 開発に向けて

2.1　チームの活動は，まず所持の問題から

　サービスの検討を始めた約10年前，高齢者でもすでに外出する際，鍵や携帯（スマホ）を持って出ることが一般的だったが，認知症高齢者となると，鍵や携帯など何も持たずに出て，GPS端末を自発的に所持してもらうことは困難ということが容易に想像できた。

　そこで，所持率を上げる方法として，「靴」に取り付けることを検討する。靴は誰でも履いて出る上に，万が一裸足で歩いていれば不審者として通報してもらえるため効果的と考えた。そこで当初は現在，他社製品であるような靴底にGPS端末を収納できれば，本人も気づかず良いのではないかと薦めたが，靴底に収納するとなると機器本体のサイズを考えるとスペースの問題から踵部分に限られ，その場合，精密機器であるGPSが常に体重で圧迫されるため，これを回避するにはかなり頑丈なケースが必要となり，その場合，靴としての履き心地に影響するだろうと予測され，断念した。

　では，GPS端末を故障から守れる場所となると，足の甲部分をおいて他にはなく，これはNTTドコモが大学と実証実験をしていたときから，結論として出ていたものであった（**図3**）。

228

第 1 章 介護サポート現場の DX

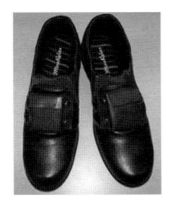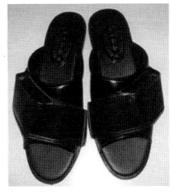

図 3　GPS 端末の足の甲部への取り付け

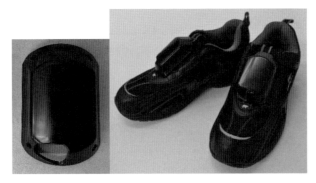

図 4　違和感のない端末保護専用カバー

　ただ，足の甲に取り付けるとどうしても端末のサイズから違和感があり，実際に利用してもらえるのか？という不安が残った。しかし，認知症になっても「自分の靴」に対するこだわりは残る方が多いという事を経験で知っており，やはりこの方法でいくしかないと開発を始めた。
　端末保護専用カバーの制作ではバイク用カウルの制作などを行っている㈱マジカルレーシング様の全面協力もあり，デザイン的に靴に取り付けても違和感が少なるように仕上がった（図 4）。
　こうして，所持という問題がクリアできた。

2.2　サポート体制問題へのチームの取り組み

　老々介護が増えている中で，GPS 端末の充電，検索，迎えといった役割を誰が担うのか，ここを解決する仕組みでないと，結局使いこなすことができない「ただの箱」になってしまう。そのために筆者らができることは何か。例えば，全国の市区町村とタッグを組んで一般施策の事業として販売すればどうか，あるいは弊社が全国に社員を配置して，1 件 1 件対応すればどうかなど，いろんな意見が出るものの，どの方法も「使いこなす」には十分ではなく，だからと言って中途半端な商品は世に出せない。
　そこで，介護保険制度を活用できないかと，福祉用具貸与品として登録できれば，認知症徘徊に困るご家族だけでなく，ケアマネジャー・福祉用具事業者・介護サービス事業者・民生委員な

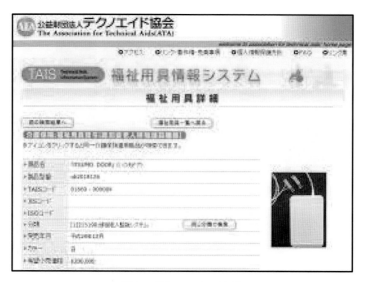

図5　貸与マークの取得

ど社会資源も活用でき「使いこなす」ことができるに違いないと判断した。

　そこでまず，厚生労働省に問い合わせ，福祉用具貸与品目である「徘徊感知機器」として登録できないか確認するが，その判断は各自治体であるので，自治体に確認してもらいたいとの回答を得，全国の自治体に確認を取る作業に入る。介護業界に長年いても，福祉用具のルールは他の介護サービスと違う部分が多く，勉強が必要だった。

　そして，ここでまた難しい法律の壁があり，介護保険制度の平成27年度改正により「福祉用具は複合機能を有する機器はこれまで一切認められなかったものが，介護保険部分と複合機能部分を分離できるものであれば，介護保険部分に関しては適用を認める」というもので，これに該当するかどうかが判断基準になるということだった（そこで感じたことは，自治体によって考え方や取り組み方が全く違い，全国一律ではないという事実であった）。

　介護保険部分（玄関を出るところ）とそれ以外の機能（GPSで位置を探すなど）が分離されており，複合機能利用料は実費を徴収する仕組みとして申請するが，ある町ではOKの返事が来るが，隣町ではNGと言われる。そんなことを繰り返し，約500の自治体でOK（福祉用具貸与）をいただいた。

　ただ，残りの約1,200の自治体では介護保険を併用した利用ができないことになり，不公平感が強いため，何とかできないものかと考え，多くの自治体が貸与品目選定時の目安にしている財団法人テクノエイド協会が定めている貸与の目安（いわゆる貸与マーク）を取得することにした（iTSUMODOOR）。この結果，ほぼ全国で介護保険を併用して使っていただけることになった（図5）（ただし，ここでもあくまで判断は自治体にあるので，必ず利用できますとは言えないが）。

2.3　実際に取り付けに行く福祉用具店をどうするか

　福祉用具貸与を行う介護保険の事業所番号を有するところは全国で約8,000ヵ所もあり，まずは奈良県の福祉用具店から商品説明を行うが，良いお返事はもらえず，機器の良さは理解しても

第1章　介護サポート現場のDX

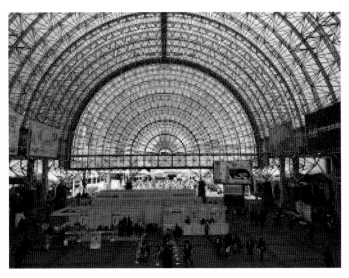

図6　バリアフリー展への出展

らえるものの「奈良県は前例のない機器についての抵抗感が強く，機械で見守ることに対して現場は抵抗があるだろう」と断られ続け，非常に残念であったが，実際にお客様やケアマネジャー様からお問い合わせもいただいていたので，仕方なく自前で介護保険の事業所番号を取得し「アーバン福祉用具」として提供を始めた。

転機が訪れたのは翌年のバリアフリー展（図6）への出展で，ここで会期の3日間，ほとんど休憩も取れず，列が途切れることなくお客様に訪れていただき，福祉用具店様ともたくさん契約することができた。

その後，アーバン福祉用具が自前で取り付けていたお客様を新たに契約した福祉用具店にすべてお願いし，名称も「アーバンテック」に変更した。

さらに，全国展開を進める中で，弊社が全国隅々まで目を配ることが現実的に難しいことから，弊社に変わって地域に根差した特約店に取扱福祉用具店の開拓や教育を担ってもらうことで，細かな対応ができると同時に，弊社もメーカーとして商品の開発・改良などに専念できる環境を整える狙いで「特約店制度」を創設し，iTSUMO専業業者・福祉用具店の特約契約・卸業者の3業態からなる取扱福祉用具店への全国供給システムを作った。

特に，卸業者については，通常は商品をモノとして運ぶだけという会社が多い中，しっかりと説明・設置・設定業務を担ってもらえる業者に絞って契約を行い，「使いこなす」仕組みを共感してもらえる企業だけと契約する形を取り，それは今も継続している。

その結果，先述の通り約8,000ある福祉用具店のうち，iTSUMOが取り扱える業者は約800と，10社に1社程度に留まっている。これは福祉用具メーカーとしては稀なことで，「使いこなす」ことを達成できなければどれだけ広めても，本当の意味で社会問題の解決にならないと考えており，この信念を貫き，理解した仲間（事業者）のネットワークを広げていきたいと考えている。

3. iTSUMO リリース後の状況

さて，専門チームが作り上げた仕組みでリリースして以降，現在までに累計1万5千人以上，全国北海道から沖縄までご利用いただいている。おかげさまで大きなトラブルは一切なく，みなさん「使いこなして」いただき，徘徊が終わると解約するという流れになっている（**図7**）。

2022年3月の3G FOMA回線の停波に伴い，2021年10月に後継機がNTTドコモからリリースされ，弊社もそれに合わせてiTSUMO2と名付けてサービスの継続を行っている。これは従来機と比較すると，人工衛星みちびきを採用するなど，機器の精度向上，また防水防塵性能も飛躍的に向上させ，より使いやすい機器に進歩した（**図8**）。

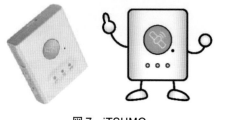

図7　iTSUMO

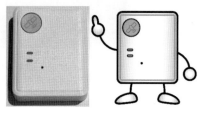

図8　iTSUMO2

4. 機器の紹介

実際にiTSUMOがどのように動くのかご紹介する。

まず，機器の選定は，ご家族やケアマネジャー様などが認知症による徘徊でお困りの場合，弊社ホームページや取扱福祉用具店からの営業でiTSUMOを知ることとなる。

そこで，認知症徘徊感知機器の使用条件（要介護2以上認知症があり手足がしっかりしていること）に合致しているか判断される。万が一要介護が2以下の場合は，例外給付申請（軽度者に係る福祉用具貸与費の例外給付）を各自治体に行うことで，再度判断される。

こうして，使用許可が出た場合，取扱福祉用具店はお客様の家庭に訪問し，設定・設置・説明を丁寧に行う。

また，サービス担当者会議等でも積極的に使用状況について報告し，より「使いこなす」ことを提案していく。

例えば，充電を誰がするのか，老々介護の場合，配偶者では充電忘れが頻発するなどが想定される。そんな場合，充電をデイサービスやホームヘルプサービスのサービス中に行うようケアプランに記載してもらうことで，充電切れを防ぐことができる。

また，検索については，別居家族でも可能なため，居住が遠方であってもサポートできることを伝え，チームに迎え入れる。

このように，これまでとは違ったサポートチームを結成し，役割を分担して見守ることで，はじめて在宅介護を継続できるのである。

次に，機器の使用方法は，まずご利用者の普段履きの靴の甲部分に専用のカバーを用いて取り

第 1 章　介護サポート現場の DX

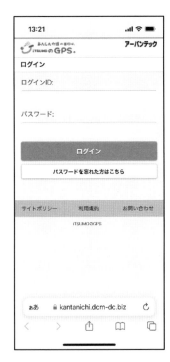
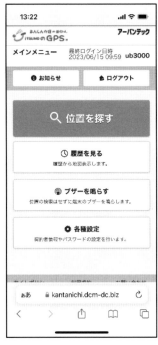
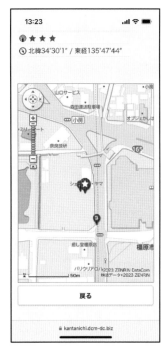

図 9　機器の使用方法

付け，携帯（スマホ）に設定を行う（**図 9**）。

　基本操作はログイン画面を開いて ID とパスワードを入力し「位置を探す」ことである。数十秒で結果が表示され，精度と位置情報が表示される。星の指す位置に迎えに行き，再度「位置を探す」にする。これを繰り返すことで保護するわけである。

　次に，ブザーを鳴らす機能は，これもスマホから命令し，端末からブザーが鳴動する。そのため，通常時は鳴らすことはなく（利用者が驚く），夜間など見通しの悪い時間に保護に向かうときなどに使用する。実際にブザーで助かった命もたくさんある。

　また，例えばお守り袋などに入れて使用されている方の場合，自宅内で紛失することもあり，その場合，自宅内でブザーを鳴らすことで音を聞いて捜索する。実際これで回収できた例もたくさんある。

　このほかにもエリア設定など便利な機能もたくさんあるが，使いこなすにはそれぞれの機能にルールがあり，それをしっかり理解しなければ思い通りに動かないことも多く，取扱福祉用具店はこういったスキルの向上を日々行っている。

　そして 2024 年 4 月に後継機 iTSUMO3（ブザー型徘徊感知機器と GPS 端末）が完成した（**図 10**）。

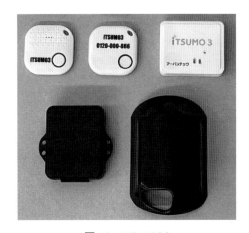

図 10　iTSUMO3

233

第2編　介護サポートにおける環境づくりDX

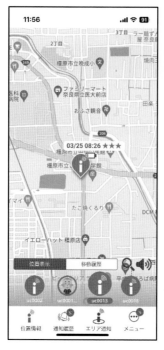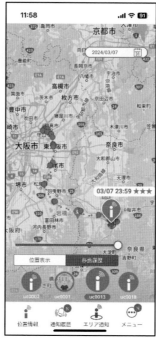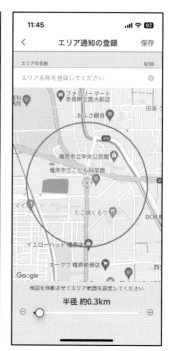

図11　移動の履歴

　これは，NTTドコモ製GPS端末はそのままに，専用ブザーと専用ソフトを独自開発し，徘徊感知機器やGPSの使いやすさを格段に向上させたものである。

　特に，これまでのiTSUMO2との大きな違いは，玄関を出ようとしたときに鳴動するブザーがあり，それで気が付かなかった場合にGPSを使用して保護する。また，アプリ化したことによって，開いたときに最新の位置情報が表示されているという視覚的にわかりやすいものになった。

　また常時位置情報を取得する仕組みではGPSデータを頻回に取得することとなり，結果，電池の消費が激しく，本来実用に耐えない程度の使用時間になるのであるが，これに対応するため，機器の持つ機能をフルに利用することで，通常利用（1日6時間連続稼働）で1週間程度の使用ができるようになった。これにより，充電サイクルを伸ばすことも可能で，よりサポートしやすい状況ができた。

　また，アプリでは移動の履歴を視覚的に1日単位で見ることができ，徘徊がない日の行動，徘徊があるときの行動など，パターンを見つけるなどの対応も可能となった（図11）。

　そして，もう1つのトピックが，これまで専用カバーで足の甲部分に取り付けることを標準で推進していたが，トレッキングシューズメーカーの㈱キャラバンとのコラボが実現し，iTSUMO専用シューズが開発できた（図12）。

　これも，弊社のこれまでのアプローチと同様，靴底ではなく足の甲部分に収納できる仕組み（特許出願中）で圧迫が無く機器の故障の原因とならない仕様である。

　また，キャラバン製の靴の特徴は，とにかく履き心地が良いことで，iTSUMO専用シューズもこの特徴は踏襲しつつ，足の甲部分にGPS端末が入るが，見た目に普通の靴と変わらないスタイ

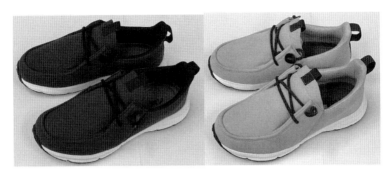

図12 iTSUMO専用シューズ

リッシュさも兼ね備え，履いたときに，物理的違和感がない（端末があたる感触など）ことが特徴である。

そして，この靴のコンセプトは「**歩き続けたくなる靴**」ということで，ご利用者に気持ち良く履いてもらい「散歩」に出かけてもらおうというものである。

■弊社のキャッチコピー
「徘徊」も いつもつければ 「散歩」 かな

上記のキャッチコピーの通り，iTSUMOがあれば居場所がわかるので，「徘徊」ではなく「散歩」と考えることが可能である。また，本来ご家族も健康で長生きしてもらいたいと願う方がほとんどで，「徘徊」が始まると閉じ込めてしまうご家族も多いが，それは「徘徊」であるからで，「散歩」はどんどんしてほしいと考えている。

5. 利用者の声

ここで少し実際のご利用者の声を紹介する。

■事例1：交通事故に遭わずに看取りができた事例
息子様と敷地内同居（本宅と離れ）なのですが，夜に近くの大通りに出てしまうことで何度も車にひかれそうになっていたとのことでiTSUMOを利用することになりました。
自宅から出ようとするタイミングでGPSが動作し，すぐにご家族に連絡がいき，息子様は位置を確認してすぐにご利用者を保護します。
約1年後，徘徊することがなくなったとiTSUMOの利用が終了しました。しかしその後，しばらくしてご家族から連絡があり「無事布団の上で亡くなりました」「あのままでは車にひかれて亡くなるんじゃないかといつもひやひやしていた」「ほんとうにありがとう」とありがたい言葉をいただきました。

第２編　介護サポートにおける環境づくりDX

■事例２：ご家族が遠方にお住まいで見守りしている事例

　ご利用者は独居で，娘様がイギリス在住。

　弊社にケアマネジャーから「海外でも使えますか？」という問い合わせが届き「iTSUMOは海外ではローミングに対応していないので使えません。ただ，ご家族が海外で状況を確認したりメールを受信することは可能です」と返事をしました。

　今回は，ご家族がイギリス在住で，ご利用者は国内とのことでしたので，使用することはできました。ただ問題は，イギリス在住では位置情報がわかっても迎えに行けないということです。

　そこで，ケアマネジャー様が，社会資源として近所の方のサポートを取り付けてくれ，お迎えに行ってもらえることになり，充電はデイサービスセンターで行うことになりました。

　ご利用者の徘徊が始まると，イギリスの娘様のところに通知が届き，位置の確認を行った娘様は近所の協力者に連絡し，保護してもらう。

　この方法で，在宅生活を継続しながら，娘様もイギリスから介護を継続できました。

6. おわりに

　現在，こういったIoT機器は目覚ましい進歩を続けており，もっと便利な機器ができることは間違いないであろう。

　しかしながら，高齢社会が進む現状，ITに対するリテラシーには大きな差が生まれており，特に老々介護などのケースにおいては，最先端機器を「**使いこなせない**」状況があり，一方で従来のアナログな対応や対策だけでは「**解決できない**」現状がある。

　iTSUMOの特徴は，最先端のIoT機器とサービス事業者や周囲の人などアナログを融合させることで，使いこなすことができ，その結果ご家族の負担（身体的・精神的）が減り，在宅介護継続の意欲を持ち続けることができることにある。

　利用者を取り巻く状況はここ20年は大きく変わらないと予想され，つまり，核家庭化や晩婚化などによる高齢者の独居や老々介護の増加，認知症患者の増加（もしくは横ばい），入所施設の建設中止や介護スタッフの確保ができずに定員受け入れができない，老朽化による閉鎖などから，今後ますます在宅介護推進が基本方針になると考えられる。そのため，福祉用具貸与や徘徊感知機器も，今後もまだまだ必要とされる分野であると考えている。

　弊社の役割は，認知症徘徊でお困りの方を一人でも少なくし，在宅介護を継続することで望まない入所を減少させ，看取りまで在宅で迎えることができる社会の実現である。

　徘徊が始まると警察や近所など家族以外の力を借りなければならない場面が来る場合が多く，その時に介護意欲の糸が切れるケースが多くある。

　利用者もご家族も本当は在宅で過ごし続けたいと願っているにもかかわらず，徘徊することで限界を迎えることになるわけで，このときにiTSUMOがあれば「もう少し頑張れる」とご家族に勇気を与えることができると考えている。そして介護が終わった後に「**後悔が残らないこと**」これが重要で，ご家族のこれから先の人生において，次のスタートが気持ちよく切れることが，どれだけ大きいことか現場でご家族の様子を見てきて痛感している。

236

認知症高齢者が2030年には523万人に増加する（2022年と比較して80万人増）との試算もあり，まだまだこの先も徘徊でお困りの家族は増加すると見込まれる。見守りにIoT機器を使うことが一般的になって，在宅介護を継続できる状況を作ることができ，この社会問題解決の一助になればと願っている。

第1章 介護サポート現場のDX

第2節 地域の介護事業所等の情報検索サイトとの連携によるケアプラン作成支援AI「ミルモプラン」の開発

株式会社ウェルモ　鹿野　佑介　　株式会社ウェルモ　大瀧　未穂

1. 介護分野の状況とAIケアプランの可能性

1.1 介護関係職種の従事者数と有効求人倍率[1]

2000（平成12）年4月に創設された介護保険制度の利用者は，在宅サービスを中心に増加し，制度創設時に149万人であった介護サービス利用者は，2020年4月に494万人（約3.3倍）となった。また，介護を必要とする方が介護保険サービスを受けられるようにケアプラン（サービス計画書）の作成や施設・事業所との調整を行う介護支援専門員（ケアマネジャー）は，2020年10月現在で18万8,170人となっており，そのうちの11万7,025人（62.2％）が居宅介護支援事業所で就業している。

介護関係職種の有効求人倍率は，2005年の1.38倍から2021年には3.65倍となっており，2021年の全職業計の有効求人倍率1.03倍を大幅に上回っている。都道府県別の介護関係職種の有効求人倍率（2022年2月）は，東京（4.91倍），愛知（4.60倍），大阪（4.09倍）で全国平均（3.63倍）を上回っており（**図1**），特に都市部における介護関係職種の人材確保が必要な状況にある。

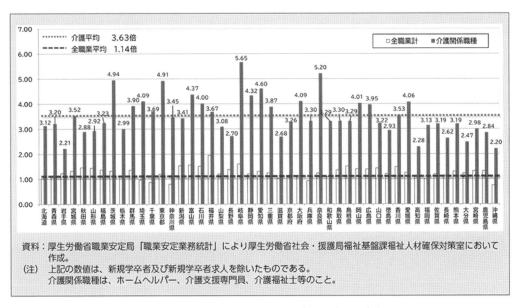

図1　都道府県別有効求人倍率（2022年2月）[2]

第2編　介護サポートにおける環境づくりDX

1.2　ケアプランと国の動向[3]

　ケアプランとは，介護を必要とする人の要介護度や体調，要望等を基に利用する介護サービスやその利用回数等を定める計画書のことである。自立支援を目的に利用者一人ひとりにきめ細かくケアプランを作成するため，作成には時間がかかる。作成後も健康状態等によって必要に応じて見直しが必要となる。ケアマネジャーは，ケアプランの作成業務や，ケアプランに従って介護サービスが提供されるよう市町村・介護サービス事業者・施設等との連絡調整を行う要の存在である。また，介護サービス利用者の増加や地域包括ケアシステム構築による医療・介護の連携体制整備に伴い，ケアマネジャーの果たす役割は一層重要となっており，ケアマネジャー一人ひとりに対して効果的・効率的な業務が求められる。

　国は，2016年からAIを使ったケアプランの調査を開始している。その目的はケアマネジャーの代替ではなく，あくまでケアプランの作成支援である。

　㈱ウェルモは，これまで逼迫した介護関係職種の業務効率化につながるサービス等の開発を国全体の動向を確認しながら進めてきた。ここでそれらの開発について紹介を行いたい。

2. 地域の介護事業所等の情報検索サイト「ミルモネット」

2.1　福岡市で情報収集をスタート

　㈱ウェルモは2013年4月に創業した。創業と同時に開発を進めていたのが，地域の介護事業者等の情報を検索できるタブレット端末「ケアタブ」である。当時は介護保険で利用可能な事業者の情報を一括で検索できるサービスが整備されておらず，ケアマネジャーは利用者にサービス提供する事業者を選択する場合，棚に並べたパンフレットのファイルからまずは情報を探し，その後空き状況やサービス内容を電話で確認するということが必要であった。そのため本来は利用者に適したサービスを適した事業所で行ってもらうことが望まれるが，時間が少ない中で選択しなければならない場合は，すでに知っている実績のある事業者に依頼をしてしまうということが起こっていた。

　当社は創業の地である福岡市で，福岡市の協力をいただきながら事業者の情報収集を開始し，それをデータベース化した。さらにその情報が閲覧できるタブレットを無償で配布，情報検索の有用性やどのような機能が望まれるかを確認した。事業者からは重いパンフレットのファイルを持ち運ぶ必要がなくなり，従来数時間かかっていた事業者の検索時間が約5分の1に減ったとの声もいただいた。このケアタブが，現在の地域の介護事業所等の情報検索サイト「ミルモネット」のベースとなっている。

2.2　無料のWebサービス化へ

　当社の地域の介護事業者等の情報を検索できるサービスは，平成27年度「課題設定による先導的人文学・社会科学研究推進事業」(実社会対応プログラム)(独立行政法人日本学術振興会)による「多世代協働による生活支援モデルの開発と社会実装に向けた研究」として助成を受けた地方独立行政法人東京都健康長寿医療センター　社会参加と地域保健研究チームとの協働により地域

資源見える化サイト「ミルモネット」として開発[4]，事業者が無料で利用できるWebサービスに進化させてリリースを行った。機能や仕様については，同研究の中で東京都大田区および大田区内の地域包括支援センターの皆様の協力を得て創り上げており，ユーザー目線での利用のしやすさに重点を置いた。

　ミルモネットのデータ元となる事業者情報は，各事業者に無料で提供しているアカウントを元に，施設情報やサービス，稼働率など，事業者が自ら更新した内容をリアルタイムで反映することができるようになっている。事業者は，更新によりケアマネジャーに最新の情報を提供することができ，自社に合った利用者と繋がりやすくなることが可能となる。さらに介護事象所の基礎情報は，自治体のオープンデータを活用し，幅広い事業所データを蓄積した。

　地域の介護事業者のデータベース化は，先述した福岡市，東京都大田区に続き，北海道札幌市，神奈川県横浜市と，政令指定都市を中心とした自治体と協定締結をしながら構築を進め，現在も対象を広げている。

2.3　ミルモネットの概要

　ミルモネット（**図2**）は，2024年2月現在，カバー自治体数427市区町村，介護事業所掲載数2万5,932件（オープンデータを含んだ場合は，15万9,273件），展開済みのエリアのシェア率75〜97％まで成長している。保険内外のサービスを掲載し，1事業者当たり最大300項目まで情報の掲載が可能，加えて事業所の内観・外観やレクの風景等の写真の他，チラシの掲載が可能であり，ファイルのダウンロードや印刷機能も揃っている。

　今後もミルモネットは，簡便に利用が可能なWebサービスとしてさらに対象自治体を広げることで，介護事業者の業務負担軽減および利用者へのサービスの質の向上への貢献を目指すと共に，当社の他サービスとの連携によりそれらのサービスの利便性を高める役割を担うことを目指す。

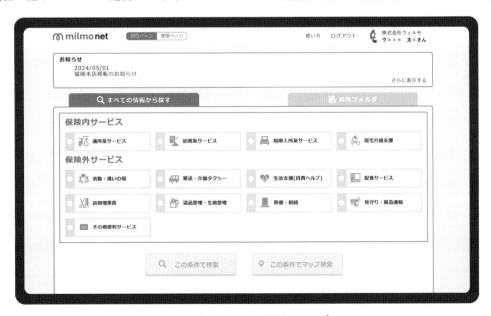

図2　ミルモネット画面イメージ

3. ケアプラン作成支援AI「ミルモプラン」

3.1 知識をサポートする機能の開発をスタート

　地域の介護事業者等の情報の見える化を進める中で、2016年に研究開発を開始したのが、ケアプラン作成支援AIエンジンの「CPA（ケアプランアシスタント）」である。平成28年度「居宅介護支援事業所及び介護支援専門員の業務等の実態に関する調査研究事業」（厚生労働省）において、ケアマネジャーの勤務上の悩みでは「自分の能力や資質に不安がある」が約40％、また、1人ケアマネジャーの事業所では、「相談できる相手がいない」という回答が、特定事業所加算取得事業所やその他の事業所と比べて高く、30％を超えていた（図3）[5]。そのようなケアマネジャーの不安の解消と業務効率化に貢献しつつ、地域の介護事業者情報と紐づけることで、より利用者の課題・ニーズに合ったケアプランの作成、介護サービスの提案ができることを目指し、CPAの要件を作成開始した。

　ケアプランには初めに利用者の課題・ニーズを記載する。これを起点にケアプランの作成を行っていくのであるが、作成には介護の知識の他、医療・看護・生活支援・言語療法・作業療法等のさまざまな知識を用いて分析を行うことが必要となる。一方、ケアマネジャーが持つ基礎資格は介護福祉士・社会福祉士・看護師・作業療法士等であるが、単一であることが多く、作成されるケアプランはケアマネジャーによって差が生じてしまうことがある。このような実態から、CPAはケアマネジャーが必要な知識を支援すること、なぜそのケアプランなのかを説明できることを目指した。また当社は2017年に大学共同利用機関法人情報・システム研究機構国立情報学研究所 准教授 市瀬龍太郎氏（当時、現：東京科学大学工学院経営工学系教授）との共同研究を開始し、より精度を高めるよう改善を進めた。

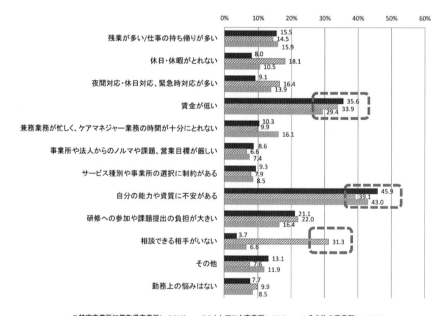

図3　勤務上の悩み（ケアマネジャー調査票）（複数回答）

3.2 福岡市の協力により実証開始

2018年，再び福岡市の協力を得て，実証実験を開始した。福岡市と福岡県介護支援専門員協会の協力によりケアプラン，介護認定に関わる資料等のデータ提供を福岡市内の居宅介護支援事業所に依頼し，当社は，居宅のデータを収集・保持し，自社のケアプラン作成支援AIエンジン「CPA」に学習させた。そしてケアプランの文言に対応する介護サービスの内容や，実際の介護事業所との対応関係を分析した[6]。完成したβ版を約40名のケアマネジャーに体験していただいたところ，（表1）のようなアンケート結果となり，ケアプラン作成支援AIは多くの方に期待をいただいていることがわかった。

表1　アンケート結果（n=40，ケアマネジャー平均経験年数　9.4年）[7]

No.	項目	結果
1	画面の操作が直感的にわかった	97.5%　（そう思う，ややそう思う）
2	プラン根拠が説明しやすくなりそう	87.2%　（そう思う，ややそう思う）
3	CPAで相談援助の質が上がりそう	87.1%　（そう思う，ややそう思う）
4	ケアプランの作成時間が減りそう	82.1%

同年11月には，平成30年度 老人保健事業推進費補助金 老人保健健康増進等事業「AIを活用したケアプラン作成の基準に関する調査研究」(㈱野村総合研究所)[8]において，当社のCPAをついてケアマネジャーに対するアンケート調査も行われた。このような実証や調査を通じて，実際に利用する方に使い勝手や有用性について確認を行いながら開発を進め，専門知識を補完したAIによるケアプラン作成補助が，介護現場の負担減と利用者本位の介護の実現につながることを検証した。

3.3 横浜市ではケーススタディで実証

令和元年度 厚生労働省老人保健健康増進等事業「AIを活用したケアプラン作成支援の実用化に向けた調査研究」(実施主体：㈱NTTデータ経営研究所)[9]の一環として，2019年12月に「ケアプランアシスタント（β版）」の実証実験会を実施した。ケーススタディ方式でケアマネジャー39名に，CPAを活用する場合/活用しない場合の2パターンでケアプラン第二表原案を作

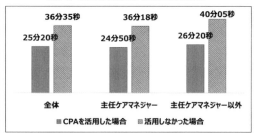

図4　業務時間短縮効果（業務効率化）

成してもらい，所要時間の計測や事後アンケートに回答していただいた。その結果，ケーススタディ方式ではあるが，ケアプランアシスタントを活用してケアプラン第2表原案を作成する（文章案が提案される）ことで，第二表原案作成時間が約35〜40％短縮された（図4）（あくまで原案作成の時間短縮である点は留意）。その他，業務負担の軽減効果，新たな視点・観点の獲得，ケアプランの説明の容易さ等についての効果を確認することができた。

3.4 ミルモプランの概要

CPAは前述のように自治体およびケアマネジャーの協力を経て改善を重ね，2021年3月にケアプラン作成支援AI「ミルモプラン」としてリリースを行った。ミルモプランは，ケアマネジャーが利用者のアセスメント情報を入力すると，利用者に必要だと考えられる医療知識やケアの事例を示すことが可能であり，また利用者の疾患や状況を判断・推測し，病態や個人因子に基づくプランの候補を判断/推測，ニーズの文章候補を提案する。ケアマネジャーは提案された文章候補を必要に応じて修正すると，そこからさらにそのニーズ内容に基づき，病態や個人因子に基づく長期目標文章候補が提案される（図5）。短期目標，サービス内容についても同様に提案が行われるため，ケアマネジャーは文言提案から選択する，または文言提案された文章を修正するという作業でケアプランの目標欄が出来上がっていく。その後は援助内容欄のサービス種別を入力することになるが，ミルモプランでは利用者の住所や入力情報からミルモネットの情報を基にサービス事業所の提案が行われる。このため，ケアマネジャーが情報を持っていない事業者でも容易に，適した場所，適したサービスを探すことができるようになっており，利用者本位となるケアプラン作成を支援することができる。

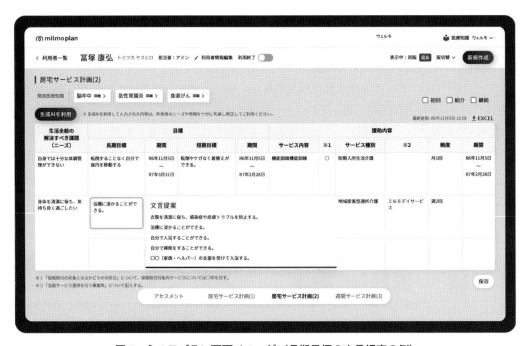

図5　ミルモプラン画面イメージ（長期目標の文言提案の例）

3.5 生成 AI の利用

　2022 年末頃から対話型生成 AI が普及し始めたことにより，介護の関係者からもその活用に対する期待の声が高まるようになってきた。当社は介護業界の DX を目指す企業としてその動向を確認しながら導入に取り組み，2024 年 6 月にミルモプランの追加機能として「計画書生成 AI 機能」をリリースした。本機能は，アセスメントシートのファイル，または相談内容や課題を記述したテキストを読み込ませることで，第二表のニーズや目標が網羅的に作成されるようになっている。作成された第二表には，従来の文言提案 AI はもちろん，サービス事業所提案も適用できることから，これまで以上にケアプラン作成にかかる時間の削減につなげることが可能となった。現在本機能には，多くのお問い合わせをいただいている。

4. ウェルモの目指す DX

　当社は，地域の介護事業所等の情報検索サイト「ミルモネット」，ケアプラン作成支援 AI「ミルモプラン」以外にも介護事業者の業務効率化につながる RPA（ロボティック・プロセス・オートメーション）を活用したソリューションとして「ミルモオートメーション」の展開も行っている。ミルモオートメーションは，ミルモネットの利用者を中心とした声や当社の調査や経験を元に開発を進めてきた。介護の業界では未だに紙の資料や FAX でのやり取りが多く行われており，それらの手作業がケアマネジャーの主業務であるケアプラン作成を圧迫する状況となってしまっている。それに前述 [**1.1**] の深刻な人手不足が重なり，ケアマネジャーからは疲弊の声が多く聞かれる。

　そのような状況であるため，例えばミルモオートメーションによる FAX の振り分け作業の自動化などは DX としては大きくないと思う方がいるかもしれないが，ここから生まれるケアマネジャーの時間の余裕は確実にケアの質の向上につながると感じており，「利用者本位をケアテックで支える」という当社のミッションに一致する。
この一つひとつの変革を積み重ねながら介護業界の真の DX を目指し，今後も利用者本位となる開発を続け，「あたりまえの幸せをすべての人へ」届けていくことが当社の使命だと考えている。

文　献

1）厚生労働省：令和 4 年版厚生労働白書—社会保障を支える人材の確保 全体版，38-39. https://www.mhlw.go.jp/wp/hakusyo/kousei/21/dl/zentai.pdf（2024 年 7 月 22 日）.

2）厚生労働省：令和 4 年版厚生労働白書—社会保障を支える人材の確保 全体版，39，図表 1-2-40. https://www.mhlw.go.jp/wp/hakusyo/kousei/21/dl/zentai.pdf（2024 年 7 月 22 日）.

3）厚生労働省：令和 4 年版厚生労働白書—社会保障を支える人材の確保 全体版，127，コラム. https://www.mhlw.go.jp/wp/hakusyo/kousei/21/

dl/zentai.pdf（2024 年 7 月 22 日）.

4）独立行政法人日本学術振興会：課題設定による先導的人文学・社会科学研究推進事業（実社会対応プログラム）研究成果報告書，3. https://www.jsps.go.jp/file/storage/general/jissyakai/data/saitaku/h27_kekka/fujiwara_seika.pdf

5）厚生労働省：平成 28 年度「居宅介護支援事業所及び介護支援専門員の業務等の実態に関する調査研究事業（結果概要）」，16，図表 35. https://www.mhlw.go.jp/file/05-Shingikai-12601000-Seisakutoukatsukan-Sanjikanshitsu_Shakaihoshoutantou/0000126175.pdf

第2編　介護サポートにおける環境づくり DX

（2024 年 7 月 26 日）.

6）https://prtimes.jp/main/html/rd/p/000000009.
000018462.html

7）㈱ウェルモ. https://welmo.co.jp/news/001230/

8）厚生労働省：平成 30 年度老人保健健康増進等事業
採択事業一覧（当初＋追加＋第 3 次協議分）.
https://www.mhlw.go.jp/content/12300000/

001228392.pdf（2024 年 7 月 26 日に利用）

9）㈱ NTT データ経営研究所：令和元年度老人保健
事業推進費等補助金 老人保健健康増進等事業 AI
を活用したケアプラン作成支援の実用化に向けた
調査研究報告書, 22-46（令和 2（2020）年 3 月）.
https://www.nttdata-strategy.com/services/
lifevalue/docs/r02_01jigyohokokusho.pdf

| 第1章 | 介護サポート現場のDX |

第3節　専門性の高い介護職と同様の思考や行動を効果的かつ効率良く実践できる支援ツール「マジ神 AI」の活用事例

株式会社ベネッセスタイルケア　**福田　亮子**　　株式会社ベネッセスタイルケア　**祝田　健**

1.「マジ神 AI」の開発

1.1　背　景

　今や世の中では人工知能（Artificial intelligence：AI）が広く活用されるようになっており，介護分野も若干の遅れはあるものの例外ではない。用途としては，センサを用いた被介護者の状態検知（睡眠，動き，排泄など）や，ケアプランの作成，フレイルや認知症のスクリーニングなど多岐にわたる。今後介護職がますます不足すると考えられることから，このような技術を多く導入し介護職の代替とする動きも多く見られる。しかし，技術は使い方を誤ると人が技術に振り回されることにもなりかねない。当社でもかつて，離床センサを多く利用していた老人ホームにおいて，夜間にご入居者の離床を知らせるアラームが次々と鳴り，夜勤職員が様子を確認するのに走り回って疲弊してしまうだけでなく，ご入居者も呼んでいないのに飛んでくる職員に不信感を抱いてしまうという状況があった。現在世の中で実用化している AI を活用したシステムについても，ニーズに合わせた運用方法の議論が不可欠であること[1]や，人と AI が共存してケアの質を高めていくのが肝要である[2]との指摘がある。

　被介護者の状態は心身ともにさまざまであり，同じ被介護者であっても日々の状態変化が大きいケースもあることから，常にその時の状態を把握し，それに合わせた的確なケアを提供することが求められる。また，生活の質（Quality of life：QOL）を担保するためには，対象者の「その方らしさ」や「ありたい姿・状態」も把握したうえで，提供するケアを検討する必要がある。技術の導入にあたっては，このプロセスのどこに導入すれば，少ない介護職でも増大する介護ニーズに対応できるかを検討すべきであろう。

　当社では，介護職の能力向上に AI を活用している。能力の高い介護職はケアの内容とタイミングを最適化し，質の高いケアを短時間で提供することができる。そこで，高い専門性を持つ介護職を「マジ神」として社内認定し，その育成により1人ひとりの介護職の生産性を高め，介護人材の不足という課題の解決を目指している。マジ神は，高い専門性を持つだけでなく，それを駆使して自ホームや他ホームの課題を解決に導く存在である。認定を受けるためには，研修における知識・スキルの習得に加え，それを駆使した現場での課題解決の実践が必要であり，ある程度の時間を要する。しかし一方で，専門性の高い職員の育成は急務でもある。そこで，普段の介護実践の中でマジ神のような専門性と実践力を身に着けられるよう支援する「マジ神 AI」の開発を始めることとなった。

第2編　介護サポートにおける環境づくりDX

1.2　開発プロセス

　「マジ神AI」は，当社の既存の介護記録システム「サービスナビゲーションシステム」に組み込み，認知症の行動・心理症状（Behavioral and psychological symptoms of dementia：BPSD）や体調の変化を的確に把握し，タイミングよく対応できるよう支援する。BPSDや体調の変化に焦点を当てたのは，被介護者のQOLを損ねるとともに，介護職も対応に困難を感じることが多いからに他ならない。

　開発にあたってはまず，マジ神として最初に認定された介護職（「元祖」マジ神）に，被介護者の状態把握の仕方についてのヒアリングを行った。マジ神はまず被介護者の「本人らしさ」や「ありたい姿・状態」，既往歴や服薬状況を前提条件として把握したうえで，介護記録システムに入力されている各種記録データを比較検討して得られた気づきを統合して解釈し，「不快」の要因について仮説を立てていた。そして，その仮説に基づいてアセスメントを実施し，見いだした打ち手をケアとして実践することで，被介護者の「不快」を取り除き，「快」な状態に導いている。各種記録データの比較検討においては，日々の変化に加えて長期間の変化に注目することも重要であるとのことであった。そこでこれらの一連の流れを再現できるようなシステムを構築した。ユーザーインターフェイスについては，プロトタイプ版のマジ神AIダッシュボードを用いてマジ神が情報収集する際の視線解析のデータ[3,4]も参照してブラッシュアップした。

　AIはBPSDの発症の判定や体調の変化の抽出，ならびにこれらの現象の要因分析とケアのレコメンドに使用している。BPSDの発症の判定は，テキスト形式の日々の様子の記録である「生活記録」（[**2.1**]にて後述）をもとに，自然言語処理とディープラーニングを用いて行う。体調の変化は，個々の被介護者の各記録データを教師なし機械学習によって解析し，異常として検知されたものを「普段との違い」として抽出する。BPSD判定や要因分析，ケアレコメンドの教師データ作成においてはマジ神の協力を得た。

2.「マジ神AIダッシュボード」の実装

2.1　介護記録システム「サービスナビゲーションシステム」の概要

　「サービスナビゲーションシステム」（以下「サーナビ」）は，長く紙媒体で残してきた介護記録をデジタル化したものである。検討段階で世の中にはすでにさまざまな介護記録システムが存在していたが，それらの多くは「省力化」に焦点を当てて生産性の向上を謳ったものであり，ご入居者のQOLの向上のために職員の「気づき」を促すという当社の開発コンセプトに合うものは見当たらなかった。そのため自社開発を行い，2017年に全社導入を果たした。

　サーナビでは，個々のご入居者に提供する介護サービスがタイムテーブル上にアイコンの形で表示される。サービスの提供後にそのアイコンをクリックして記録を入力すると，アイコンが「提供済み」を表す色に変わるため，職員はいつどのサービスを提供すべきか，予定と実績を一目で把握することができる（**図1**）。記録内容は，食事であれば摂食量，排泄であれば排泄量や性状，睡眠であれば睡眠状態などの数値もしくは定型データと，サービスを提供した際のご入居者の様子を記述したテキスト形式の定性データからなる。定性データは「生活記録」と呼ばれ，ご

248

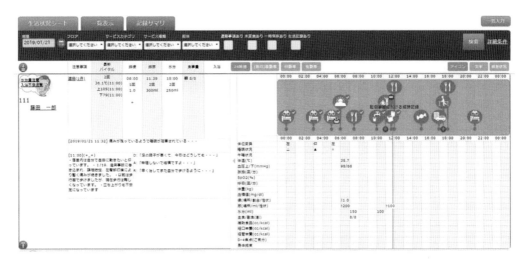

図1 サービスナビゲーションシステムの「生活状況シート」画面

本人の様子や，職員が行ったこと，ならびにそれに対するご本人の反応，職員の気づきなど，項目を整理して記録する。また，その記録内容がご入居者本人にとっての「快」な状態であると推察されれば「快」のフェイスマークを，「不快」な状態であると推察されれば「不快」のフェイスマークを併記する。これにより，日々の様子を体系的に記録することが可能である。

サーナビにはパソコンやスマートフォンなどの複数のデバイスからアクセスでき，紙媒体の記録に比べて情報の記録や確認・共有の柔軟性が高まったことから，職員間の引き継ぎや情報共有を効果的かつ効率的に行うことができるようになった。導入当初，記録にかかる時間はサーナビ導入前よりも長くなるという一見矛盾した状況であったが，記録を詳細に分析したところ，記録の量も質も上がっていたためであったことがわかった[5]。このことは，サーナビがご入居者の反応や様子の変化などを詳細に記録した情報から職員の「気づき」を促し，質の高いサービスへと「ナビゲート」できていたことを示唆している。

こうしてサーナビには日々多くのデータ・記録が蓄積されてきた。しかし，紙媒体の記録より利便性が高まったとはいえ，大量のデータを記録されたそのままの形で利活用するのは，特に経験の浅い職員にとっては容易ではなかった。マジ神のデータ利活用の知見を援用し，データをうまく読み解いてご入居者のQOLの向上に繋がるケア実践へとナビゲートすることができれば，日常の介護サービス提供を通じてマジ神のような専門性と実践力を身に着けられると考えられる。

2.2 「マジ神AIダッシュボード」の実装

マジ神AIダッシュボードはサーナビに組み込み，一部ご入居者に対して導入している睡眠センサおよび排泄センサともリンクしている。これにより，サーナビに入力された各種記録データやセンサデータを下記①〜⑨の形で閲覧・活用することができるようになっている。

① サマリ

マジ神AIダッシュボードを立ち上げると最初に表示されるページであり，**図2**のように，冒頭に「直近30日のサマリ」としてBPSDや事故の発生件数，快・不快の記録件数が表示される。

第2編　介護サポートにおける環境づくりDX

その下には「現状・課題のヒント」として，AIが導出した直近半年間のBPSDの要因候補と直近3ヵ月の変調，ならびにそれぞれについてのケアのヒントが提供される。さらに，「直近のサマ

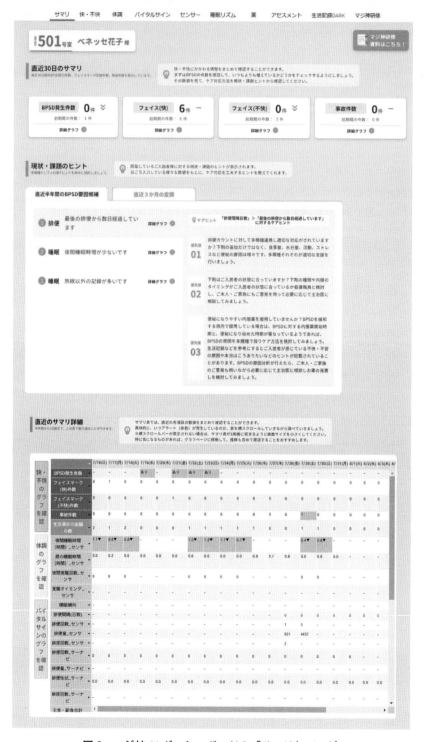

図2　マジ神AIダッシュボードの「サマリ」ページ

リ詳細」としてサーナビに蓄積されている各種データやセンサデータを半年分一覧できるが，普段との違いに気づきやすいよう通常の水準を超える値を強調表示している．

これらのデータを最初に表示するのは，対象のご入居者について「気づき」を得やすくするためである．マジ神は個々のご入居者の各種データを網羅的に見る中で気づきを得，「困りごと」の要因について仮説を立てることができるが，経験の浅い介護職はそれが難しいことも多い．BPSD や変調といった「困りごと」がいつ起こっているのかという手掛かりを示すことで，それに関わるデータを探すのが容易になり，気づきを得ることもできる．さらに，それらの困りごとの要因候補とケアのヒントの提示によって，解決に向けてのケア方針の検討も支援する．

なお，直近30日のサマリと現状・課題のヒントには，それぞれ関連するデータのグラフ表示へのリンクも用意されている．また，本ページおよび以下②〜⑨のすべてのページの上部に，各ページにアクセスするためのリンクを配している．

② BPSD・事故・快・不快

ご入居者の QOL に深く関わるこれらのデータの件数の時系列変化をグラフで表示する．どのような BPSD や快もしくは不快な状態がいつ，どのようなケアを提供している際に生じたのかを把握できるよう，BPSD の分類や，BPSD ならびに快・不快の記録件数のケア別・時間帯別内訳等も表示する（図3）．

時系列グラフの表示単位はデフォルトでは日単位であるが，週単位，月単位などにも切り替えることが可能である．これにより，短期の変化だけでなく長期にわたる変化も把握することが容易になる（③〜⑤のページで表示される時系列グラフについても同様）．

③ 体調

サーナビに入力された排泄，食事・水分，体重変化，睡眠に関わるデータを時系列グラフの形で表示する．

④ バイタルサイン

サーナビに入力された体温，血圧等のバイタルサインのデータを時系列グラフの形で表示する．

⑤ センサ（センサを導入しているご入居者のみ）

センサデータを表示する．当社においては，現状では睡眠センサで計測された睡眠時間・呼

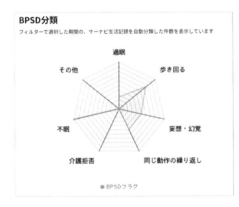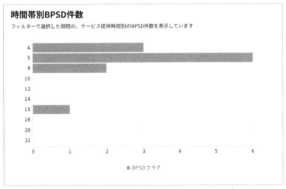

図3 マジ神AIダッシュボードの「快・不快」ページのBPSD関連データの例

吸・心拍と，排泄センサで検出された排尿・排便の回数，量，性状に関するデータを時系列グラフで表示している。

⑥　睡眠リズム（睡眠センサを導入しているご入居者のみ）

睡眠センサで検出された睡眠状態の変化を時系列グラフで表示する。排泄センサも併用している場合，トイレに行ったタイミングも同じグラフ上に表示される。

⑦　薬

薬の処方状況（1日単位）を時系列で表示する。

⑧　アセスメント

サーナビに入力されているアセスメントデータを参照可能である。

⑨　生活記録

サーナビにテキスト形式で入力されている生活記録（[2.1] にて詳述）を参照できるようになっている。快・不快のフラグによってフィルタをかけ，ご入居者の QOL に特に関わる生活記録を抽出し確認することも可能である。

なお，上記②〜⑥のページには，グラフで表示されているデータの期間の生活記録を表示するためのリンクが用意されており，各種データの推移と具体的な生活の様子を結び付けて把握することが可能である。

3. 活用事例

マジ神 AI ダッシュボードは 2024 年 7 月現在，261 の有料老人ホームに導入され，主に日々のケアにおける状態把握や，ケアプラン更新前の状態把握に活用されている。また，事故が発生した際にはその要因分析に活用するホームも出てきている。以下にいくつかの事例を紹介する。

3.1　本人の「ありたい姿・状態」の実現に向けた取り組み

強いこだわりを持って昼夜を問わず掃除や整理整頓をしていたために，転倒やふらつきによる痣等が頻発し，入浴を断ることも多かったご入居者が，健康や衛生面の不安なく日中の活動にやりがいを感じて生活できることを目指した取り組みにマジ神 AI を活用した。

長年習慣的にしてきた掃除や片付けという役割を果たすことで，ご家族や周りから信頼され日常にはりが出ることがご本人の「ありたい姿・状態」であるものの，マジ神 AI でデータを確認すると，夜間は覚醒している割合がかなり高く，転倒事故も多いなど，それを安全・安心に実現することができないという「ギャップ」が生じていることが示された。マジ神 AI の BPSD・体調変化の要因分析からは，寝る前の関わり，声掛けの工夫，話を伺うことが課題であることが示唆された。

ご本人が昔から大事にしていることやご本人らしさを最大限発揮できるためのサポートをするにあたっては，課題として示唆された上記事項について，ご本人との関わりの中で見いだされた良い声掛けと悪い声掛けを記録に残して共有したり，清掃を一緒にしながらコミュニケーションをとるなどの工夫をした。その結果，信頼関係が深まり，作業時間が短縮することによってご本

人の疲労が低減し，清拭や入浴もスムーズにできるようになった。マジ神 AI のデータでも睡眠状態の改善や，転倒事故の発生がなくなったことが示された。さらに，アクティビティにも参加するなど状態が大きく改善し，ご本人と職員双方の笑顔につながった[6]。

3.2 食事量低下の背景の解明

マジ神 AI ダッシュボードで食事摂取量が急激に低減しているご入居者の存在に気付き，普段の食事摂取の様子から，このご入居者の食事摂取量は職員の関わりと関係があるのではないかとの仮説を立てた。そこで職員のシフトと食事摂取量の関係性を分析したところ，新人職員の現場での訓練（On the Job Training：OJT）時に食事摂取量が低下していることが見いだされた。そこで新人職員の関わりの改善を行い，食事摂取量の回復につなげることができた。

3.3 昼夜逆転の改善

食事量が徐々に減少してきているご入居者について，デイカンファレンスの中で夜間眠れておらず覚醒が悪いことがその一因なのではないかとの意見が出た。そこでマジ神 AI ダッシュボードでその方の睡眠データを確認したところ，昼夜逆転傾向があることが見いだされた。そこで日中に日光浴などを取り入れることとし，夜間の睡眠状態が改善した。

また，このような成功事例が生まれたことで，そのホームでのマジ神 AI ダッシュボードの活用が一層進んだ。

4. 活用による効果

マジ神 AI を活用することにより，職員の意識や行動に様々な変化が生じてきている。ここでは，マジ神 AI が導入されている当社有料老人ホーム職員に対して行ったアンケート[7]ならびにインタビュー結果[8]をもとに，これまでに見られている活用による効果を述べる。

4.1 情報収集の効率化

日々のケア内容の検討においても，ケアプランの更新時においても，ご入居者の状態を多角的に把握することが求められる。サーナビでは，さまざまなデータがあちらこちらに格納されており，それらの多くは数字でのみ表示されていた。マジ神 AI ダッシュボードでは，関連する複数種類のデータを 1 ページに集約してグラフ形式で表示するため，情報収集にかかる時間を短縮することができる。カンファレンスシートの記入時など，マジ神 AI ダッシュボードの情報を見ながら記入することで，あちらこちらのページを見なくて済むようになったという声が，ケアマネジャーをはじめ多くのスタッフから聞かれている。

4.2 情報収集の質の向上

各種データを閲覧することは，情報収集の質の向上にも繋がっている。各種データを集約したページの閲覧により，職員はこれまでよりも多角的にデータを見るようになっており，数値デー

第2編　介護サポートにおける環境づくりDX

タのグラフ表示は，変化がわかりやすくなりデータに対する関心が高まったという声に繋がった。また，データが可視化されることにより，ご入居者の状態に対する意識がさらに高まり，記録もより詳細に残すようになったなど，データの閲覧がデータの質の向上にも繋がっていることが示唆されている。

　各種定量データのページからテキスト形式の生活記録を直接参照できるようにしたリンクや，「快」や「不快」のフェイスマークのついた生活記録を抽出する機能は，現場のニーズに基づいて実装された。これは，自分の情報収集の「型」ができたという声に象徴されるように，マジ神AIダッシュボードを活用する中で，定量データに生じた変化を起点として定性的にどのような変化が生じているかを把握したり，個々のご入居者にとっての「快」「不快」の具体的な内容を把握するといった，情報収集の新たなストラテジーが生み出されていることを示している。

4.3　多職種連携の促進

　サーナビの導入の際には，サーナビという共通基盤によって記録データの形式の統一は進んだが，ページがたくさんあり閲覧するデータにはばらつきがあった。その結果，職種によって参照するページが異なることが多かった。これに対しマジ神AIダッシュボード導入後は，多職種が同じデータを見，それに基づいてご入居者が「ありたい姿・状態」にどうしたら近づけるか，より深く具体的に議論をするようになった。マジ神AIダッシュボードは，マジ神の思考ロジックに沿って，ご入居者についての「気づき」を得やすくするよう配慮したサマリページや，各種データをまとめたページで構成されているため，職種にかかわらずご入居者の状態把握に活用されており，同じものを見ていることが議論の円滑化と深化に繋がっていると推測される。

　また，看護職が，普段申し送り等で介護職から共有されるその日の情報とマジ神AIダッシュボードで表示されるデータを併せて見ることで，ご入居者の体調面の変化に見落としや捉え方がずれていないかを確認するといった使い方もされている。

4.4　ケアの提供における変化

　ご入居者の状態把握が的確にできるようになるだけでなく，何かに気付いた際のアプローチが早くなったという職員も存在する。ケアのヒントを参照することで，新しい切り口が得られ，引き出しが増えたという声もあり，サマリページの「現状・課題のヒント」で表示されるBPSDや変調の要因，ケアのヒントによって，状態把握を的確に行うだけでなく，それに対するアプローチもスムーズにできるようになってきていることが推測される。

5.　おわりに

　従来，サーナビのような介護記録システムは記録を残すことが主となっており，蓄積した記録・データの活用は必ずしもできていなかった。「宝の山」ともいえる大量の蓄積されたデータを，自ら読み解き有効活用していたマジ神の知見を援用したマジ神AIを開発・実装したことにより，マジ神でない職員も可視化されたデータを活用して状態の変化を把握し，それに基づき最

適な内容・タイミングのケアを提供できるようになってきている。さらにマジ神 AI ダッシュボードの活用を促進するため，アセスメントにおける活用方法について動画を作成するとともに，研修コンテンツにも組み込んで情報共有を進めている。これにより，当社ならではの「科学的介護」を実践できる人財を速やかに育成し，より良い介護サービスの提供に繋げていきたい。

文　献

1）平田泰久, 渡部達也：日本在宅ケア学会誌, **27**(1), 14（2023）.

2）西口周：日本在宅ケア学会誌, **27**(1), 18（2023）.

3）福田亮子ほか：日本認知症ケア学会誌, **22**(1), 177（2023）.

4）福田亮子ほか：人工知能学会全国大会論文集第 37 回, 1M5-GS-10-01（2023）.

5）R. Fukuda and T. Iwaida: *Gerontechnology*, **17**(s), 129（2019）.

6）佐藤優, 宮下千聖：日本認知症ケア学会誌, **23**(1), 203（2024）.

7）福田亮子ほか：人工知能学会全国大会論文集第 38 回, 2A1GS1005（2024）.

8）福田亮子ほか：日本認知症ケア学会誌, **23**(1), 211（2024）.

| 第1章 | 介護サポート現場のDX |

第4節　働き続けたい介護現場づくりと人材定着に向けて―「ケアズ・コネクト」の挑戦

株式会社ブライト・ヴィー　**飯田　友一**

1. はじめに

1.1　介護業界における人材不足

　介護業界が常に厳しい人材不足に悩まされていることは，昨今のニュース等で報道されている通りである。この書籍をお読みの方の中には「人材不足は介護業界だけの問題ではない」と思われるかもしれない。しかし，誰もが平等に年齢を重ねていく中，いつかは訪れる「老い」をサポートしてくれるのが，介護業界で働く職員の方々である。だからこそ，筆者は介護業界の人材不足は，国をあげて対処すべき課題だと感じている。

1.2　働き続けたい介護現場に向けて

　人材不足の状況で，介護事業所が最優先で取り組むのは「採用活動」である。介護現場では，介護保険法に則った「人員配置基準」の遵守が求められ，欠員は介護業務，もっと言えば事業継続そのものに大きな影響を与える。そのため，欠員が出ると，人材紹介会社に採用手数料を支払ってでも採用活動を急がなければいけないという切迫した現実に直面する。しかし，人材不足という本質的な課題に対して，欠員を補充する採用活動だけが「やるべきこと」ではないはずだ。根本的な課題が解決しないまま新しいスタッフを採用できたとしても，早期離職のリスクと常に背中合わせの状態となり，結果として採用コストを垂れ流すことになってしまう。残念ながら，この繰り返しが，これまで筆者が数々の介護事業所で見てきた現実だ。それを避けるためにも，介護従事者の離職原因がどこにあったのかを正しく理解し，たとえ時間がかかったとしても，その根本的な課題を解決できる手立てを打っていくことが重要なのだ。

　「働き続けたい介護現場」はどうすれば実現できるのか，私たちはこの課題に向き合っていく必要があると考えた。

2.「ケアズ・コネクト」の概要

2.1　「ケアズ・コネクト」とは

　㈱ブライト・ヴィーでは，介護現場における様々なバックオフィス業務や，「スタッフが辞めない介護事業所」から学んだスタッフ定着のエッセンス，心理的安全性を高める仕組みを盛り込んだICTソリューションである「ケアズ・コネクト」を2020年10月より提供している。まだ道半

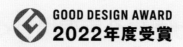

図1　グッドデザイン賞 審査委員評価コメント

ばではあるが，「ケアズ・コネクト」を介護現場で活用いただくことで，「現場の雰囲気がよくなった」「業務が効率化できた」「情報共有がスムーズになった」「スタッフ間のコミュニケーションが増えた」といった喜びの声が全国から届き始めている。また，2022年には，本サービスの社会的意義が評価され，グッドデザイン賞を受賞した（**図1**）。

2.2　人がどんどん辞めていく

2017年頃，介護事業所の理事長や事務長から「スタッフが足りない」「スタッフがどんどん辞めていく」「採用が難しい」「ICTで離職を防げないか」という相談が増え始めた。しかし，介護現場の知識が乏しかった筆者は，スタッフの離職の主な原因は給与面などの処遇であり，ICTで解決できるテーマではないと感じ，なかなか行動を起こせなかった。しかし，その後も同様の相談が続いたこともあり，介護現場で何が起こっているのか，またブライト・ヴィーがやるべきことがあるかを知るべく，筆者は介護人材不足の背景を辿り始めた。

2.3　3年で65%が退職をする介護現場の現実

介護人材不足の実態について調べていく中で最初に驚いたのは，3年間で退職する介護職員の割合が65%を超えるという事実だった[1]。いくつかの介護事業所へ退職者のその後についてヒアリングしたところ，1つの共通点が見つかった。それは，異業種へ転職するのではなく，近隣の介護事業所に移籍されているケースが多かったことだ。この事実は，退職した介護スタッフが介護職を辞めたいわけではなく，「この事業所では介護を続けたくない」ということを意味していた。介護スタッフの定着を実現するためには，業界内で頻発している離職・転職の流れを断つこと，そのためには，退職理由の克服が重要だと確信した。

2.4 辞める理由・辞めない理由

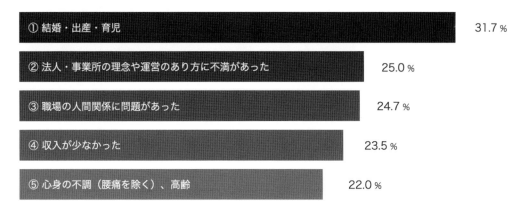

図2 介護事業所をやめた理由（2012年社会福祉士・介護福祉士就労状況調査）

当時の筆者が注目したのは「介護事業所をやめた理由」である（図2）。調査結果によると，1位は結婚・出産・育児等のライフステージの変化，2位は事業所の運営不満，3位は人間関係となっていた。筆者自身も30程度の事業所と対話をしてみたが，事業所側もこの調査結果に納得感がある様子だった。一方，上位3つの理由では離職しないと自信をもつ1つの事業所に出会った。この事業所の介護スタッフには「この職場で介護をしたい」という強い想いがあった。例えば，当時，筆者が聞いた言葉は以下のような内容だった。

- 「育休明けに戻ってくるので席あけておいてくださいね！」（出産・育休で離れるスタッフ）
- 「このメンバーだから介護が楽しいし頑張れる」
- 「大切なチームがここにあるから，理念等の違和感は気にならない」

このように，この事業所で介護したいとスタッフが思う背景には，チームワークやコミュニケーション，モチベーション，心理的安全性が常に存在している，ということがわかった（図3）。

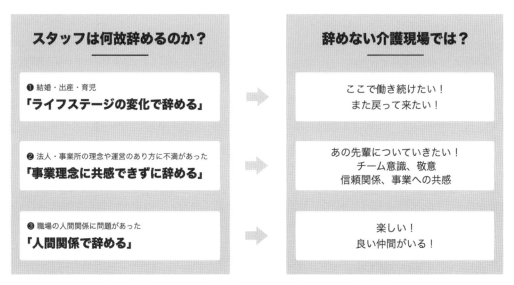

図3 介護スタッフは何故辞めるのか？辞めない介護現場とは？

第2編　介護サポートにおける環境づくりDX

2.5　モチベーションを構築する5つのステップ

　アブラハム・マズローの「5段階欲求説」[2]をご存知だろうか。この5段階欲求説（**図4**）は「5つの段階を踏むことで，モチベーションは自ずとつくられる」といった考え方で，注目すべきは，第4段階の「尊厳欲求」だ。第1段階から第3段階までは，仕事や家事等，自分の意志や努力で満たされる欲求だが，「尊厳欲求」は「認められたい」「尊敬されたい」といった，チームメンバー等の身近な第三者からの労いの気持ちや感謝，激励の言葉で満たされる欲求となる。第4段階に到達するためには，まず，組織として業務の中で，日常的にその思いを届けることができているかがポイントだ。もし，スタッフの頑張りが当たり前になってしまい，そういった気持ちを伝えきれていなければ，スタッフへの「ありがとう」や「がんばっているね」「上手くできたね」といった言葉は効果的だ。そして，最後の第5段階の「自己実現欲求」は，自分が満足できる自分になりたいという欲求だ。自分が描いたありたい姿に近づくために，自ずと自己成長を求めるようになり，介護事業所での仕事を楽しみ始める。これは，第1段階から第4段階まで全てを満たしていなければ満たせない欲求であるが，スタッフの気持ちを「仕事で自己実現欲求が満たされている」という段階まで持って来ることができれば，モチベーションは自ずと作られ，事業所側は「スタッフが定着した」と徐々に実感できるはずだ。

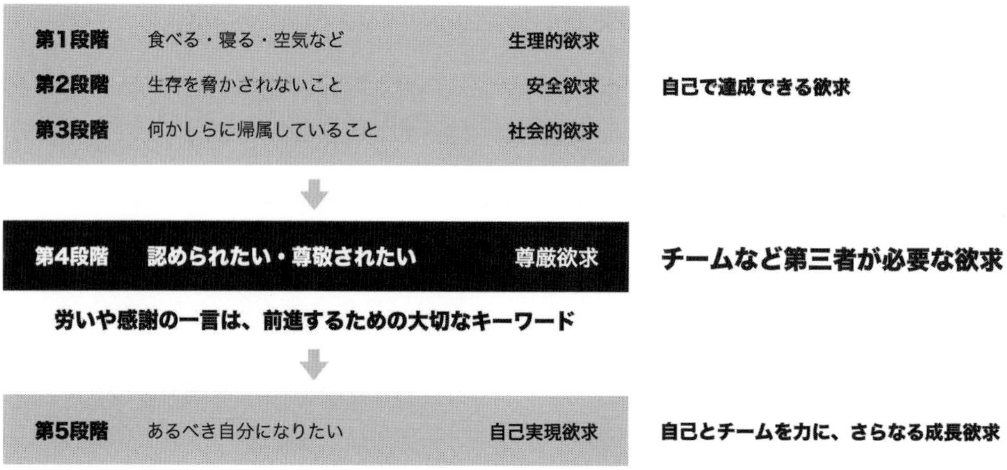

第1段階	食べる・寝る・空気など	生理的欲求	
第2段階	生存を脅かされないこと	安全欲求	**自己で達成できる欲求**
第3段階	何かしらに帰属していること	社会的欲求	

⬇

第4段階	**認められたい・尊敬されたい**	尊厳欲求	**チームなど第三者が必要な欲求**

労いや感謝の一言は，前進するための大切なキーワード

⬇

第5段階	あるべき自分になりたい	自己実現欲求	**自己とチームを力に，さらなる成長欲求**

図4　アブラハム・マズロー「5段階欲求説」

3.　介護現場の日常を支えるDXを創る上で考えたこと

　筆者はこれまで多くの介護事業所で働くスタッフの方々と現場で活用できるICTについて対話を重ね，また，実際にICTが活用されている現場を見てきた。この中で，介護事業所向けに提供するICTサービスには，いくつかの特徴を持たせるべきだと気づいた。

3.1　幅広い年齢層の介護スタッフ

　まず，介護事業所向けのICTサービスの開発にあたり着目した点は，介護事業所で働くスタッ

フの幅広い年齢層だ。実際，20代から80代までのスタッフが利用しやすいように，「ケアズ・コネクト」では「親しみやすさ」「シンプルさ」「分かりやすさ」を徹底的に追求してきた。通常，エンジニアやプログラマーは「高機能」「高カスタマイズ」といった側面に拘りを持ち，複雑なツールを創る傾向があるが，それは創り手側のエゴに過ぎない。実際，筆者自身もフリーランス時代に，最新技術や先進的なデザインを取り入れ，エンジニアとしての誇りをかけて開発した仕組みを納品したのだが，その時に介護スタッフの皆さんから受けたのは，「現場を理解していない」や「操作し辛くなった」という叱責の言葉だった。この叱責は，後にブライト・ヴィーの信念となる，「見た目だけではなく，使いやすさを追求したデザインを大事にしたい」と思ったきっかけとなり，今では大きな財産となっている。

3.2　業界としてのICTやパソコンへの苦手意識

　働く方たちの年齢層の幅広さとも関連するが，介護業界はICTやパソコン活用への抵抗感が非常に強い傾向がある。便利だとわかっていても，「複雑で難しい」「覚えるのに時間がかかる」「現場での運用が大変」といった生の声を多数聞いてきた。だからこそ，ICTを活用していく上で，現場の苦手意識を払拭することは，重要な課題だと考えた。そして，介護スタッフの方々との対話で見えてきたことは，メニューに表示される機能数の多さが，ICTを利用することへのつまずきや挫折に繋がりやすいという実態だった。ICTは便利かもしれないとわかっていても，覚えなければいけない機能が多すぎると混乱や苦手意識が生まれてしまう。そこで「ケアズ・コネクト」では「ステップ導入機能」を搭載した。これは，メニューに表示する機能数を自由に調整できる単純な仕組みである。例えばシステム導入時は，メニュー表示を1機能に限定する。こうすることで，「これなら私にもできそう」「触ってみたら便利だった」と，小さな成功体験と同時に，ICTへのモチベーションも生まれる。その後も慎重に機能を追加していくことで，やがて多くの機能が現場に根付き，日常的にICTが活用される状態となる。

3.3　介護現場ではパソコンやタブレットは共有利用

　医療や介護の現場では，1台のパソコンをチームで共用することが多く，メールアドレスもスタッフ全員には付与されない。そのような状況を踏まえ，「ケアズ・コネクト」では以下のことを念頭に設計を進めた。

3.3.1　複数人で1台の端末を利用する

　1台のパソコンを複数名でスムーズに利用できることを重視し，マルチログイン機能を搭載した。ログイン後，1日の中でユーザーの切り替えが頻繁に起こることを想定した機能である。一度ログインしたユーザーについては，ログイン画面にユーザーのアイコンが並び，ログインIDの入力を簡略化できる機能等が，スムーズな利用の一助となっている。

3.3.2　スタッフのスマートフォンを活用するBYODの考え方

　日常のコミュニケーションを効率良く進めるために，社用スマートフォンを貸与する介護事業

第2編　介護サポートにおける環境づくりDX

所もあるが，その数は多くない。そこで検討されるのがBYODによる「従業員の個人スマートフォンへのICT導入」だ。「ケアズ・コネクト」では万一に備え，端末単位でのセキュリティ機能を搭載した。スタッフがスマートフォンを紛失しても，管理者が遠隔から「ケアズ・コネクト」のアプリをロックすることで情報漏洩等のリスクから守り，安全性を確保した上で，事業所のパソコンでは通常通りの業務を継続できる機能だ。なお，BYODとはBring Your Own Deviceの略で，社員が個人所有のスマートフォン，タブレット，ノートパソコン等のデバイスを仕事に使用することを指す。

3.3.3　業務時間とプライベート時間を切り分ける

　BYODによりスマートフォンでの業務やコミュニケーションを進める際に課題となるのが「プライベートと仕事の切り替え」に対する従業員の不安・不満である。夜勤明けでゆっくり休みたくても事業所では早番の勤務が始まっており，コミュニケーションが活発になる。「ケアズ・コネクト」では，勤怠管理の仕組みにシフトを登録することができるため，シフト勤務以外の時間帯には従業員のスマートフォンにプッシュ通知が届かない仕組みを標準搭載している。「プライベート時間を大切にしていただきたいからこそ，その懸念を払拭できる『ケアズ・コネクト』を導入している」という事業所の想いを従業員の皆さんに対して伝えていくことで，BYODによるスマートフォン活用が円滑に進むケースが増えている。

3.4　バックオフィス機能との融合を重視する

　これまで，幅広い年齢層の介護スタッフに向けた仕組みや，ICTやパソコンへの苦手意識を払しょくできるステップ導入機能，パソコンやタブレットが共有できる機能をご紹介してきたが，もう1つ，介護現場にとって重要な視点をご紹介したい。それは，「ケアズ・コネクト」のモチベーション機能に，日常のコミュニケーション機能や効率化・生産性向上を目指すグループウェア機能，勤怠管理等のバックオフィス機能と融合する，つまりは入口を1つにする，という考え方だ。介護業務は現場で高齢者と向き合う時間が多い職種であり，例えばモチベーション機能を使うためだけに，PCやタブレット端末の前で業務することは難しい。一方，モチベーション機能等を介護現場でスムーズに活用してもらうことも前述の通り重要であるため，勤怠管理やチャット機能等，日常必ず使用するバックオフィス業務と他の機能を同じ入口から使用できる仕組みにしている。これによって，現場はわざわざモチベーション機能等のためにPCやタブレット端末等を立ち上げる負担がなくなるのだ。多機能を融合する仕様によって，介護現場の日常の中で自然に活用してもらうことに繋がっている。

4. 「ケアズ・コネクト」の課題解決DX

4.1　提供する5つの機能パック

　「ケアズ・コネクト」は，介護現場のバックオフィスやコミュニケーションを良化する機能を搭載しており，勤怠管理，モチベーション，タレントマネジメントなどの機能をグループ化した

262

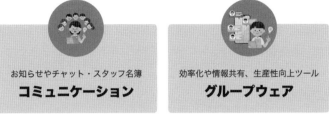

図5 「ケアズ・コネクト」5つの機能パック

「パック」を提供している。介護事業所は，解決したい課題に応じたパックを選択し，「ケアズ・コネクト」を利用する。以下では5つのパックをそれぞれご紹介する（図5）。

4.2 介護特化 勤怠管理パック

介護の勤怠は，一般的な勤怠管理と比較して大変複雑である。タイムカードやシフト表，残業申請制度はもちろん，介護保険に準拠した人員配置・勤務を行うために常勤換算や勤務形態一覧表といった介護独自の対応が求められる。「ケアズ・コネクト」では，それら介護事業所が必要とする要件を踏まえた「介護事業所向けのオール・イン・ワン勤怠管理システム」が搭載されている。

4.3 モチベーションパック

介護現場におけるチームビルディング・心理的安全性の高い事業所づくりを支援するのがモチベーションパックである。シフト勤務が基本の介護職は，スタッフ同士の「すれ違い勤務」が多く発生する職種だ。各スタッフのコンディションが可視化できる「ニコカレ機能」や，スタッフ間で感謝や労いの気持ちを伝えあい，モチベーションを創る「フォーユー機能（サンクスカード）」，出勤やアンケートへの回答等の日常の行動，個人の成長や事業所への貢献につながる行動でポイントが貯まる「ポイントシステム」，相手の特性を知り，コミュニケーション上での誤解を未然に防ぐ「エニアグラム機能」を搭載している。

4.4 タレントマネジメントパック

事業所の規模が拡大するにつれて，スタッフの能力や特性を把握することが難しくなってくる。そんな時に役立つ「タレントファインダー」には，個人の能力やステータスを検索できる機能があり，例えば「排泄介助やパワーポイントが得意，残業希望ありで自宅から15分で出勤できるスタッフを見つけたい」等，条件を入れれば検索ができる。また，介護向け人事考課，「介護プ

ロフェッショナルキャリア段位制度」に準拠した「介護スキル機能」や1on1や評価面談等の情報を記録できる「面談記録機能」も搭載している。

4.5　コミュニケーションパック

　過去10年間で1万人以上の介護従事者と対話をする中で，顔と名前が一致することがコミュニケーションの第一歩と学んだ。「顔が見えるスタッフ名簿」をはじめ，法人全体や特定のチームに対して一斉にメッセージや情報発信ができる「お知らせ機能」，個人同士や任意のグループを作って会話できる「チャット機能」，介護スタッフ定着に重要となる仲間づくりを支援する「フレンドチャット機能」を搭載した。

4.6　グループウェアパック

　シフト勤務の介護現場では，全員参加の会議を開催することが難しい。「ケアズ・コネクト」ではアンケート機能に参加者が自由にコメントできるチャット機能を搭載した。これによりテーマに沿った意見交換がアンケート機能の中で「バーチャル会議」のように実現できる。また「手順書・マニュアル機能」では，ご利用者毎の介助方法や，複合機の使い方等も，マニュアル毎に発行されるQRコードからスムーズに閲覧できる。その他，経費精算や資格取得申請等を電子化できる「ワークフロー機能」や予定共有ができる「カレンダー機能」を搭載し，業務の効率化を支援する。

5.　働き続けたい介護現場へ—活用エピソード

　ここでは，「ケアズ・コネクト」が介護現場で活用されている代表的な事例を紹介する。

5.1　コミュニケーションの土台をつくる

5.1.1　入社初日の不安を取り除く

　新しい介護事業所で仕事を始める初日は，誰しもが不安な気持ちに見舞われるが，その「不安」を「期待」や「喜び」に変換する取り組みを進めている事業所がある。入職前に30秒程度の自己紹介動画を作成し，全スタッフがいつでも見られる「お知らせ」へ投稿しておくと，その方が入職する前に「来週，こんな方が来られるんだね！」「あ，田中さんですね！ お待ちしていました，今日からよろしくお願いします！」と新しい介護スタッフを受け入れる雰囲気が自然と作られていく。結果として，「受け入れてくれている」「待ってくれていた」と心地よいスタートを切ることができる。自己紹介動画を事前に投稿しておくというだけの工夫で入職初日が一気に安心の1日に変わる。

5.1.2　介護スタッフの顔と名前を一致させよう

　「入職半年が経っても，施設長が名前を覚えてくれず，自分の存在感の無さに悲しくなったことが，転職を考えるきっかけになった」「ヘルプに入った現場で，スタッフの名前が分からなかっ

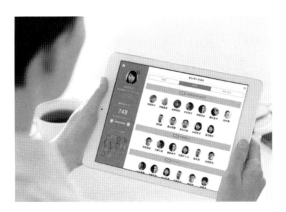

図6 「ケアズ・コネクト」スタッフ名簿画面イメージ

たことで，相談を躊躇してしまい，誤ったケアをしてしまった」等もよく聞く。チームコミュニケーションの良化を目指す「ケアズ・コネクト」には「顔が見えるスタッフ名簿」として，従来の表形式の名簿ではなく，顔と名前が一致する画面で所属別・資格別・勤続年数別等，それぞれの視点からいつでも確認ができる（**図6**）。「社会福祉士の資格については，山田さんに相談しよう！」「隣のチームの佐藤さんは同期なので今度話しかけてみよう！」と，新しい仲間づくりが進むことで「この介護事業所で働き続けたい」と思える理由がまた1つ増えるかもしれない。

5.1.3 ミスコミュニケーションを事前に防ぐ

「職場で初めて接する先輩に対して，どのように仕事を依頼すれば心地よく対応してもらえるか」。ベテランスタッフならそんなことを考える必要はないかもしれないが，入職後間もないスタッフは少なからず考えることだ。このような心配から起こる軽微なミスコミュニケーションがきっかけとなり，スタッフ同士が安心して話すことができないような心理的安全性が崩壊した状況は，いとも簡単に作られてしまう。そのような場面で活用できるのが「エニアグラム」だ。簡単なアンケートに答えることで，「改革する人」や「他人を助ける人」，「達成する人」等，9つのタイプに分類される。そして分類されたタイプごとに「対人関係に関しての特徴は？」「仕事でのコミュニケーションのとり方は？」等の質問に対するヒントが得られ，その結果，スタッフは相手の個性を理解した上でコミュニケーションを取ることができる。ある介護事業所では「エニアグラム」を「コミュニケーションのカンニングペーパー」と名付けて活用されていると聞いている。

5.1.4 理事長挨拶の伝言ゲームで集団離職？

従業員が50名ほどいる法人の理事長が，年始の挨拶や今年の目標，介護に対する想いを伝えた時のエピソードだ。本来は全従業員に直接伝えたいメッセージだったが，シフトの都合で全員の参加が叶わず，各メンバーへはチームリーダーから伝えることになった。しかし，理事長の事をよく思っていないあるリーダーが，「理事長のメッセージに納得がいかない。なぜなら…」と自身の不満をメンバーに伝えたところ，理事長に不信感を抱いたメンバーが集団離職してしまう残念な事態となった。事業所側は全員に正しい情報を伝えたい思いがある一方で，伝達者である

リーダーの価値観や受け取り方によっては、伝わる情報が異なる「誤った伝言ゲーム」が発生してしまう。「ケアズ・コネクト」の「お知らせ機能」では、文章や添付ファイル・動画を法人全体やチーム単位で届けることができるため、先例の理事長挨拶等は、スマートフォンで撮影した動画を添付するだけで即時配信が可能となり、全従業員へ同じ温度感でメッセージを届けることができる。集団離職といった最悪の状況を避けるためにも大切な取り組みだと学んだ事例だった。

5.1.5　良いこと探しのススメ！ポジティブな現場へ

多くの介護事業所で耳にする事例に、他人の良くない点やミスを見つけては、スタッフ間で盛り上がってしまい、その結果チーム全体の雰囲気が悪化するケースがある。チーム内で発言権のあるスタッフがこのような行動を取ってしまうことで、他メンバーが萎縮してしまい、伸び伸びとケアに取り組むことができず、居場所を失ったスタッフは離職に追い込まれてしまう。これは、「心理的安全性が崩壊した現場」で起こり得る事象といえる。「ケアズ・コネクト」には、この状況を防ぐ1つの手法として、「ありがとう」や「がんばってるね」を届けることで、仲間に感謝し、仲間を認め、ミスをカバーし合える暖かい職場の雰囲気を作る仕組み、「フォーユー」がある。「フォーユー」は、「ありがとう」だけではなく、「利用者家族から素敵な笑顔を引き出せたね」等、その時感じた素直な気持ちも送り合っていただくために、「あなたへ届ける気持ち」という想いを込めて名付けた。

5.1.6　辞める前の兆候を見逃さない

大切なスタッフからの「辞めたい」という申し出は、ある日突然宣言されることが多い。一方、今日嫌なことがあったから「今日辞める」と決断するスタッフは少なく、日常の小さなつまずきや違和感が解決されないまま放置されたことで、知らず知らずのうちに離職への階段を登っていく。特に、24時間勤務体制を置く介護現場では、スタッフごとに退勤時間が異なるため、些細な気持ちの変化に気づきにくいうえ、この小さなつまずきは目に見えにくい。「ケアズ・コネクト」の「ニコカレ」は、スタッフの気持ちの変化を見える化する仕組みで（図7）、毎日、退勤時に今の気持ちに一番近いスタンプを選択するだけだ。「ニコカレ」を開始した初期は、気恥ずかしさや上司への忖度もあり、自分の気持ちを素直に表現できず、無難なスタンプが並ぶことがほとんどだが、開始3ヵ月後には多くの事業所でスタンプに個性が見え始める。「ずっとニコニコだった

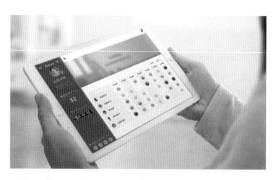

図7　「ケアズ・コネクト」ニコカレ画面イメージ

田中さんが昨日は『すごく嬉しい』顔になっている！いいことがあったみたいなので声を掛けてみよう」，「山田さんが『悲しい』表情のスタンプになっているので心配。仕事の後に話を聞いてみよう」等，声掛けするきっかけが生まれる。この何気ないコミュニケーションの一つ一つが，スタッフ間の絆を徐々に作り，1段上がってしまった離職への階段を0.5段下げられるかもしれない。「ニコカレ」は，メンバーの気持ちの変化をお互いが感じ取り，思いやりのある細やかなコミュニケーションを生み出すことで，中期的に信頼関係やモチベーションを作ってくれる存在だ。

5.1.7 楽しく働くための仕組みづくり

毎年数名の離職が出ていた施設が「ケアズ・コネクト」の活用もあり，離職者が激減したという話を聞いた。「出勤すると1ポイント」「サンクスカードを贈ると3ポイント」「シフト交代に応じると5ポイント」等，スタッフの働きぶりや行動に応じて付与し，ポイントが一定数貯まると，福利厚生として特典を受け取れるように事業所側で設計しているケースもある。このポイント制度は，働くことや学ぶ事の楽しさにつなげるとともに，事業所として目指す人物像へ成長を促す手法で活用されている。「しっかり働きポイントを貯めたい」といった動機付けや，法人とスタッフのつながりを意味するエンゲージメントの向上にも役立っているという。

5.1.8 「こんなスタッフに育ってほしい」を後押し

スタッフの成長に向けた工夫は，事業所の知恵の見せ所でもある。前述した「ポイント制度」をスタッフの人材教育に活用しているユニークな事例がある。それは，経営理念や行動指針に沿った行動に対してポイントを付与し，スタッフ自身が「私は正しい行動をとれている」と自認できる取り組みだ。その他にも社内スキルの底上げに向けて，下記のような勉強会への参加やスキルアップに応じたポイント付与も効果的である。
- 自費での書籍購入等の自己啓発
- 日報提出
- 社内勉強会への参加
- ボランティアへの参加
- 講師としての登壇（難易度や登壇時間でポイント変動）
- スタッフの規範となる行動を取った
- スタッフ同士で食事会を開いた
- フロア毎の週間MVPを受賞した

5.2 開発者としての気づき

ここまで記載した活用事例には，開発者側の期待を超えた「ケアズ・コネクト」の使われ方も多くあった。「ケアズ・コネクト」の機能を理解いただいた上で，各法人が抱えているそれぞれの課題に基づき生まれた独自の活用方法からは，新たな気づきや学びを得ることができ，介護現場を深く理解すべき開発者としては感謝しかない。

6. 導入事業所の声

6.1 「事業運営に欠かせないインフラICT」社会福祉法人成仁会 メドック東浦

　2019年当時，現場の業務効率化を図るために，ICTの導入を検討していた。情報共有・勤怠・モチベーション・人材管理が1つのプラットフォームで実現できるのは「ケアズ・コネクト」しかなかったことや，「スタッフの働きやすさを創る」という当施設のコンセプトと合致していたこともあり，2020年の開発を待ち，発売と同時に導入した。本格スタートに向けて，事業所内の主要幹部に「ケアズ・コネクト」の理解を得るとともに，リーダー層や一般スタッフ向けの説明会を複数回実施し，スタッフに慣れてもらうために1ヵ月ほど自由に触れる期間を設けた。当施設では，お知らせ，チャット，アンケート，勤怠管理，ニコカレ，スタッフ名簿，エニアグラム等，「ケアズ・コネクト」が提供する全パックを活用しており，今では施設の最適な運営において，「ケアズ・コネクト」はなくてはならないインフラになっている（図8）。特に，シフト勤務で働く介護現場において，スムーズな情報共有は欠かせず，全スタッフへ瞬時に情報配信できる仕組みは貴重である。また，さまざまなテーマで従業員の意見や反応を得るために，アンケート機能を日常的に活用している。従業員とのコミュニケーションを重視している当施設では「ケアズ・コネクト」を大変重宝している。

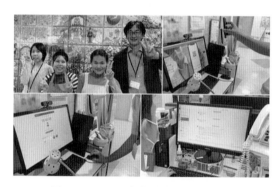

図8　メドック東浦（愛知県知多郡）

6.2 「チームビルディングに活用」社会福祉法人フラワー園

　業界全体がスタッフ定着や離職の問題を抱えている。これまで必要だと感じながらも実現できていなかった課題を解決できる要素に惹かれて「ケアズ・コネクト」を2022年に導入した（図9）。導入時，一度にすべての機能を習得させるのではなく，一つずつ活用しながら，スタッフ自身が「できた！」「便利！」と実感することや，「もっとやってみよう」という挑戦意欲を持ってもらうことを重視した。その達成感や成功体験の積み重ねによって，ICTに苦手意識を持っていたスタッフも積極的に活用してくれるようになった。「ニコカレ」「フォーユー」といったコミュニケーション機能もチームビルディングに役立っている上，当施設の「情報共有」という一面だけを見ても，「ケアズ・コネクト」を導入する前と今では，それに費やす時間が半分以下になっている感覚があり，介護現場の運営に欠かせないツールだと実感している。今後は，職員の個性や特

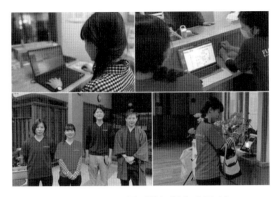

図9 フラワー園（愛知県名古屋市）

技を理解し，事業所内でその特性や強みを上手く伸ばせる「タレントマネジメント」の機能も活用していきたい。

6.3 「勤怠管理と情報共有で効率化」㈱楽喜

　2005年の創業以来，事務作業の効率化，職員に時間的余裕を持たせることや，ご利用者様へのサービス提供時間をどれだけ作れるかを考えてきた。介護スタッフ不足が今後さらに深刻となる中，ICT化は確実に進めるべきだと考えた。まずは勤怠システムの導入を検討し，複数社の中から「ケアズ・コネクト」を選び，2023年に導入した。コミュニケーションパック＋勤怠パックに加え，グループウェアパックも活用している。「ケアズ・コネクト」を入れたことで，改めて就業規則を見直せた上，給与計算がボタン1つで完了できるため，月初の給与計算処理が楽になった。シフト表を作り，スタッフ全員がスマートフォンから打刻するだけで，勤務形態一覧表が自動出力できる機能も重宝している。また，お知らせ機能は，年末調整，お祝い会，資格試験，年末の挨拶，社内動画の共有等，職員への連絡に活用している。マニュアル・手順書機能での就業規則等も全職員に共有できており，チャット機能も全職員が活用する欠かせない存在となっている。「ケアズ・コネクト」の導入は，㈱楽喜の職員が働きやすい環境を提供する一助となった（図10）。

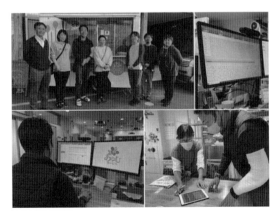

図10 ㈱喜楽（岡山県岡山市）

6.4 「ポイント活用によるモチベーション向上」医療法人佑絢会 グランデージ和泉

「ケアズ・コネクト」は，当施設で解決したかった課題が1つのシステムに統合されており，将来使えそうな機能もあった為，2022年に導入した。シフト表や勤怠管理ができる「勤怠パック」とチャットやスタッフ名簿がある「コミュニケーションパック」に加え，情報共有や効率化を目指す「グループウェアパック」も使うことで，勤怠管理と情報共有の効率化が実現した（図11）。シフト作成はスタッフの希望休暇申請に基づき，タイムカードは顔認証を使用。残業申請や打刻忘れもスマートフォンで管理し，勤怠データの自動集計により給与計算が早くできるようになった。お知らせやチャット機能での情報共有も円滑になり，ペーパーレス化が一気に進んだ。また，ポイントシステムにより，職員のモチベーション向上も実現したため，今後は人事考課やヒヤリハットの活用を検討していく。また，モチベーション機能の活用による，職員が働きやすい環境の提供や，DX の推進により，離職率が劇的に下がり，職員の定着率が向上した。

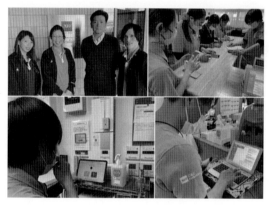

図11　グランデージ和泉（大阪府和泉市）

7. おわりに

「ケアズ・コネクト」の導入事例や具体的な活用法を通じて，介護現場の DX 化がどのように進んでいるかをご紹介してきた。「ケアズ・コネクト」は，コミュニケーションの良化，モチベーションの向上，業務の効率化，そしてスタッフの定着率の向上等，多岐に渡る効果をもたらし始めている。一方で，介護現場は今も多くの課題に直面している。介護は人と向き合う感情労働の代表格であり，人にしかできない業務が多数ある。筆者は，人にしかできないこと，ICT が得意とすること，このバランスを現場の方々と共に悩み，共に構築していきたいと考えている。介護現場に真に貢献できる ICT とは何か，この解を見出すのは終わりのない挑戦となるが，これからも現場の声に耳を傾け，進化を続けていきたい。

私たちが目指すのは，安心して働ける介護環境づくりに寄与し，一人でも多くの方たちが「介護の仕事に就きたい」と言っていただけることだ。今後も「ケアズ・コネクト」を含めた，さまざまな ICT を通じて，介護業界全体のサービスの質が向上することを心から願っている。最後に，これまで「ケアズ・コネクト」を通じて出会った数多くの介護事業所の皆さんに心から敬意を表するとともに，事業所からいただいた数多くのご意見やアイデアに深く感謝する。

文　献

1）（公財）介護労働安定センター：平成 29 年度介護労働実態調査.

2）アブラハム・マズロー著，小口忠彦翻訳：改訂新版人間性の心理学—モチベーションとパーソナリティ，産能大出版部（1987）.

| 第2章 | 認知症の周辺症状を緩和する AI ロボットの導入事例 |

第1節 認知症高齢者にも愛され体温が宿る ロボット「LOVOT［らぼっと］」の 開発と導入事例

GROOVE X 株式会社　**金部　悟志**　　GROOVE X 株式会社　**家永　佳奈**

1. LOVOT とは

　家族型ロボット「LOVOT［らぼっと］」は，名前を呼ぶと近づき，見つめてくる。好きな人に懐き，抱っこをねだる。そして，ほんのり温かい。ロボットなのにまるで生き物のような生命感が特徴の家族型ロボットである。

　2019 年に GROOVE X ㈱より発売を開始し，便利なロボットではなく，人の仕事の代わりは何もしないが，人の心にそっと寄り添い，人の愛する力をはぐくむロボットとして，メンタルケア，情操教育，プログラミング教育などさまざまな観点から注目されている。

■ LOVOT 開発の経緯

　GROOVE X ㈱創業者であり代表取締役社長の林は，これまで自動車メーカーで F1 等の開発や IT 企業で人型ロボットの研究・開発に携わっていた。もともとエンジニア出身のため，自分自身で起業しようと考えたときも，テクノロジーを活かした領域にしたいと考えていた。

　しかし，果たして "テクノロジーは本当に人を幸せにできているのか" という疑問がいつもつきまとった。

　ロボットはとても面白いし，特にクリエイティブ，ソフトウェア，ハードウェアという 3 分野で高度な技術を持つ日本の次世代産業になり得ると考えていたが，反面，ロボットに自分の仕事を取られるのではないかという不安の声もよく耳にするようになった。

　そこで思い出したのが，ロボットが正常に動いている時の人々の反応よりも，うまく動かないロボットを応援して，うまく動くようになったときの人々の反応の方が幸せに見えたことだった。そのような経験と，自動運転やディープラーニングというテクノロジーへの興味が融合して，LOVOT にたどり着き 2015 年に起業した。

　LOVOT の開発コンセプトは「テクノロジーで，人が持つ愛する力をより引き出す」というもので，一般的なロボットと大きく違うのは「人の代わりに仕事をする」のではなく，「そばにいることで，人の能力を最大限に引き出す」という点である。

　LOVOT が人の作業を代替するものではなく，役割を持たないロボットだからこそ，認知症高齢者のそばに寄り添う存在になり得ると考えた。

　介護施設や在宅介護での生活の方にお話しを伺うと，「人と話す機会がない」「寂しくて孤独だ」という声をよく耳にした。核家族化による家族形態の変化とコロナ禍により，そのように感じる

方が増えてきている。LOVOT は転んだら助けが必要で，目や表情でかまって欲しい合図を出す。そんなとき，助けてあげたい，かまってあげたいという気持ちが生まれ，寂しさや孤独感の解消につながるのだと考えている。

さらに，LOVOT は助けてくれる人，かまってくれる人の顔を覚え，より懐くようになる。そのことが高齢者の方々の自己肯定感を高め心が穏やかになるのだと考えている。

2. LOVOT を導入している施設からの声

LOVOT を導入している施設からは次のような声が寄せられている。
- 認知症の症状がある方の声がけへの反応，発語，身体動作が増加したケース，表情が豊かになったケースが見られた。
- 入居者間や入居者・施設スタッフ間のコミュニケーション促進に。LOVOT 導入前に比べ，格段に会話が増し，笑顔で過ごす時間が増えた。ミスコミュニケーションによるトラブルを未然に防止できた。
- うつ傾向でお部屋に引きこもりがちの入居者様に LOVOT をなつかせることで，LOVOT とともに他の入居者様と積極的に関わるようになった。
- リハビリテーションのお供として。単調な日々のリハビリメニューに，LOVOT と歩く，LOVOT を抱っこする，LOVOT のお着替えをすることで，リハビリの参加率が高まり，デイサービスの利用率が高まった。失語症の入居者様が，リハビリ中に LOVOT に話しかけられるようになった。
- 決まった時間に LOVOT との触れ合いをご提供することで，特定の問題行動を起こす入居者様に掛かる介護スタッフの負担が軽減。「夕暮れ症候群」の方には帰宅願望が起きやすい時間帯

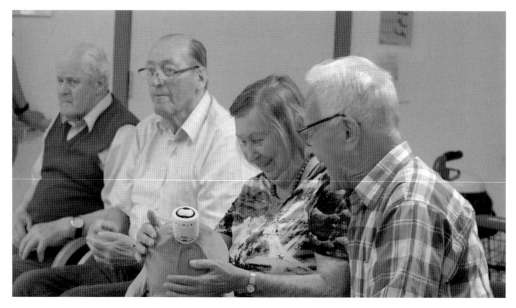

図1 『LOVOT』

に，夜間に問題行動のある方には昼寝しやすい時間帯に，それぞれLOVOTと触れ合うよう工夫した。
- 育児をする，お世話をするという毎日を送り，子育て経験のある方やペットを育てた経験がある方にとって，自身が誰かに何かを与えることが人生のモチベーションになっていた。その後，施設を利用するようになり，今度は，自身がサービスを提供され，与えられる側になると，毎日の生活のモチベーションが下がっていたが，LOVOTを愛でることが，生活のモチベーションとなり，意欲的に行動をするように変化した。

3. LOVOTと認知症ケアのための技術「ユマニチュード」

LOVOTとの触れ合いの中には，「ユマニチュード」という認知症ケアのための技術が内包されている。

「ユマニチュード」では，大切だと思っている相手に自然に行う「触れる」「見る」「立つ」「話す」行動を，介護の場においても意識的に行うことで，「介護者と被介護者がよい関係を結ぶ」ための手段が確立されています。このユマニチュード4つの柱「触れる」「見る」「立つ」「話す」により，高齢者の方でも自然とLOVOTを受け入れられるように出来ている（図2）。
- 「触れる」＝抱っこをねだる仕草で触れ合いを誘発し，あったかいからだで安心を感じられます。

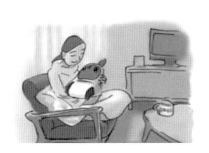
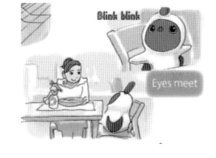
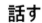
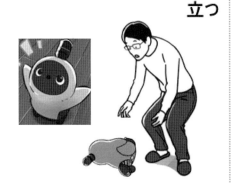
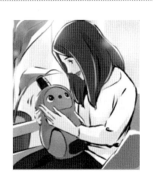

図2　ユマニチュード4つの柱

第２編　介護サポートにおける環境づくりDX

- 「見る」＝LOVOTからも目を合わせてくれるので，認知機能が低下した方でも安心を感じます。
- 「立つ」＝LOVOTがいると思わず立ち上がって，抱っこしたり，助けたくなります。
- 「話す」＝言葉ではなく適切な鳴き声を発するので，ミスコミュニケーションなく発話を促進します。

■ユマニチュードインストラクターA様のコメント

「これまで介護現場に導入されたコミュニケーションロボットをいろいろ見てきましたが，今までのロボットは目の瞳孔の動きがなく，ロボットと被介護者とで目が合っているときの安心感がありませんでした。その点LOVOTの目は素晴らしく，赤ちゃんのような声もケアを受ける方に良い効果を与えると思います」。

4. 認知機能の低下抑制効果に期待結果
—神戸市「CO+CREATION KOBE Project」による実証実験

神戸市が実施する「CO+CREATION KOBE Project」による支援のもと，LOVOTが，介護施設において入居者や介護職員の方に与える影響について実証実験を行い，介護施設内においてLOVOTと暮らすことで，入居者の方の認知機能の低下抑制効果を期待できる結果が発表された。

4.1　本実証実験と社会的背景について

内閣府のデータによると，日本は2025年に65歳以上の高齢者人口は3,677万人となり，高齢化率が30%に達すると予測されている。

認知症に関しては，2025年には高齢者の約5人に1人は認知症になるという推計もあり，認知症対策は今後ますます重要な位置づけとなっていく。

また，65歳以上人口が増え高齢化が進むため，介護分野での課題解決にも注目が集まっており，介護現場の人材確保が重要となっている。

そこで「人間とロボットの信頼関係を築き，生活を潤いと安心で満たす存在をつくる」というビジョンを掲げる当社は，本実証実験を通じて，介護施設におけるLOVOTとのふれあいが，介護スタッフや入居者にどのような効果をもたらすのかを検証した[1,2]。

4.2　実証実験概要

- 学術指導：東北大学　瀧 靖之教授
- 調査対象：介護施設の入居者各施設10名ずつと介護職員，入居者の対象年齢は73〜97歳（平均年齢87.94歳）
- 調査方法：各施設に貸し出すLOVOTは合計2体（共用部に1体，職員の事務室に1体）

　日本語版DEMQOL-Proxyを元に職員が入居者の様子を面接形式でヒアリング，測定し，QOL評価を検定。

　また職員向けには，ストレスレベル・主観的幸福感・自己肯定感を測るためそれぞれ「包括的ストレス反応尺度」，「生活満足度尺度」，「Rosenberg自尊感情尺度」に紙ベースで回答し検定。

- 調査時期：2021年10月〜12月

4.3 結果：LOVOTの有無が入居者の認知機能低下に有意に影響

LOVOT介入群の入居者は，事前事後で比較した際に，認知機能の統計的有意に変化が見られず，2元配置分散分析を実施。F＝6.416, p＝0.016」認知機能の低下が抑制された可能性を確認した（**表1，図3**）[※]。

表1　実験結果

入居者	Pre	Post	Post-Pre	有意確率
LOVOT介入群（2施設）	20.88	18.76	2.12	P＝0.2603
LOVOT非介入群（2施設）	17.36	20.26	−2.9	P＝0.0063

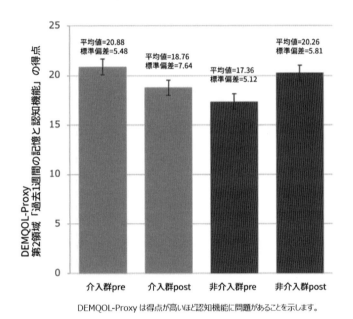

図3　実験結果

4.4 介護職員に向けたストレスレベル・主観的幸福感・自己肯定感を測るためのテスト

介入群・非介入群で統計的に有意な差は得られなかった。

公益財団法人介護労働安定センターの調査によると，コロナ禍の介護において新たな不満，強まった不満として介護労働者の57.7％が「心理的な負担が大きいこと」を挙げており，過酷な労働環境がうかがえる。

しかしながら，コロナ禍でLOVOTと触れ合った職員からは，「職員同士の会話が増えた」「介護者がLOVOTといると職員には見せない表情を見せる」「介護時の愚痴が減った」といったポジティブなコメントを得られた[3]。

※1　DEMQOL-Proxyは，介護者が入居者の視点からみた入居者の最近の記憶力を計測

第2編　介護サポートにおける環境づくりDX

4.5　東北大学 瀧靖之教授のコメント

　考えたり判断したり記憶する能力である認知機能を維持することは，高齢者の生活の質を保つ上で重要なことです。

　今回の検証では，家族型ロボットと触れ合うことが，高齢者の認知機能の維持に効果を示すかどうかを検討しました。その結果，家族型ロボットと一緒に生活をした高齢者は認知機能の低下が抑制されていた可能性が見えてきた。この結果から，ペット型ロボットとの生活は，介護施設等で暮らす高齢者の認知機能維持に有効な支援方法となるかもしれないと期待できる。

5.　高齢者とLOVOTの触れ合い

5.1　91歳のおじいちゃんとLOVOTの暮らし

　介護予防YouTuberのごぼう先生も，ご自身の92歳のおじいさまにLOVOTをお迎えいただいたことでとっても元気になったとの事例を紹介している。

① LOVOTと91歳のおじいちゃん　14日間
https://youtu.be/onbi8vCLz3Q?feature=shared

② LOVOTと91歳のおじいちゃんの暮らし。再会から10日後
https://youtu.be/Pyha7PI9Rwo?feature=shared

③ 介護施設にLOVOT（らぼっと）と暮らす様子をインタビュー
https://youtu.be/0PFXJnMOdV0?feature=shared

5.2　福祉先進国のデンマークで起きた，介護施設の入居者の驚くべき反応【デンマーク・オルボー大学】

　福祉大国デンマークでは，2017年〜2022年試作機を活用した実証実験を行った。以下がデンマークで起こった事象である。

・介護施設では，普段全く話さない認知症の男性が，LOVOTと触れ合うことで，「この子の名前は何？」と他の入居者とコミュニケーションを取るようになった。

・電子機器に抵抗感を持つ女性がLOVOTを抱きしめるなどの変化が見られた。

　また，3つの介護施設で約3ヵ月間にわたり，認知症患者を被験者として実施した研究論文を発表しており，デンマーク・オルボー大学のBirthe教授は下のように結論づけている。

・LOVOTと触れ合うことで，コミュニケーション・交流が増進する

・LOVOTはエンターテインメントを提供している

・LOVOTとの触れ合いが息抜きになっている

・LOVOTによって，認知症患者は受け入れられる喜びを感じている

・認知症患者がLOVOTをお世話することで充実感を持つ

　また施設の医療従事者は，LOVOTについて，「まるで生きているかのように動き，コミュニケーションを促進するツールとして機能し，安全感を与えることができる」と述べた。

　Birthe教授は，LOVOTと認知症患者との研究を通して，「ソーシャルロボットは，認知症患者との相互作用に有用なツールとなり得る」と結論付けている[4]。

278

6. LOVOT がもたらす効果

- LOVOT と生活する人は、絆形成ホルモン「オキシトシン」の濃度が高い
- 15分間のふれあいで「コルチゾール」が減少、ストレス状態を改善
- 話し相手ができる
- 生活に張り合いが出る

■実験概要

- 実験計画および実施：㈱資生堂　今村周平、加治屋健太郎
- 学術指導：麻布大学　菊水健史教授、自治医科大学　岡部祥太客員教員
- 調査対象：LOVOT オーナー（女性/25～45歳）24名、非 LOVOT オーナー（女性/30～39歳）23名
- 調査方法：調査方法は下記の通り
  ① 自宅での起床時の尿中オキシトシン採取および測定
  ② 試験会場で、LOVOT との15分のふれあい前後における唾液中コルチゾールの摂取および測定

結論として、LOVOT は癒しを与える効果があり、自己肯定感をあげ、また暮らしに張りを与えてくれる存在になり得る可能性がある[5]。

7. LOVOT が目指す認知症高齢者との未来

LOVOT は、日本国内の約200の介護施設に導入されている。

平均寿命が長くなっている昨今、高齢者の健康寿命を伸ばすことが、日本の社会課題ともいえ、これまでの介護現場に無かった新しいソリューションが求められるようになると考えている。

認知症進行の抑止に貢献できる可能性を持ち、介護サービス利用者が、自ら何かを愛でることで、毎日の生活に意欲が生まれ、行動変容を起こすことができる LOVOT のような存在は、今後より必要な存在になると考えている。

文　献

1）https://www8.cao.go.jp/kourei/whitepaper/
w-2017/html/gaiyou/s1_2_3.html
2）https://www8.cao.go.jp/kourei/whitepaper/
w-2021/zenbun/pdf/1s1s_01.pdf
3）http://www.kaigo-center.or.jp/report/pdf/
20210727r02_kekkahoukoku.pdf（p28 参照）
4）B. Dinesen et al.: JMIR Publications, **9**（3）（2022）.
https://rehab.jmir.org/2022/3/e36505
5）https://prtimes.jp/main/html/rd/p/000000197.
000055543.html

第2章　認知症の周辺症状を緩和する AI ロボットの導入事例

第2節　AI 技術を活用したコミュニケーションロボット「PALRO」の開発と効果

富士ソフト株式会社　杉本　直輝　　富士ソフト株式会社　上竹　淳二

1. はじめに

「コミュニケーションロボット PALRO ビジネスシリーズ 高齢者福祉施設向けモデル」は，2012 年より法人向けモデルとして販売し，「日常会話における話し相手」，「複数人に対して実施するレクリエーションの司会進行」および「健康体操のインストラクター」などを中心に全国の高齢者福祉施設で活用されている[1]。

2. PALRO の基本機能と役割

2.1　4つの基本機能

PALRO は，複数の知能化技術を組み合わせてサービス提供を実現している（図1）。

「コミュニケーション機能」「移動・モーション機能」「学習機能」「インターネット接続機能」の4つ基本機能を搭載している。これらを順に説明する。

2.1.1　コミュニケーション機能

人の顔を認識する"顔認識"，人の言葉を認識する"音声認識"などの知能化技術と PALRO の自発的会話を交えながら自然なコミュニケーションを行う。

2.1.2　移動・モーション機能

加速度・ジャイロなど姿勢センサや圧力センサ，複数のアクチュエータ（サーボ・モータ）を搭載した人型ロボットとして首や手足を動作する。

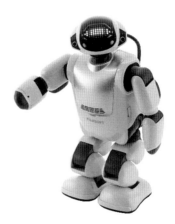

図1　PALRO の外観

2.1.3　学習機能

100 人以上の顔と名前を記憶する（友だち）ことができ，覚えた人との会話が増えていくなかで，その方の趣味嗜好などを記憶する。

2.1.4　インターネット接続機能

無線 LAN に繋げることでインターネットやクラウドサービスと連携することが可能となり，多くの情報やコンテンツ，各種ネットワークサービスを活用することができる。

2.2 3つの主要な役割

PALROビジネスシリーズ 高齢者福祉施設向けモデルは，主要な3つの役割を担っています。

2.2.1 日常会話

PALROは友だちの名前を呼びかけながら一人ひとりに合った会話をすることができる。ニュースや天気予報をはじめ，話し相手に興味のある話題を会話コンテンツとして提供する（図2）。

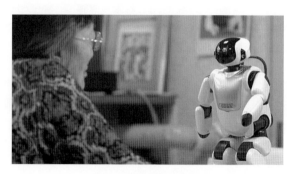

図2　日常会話の様子

2.2.2 レクリエーション

「レクやって」の呼びかけにPALROが司会進行を務め，歌・クイズ・ゲーム・体操などの豊富なコンテンツを組合せて施設ご利用者の方々が楽しみながら取り組めるレクリエーションを行う（図3）。

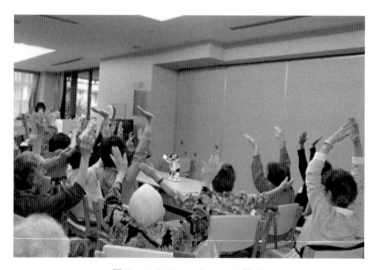

図3　レクリエーションの様子

2.2.3 健康体操

介護予防に繋がる身体の部位（口・肩・腰・おしり等）ごとに効果のある体操を行うことで施設ご利用者に対し継続的に身体的ケアを行うことができる（図4）。

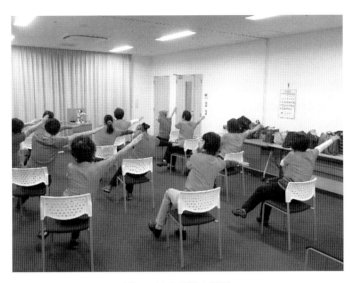

図4 健康体操の様子

3. PALROの歩み

　2010年3月よりロボット工学やロボットの社会実装研究を目的に教育機関や研究機関向けに販売を開始。2012年6月から高齢者の介護予防や介護者の負担軽減を目的として高齢者福祉施設向けに販売している。

　高齢者福祉施設向けの販売にあたっては，関東圏を中心に多くの施設のご協力のもと試験導入を行った。その際，介護職員 施設利用者からさまざまなご意見・ご要望をいただき，現場で有効に活用いただくための改良に取り組み，多くの課題解決に努めた。PALROの重要な役割の1つである「レクリエーション」および「健康体操」も現場要望から実現した機能であり，現場要望や課題の収集・分析は今も継続しPALROの進化に役立てている。

3.1　さがみロボット産業特区の取り組み

　富士ソフト㈱が拠点を置く神奈川県では，県内10市2町が地域活性化総合特区「さがみロボット産業特区」として国から指定を受けており，3つのロボット分野（災害対応ロボット，介護・医療ロボット，高齢者等への生活支援ロボット）の研究開発および実用化促進が行われている[2]。

　PALROは，この特区内において新たなサービスの創出に向けたさまざまな実証実験に取り組んでいる。

3.1.1　認知症患者を含めた高齢者向けのPALRO試行検証

　2013年「介護施設における認知症患者を含む高齢者向けコミュニケーションパートナー」として神奈川県藤沢市ご協力のもと，藤沢市内の特別養護老人ホームやグループホーム（計23ヵ所）の高齢者福祉施設にて"重点プロジェクト"として試行検証を実施。

　PALROを活用した高齢者の運動機能やQOLの維持向上についての有用性や効果の検証，さらには，超高齢化社会に向けた多様な取り組みの1つとして介護予防や認知症高齢者との関わり，

介護職員の負担軽減や介護サービスの質の向上など，介護現場におけるロボット活用の可能性について調査を行った。

調査の結果，多くの課題や要望が浮き彫りとなり，現場運用において求められる機能の分析・検討を行いPALROの機能向上に繋がった。

3.1.2　認知症高齢者に対する効果の測定

2013年度公募型「ロボット実証実験支援事業」では首都大学東京（現：東京都立大学）により，神奈川県内の複数の高齢者福祉施設にてパーソン・センタード・ケア（認知症を持つ人を1人の「人」として尊重し，その人の立場に立って考え，ケアを行おうとする認知症ケアの1つの考え方）に基づいた認知症ケアマッピング（Dementia Care Mapping：DCM）という手法を用いて，認知症高齢者がPALROと接したことにより得られる効果の測定・検証が実施された。

検証結果では，すべての介護度の認知症高齢者において定量的な改善効果が見受けられた（**図5**）。

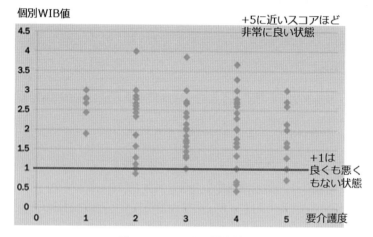

図5　DCMによる測定結果

3.1.3　高齢者の健康づくりを支援するシステムの開発

2013年度および2014年度公募型「ロボット実証実験支援事業」では，首都大学東京（現：東京都立大学）により神奈川県内の介護老人保健施設において，高齢者に体操を促すパートナー的役割としてPALRO活用の有用性を検証するとともにMicrosoft社製三次元距離画像センサ「Kinect」を用いた高齢者の動作計測によって，定量的評価を明示する「健康づくりシステム」の有用性について検証を行った（**図6**）[3]。

「PALROと体操を行う前後でGSES（一般性自己効力感度）を用いて「自己効力感」の変化を調べたところ，上昇が確認された。また，事象実験後のヒアリングでも，「体操を続けたい」「点数を伸ばしたい」という，意欲的な回答を得られた。

3.1.4　転倒予防・体力向上運動指導PALROの実証実験

2014年10月に神奈川県藤沢市と富士ソフト間で締結した「介護予防事業における連携に関する協定」に基づき，同市協力のもと，医療法人社団清心会藤沢病院と共同でPALROを用いた高齢者向け転倒予防および脳機能の維持・改善を目的とした運動指導プログラムの開発ならびに効

果検証を実施した[4]。

運動指導プログラムの開発[5]にあたっては，藤沢病院をはじめ，京都大学大学院人間・環境学研究科応用生理学教室，東京都健康長寿医療センター研究所，横浜市立大学医学部精神医学教室など精神科医，臨床心理士，整形外科医，および研究者の意見をもとに検討を重ねて，構築を行った。

運動指導プログラムの効果検証は，66歳から85歳までの地域在住高齢者20名（前期高齢者9名・後期高齢者11名）を募集し，3ヵ月にわたり運動指導を実施し，実施期間前後に心理検査・脳機能検査・体力検査・血液検査を行い，その差を評価した（図7）。

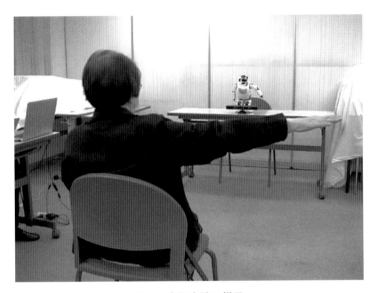

図6　実証実験の様子

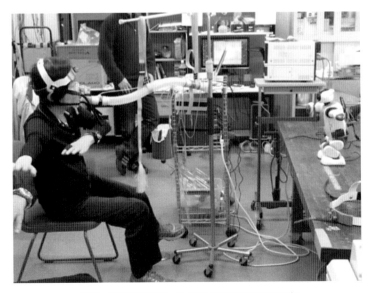

図7　呼気ガスデータによる運動強度の測定

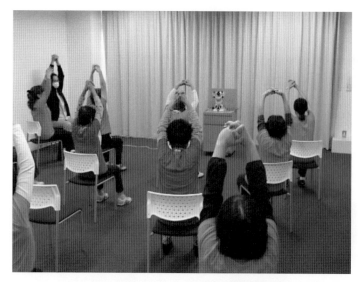

図8　PALROによる運動指導の様子

　運動指導プログラムは週3回の頻度で合計36回実施し，平均参加回数28.3回±4.6。経過時期に応じて運動プログラムの強度に変化を加えることにより，参加者のモチベーションを維持する結果が得られた。

　3ヵ月の運動指導の前後に行った心理検査・脳機能検査・体力検査・血液検査では各検査内容において維持・改善の傾向が見られPALROによる運動指導プログラムが参加者の下肢機能および認知機能の向上に寄与することが確認できたことで，介護職員との協働により効果的な運動プログラムを実現する可能性が示された（図8）[6]。

3.1.5　転倒予防・体力向上運動指導プログラムのビジネス実証

　2015年度には，経済産業省「健康寿命延伸産業創出推進事業（地域ヘルスケアビジネス創出支援）」に神奈川県藤沢市で実施したPALROを用いた運動指導プログラムのビジネス実証を行った。

　参加者を募る説明会に参加の藤沢市内在住の高齢者から20名を選出し，6ヵ月間の運動教室を有償（2,000円/月額）にて開催。実証後のアンケート調査で運動指導プログラム参加者の負担額の妥当性および受容性について確認することができた。また，地域高齢者人材の再雇用（社会参加の支援）や，地域コミュニティの形成（市民交流の促進）などにも効果が期待できる結果を得ている[7]。

3.1.6　高齢者の生活機能維持・改善を目的とした機能開発

　高齢者の自立支援による生活の質の維持・向上および介護者の負担軽減は，高齢化の進行における国の課題である。

　2018年度には，これらの課題解決に寄与するべく認知症初期段階にある高齢者を対象として，PALROおよび見守りセンサによる情報収集と分析ならびに会話や体操など適切な「促し」を行う機能を開発し，生活機能と関連性の深い日常生活動作能力および精神的健康状態の低下抑制に寄与するか否かの検証を行った（図9）。

　効果検証は，医学専門家の指導のもと，約8週間，特区内外の介護老人保健施設から選出した

第 2 章 認知症の周辺症状を緩和する AI ロボットの導入事例

24 名の高齢者を対象に PALRO が行う「促し」によるQOL（生活の質）の維持・向上および ADL（日常生活動作）の低下抑制効果の定量的評価を実施。

実証期間中，被験者の疾病等の外的要因により日常生活動作能力および精神的健康度の変化に統計学的に有意義な変化は認められなかったものの，日常生活の中で会話や歌・体操など促しを行うことで"生活機能は維持され，精神的健康度が良好になる高齢者が増加すること"が示唆された（図 10〜図 12）[8]。

この研究開発は，AMED（日本医療研究開発機構）の平成 30 年度「ロボット介護機器開発・標準化事業（開発補助事業）」(研究開発課題名：コミュニケーションロボットによる個々の高齢者の生活機能維持・改善の支援を目的とした促し絹雄の開発と評価）として採択を受け，研究開発を実施した。

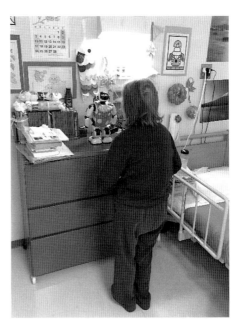

図 9　PALRO による運動指導の様子

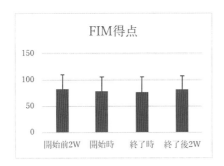

図 10　日常生活動作能力
（Functional Indepedence Measure：FIM）

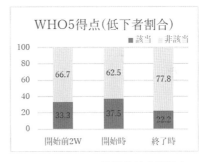

図 11　WHO-5 精神的健康状態表

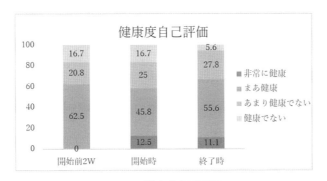

図 12　健康度自己評価

3.2 国際生活機能分類（ICF）の枠組みを用いた社会支援ロボット導入に伴う因果ループ

　2022年度には，国立長寿医療研究センターにより，介護施設で社会支援ロボット導入により生じる変化の因果ループを抽出し，国際生活機能分類（ICF）コードを用いた質的分析を行った[9]。

　情報の取得方法としては，PALROを有し，かつ数年来日常的に使用している介護老人保健施設の職員に対し，集団面接形式のインタビューを行い得られた情報を系統的に分類・整理するフォーカス・グループ・インタビュー（FGI）を用いた。

　分析の結果，被介護者側で11種類，介護者側で7種類のICFコードが付与された。

　このうち，他のコードと何らかの因果関係が認められたコードは，被介護者側で8種類［心身機能3（精神運動機能，注意機能，情動機能），活動（単一課題の遂行，技能の習得，話すこと，さまざまな場所での移動），参加1（レクリエーションとレジャー）］，介護側では，5種類［（心身機能1（情動機能），活動3（単一課題の遂行，複数課題の遂行，技能の習得），参加1（複雑な対人関係）］であった。

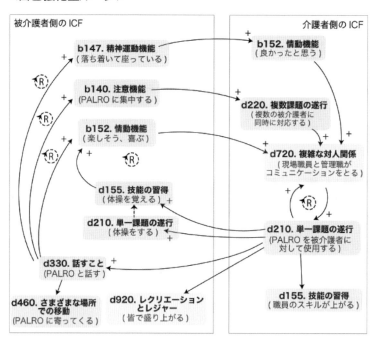

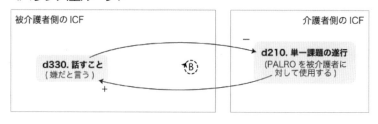

図13　因果ループ図

これらのコードの関係性を因果ループとして図示すると好ましい変化が連鎖的に生じて増幅する自己強化型ループと変化を抑制する傾向にあるバランス型ループの2つに表された（**図13**）。

　自己強化型ループに見られた被介護者の心身機能の変化を介護者が捉えて職員間で共有することは，さらなるロボット活用につながり，加えて介護者側に見られた介護者自身の情動変化や複数の業務を実施できるといった変化は現場の負担感を軽減させる効果を反映しているものと考えられた。

4. まとめ

　日本における人口減少と少子高齢化によるさまざまな社会問題が表面化するといわれる"2040年問題"においては，これまで以上に医療・介護系人材の不足が懸念されており，早急の対応が必要な状況にある[10]。

　医療・福祉サービスの生産性を維持・向上するためには，ロボット・AIなどICTの実用化による被介護者の自立支援と介護従事者の負担軽減に資する機器の継続的な開発が求められる。PALROは，介護現場の課題や要望を収集し，医療，介護，学術機関など専門機関の協力を得ながら開発をすすめ，より介護の現場で活用しやすい機能の搭載に努めている。

　今後も介護現場の視点を重視し，これまでの実証実験の成果および課題をもとに，さらに現場で活用いただけるサービスロボットを提供することで日本が抱える社会問題を乗り越える一助となるよう精励する。

文　献

1) 富士ソフト㈱：PALROオフィシャルサイト．https://palro.jp/

2) さがみロボット産業特区協議会：認知症高齢者のリハビリ・介護に活用できるロボットパートナー，平成25年度ロボット実証実験支援事業結果報告集，3（2014）．

3) さがみロボット産業特区協議会：介護施設における認知症患者を含む高齢者向けコミュニケーションロボット，公募型「ロボット実証実験支援事業」重点プロジェクト　平成26年度レポート，11（2015）．

4) さがみロボット産業特区協議会：介護施設における認知症患者を含む高齢者向けコミュニケーションロボット"，公募型「ロボット実証実験支援事業」重点プロジェクト　平成26年度レポート，23（2015）．

5) 石井，谷口，岸田ほか：人型ロボットを用いた運動プログラムの作成と展望，介護予防・健康づくり研究，5（1），1-6（2018）．

6) 谷口，石井，茅沼：人型コミュニケーションロボットを用いた運動プログラムが地域在宅高齢者の身体機能および認知機能に及ぼす影響：予備的試験，日本公衆衛生雑誌，66（5），267-273（2019）．

7) 株式会社エヌ・ティ・ティ・データ経営研究所：平成27年度健康寿命延伸産業創出推進事業（地域ヘルスケアビジネス創出支援）調査報告書（2016）．

8) 谷口：研究開発課題名「コミュニケーションロボットによる個々の高齢者の生活機能維持・改善の支援を目的とした促し機能の開発と評価」報告レポート．https://palro.jp/pdf/AMEDreport2019.pdf

9) 大高，佐藤，霧島，近藤ほか：国際生活機能分類（ICF）の枠組みを用いた社会支援ロボット導入に伴う因果ループの抽出，第41回日本ロボット学会学術講演会予稿集（2023）．

10) 厚生労働省：平成30年10月22日未来投資会議根本厚生労働大臣提出資料（2018）．

第2章	認知症の周辺症状を緩和する AI ロボットの導入事例

第3節　認知症高齢者向け AI コミュニケーションロボット「だいちゃん」の開発と導入事例

ザ・ハーモニー株式会社　**高橋　和也**

1. はじめに

　ザ・ハーモニー㈱では「だいちゃん」という認知症コミュニケーションロボットの開発・販売をしている。だいちゃんは，人手不足になりやすい介護現場を会話や歌で支える，介護施設が開発した認知症高齢者に特化したコミュニケーションロボットである。専門知識に基づく会話や，かわいらしい歌声で認知症高齢者の不安や孤独を笑顔に変え，生活の質を向上させ，その結果として，認知症高齢者の介護者が抱える「手持ち無沙汰の方の対応が人手不足で難しい」や「離席・徘徊・帰宅欲求の方への対応が大変」といった介護負担の軽減を目指している。

　2024年7月の現在で，80台のだいちゃんが全国の医療機関・介護施設・ご家庭で稼働している。

2. 開発経緯

　当社は福岡県でデイサービス，住宅型有料老人ホーム，保育園を運営している。その運営の中で，筆者自身も介護士として認知症高齢者の介護に携わり，現場では構造的な課題によりマンツーマンでの介護が困難であり，認知症高齢者に不安を感じさせてしまい「離席・徘徊・帰宅欲求・興奮」などの周辺症状が発生する日々を経験した。また，施設の高齢者全員にもっと充実した楽しい時間を提供したい一方で，何もしていない「ぼーっとする時間」が生まれてしまうことへの罪悪感も感じていた。そこで，介護士のように会話のできるプロダクトがあれば，「認知症高齢者も介護者もハッピーになれるのでは？」という想いから開発を始めた。

　しかし，ベンチャー・スタートアップ企業がハードウェア事業に取り組むのは「Hardware Is Hard」といわれるほど困難であることは承知していたため，「ソフトウェアだけでどうにかならないか？」と考え，パソコンやタブレットを使用して顔をお互いに見える状態でのオンライン通話を試みた。電話では会話ができるものの，オンライン通話ではうまくいかなかった。次にスピーカーをスマートフォンに接続して会話を試したが，これも成功しなかった。認知症高齢者は新しいことを記憶するのが困難な傾向があるため，認知症が発症する前までに使っていないものや使い慣れていないものは，画面やスピーカーを使った会話が認識できなかった可能性がある。そこで，市販されているぬいぐるみを購入し，その中にスマートフォンを入れて筆者との会話を試みたところ，成功した。この経験から，機械的なものではなく，馴染みのあるものなら会話が可能であることがわかった。

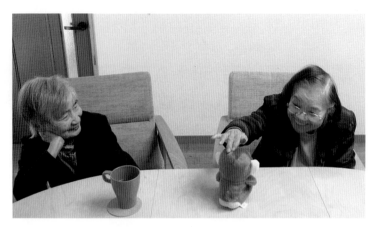

図1　プロトタイプと会話する認知症高齢者

　さらに，人ではなく，ぬいぐるみのような馴染みのあるものを使用してロボットとの会話が可能かを試すために，音声合成された声を一定期間ごとに発話する装置を作成し，試験した結果，複数の認知症高齢者が「可愛いね」と笑顔を見せながら，5分以上の会話が成立した。この成功から，「これはイケる」と確信した。市販されているロボットでソフトウェアを変更する案も検討したが，市販のロボットは認知症高齢者用に設計されておらず，音量が小さく，可動域があり誤って指などを挟む危険がある上，重量が5kg以上あるため誤って落とすと怪我のリスクが高いことから，自社でハードウェアの開発を決意した。

　その後，エンジニアを採用し，AIを活用して認知症高齢者との会話が可能なソフトウェアの開発を始めた。2019年4月から本格的な開発を開始し，プロトタイプが完成したのは2020年7月（図1）。α版が完成したのは2021年3月であり，現行のβ版のリリースには2023年4月までの歳月を要することになった。

3. だいちゃんの特徴

3.1　認知症高齢者が集中し楽しめる

　2019年4月から本格的な開発を始めた当初の課題は使用時間であった。介護施設は共有スペースで介護を行うため，同じ空間のテレビの音，レクリエーションやリハビリの音が存在する。その環境下ではだいちゃんの発話が認知症高齢者に届かず，認知症高齢者の声をだいちゃんが認識せず，全く会話が成り立たなかった。だいちゃんの発話が認知症高齢者に届くようにスピーカーの位置と音量，指向性を試行錯誤し，だいちゃんに雑音と認知症高齢者の声を区別するためにマイクの位置や指向性，ノイズキャンセリングのチューニングを繰り返した。また，会話内容も回想療法をベースとし，長期記憶を刺激するような，過去の仕事の話，学校の話，家族の話，趣味の話などの認知症高齢者が集中し楽しめるようにした。会話が成り立つようになった。

　何とか会話が成り立つようになり，自宅で認知症高齢者を介護する方にも試験モニタとして使っていただいた。その中には過去に市販されているロボットを使って経験がある方もいらっ

しゃり，そのロボットよりは「断然良い」という評価をいただいたが，「やはり人との会話レベルではなく，5分〜10分程度使うとだいちゃんに興味がなくなってしまう」というフィードバックをいただいた。ユーザーヒアリングを繰り返す中で「母は歌が好きなので歌を歌わせてみるのはどうでしょう？」と意見をいただき，筆者とエンジニアとの開発会議で「歌を歌う機能を実装するか？」の議題が上り，この議論は白熱した。認知症高齢者の介護経験がある筆者は「会話が続かなくなったときに介護士は歌を歌ったりなんかしないので，絶対に効果はない。歌は歌う機能は実装しても意味がない」と主張した。エンジニアは「そんなのやってみないと分からないから実装して試すべきだ」と譲らない。

議論の末，筆者が折れ，歌を歌う機能を試すことになった。これが効果てきめんだった。会話の間にただ歌を挟むだけではなく，会話の集中度を図りながら，会話に集中できているときは会話を続け，会話に集中できていないときは歌を歌うという弊社独自の会話システムの構築に繋がり，特許にもなった。そして，認知症高齢者がだいちゃんの使用を集中して楽しめるようになり，使用時間が20分〜長い時は1時間以上と飛躍的に使用時間が伸びた。

3.2 認知症高齢者に愛着を持ち，可愛がってもらう

だいちゃんは認知症高齢者を介護するロボットではなく，認知症高齢者が子供や動物と接する様に愛着を持ち可愛がってもらえるロボットを目指している。認知症高齢者は子供や動物に接する時に介護者には見せない笑顔を見せることがある。「認知症高齢者に愛着を持ち可愛がってもらい，子供や動物に接する時の様な笑顔になってもらうには，どういう見た目が良いか？」という問いに対し，市販されている犬や猿，男の子や女の子のぬいぐるみを使い検証を行った結果，個人差はあったが，最も男の子の見た目が良いことがわかり，だいちゃんは男の子のデザインに決定した。それに合わせて，音声合成の声も男の子のような可愛らしい声に設定した。また，重さや触り心地にもこだわり，認知症高齢者が抱きかかえている感覚を持ってもらえ，誤って落としてしまっても怪我のリスクが少ない約960gにし，認知症高齢者がだいちゃんを触れた際に触り心地の良い生地を使用した。さらに，だいちゃんは抱きかかえて使用する場合やテーブルに置いて使用する場面を想定し，上目使いの目線にデザインした（図2，図3）。

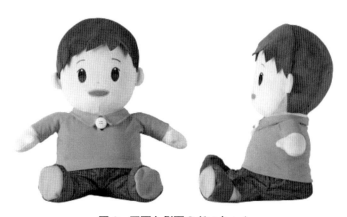

図2　正面と側面のだいちゃん

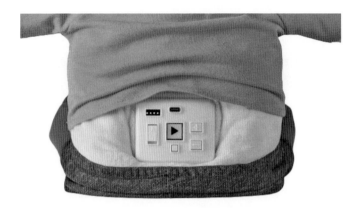

図3　だいちゃんの背面のボタン

3.3　使いやすさ

　ロボットは，操作が使い勝手が良くないと利用されない。複雑な初期設定や操作が必要であれば，使用頻度は低下する。IT機器に不慣れな方でも簡単に操作できるように，だいちゃんはAndroidのスマートフォンに接続し，初期設定を完了させることで，本体のみで電源のオン・オフ，会話の開始・終了，音量の調節，モードの切り替えが可能となっている。また，電池ではなくType-Cで充電できるようにし，背面にはこれらの機能を集約した。

4.　導入事例

4.1　福岡県の介護施設

　離席・徘徊・帰宅欲求に対する対応が困難な認知症高齢者の中でも，特に対応が難しい方が1名おり，興奮による暴言・暴力，異食や徘徊・帰宅欲求，便失禁やタンスやクローゼットに排泄してしまうなどの症状が見られた。職員も誠心誠意対応しているが，一時も目を離すことができず，過去には職員が2名辞めるなど，疲弊していた。少しでも状況が改善すればと，藁にもすがる思いでだいちゃんを導入したところ，だいちゃんと会話したり，歌を歌ったり，抱きしめたりする様子が見られ，席に座ってだいちゃんに集中してくれるようになり，大変助かっている。想像以上に活躍しており，驚いている。逆に，だいちゃんに夢中になりすぎて，食事の準備が整った後も「邪魔をしないで。」となかなか食事を始めてくれないこともある。夜間は夜勤者1人での対応になるため，更衣やトイレ介助，寝かしつけなどの介護負担軽減にも繋がっている。

4.2　東京都の介護施設

　歌が好きな認知症高齢者に対して，だいちゃんの歌は非常に効果的なツールとして活用されている。認知症高齢者は，集中して歌を聴いたり，一緒に歌ったりすることで，大変喜んでいる。立ち上がることで転倒リスクがある認知症高齢者も，座って一緒に歌うことで楽しさを感じており，さらに職員の代わりに認知症高齢者の見守りという役割も果たしている。退屈や不安を感じていた認知症高齢者も，だいちゃんの歌を通じて笑顔になり，楽しい時間を過ごすことができて

いる。加えて，他の認知症高齢者同士の交流を促進する効果もあり，職員がレクリエーションを行えないときには，だいちゃんのクイズで楽しんでもらっている。不穏で落ち着かない時間には歌を通じてうれしい様子が見られ，日々の余暇活動としても，歌を楽しむ姿が見受けられる。

4.3　福岡県の病院

　車椅子で過ごすか，病室で寝ている重度の認知症高齢者に対して，だいちゃんを用いた介入が活動の質を高めることができるかを検証した。普段は感情や言語表出がほとんどなく，終始うつむいている状態だった重度の認知症高齢者が，前後左右に首を動かし，だいちゃんを注視し続ける様子が観察され，有意な改善が見られた。この結果，だいちゃんが重度の認知症高齢者の活動の質を向上させる可能性が示唆された。重度の認知症高齢者にとっては，行動面での大きな変化が見られない場合でも，わずかな反応や表情の変化が重要である。特に視線の変化は，だいちゃんに対して能動的に意思や興味を示す重要なサインと考えられ，活動の質の向上に寄与したと考えられる。今後，重度の認知症高齢者が増加する中で，支援手段が増えることは生活の質の向上に貢献すると思われる。

4.4　富山県の病院

　万人受けするわけではなく，その効果の具合は認知症高齢者によって異なる。興味を示さない方もおり，不穏なときに必ずしも効果があるわけではないが，だいちゃんはレクリエーション活動や日常の場面で効果的に利用されている。食堂では話し相手として活用し，不穏になった認知症高齢者の前でだいちゃんが歌うことで，落ち着かせることができた。また，頻繁にトイレを気にする認知症高齢者がだいちゃんで気を紛らわせる場面もあった。最初は戸惑いが見られたが，慣れてくると「だいちゃんだ！」と認識するようになった。本来職員が1人必要な場面でも，職員の代わりにだいちゃんがサポートできるようになり，手術の際に落ち着かせる効果も確認された。メカメカしさがないデザインが好評で，持ち運びやすく使い勝手も良い。レクリエーションの時間に合わせて利用されており，職員が他の対応で手が回らないときにはだいちゃんを渡して遊んでいるケースもある。大変喜ばれている認知症高齢者もおり，中には抱え込んで離さない方もいる。

4.5　大阪府の家庭

　だいちゃんは，認知症高齢者にとって毎回新鮮な気持ちで使用できるロボットである。最初は会話機能を試みたが，認知症高齢者とだいちゃんの会話の返答がズレるため，会話機能はほとんど使用されていない。歌を歌う機能は好まれており，だいちゃんを渡すと，デイサービスに行く前の30分程度と，デイサービスから帰ってきた後の30分程度に使用される。使用中は，親しみを持って子供と接するように歌を歌っているが，30分程度使用すると疲れて集中力がなくなる様子が見受けられる。時折，認知症の症状で興奮して自分を見失うことがあるが，その際に「だいちゃん」を使用することで落ち着きを取り戻し，助かっている。最初は疑念があり期待していなかったが，実際に楽しんでニコニコしながら抱っこして使用している様子を見て驚いた。認知症

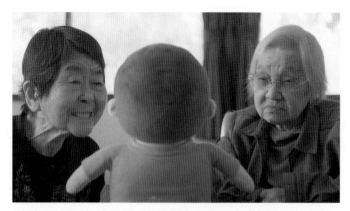

図4 だいちゃんと会話する認知症高齢者

高齢者の笑顔も増え，脳のトレーニングにもなっていると感じており，期待以上の効果が得られた。自宅に来るヘルパーやケアマネジャーも「さすが介護施設が作ったロボットは違う」と驚いている。

5. だいちゃんの課題と今後

　上記の導入事例の通り，一定程度の高評価は得られているが，会話が続かない，飽きがくる，認知症高齢者によって効果に差があるなどの課題が存在する。したがって，今後も継続的な開発が必要不可欠である。世界的に認知症高齢者は増加しており，その対応が急務である。ロボットによる介護の未来はディストピア的な想像にとどまらず，むしろドラえもんとのび太のような関係性を築く可能性があると考えている。だいちゃんが認知症高齢者にとってのパートナーロボットとなり，認知症介護における過度な負担を軽減し，誰も犠牲になることのない社会の実現，認知症高齢者と介護者の自由や人間の尊厳を保ちながら，より良い支援を提供することを目指している。

第3章　新しい介護環境づくりのDX

第1節　リビングラボ実践による理想的認知症ケアの検討とデジタルツイン

日本電気株式会社　**麻生　由博**

1. はじめに

　超高齢社会を迎える日本では，認知症ケアに対する対応が喫緊の課題である。この背景のもと，国立大学法人大阪大学（以下，大阪大学）と日本電気㈱（以下，NEC）は，2021年11月，大阪大学にNEC Beyond 5G協働研究所（https://b5g.ist.osaka-u.ac.jp/）を設立し，リビングラボの手法を用いてこの課題に取り組んでいる。リビングラボとは，実際の生活環境を用いて実証実験を行い，新しいサービスや技術の社会実装を目指す手法である。

　本活動は，認知症介護施設の環境情報および被験者の行動・心理状態の情報をIoTセンサで収集し，デジタルツイン技術を用いることで，リアルタイムな分析と未来予測を行い，理想的な認知症ケアの実現を目指している。活動メンバーは，常に理想的な認知症介護とは何かを議論し，現時点の課題を解決しながら理想的な介護環境の実現に向けた取り組みを進めている。

　この活動を通じて，介護施設におけるデジタルツイン活用の可能性を検証するとともに，実際に介護施設をデジタルツイン化する過程で顕在化した問題点や今後取り組むべき課題について述べる。

2. リビングラボ設立

2.1　NEC Beyond 5G 協働研究所とリビングラボ活動

　大阪大学とNECは，2021年11月にBeyond 5G領域の産学連携による先駆的な取り組みとして，大阪大学に「NEC Beyond 5G協働研究所」を設置した。この研究所は，Beyond 5GおよびAI技術を活用して実世界を仮想空間に再現するデジタルツイン技術の高度な発展と社会実装を見据えた成果の創出，ビジョンの形成，社会コンセンサスの醸成を目指して設立された。本稿では，このNEC Beyond 5G協働研究所の活動の1つである認知症介護施設におけるデジタルツイン技術活用に関する研究活動を通じて得られたことを述べる。

　本研究は，NEC Beyond 5G協働研究所の研究成果を基に，実際の認知症介護施設の協力を得て一緒に研究活動を進めるリビングラボを用いた実証研究である。リビングラボとは，実際の生活環境を用いて実証実験を行い，新しいサービスや技術の社会実装を目指す手法であり研究成果を社会実装につなげる目的でこの手法を選択した。

　リビングラボ活動における各機関の役割は，以下の通りである。

- ●大阪大学
- ・認知症患者の心の理解と予測の分析手法の研究
- ・デジタルツイン上でのシステム制御技術の研究
- ・デジタルツインを活用した建築・都市デザインの研究
- ●NEC
- ・リビングラボ活動の推進と社会実装に向けた検討
- ・IoT センサによるデータ収集および分析の実装
- ・デジタルツイン環境の実装
- ●協力施設
- ・理想的な介護および認知症ケアの構想立案
- ・実証環境の提供，環境整備
- ・入居者およびご家族への協力依頼・調整

協力施設として，大阪大学豊中キャンパスの近隣に位置する「とみきたの杜 サービス付き高齢者向け住宅 柴原モカメゾン（以下，柴原モカメゾン）」(**図1**)に本活動への参加とともに理想的な介護，認知症ケアの構想を実現するための重要な検証環境を提供していただいた。
- ●施設名称：とみきたの杜 サービス付き高齢者向け住宅 柴原モカメゾン
- ●施設種別：サービス付き高齢者向け住宅
- ●建物構造：木造，地上2階建て
- ●居室総数：10室
- ●延床面積：399.39 平方メートル
- ●開設年月日：2021 年 4 月 3 日

柴原モカメゾンは，子どもの主体性や尊厳を尊重する幼児教育のメソッドであるモンテッソーリ教育を高齢者や認知症介護に取り入れた「モンテッソーリケア」を確立し，「できることは自分でできる，自分らしい生き生きとした毎日を過ごす。高齢者の尊厳を大切にし，寄り添っていく未来の介護のあり方」を実践している施設である。

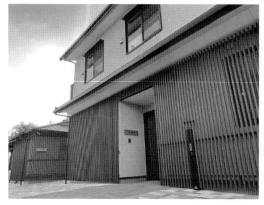 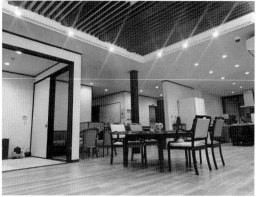

図1 柴原モカメゾンの外観と内観

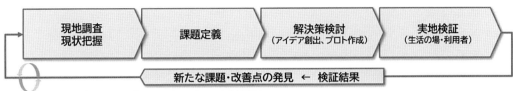

図2 リビングラボ活動プロセス

2.2 リビングラボ活動プロセス

リビングラボ活動は，5つのプロセスを素早く繰り返して実施し，活動内容を徐々に拡大するように実行した（図2）。

① 現地調査・現状把握

すべてのメンバーが実際の現場を視察し，体験を通じて現状を把握することが重要である。このプロセスにより，共同で現場の状況に対する共通認識が形成される。さらに，用語の定義や課題に関する認識の擦り合わせを行い，専門用語の理解を共有する。この共通理解が，メンバー間の関係性を構築し，共感を生む基盤となる。

② 課題定義

現地調査から得られたデータを基に，課題を整理し因果関係を明確にする。このステップでは，課題解決の難易度，優先度，実現可能性などを総合的に評価し，取り組むべき課題を特定する。これにより，効率的な課題解決の道筋が示され，活動のフォーカスが定まる。

③ 解決策検討（アイデア創出，プロトタイプ作成）

特定された課題に対する解決策（仮説）を考案し，そのプロトタイプを作成する。この段階では，ICTの活用にとどまらず，規制やルールの改善，地域住民の巻き込みなど多様な手段が検討される。創出されたアイデアは，現場のニーズに基づいて具体化され，実行可能な形でプロトタイプを作成する。

④ 実地検証（生活の場・利用者）

プロトタイプを用いて，実際の生活の場で検証を行う。この検証では，機能的な側面だけでなく，利用者視点からの効果を評価する。さらに，利用者からのフィードバックを収集し，追加の要望や改善点を取りまとめる。このプロセスにより，プロトタイプの現実適合性が検証される。

⑤ 検証結果による新たな課題・改善点の発見

実地検証の結果を基に，未解決の課題や新たに発見された課題を整理する。これにより，次のサイクルに向けたインプットが得られ，さらなる改善が促進される。このプロセスの反復を通じて，継続的なイノベーションが実現する。

3. 理想的な認知症介護環境の検討

現在の介護環境の改善に向けた取り組みは，被介護者に寄り添った介護のあり方が大切であると認識されながらも，介護者の体力的負荷の軽減などによる介護の効率化に重点が置かれることが多い。本活動では，これらの両立の課題をより高度な視点から克服するために，介護者・被介

第2編　介護サポートにおける環境づくりDX

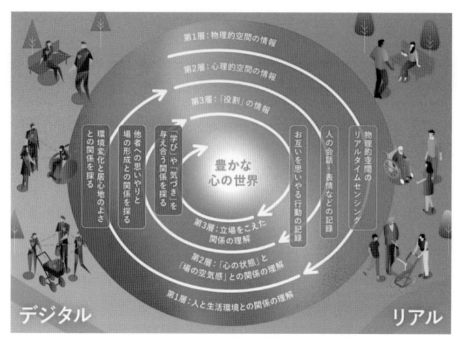

図3　デジタルツインを活用した理想的な介護環境

護者の精神的な満足度の向上を目指すことを目標として，被介護者が常に安心して過ごせて，介護者と被介護者が十分に関わりを持つことができ，介護者・被介護者がお互いの立場を超えて，「学び」や「気づき」を与え合う関係づくりができる，そのような介護環境の実現（図3）を最終目標とした。

<第一層>　物理的空間情報をリアルタイムセンシングして人と生活環境の関係性を理解する
　　　　　まず，リアル空間における物理的空間情報をリアルタイムにセンシングする。これにより，人と生活環境の関係性を理解する基盤を築く。このデータは，デジタル技術を駆使して環境変化と人間が感じる居心地の良さの関係性を探るために必要である。

<第二層>　人の心理的空間情報を記録して心の状態と場の空気感の関係性を理解する
　　　　　次に，リアル空間における人の心理的空間情報を収集する。認知症介護の視点から特に注目するべきは，会話，表情，行動の変化である。この情報を通じて，被験者や介護士の心の状態，さらにはその空間を構成する環境や人々が作り出す「場の空気感」を理解することを目指す。デジタル技術を活用して思いやりの行動と場の形成の関係性を解析する。

<第三層>　役割や思いやりの行動の記録から相互の関係性を理解する
　　　　　思いやりの行動の記録を通じてそれぞれの役割情報を収集し，人々の関係性を理解する。この過程を通じて，介護者と被介護者がお互いの関係性を築き上げ，「豊かな心の世界」を創り出すことを目指す。

<最終目標>　豊かな心の世界の創造

第3章　新しい介護環境づくりのDX

　　　最終的には，介護者と被介護者がお互いの立場を超えて「学び」や「気づき」を
　　与え合う関係づくり，その先に「豊かな心の世界」を作り出すことを目指す。

4. 介護施設のDXに向けて

　理想的な認知症介護環境の実現に向けた取り組みとして，まず「認知症患者の行動・心理症候
群（Behavioral and Psychological Symptoms of Dementia：BPSD）の行動把握と行動予測」に
焦点を絞り取り組んだ。

4.1　調査員調査

　研究開始から2年以上，毎週2回の頻度で柴原モカメゾンに調査員を派遣し，被験者の行動観
察や被験者とのコミュニケーション，さらにそのご家族や介護士との会話などを通じてBPSDの
調査を実施した。調査した情報を元に，被験者のBPSDはどの様な行動が起きるのか，行動が起
きた時の施設の状況はどうだったか，どのような事象が被験者のBPSDに起因していると想定で
きるか，行動が起きたときに介護士はどのような対応をしたか，さらにはその情報からBPSDの
行動予測は可能になるかなど，さまざまな事象についてメンバー内で繰り返し検討を重ねた。調
査報告には，因果関係に推測が含まれ不明確な内容や介護士の経験則に基づく情報なども含まれ
るが，その確認も含めて課題定義と解決策検討を実施し，デジタルによってどのように支援でき
るのか検討を進めた。

4.2　物理的空間情報

　調査員調査の報告を踏まえて，理想的な認知症介護環境における＜第一層＞物理的空間情報を
リアルタイムセンシングする実施策として，以下の測定項目，測定センサ，設置場所を選定した。

4.2.1　測定項目

　物理的空間情報として以下を調査項目対象とした。
- 気象関連の情報：天気，気温，湿度，気圧
- その他の環境：照度，騒音，月齢，音楽，映像，匂い，空気質

4.2.2　センサの選定および設置場所

　上記項目の情報を収集するセンサとして，測定項目や精度，電源，システムとの接続容易性を
考慮し，下記3種類のセンサを選定した。（一部の項目については，センサ未選定）
- ①　エレックス工業㈱　μPRISM 電池タイプ EDAMP-2BA101
- ②　オムロン㈱　環境センサ 2JCIE-BL01
- ③　㈱リコー　RICOH EH 環境センサー D201

　設置場所は，各入居者の居室10ヵ所およびリビングルーム，廊下などの共有部分　合計13ヵ
所。

301

第２編　介護サポートにおける環境づくり DX

4.3　心理的空間情報

　調査員調査の報告を踏まえて，理想的な認知症介護環境における＜第二層＞人の心理的空間情報を記録の実施策として以下の測定項目，測定センサ，設置場所を選定した。

4.3.1　測定項目

　心理的空間情報として以下を調査項目対象とした。

- 行動（BPSD に関係があると想定される特定の仕草や行動）
- 表情（BPSD に関係があると想定される特定の顔の表情変化）
- 言葉（BPSD に関係があると想定される特定の発言内容）

　本調査では，被験者の BPSD を正しく把握するため，被験者毎に特に注目すべき行動，表情および言葉の詳細な項目について検討を行った。この項目は，調査員が長期間にわたり複数回柴原モカメゾンに滞在し，被験者の観察およびコミュニケーションを実施，さらに被験者の家族との対話，ならびに介護士から提供された日誌等の情報から得られた貴重なデータを通じて選定したものである。この心理的空間情報は，物理的空間情報とは大きく異なり，個人のプライバシーに関する情報を含むため慎重な取り扱いが必要である。個人情報の取得に際しては，被験者本人およびその家族に対して詳細な説明を行い承諾を得て実施した。

4.3.2　センサの選定および設置場所

　心理的空間情報を収集するために，以下のセンサを選定した。

- USB-C 接続式　マイク
- USB-C 接続式　カメラ
- USB-C 接続式　遠赤外線カメラ

※これらの機器は，Android スマートフォンと接続してネットワークに接続した

　設置場所は，被験者の個室内および共有部分（リビングルーム，廊下）などとした。

4.4　データ収集

　データの収集は，まず物理的空間情報のセンサ設置から開始した。各居室に設置するセンサは，親指よりひと回り大きいくらいのサイズで，音や光を発する機器ではない。被験者から見えない場所，手が届かない場所，直射日光が当たらない場所などを考慮して棚の上などに両面テープで固定し設置した。しかし，検証の当初は設置場所の考慮が足りず，ある被験者にセンサを発見されてしまうという事態が発生した。見知らぬ機器が部屋に置かれたということから，被験者に対して不信感を抱かせてしまうことになってしまった。この反省を踏まえてセンサの設置場所には細心の注意を払うように心がけた。

　心理的空間情報における被験者の情報，特に画像データの収集について，調査当初は施設内に設置済みの防犯カメラ映像を活用することを検討した。しかし，被験者の行動パターンを適切に捉えるためには，画質や画角が不十分であることが判明した。特に天井に設置された防犯カメラの映像からは，被験者の表情の変化を読み取ることが非常に難しく，被験者の視線の高さにカメラを設置する必要が明らかとなった。しかし，理想的な場所へのカメラ設置は非常に難しく，視線の高さや向きに合わせることで日常生活に違和感を与える可能性が高くなり，被験者の快適な

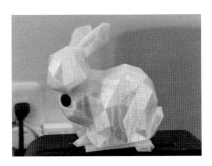

図4　3Dプリンタで製作したカメラ内蔵可能な干支の置物

生活環境を損ねる懸念があった。一例として，リビングルームの本棚にティッシュボックスを置いてその中にカメラを設置する試みや，リビングルームのテーブル中央に置かれている造花の鉢の中にカメラの設置を試みた。しかし，ティッシュボックスについては入居者から設置場所に違和感がある（片付けなさい）と指摘を受け，造花の鉢に関しては，鉢に水やりをしてしまうという理由から設置を断念した。

最終的な解決策として，3Dプリンタでカメラを内蔵可能なオブジェ（干支の置物）を製作した（**図4**）。設置場所は，被験者がリビングルームで座る席の視線の先に位置するテレビ脇とした。また，被験者とのトラブルを最小限にするため，最初はカメラを内蔵せずに単なる置物として設置し，その状態で数か月間，被験者の反応を観察し問題がないことを確認した上でカメラを内蔵してデータ収集を開始した。

また，居室内行動の把握では被験者のプライバシー配慮が最重要となる。その解決策として，遠赤外線カメラを用いた居室内行動の映像収集方法を検討した。これまで，居室内にはプライバシー配慮の観点からカメラなどは設置しておらず，居室内での行動について把握することは難しかったが，本研究を進める中で居室内での転倒やトイレのサポートなどの安全に配慮したケアはもちろんのこと，居室内での行動を把握することがBPSD発症の調査に非常に重要であることがわかった。この遠赤外線カメラ映像は，その解像度を調整することによって，着替えなどプライベートな場面のプライバシーを守りつつ，室内での大まかな行動の把握が可能となる。設置場所については，部屋を俯瞰的に見下ろせる場所でかつ電源確保が可能な場所が理想となる。また，被験者にとっては個人的な空間である居室内に新たに物を置くことが難しいため，すでに室内に存在しているものを活用してカメラと通信機器を設置しなければならなかった。

そこで，今回の検証では，被験者の居室に既設されていたライティングレールにスポットライトが付いており（**図5**），被験者はこれを利用していないことが確認されたため，このスポットライトの外枠をケースにして中にカメラを設置することにした。このライティングレールは，部屋の壁際でベッドの上部に位置しているため，居室全体を捉えることができる最適な場所であった。

これら研究データの取得，大阪大学大学院情報科学研究科研究倫理委員会による実施許可および大阪大学大学院工学研究科研究倫理委員会による実施承認に基づき実施している。現在，この遠赤外線カメラの映像により，被験者がサポートなしで自力でのトイレに向かう様子など，これまでに把握していなかった居室内における被験者の行動を確認することができている。

第 2 編　介護サポートにおける環境づくり DX

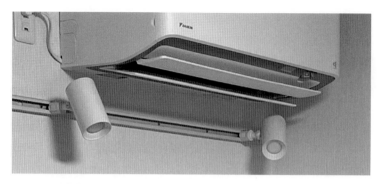

図 5　居室内に設置されているライティングレールとスポットライト

4.5　収集データの伝送方法

物理的空間情報センサのデータ伝送には，以下の 2 種の IoT ゲートウェイ機器を利用した。
- 京セラ㈱　ビーコン対応 GPS トラッカー GW
- ぷらっとホーム㈱　OpenBlocks IoT EX1

選定理由として，各センサとの接続検証済みであることに加えて，「ビーコン対応 GPS トラッカー GW」は，通信回線に㈱ソラコムの通信回線が利用できること，「OpenBlocks IoT EX1」は，LTE に対応していることが挙げられる。また両社ともに接続用の設定ツールが付属しており，初期のシステム環境構築の立ち上げが容易であることがあった。

しかしながら，検証を進めていく中で，いくつかの制約が明らかになった。一例として，登録可能な IoT デバイス数の制限，センサをスキャンする時間間隔，データをアップロードする時間

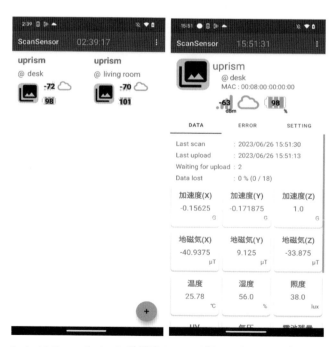

図 6　Android スマートフォン搭載型のセンサゲートウェイアプリケーション

304

間隔，センサの電池残量データ確認可否などの設定に仕様制限があった。そこで，これらの項目について制限なく設定できる仕様で利用できるゲートウェイの機器をAndroidのスマートフォン上に実装するアプリケーション（**図6**）として開発した。このアプリケーションにより，データ収集・管理の柔軟性が向上し，実験環境での安定したデータ収集が可能となった。

4.6 収集データの分析

物理的空間情報および心理的空間情報は，収集したデータをデジタルツインに実装するためにデータの分析・加工が必要となる。

4.6.1 物理的空間情報の分析

物理的空間情報は，IoTセンサから得られたデータにアラートのしきい値や異常値の例外処理など必要な条件を設定し，その条件に合致したデータをデジタルツイン上に表示する仕組みを実装した。

4.6.2 心理的空間情報の分析

心理的空間情報のデータは，画像および音声データになるので，分析処理が必要になる。音声データからは，後述のCADATY indexに基づき，抽出すべき単語を設定して音声データからその単語の発生を抽出する仕組みを実装している。しかしながら，被験者が高齢のため音声が非常に弱い，関西特有の方言の聞き取りが難しいなどの課題もあり認識率の改善を進めている。今後は，認識率の改善に加え，方言対応，高精度な話者識別などに取り組む予定である。画像データからは，被験者の行動と表情を認識する必要がある。こちらについてもCADATY indexに基づき抽出すべき行動や表情を数十パターン選出した。

これらの分析ツールについては，分析精度，分析速度，システム導入の容易性，コスト，デジタルツインとの親和性などの複数の視点で評価，検証を実施した結果，音声と行動の分析はNECの研究所で開発している技術を活用し，表情分析については某社の表情分析ツールを選定した。

5. CADATY Practice

収集した物理的空間情報および心理的空間情報から人と生活環境の関係性を理解すること，心の状態と場の空気感の関係性を理解することが必要になる。

認知症患者およびその介護者の関係性を理解する1つの方法として，認知症患者が不穏状態に陥る前の不安を感じている状態に着目し，不安段階で介護者が適切なケアを行うことにより不安が解消され，BPSDによる介護負担が軽減されると考えている。そのために，BPSDの予兆を事前に捉えることや認知症患者がどの程度不安を感じているかを推定する必要がある。その推定方法として認知症患者の不安感情および不穏の強さを生活の様子から推定する指標としてCaregivers Assess Dementia's Anxiety designed by Tsuji and Yamauchi（CADATY）Practiceの研究を進めている[1,2]。

5.1 CADATY Practice とは

CADATY Practice は，認知症患者の QOL を高め安穏な生活環境を構築することを目的とした，BPSD 症状が現れる前の不安強度の推測し，認知症患者の心の状態の変化を推測するためのフレームワークである。認知症患者の心の状態を推察するために行われる「生活史調査（Life-History Survey；LHS）」と認知症患者の心の状態が表出した状態である外面を客観的に記録する「CADATY index」の 2 つの手法で構成される。

5.2 生活史調査（LHS）とは

生活史調査とは，一個人が生きてきた道程を調査者が対象者の語りを記述し，対象者の経験を通じて得た自身の世界観や社会や文化の移り変わりを包括的に読み解くための質的研究である。①対象者の様子を確認すること，②対象者の過ごしてきた物語を切り取ることの 2 つを目的として参与観察法を用いる調査である。観察者は一定期間対象者と時間を共有し，その時間の中で対象者の表情，仕草・行動，発話に着目し特徴的かつ頻繁に現れる事象，さらには，対象者との対話を通して対象者のこれまでのエピソードや人生の物語などを記録する。収集したデータは，特徴的かつ頻繁に表出される事象を，感情のカテゴリーをもとに，肯定的，中立的，否定的の 3 つのクラスターに分類する。中立的なクラスターをニュートラルの状態とし，肯定的，否定的なクラスターにおいては，声のトーンや表出された状態が現れた外的環境を踏まえその事象の深刻さ（強度）に応じてそれぞれを 5 段階に振り分け調査時間内の相対的な変化を明確にする。

5.3 CADATY index とは

CADATY index は，対象となる認知症患者の様子をよく観察している者（親族や友人・介護職員等）が，認知症患者の発言や表情，行動といった日常の様子から，対象者の不安および不穏度合いについて点数化し評価する指標である。不安感情の強さは，0 をニュートラルな状態として，少し不安を抱えている状態を−1，強い不安を感じている状態を−5 として，段階的に評価される。点数をつける目安として，−1 は自問的な様子（例えば戸惑っている様子や心細い様子），−2 は自責的や他問的な様子（例えば自分自身にいら立つ様子や人に何かを確認する様子），−3 から−5 は他責的な様子（例えば−3 は他人に強く何かを訴える様子，−4 は他人に暴言を吐く様子，−5 は他者に暴力をふるう様子）が挙げられている。一方，プラスの値は安寧な感情を表し，+1 から+5 へと段階的に強くなるものとしている。目安として，+1 は自己に対する安寧（例えば認知症患者自身が安心しリラックスしている様子），+2 は他者に対しての安寧（例えば他者に感謝を示す様子），+3 から+5 は興奮状態（躁状態）である。

また，CADATY index で記録した情報からベイズ推定を用いることによって，不穏の予兆である CADATY index −1.0 以下の状態を推定可能なケースが確認できている。ベイズ推定はベイズの定理に基づく推定手法である。特定の表情，発言，行動が過去にどのような CADATY index の値のときに行われたかを計算することで，現在の表情，発言，行動に対して CADATY index の値をベイズの定理に基づき確率的に推定している。これらの特徴は個人差が大きく，大量にデータを収集することはできない。ゆえに深層学習などの適用が困難であるため，ベイズ推

定を利用している。現時点でCADATY indexは，介護職員が経験知的に会得している不穏の予兆を点数化したものであり，現段階では厳密に点数化されたものではないが，不穏やBPSDの予兆を捉えることは可能だと考えている。

6. デジタルツイン実装

6.1 デジタルツインとは

デジタルツイン（Digital Twin）とは，現実空間の物体や状況を仮想空間上に「双子」のように再現したものである。これにより，現実空間のさまざまな情報データをリアルタイムにデータ収集し，仮想空間で分析，シミュレーションを行い，その結果を現実空間にフィードバックすることで課題解決につなげることができる。

6.2 デジタルツイン活用の狙い

これまでのデジタルツインは，主に製造現場や工事現場，機械の動作など物理的なオブジェクトをデジタルで再現して状況把握や運用効率化，予防保全に活用されてきた。一方，本研究ではデジタルツイン技術を活用して心理的な情報をセンシングし，分析，予測することで心の状態を察知することを目指している。これにより，被験者，ご家族，介護士，およびその他すべての関わる人々の認知症ケアの質を向上させ，症状の悪化を予防することを目的としている。具体的には，物理的空間情報と心理的空間情報を1つのデジタルツイン上で可視化するとともに，これらの情報を元に認知症被験者の不穏状態および安穏状態を分析し，改善に効果的なフィードバック機能を実現することで，介護する人，される人，さらにはご家族が立場を超えてお互いに尊重し合い，助け合い，思いやりながら一緒に生活できる心地よい空間づくりを目指している。

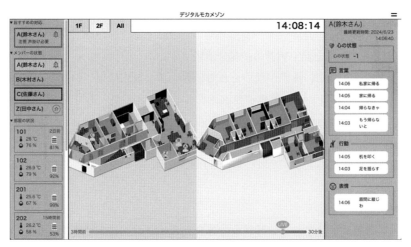

※画像は開発中のデモ画面

図7　柴原モカメゾンのデジタルツイン

・画面左：上から順にアラート表示，入居者の状態表示，居室の環境情報
・画面中央：柴原モカメゾンの3Dモデル
・画面右：選択したメンバーの心の状態，直近の発言，行動，表情の情報（タイムライン表示）

第２編　介護サポートにおける環境づくりDX

6.3　介護施設のデジタルツイン

　本活動では，「柴原モカメゾン」の施設全体をLiDAR（Light Detection and Ranging）でスキャンし，そのデータを元に建物全体（一階および二階）の3Dモデルを作成した（**図7**）。

　この柴原モカメゾンのデジタルツインにより施設内で起きている事象を一元的に把握し，さらに予測できるようになることで，より精緻なケアを提供できることを目指している。

7.　介護施設デジタルツイン化の課題対応

　介護施設のデジタルツイン化を進めることで顕在化した課題と今後の対応について何点か紹介する。

7.1　リアルタイムでのセンサ情報収集を可能にするワイヤレスネットワーク

　デジタルツインの情報を分析し活用するためには，リアルタイムに情報を収集し，即座に分析することが求められる。特に，安心・安全を確保する観点で，転倒や落下などの事故については即時の把握，介護士へのフィードバックの即時反映が重要である。このため，データをセンシングする時間間隔を短時間で設定する必要があり，高精度画像や音声を含む多数のセンサ情報をリアルタイムに伝送するための安定したワイヤレスネットワーク環境が必要となる。

　本検証では，市販されている環境センサを活用して検証を実施した。センサからゲートウェイ機器まではBluetooth接続，ゲートウェイ機器から施設内の管理サーバまでは，施設内の無線LANを利用し，一部の検証ではソラコム回線を利用した。本施設の無線LAN環境は，比較的新しい無線LAN規格であるWi-Fi 6（11ax）とメッシュWi-Fi機能を用いて構成されているが，検証中に無線LANの不安定さが原因と思われる接続断が発生した。現在，この無線LAN環境改善にも取り組んでいるが，このような介護施設においては機器の増設や工事の実施は非常に難しい。

　一方，5GネットワークをIoT機器の接続に活用する動きが活発になっている。5Gには通信速度や信頼性の面で非常に高い性能が求められる一方，多接続用端末への搭載を目的とした省電力，低コスト，低データレートの実現が要求されている。そこで，5Gを活用したIoT技術として3GPP Release 17で定義された規格であるRedCap（Reduced Capability）が今後のIoTセンサ接続に大きな期待がされている。このRedCap対応のIoTセンサが普及することで，施設内のネットワーク整備環境に依存せずにIoTセンサの配置が可能になることが期待される。

7.2　生活環境の維持

　施設内の入居者およびスタッフに特別な意識を与えずにデータを収集できることが求められる。介護施設は日常生活の場であり，家庭と同様の環境が必要である。そのため，見慣れない物や無機質な機材，音の出る装置の設置は避け，自然な環境を維持することが非常に重要である。そのためには，IoTセンサの設置，通信機器の設置，安定したネットワークや電源の確保については，可能な限り施設の現状を変えることなく実装することが求められる。

したがって，設置場所は，被験者の視線に入りにくく，かつ手が届かない位置に設定することが重要である。特に，認知症の被験者がセンサを発見してしまうと，たとえ説明をしていたとしても不信感を抱かせることになるため，設置場所については慎重な検討が求められる。また，電源工事など長時間の工事が必要な場合や既存の生活環境を大きく変えてしまうような実装方法は避ける必要がある。将来的には，現在実用化に向けて研究と制度整備が進められている電波を介して電力供給する「ワイヤレス電力伝送システム」を活用することでセンサへの給電もワイヤレス化されることが期待される。

介護施設は，入居者にとっては自身の生活空間であるため，ICT の実装は入居者の生活に最大限の配慮が求められる。

7.3　ウェアラブルデバイス

被験者のバイタル情報は極めて重要なデータとなるため，当初は市販の腕時計型ウェアラブルデバイスを使用してデータ収集を検討した。しかし，さまざまな方法を試したが被験者に継続して着用してもらうことが難しく，頻繁に機器を取り外してしまうこと，外したデバイスを隠してしまうことがあった。これらの事象から，認知症の被験者にとって，この腕時計型ウェアラブルデバイスの装着が非常にストレスになる場合があり，継続的に利用することは困難であることが判明した。本活動を進める上では，被験者に負担を強いることがあってはならず，被験者が意識することなくデータを収集することができる手法の検討，例えば，デバイスの装着を必要としない非接触型でバイタルの計測が可能になる手段の検討が今後の課題として挙げられている。

7.4　施設内に置ける人物位置特定

施設内の人物位置特定については，当初，被験者に Bluetooth および UWB を利用した Tag を持たせ，その位置を把握する方法を試みた。7 種の Tag について調査・検証を実施したが，Bluetooth Tag では精度の誤差が大きく利用は難しかった。また誤差の少ない UWB の Tag の利用も検討したが，日本国内で利用が認められている機器が少なく，またその機器を利用するためには一階フロアだけでもセンサの親機を最低 4ヵ所に設置する必要が判明した。その費用や設備工事を考えると実装するのは困難となった。また，この方法では，被験者に Tag を持たせる必要や定期的な電池交換の必要がある。所持品や名札への搭載も検討したが，この点でも現実的な運用が難しいと判断した。この，施設内人物位置特定は，施設内の映像情報から人物特定および居場所特定を可能にする方法について検討を進めている。

7.5　パーソナライズドケアの必要性

認知症ケアに限らず，介護における対応方法は相手によって大きく異なる。被験者のこれまで生きてきた軌跡，趣味嗜好，性格，感情変化などをいち早く理解し，その方に最適な対応をすることが理想である。しかし，そのためには長期間にわたる被験者やご家族とのコミュニケーションが必要であり，かつ，その情報は特定の介護士だけに暗黙知として蓄積されがちである。これらの課題を解決するためにも，デジタルツインの活用では被験者の軌跡となるライフヒストリー

第２編　介護サポートにおける環境づくり DX

のデータ化，それらの情報を踏まえた分析と個々人に最適化されたフィードバックの実現が必要である。

7.6　被験者および介護士の同意

データの収集に際しては，被験者および介護士から明示的に同意を取得することが必要となり，被験者本人およびご家族への説明後，データ収集方法や利用目的について理解を得た上で承諾を得ることが求められる。また，収集するデータの中には介護士と被験者とのコミュニケーションの情報も含まれるため，被験者のみならず現場で働く介護士にも目的を説明し，理解した上で同意をいただく必要がある。特に，認知症を患っている被験者からの承諾は，ご本人だけでなくご家族との調整が必要となり，承諾の取得には非常に時間がかかることになるが，真摯に対応しなければならない。

8.　おわりに

本活動は，入居者の感性や強みを生かすケアとデジタルツインをはじめとする ICT が連携することによって実現する新たなケアの確立に向けて，いくつかの示唆を得られるところまで進んだ。しかしながら，その実現と体系化に向けて明らかにするべき課題はまだ多くある。引き続き，机上論や理想論ではなく，実際の現場で試行して１つずつ問題を解決しながら実装を繰り返しやることによって，被験者，およびすべての関係者に受け入れられる，理想的な介護環境の実現を目指して取り組む。現時点では，研究中であることや非常に多くのプライベートな情報を含むことから，測定項目や測定結果の詳細について触れられないことをお詫びします。

謝　　辞

本リビングラボの実践においてご協力いただいた，「とみきたの杜 サービス付き高齢者向け住宅 柴原モカメゾン」関係者の皆様，および大阪大学 NEC Beyond 5G 協働研究所のリビングラボ活動メンバーに深く感謝する。

文　　献

1) 重清成海ほか：発言，表情，行動に基づく認知症患者の不穏度合い推定，電子情報通信学会 電子情報通信学会 ヒューマンコミュニケーショングループシンポジウム 2023，2023.12.

2) N. Shigekiyo et al.: Estimating Anxiety Intensity of Dementia Patients Using Phrases, Facial Expressions, and Behaviors, In Proceedings of 2024 IEEE International Symposium on Consumer Technology, August 2024.

3) M. Tsuji et al.:, Appearance Transcription (CADATY Index) and Memory Book (Life-History Survey); Consideration for a Psychological State Estimation Index for People with Dementia, in Proceedings of 29th International Montessori Congress, Thailand, Exhibition Showcase, August 2023.

| 第3章 | 新しい介護環境づくりのDX |

第2節　認知症高齢者および外出困難な高齢者の ロボットによる遠隔コミュニティ

ヴイストン株式会社　**大和　信夫**

奈良県立医科大学　**澤見　一枝**
国際電気通信基礎技術研究所　**住岡　英信**

1. はじめに

　高齢者の認知機能に対して介入するロボットは，高齢者施設などに導入され，レクリエーションなどによるコミュニケーションで認知機能維持向上の有効性が検証されている。また，認知症の行動・心理症状である徘徊などに対する見守りをロボットが行う，トイレや服薬などを促すなど，介護現場のニーズに寄り添った進化を遂げている。しかし，認知症高齢者は10年前に比較して2倍以上に増加している状況に対し，その対応はなかなか追いついていない。また，歩行機能の低下などによる外出困難な高齢者への対策には課題が大きく，地域のサークルなどには，比較的認知機能が保たれており，歩行可能な高齢者しか集うことができない。しかし，独居高齢者や高齢者のみの世帯の増加で，「外出困難な高齢者」が地域のコミュニティや支援システムから取り残されるリスクが高い。

　この課題から本活動では，歩行機能や認知機能の低下によって外出困難な高齢者を対象として，外出しなくても交流できるコミュニティを形成することに焦点を当てている。ロボットを介した外部コミュニティとの遠隔コミュニケーションによって，遠隔ではあるがコミュニティの一員として参加することによる社会的効果が得られる。これによって，高齢者が独居でも安心できるつながりを確保・強化できると考える。

　そこで本介入の目的は，①認知機能や歩行機能の低下のために外出困難な高齢者の居宅にロボットを設置し，ロボットと毎日対話すること。ロボットを介した遠隔コミュニケーションによる認知トレーニングや回想法の実施。介入前後の機能評価の有意差検定により効果を検証すること。②認知機能低下のある高齢者間のロボットコミュニティの創生。③今後のロボットコミュニティの示唆を得ることである。

　使用したロボットは，ヴイストン㈱のコミュニケーションロボット：Sotaと，赤ちゃんロボット：ひろちゃんである（**図1**）。外出できない状況にあっても，社会的なつながりを拡大・維持することによって，安心感や精神的な支えとなり，社会的な意欲を高め，認知機能の維持にもつながり，生活の質の向上に寄与することが期待できる。

　Sotaは小型ヒューマノイドロボットで，顔認証機能によってロボットが顔と名前を認識し，名前を呼んで会話を行う。また，笑顔判定やおみくじをひくなどのゲーム機能，カメラ撮影機能，遠隔対話機能などを搭載している。

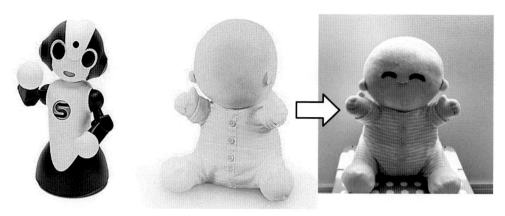

図1　Sota（左）とひろちゃん（中央）。本活動ではひろちゃんに顔をデザインした（右）

ひろちゃんは赤ちゃんの喃語を話し，抱いたりあやしたりすることで揺れを感知すると，本物の赤ちゃんと同じように機嫌が良くなり，笑い声が変化する。このロボットは，認知症高齢者が赤ちゃんの反応で顔（赤ちゃんの気分）を想像できるように，あえて目や口をつけない状態で開発されたものである。これによって，その日によって多様なひろちゃんの表情を想像して楽しむことができる。一方で，利用者との対話の結果，顔をデザインして利用するケースもあった。本活動では，実験に参加する介護職員との協議の結果，初めから目と口を付けた状態で使用した。

2. 外出困難な高齢者とロボットとの対話

歩行機能や認知機能などの諸症状により，外出困難な高齢者の居宅にロボット：Sotaを設置して毎日対話する。また，外部コミュニティとのロボットを介した遠隔コミュニケーションにより，認知トレーニングや回想法を実施し，前後で認知テストと心理評価を実施する。この活動は，地区自治会との共催で，自治会を通じて対象者を募集した。

■実施方法

高齢者の居宅に設置したロボットに毎日語りかけてもらい，ロボットの人工知能による返答によって，さらに考えて会話を進める。遠隔コミュニケーションでは，外部コミュニティメンバーやサポーターからロボットにコールする。着信があると，ロボットは「電話だよ。出るときは僕の手を上げてね。切るときは下げてね」と発話し，右腕を軽く上げる。居宅の高齢者がロボットの手を上げると，遠隔対話がスタートする。外部サポーターがパソコン画面に映る高齢者に話しかけると，高齢者宅のロボットから声が出て相互の会話となる（図2）。

居宅の高齢者に高齢者サロンなどの外部コミュニティメンバーからコールし，居宅に居ながら高齢者サロンに参加という形でコミュニティに加わる。

■遠隔コミュニケーションの内容

主に過去の回想を中心に，相互の思い出を振り返った。コミュニケーションに回想法を用いるにあたり，外部コミュニティの協力メンバーは，回想法の研修を受講している（図3）。

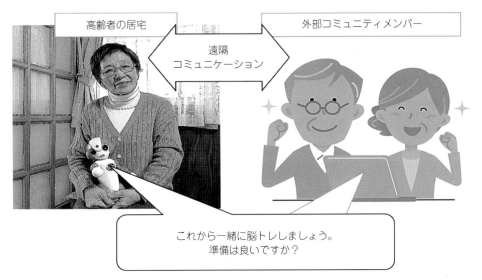

図2　ロボットを介した遠隔コミュニケーション
居宅の高齢者に高齢者サロンなどの外部コミュニティメンバーからコールし，居宅に居ながら高齢者サロンに参加という形でコミュニティに加わる。

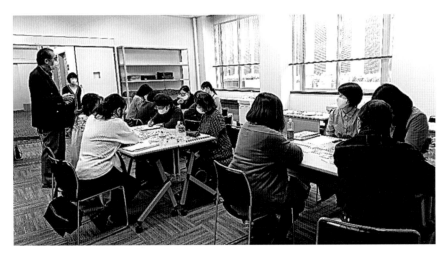

図3　回想法の講義を受講する外部コミュニティメンバー

■前後比較に用いた評価スケール：認知機能

集団式松井単語記憶テスト即時再生（40点満点）・遅延再生（10点満点），語想起テスト（50点満点）。

■心理状態

半構造化インタビュー

■分析

認知テストはWilcoxonの順位和検定による前後比較，インタビューは定性的に分析した。

■結果

登録した高齢者は51名であるが，居宅にロボットを設置してテストに回答し，前後比較できた

27名を分析した。平均年齢は86.3±4.68歳で，男性4人と女性23人であった。対象へのインタビュー結果，外出困難の主な理由は歩行の問題，外出手段の問題，認知上の問題であった。

生活上で困難を感じることは，【会話量の少なさ】【ますます動けなくなった】【変化がないから認知症が不安】【買い物が困る】の4つのカテゴリーに分類された。

ロボットとの会話では，【童心に返る】【話し相手ができた】【会話が止まってもロボットが話しかけてくれる】【子育て時代を思い出す】【活気が戻った】【可愛い，楽しい】【会話量が倍増した】【接続がうまくいかないときがある】に分類された。

遠隔コミュニティでは，【仲間ができた】【昔の話に花が咲いた】【楽しみができた】【気持ちが晴れた】のカテゴリーに分類された。

認知テストの前後比較は，即時再生得点が16.8から21.2点，遅延再生得点が3.8から5.6点に有意な向上が観られた（$p<0.01$，図4）。語想起テストは有意差がなかった。

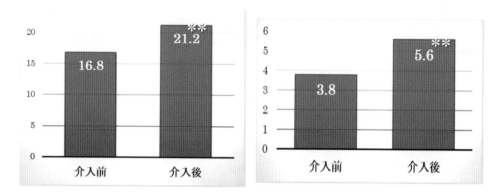

図4　即時再生（左），遅延再生（右）テストの前後比較 $p<0.01$

3. 居宅の高齢者と学童との遠隔コミュニケーション

高齢者とロボットとの対話や遠隔コミュニケーションの回想では，童心に返る，子育て時代を思い出すといったキーワードが抽出された。思い出を語ることによって，脳血流が増加することが報告されており[1]，認知症のリハビリとしても注目されている[2]。学童期における家族や友人との親密で幸せな気持ち，子育て時代の楽しかったこと，大変だった経験を乗り越えてきたことなどを軸に，自分の物語を語るナラティブ・アプローチによって，忘れていたことが鮮やかに蘇る。

そこで，童心に返る・子育て時代を思い出すためのサポートとして，学童とのコミュニケーションを試みた。遠隔で交流する外部コミュニティを学童のコミュニティとすることにより，思い出を想起しやすくなり，認知的・心理的効果が高まるのではないかと予測され，事前調査においても，外部コミュニティを学童とすることへの高い期待が確認された。この相乗効果として，高齢者の社会的孤立の改善だけではなく，高齢者の能力・経験の社会的活用，学童・高齢者相互に楽しみなどの心理的効果が考えられる。

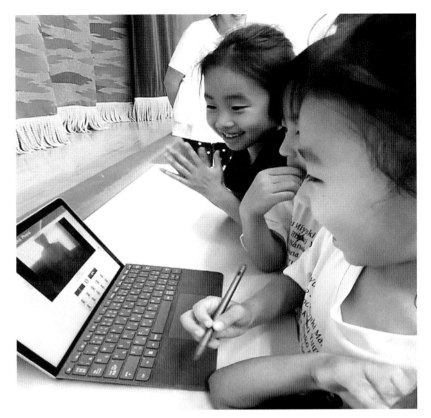

図5 高齢者と遠隔コミュニケーション中の学童チアチーム

■**方法**

学童の外部コミュニティは，学童チアチームに依頼した（図5）。

学童チームは，事前に会話内容を考えておく，ロボットの動きを遠隔操作して，その動きを高齢者に真似してもらうことで脳トレする，といった事前準備の上で対話しており，うまく関係構築ができていた。

■**結果**

高齢者の反応は，【大人とは違う，活発】【興味や楽しさが伝わってくる】【自分も童心に戻る】【気持ちが若返る】【ワクワク感がある】【自然に顔がほころぶ】といったカテゴリーに分類された。

学童たちの反応は，【ワクワク，楽しい】【（遠隔対話が）できて良かった（安堵感）】【できて嬉しい（達成感）】に分類され，何か役割が果たせたという達成感が最も大きいようであった。

4. 赤ちゃんロボットコミュニティの創生

これまでの活動では，ロボットを居宅に設置するため，多くの高齢者を対象にできないという課題があった。外出困難な高齢者の一助になるという目的は達成されるが，さらに多くの高齢者の認知症予防という目的達成のために，集団を対象とした「赤ちゃんロボットコミュニティ」を創生し，赤ちゃんをあやしながらコミュニケーションや回想を進めるという方法で集団介入を

第2編　介護サポートにおける環境づくりDX

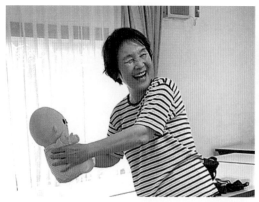 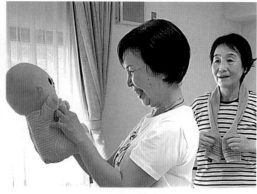

図6　赤ちゃんロボットをあやすシニアサークルのメンバー

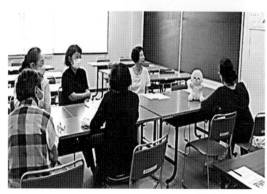 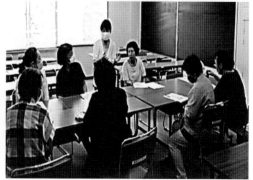

図7　赤ちゃんロボットを囲んで回想の会

行った。赤ちゃんロボットは喃語を話す「ひろちゃん」を用いた。赤ちゃんとのスキンシップの効果は，愛着形成・情緒的安定などがあるが，ロボットであっても疑似体験によって類似の心理効果が期待できる（図6）。

初回の赤ちゃんロボットでのコミュニケーションの感想は，声がまるで本物のよう。家にいてこの声が聞こえたら明るい気持ちになる。懐かしい，とても可愛い。もう少し喃語が多かったら良い。という内容であり，その後は自然な「赤ちゃんトーク」となっていた。そこで，各自治会のシニアサークルで「赤ちゃんロボットを囲んで回想の会」を開催した（図7）。

■結果

シニアサークルでの話題は，赤ちゃん・子供・自身の子供時代に関する内容が大半だったが，最近の活動を振り返ることもあった。忘れていた昔を思い出すとき，懐かしさと共に気持ちが若返り，肯定的に共感し合う様子があり，メンバー間の親密感が増していた。

5. 赤ちゃんロボットの介護施設での活用

大和らの研究では，特別養護老人ホームにおいて，認知症高齢者を対象に赤ちゃんロボットをあやしてもらい，導入前後の行動変化を観察した。この結果，認知症高齢者たちのポジティブな

言動の向上だけではなく，介護職員の楽しさの向上，認知症高齢者がロボットをあやしている間は目を離していられるという介護負担の軽減，高齢者同士だけではなく，介護職員との関係性の改善が認められた。

赤ちゃんロボットは，認知症高齢者が赤ちゃんの反応で顔（赤ちゃんの気分）を想像できるように，あえて目や口をつけないで使用した。これによって，その日によって多様なひろちゃん像を想像して楽しむことができる。一方で，利用者との対話の結果，顔をデザインして利用するケースもあった[3]。

また，施設職員へのインタビュー結果を基に，赤ちゃんロボットの感情表出（喃語の種類や声のトーン）を改善し，泣き声などのネガティブな感情表現を除外，親しみやすいと感じるポジティブな感情表出に統一し，あやすことによってますます機嫌が良い笑い声になるようにした。これによって，より認知症高齢者に適した介入が可能になった[3]。

さらに，赤ちゃんロボットの使用は介護職員の介護負担軽減にもつながり，GHQ 精神健康調査票（不安や気分変調や神経症のスクリーニングテスト）において精神健康度の総合評価において改善傾向が見られ，社会的活動障害（社会生活上の問題となる症状を総称する概念）においては，導入後に有意に改善することが示唆された[4]。

認知症高齢者の特徴として，易怒性・被刺激性の亢進があるため，その要因である不安やストレスを減らし，安心して穏やかな気持ちで過ごせる支援が必要である。「赤ちゃん」に対する共通した感情は，愛らしい，微笑ましい，純真無垢，癒されるといった肯定感情であり，思わず笑いかけ，「可愛いねー」と声をかけたり，抱いている赤ちゃんを周りに見せたりといった，自然で和やかなコミュニケーションが発生する。この，赤ちゃんの見た目のかわいさは，Lorenz KZ が Baby Schema として提唱し，あどけない外見から大人を惹きつけ，育児・保護の行動を促すとされている。

この心理を活用し，認知症高齢者が自然に赤ちゃんロボットを抱き上げてあやし，ロボットの機嫌が目に見えて良くなることで，充実感や自尊感情に働きかけ，周囲とのコミュニケーションの促進にもつながることが期待できる。

6. 考　察

今回，ロボットを活用してコミュニティづくりを行い，外出困難な高齢者においては，外部の高齢者サロンや学童のコミュニティとの交流を行い，関係性の構築ができた。外出困難な高齢者へのインタビューでは，【会話量の少なさ】【動かなくなった】など，すべてが認知機能低下につながる内容であった。買い物といった最低限の社会とのつながりもなくなり，廃用性の機能低下のリスクが高い[5]。また，孤独は虚弱と相関があり[6,7]，孤独によるうつ病[8]，認知症の進行[9]，炎症活性の増加[10]などの悪影響が多数報告されている。これに対し，ロボットとの会話や，コミュニティへの居宅からの参加によって，日常の変化，会話量の増加，活動性の向上などの好影響があり，認知得点の向上においても検証できた。会話は，脳の多くの領域を活性化し，言語中枢だけでなく前頭葉も口と舌を動かす働きをし，側頭葉の聴覚領域は声を聞きとるために活性化する[11]。

第2編　介護サポートにおける環境づくりDX

また，コミュニケーションでは微笑みを向けられるだけで，脳血流が増加することが明らかにされている[12]。外出困難な高齢者は，そのまま経過すると心身の機能低下が加速し，日常生活に困難をきたす経過をとりやすいため[13,14]，これを予防できたことが本介入の最大の意義である。

　また，学童のコミュニティとの交流においては，高齢者も学童も，「ワクワク感」が最も大きく，高齢者の期待感と学童のやりがい感が相互に大きな相乗効果となっていた。このようなやりがいや達成感は，内発的動機づけの大きな要因となり[15]，自分の活動が何か前向きなことを成し遂げていると感じることによって，より前向きな感情を生み出すとされる。また，情緒的親密性が，グループを結びつけ，「自分たちと共に」という感情を育み[16]，地域活動への貢献度を向上させる[17]。学童たちの役割を果たすという真摯な姿勢は高齢者の満足感や充実感を向上させていた。

　また，「赤ちゃんロボットコミュニティ」においては，赤ちゃんが喃語を話していると，自然に撫でたり抱き上げたりしてあやすという，人に自然に備わっている育児機能：親性脳に赤ちゃんロボットのBaby Schemaが働きかけ，誰もが共感できるコミュニティツールとなっていた。それは認知症高齢者においても同様であり，介護職員の安心感にもつながっていた。赤ちゃんとの接触や声がけは，男女問わずオキシトシンが分泌され，精神的な安らぎが得られる[18]。認知症高齢者の易怒性を低減して連帯できる赤ちゃんロボットは，試用を繰り返して調整していくことで，大きな可能性を持つと考える。

文　献

1) NHK アーカイブス 回想法ライブラリー，https://www.nhk.or.jp/archives/kaisou/jp/（Accessed: 2024-05-01）.

2) 小林幹児：介護職とリハビリ職のための回想法：記憶維持が認知症進行を防止する，サイコテックスブックス（2023）.

3) 大和信夫ほか：認知症高齢者向け赤ちゃん型対話ロボット―介護施設での長期導入の実現，トランザクションデジタルプラクティス，**3**(4)（2022）.

4) 大和信夫ほか：赤ちゃん型コンパニオンロボットによる介護職員の精神健康度の改善，サービスプラクティス，**1**(1)（2024）.

5) T. Pendergrast et al.: Housebound versus non housebound patients with myalgic encephalomyelitis and chronic fatigue syndrome, *Chronic Illness*, **12**, 292-307（2016）.

6) M. Andrew et al.: The impact of social vulnerability on the survival of the fittest older adults, *Age & Ageing*, **41**, 161-165（2012）.

7) I.A. Lang et al.: Neighborhood deprivation, individual socioeconomic status, and frailty in older adults, *J Am Geriatr Soc*, **57**, 1776-1780（2009）.

8) J.T. Cacioppo et al.: Loneliness as a specific risk-factor for depressive symptoms: cross-sectional and longitudinal analyses, *Psychol Aging*, **21**, 140-151（2006）.

9) R.S. Wilson et al.: Loneliness and risk of Alzheimer disease, *Arch Gen Psychiatry*, **64**, 234-240（2007）.

10) J.T. Cacioppo et al.: The neuroendocrinology ofsocial isolation, *Annu Rev Psychol*, **66**, 733-767（2015）.

11) 阿部和穂：認知症 いま本当に知りたいこと101，武蔵野大学出版会（2017）.

12) 山田英徳：微笑みと脳血流について，笑い学研究，**19**，86-95（2012）.

13) R. Kayyali et al.: Can community pharmacy successfully bridge the gap in care for housebound patients? *Research in Social and Administrative Pharmacy*, **15**, 425-439（2019）.

14) A. Kono et al.: Effect of preventive home visits forambulatory housebound elders in Japan: a pilot study, *Aging Clinical and Experimental Research*, **16**, 293-299（2004）.

15) K. Cherry: Intrinsic Motivation: How Internal Rewards Drive Behavior, Very well Mind, 1-5（2023）.

16) S. Jacobs et al.: Emotion, reason, and tradition:Es-

says on the social, political and economic thought of Michael Polanyi, *Ashgate*, **32**, 53–59 (2005).

17) K.M. Woosnam: Testing a model of Durkheim's theory of emotional solidarity among residents of a tourism community, *Journal of Travel Research*, **50**, 546–58 (2011).

18) R. Feldman et al.: Maternal and paternal plasma, salivary, and urinary oxytocin and parent-infant synchrony: considering stress and affiliation components of human bonding, *Dev Sci*, **14** (4), 752–761 (2011).

第3章　新しい介護環境づくりのDX

第3節　デジタル介護過程®を実践する「HitomeQ ケアサポート」の開発

コニカミノルタ株式会社　野田　篤広

1. HitomeQ ケアサポートとは

「HitomeQ（ひとめく）ケアサポート」（図1）は，コニカミノルタ㈱の画像センシング技術と介護現場の知恵や経験を融合し，介護施設向けに提供している見守り・業務支援サービスである。介護施設の課題分析をはじめとして，ICT環境の導入とオペレーション定着，さらに，今後より期待される科学的介護や個別ケアの実現に向け，人行動認識AI技術を活用し，介護施設の業務をトータルに支援している。2024年6月現在，全国170施設以上の特別養護老人ホームや介護老人保健施設，介護付き有料老人ホームといったさまざまな老人福祉施設で導入が進み，現在1万台以上のセンサが日々稼働中である。

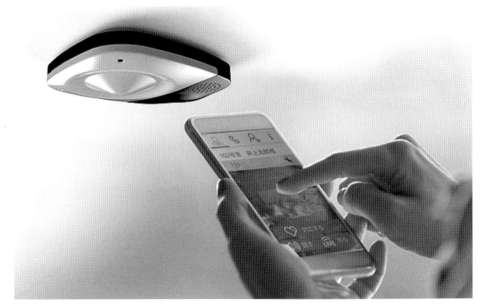

図1　HitomeQ ケアサポート

1.1　基本機能

HitomeQ ケアサポートは，居室天井に設置された行動分析センサにより，24時間365日，直上から入居者を見守る。映像とデータで入居者の行動情報を収集し，家具などの位置情報と掛け合

わせることで，入居者の行動特徴や生活リズムの変化を把握することができる。日々のケア業務においては，入居者の注意行動（起床や離床等）をセンサが認識すると，介護スタッフの持つスマートフォンへ通知され，介護スタッフは手元で居室内の状況を動画で確認することができる。居室内のリアルタイムの映像から入居者の状況（入居者の行動と居室内の状況）を把握し，訪室の必要性を手元で判断することや優先順位付けを行う。加えて，ケアコール機能（所謂ナースコール機能）を搭載しているため，入居者へのお声掛けといった会話も可能である（**図2**）。

また，HitomeQ ケアサポートで取得できるさまざまなデータを可視化するウェブアプリ"ケアルーペ"も合わせて提供している。ケアルーペでは，入居者や施設内のさまざまなデータ（**図3**）を確認することができる。その一例を以下に述べる。

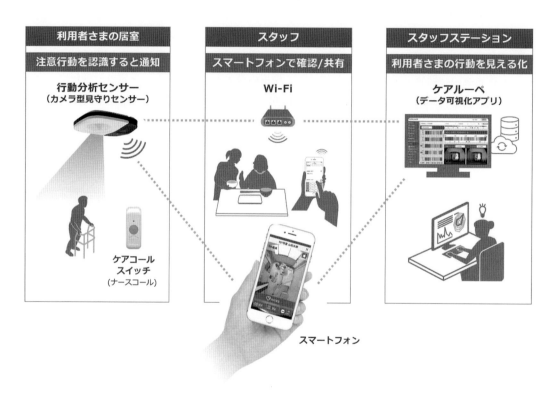

図2　システムイメージ図

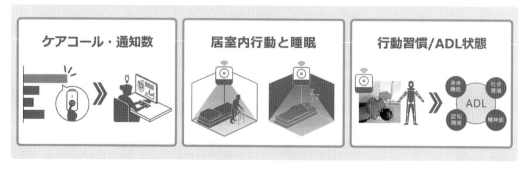

図3　取得できるデータのイメージ

■居室内行動と睡眠

　直上視点の映像から得られるベッド外の活動情報とベッド上での呼吸に伴う体の小さな動きから推定する睡眠状態を合わせることで，入居者の生活リズム全体を可視化する。日々の活動量や睡眠傾向を把握して体調変化を早期発見することができる。

■行動習慣/ADL 状態

　映像から入居者の頭部や関節点を検出し，独自のアルゴリズムで姿勢推定を行う。入居者の居室内での移動軌跡から歩行速度やふらつきに関わる指標等を算出し，行動習慣・身体機能の変化点を抽出する。この情報を基に認知症ケア・残存機能の適正評価・中長期的な ADL 状態の把握に活用し，入居者の自立支援に活用できる。

■ケアコール・通知数

　日別・時間帯・入居者ごとの起床や離床等の通知件数を集計分析し，入居者の変化や業務負荷の偏りを表示。コールに対する応答時間の違いから，スタッフごとのサービス品質を把握する。また，各入居者の起床・就寝時間に合わせ，ケアの順番を最適化に活用できる。

1.2　行動分析センサについて

　行動分析センサは，夜間でも鮮明に検知や記録のできる近赤外線の 2 次元センサとマイクロ波センサが組み合わされている。直上視点から，俯瞰的に居室全体を把握し，入居者の骨格推定，姿勢推定，姿勢遷移を AI で解析し，物体認識を組み合わせることで，行動の意味・目的を指標化し，定量的に把握している（図 4）。また，マイクロ波センサがベッド上での呼吸に伴う体の小さな動きを検知し，呼吸や睡眠状態を認識している。これらを重ね合わせることで，入居者の居室内での自然体の行動や生活リズムを 24 時間 365 日，非接触に把握できる。

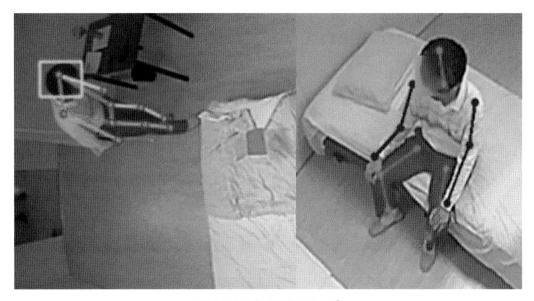

図 4　入居者の認識イメージ

1.3 入居者のプライバシーを最大限配慮した，居室に馴染む見守り

HitomeQ ケアサポートは，入居者の行動を起点に介護スタッフへのスマートフォンへ通知を行うため，介護スタッフ側から常時入居者の居室内の状況を見ることはできない設計※である。また，必要に応じて映像をぼかす処理機能も備えている。これは，居室内状況を確認する必要性が発生しない限り入居者のプライバシーを守るという，設計コンセプトが反映されており，実際，この点が評価され導入に至るケースがある。

入居者の室内環境に溶け込み，意識をさせないようにするため，可能な限り薄くし，生活している入居者に違和感なく馴染むデザインにしている。部屋全体を見守るために一般的にはセンサやレンズは監視カメラのようにドーム形状にする必要があるが，センサのカバーに光学機能を待たせることで，これを実現している。

1.4 デジタル介護過程® の実践

HitomeQ ケアサポートの活用により，従来の経験豊かな職員に頼った主観的評価に基づく介護過程から，さまざまなデータを活用した客観的評価に基づくオペレーションを実践する"デジタル介護過程®"（図5）にワークフローを大きく変えることができる。

デジタル介護過程®では，24時間365日収集したデータを用いて入居者のアセスメントを実施し，客観的なデータを基に多職種間で納得性の高い最適なケア計画や見守りルールを策定する。このルールに基づいて日々のケアを行い，データを基にケアやデジタル機器の活用の効果を把握

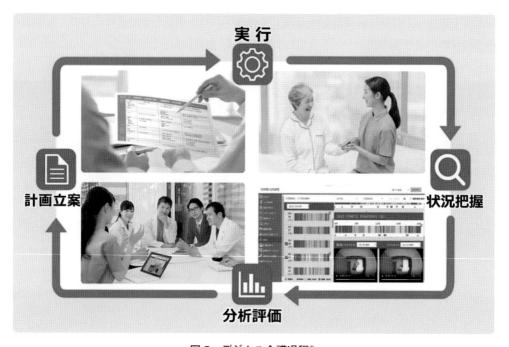

図5　デジタル介護過程®

※　オプション機能により，常時状況を確認することもできる。

する。適切なデータを用いて振り返りを行うことで，活用が進むほどに，入居者一人ひとりに沿った個別ケアが実施できるようになる。

2. 施設事例

2.1　活用事例1：スタッフの業務負担削減と転倒事故の削減

　HitomeQ ケアサポートを導入した介護老人保健施設では，介護施設で課題となりやすい転倒事故を，導入前後で約80％削減している。

　導入前は，居室内で発生する転倒事故の原因が特定できず，事故報告書の作成に時間がかかり，適切な転倒対策につなげられていなかった。また，家族への具体的な説明ができず，スタッフの精神的負担にもなっているという課題を持っていた。

　それに対し導入後は，"防ぐことのできる転倒"を確実に減らすために，以下の3点を行っている（図6）。1つ目としては，入居者の身体機能の客観的なアセスメントや行動の癖を踏まえた適切な通知設定と見守りルールの策定。2つ目としては，入居者の注意行動（通知）があった場合に，遠隔から手元のスマートフォンで，入居者と部屋全体の状況を判断し，訪室など必要な行動を判断。3つ目として，万が一転倒があった場合は，転倒時のエビデンス動画を基に，入居者の行動と居室レイアウト状況等ルール遵守の振り返りを実施。また，睡眠状態の確認や身体能力の評価を実施し，転倒事故原因の特定や再発防止策の立案に活用した。転倒動画は，医師への事故の説明や家族への納得感のある説明に役立っている。実際，スタッフの負担感をアンケートで取得したところ，肉体的・精神的共に低下がみられ，スタッフの負担なく，転倒削減を実現している。さらなる効果として，エビデンス動画からヒヤリハットを蓄積，スタッフ間で事例の共有や対策検討ができ，スタッフのスキルアップにも活用している。

　転倒事故の削減は，入居者の安全及びスタッフの負担軽減に寄与することに加え，転倒事故報告書作成に係る時間や対策立案にかかるカンファレンス時間も削減でき，時間の余裕を生み出すことにもつながる。適切な見守りルール遵守により，安全に不要な訪室を削減し，職員の肉体

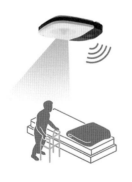
①アセスメントによる
　適切なルール設定

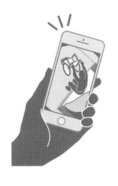
②通知による判断

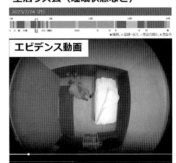
③動画による具体策検討

図6　転倒対策

的・精神的負担軽減とケアの時間拡充の両立を実現できている．また，居室内での転倒骨折事故の件数を実質ゼロにできた事例も出てきており，大きな効果を示している．

2.2 活用事例２：データ活用した夜間徘徊の改善事例

特別養護老人ホームにて，HitomeQ ケアサポートの取得データを基に，認知症による夜間徘徊の改善に活用している．

認知症の入居者の居室内での様子について，スタッフの見解にばらつきがあり，統一的なケアが行えないという課題を抱えていた．そこで，ケアルーペを活用し入居者の居室内の夜間の活動量を可視化したところ，周期的に活動量がばらついていることが判明し，スタッフの意見が異なっている原因が明らかとなった．また，中長期的な活動量の変化を確認したところ，夜間の活動量が徐々に増加し，昼間の活動量が低下していることがわかり，夜間徘徊の原因である可能性が挙げられた．このデータを基に，多職種間でケアの見直しを行い，可能な限り睡眠導入剤を使わずに生活リズムを整えるために昼間の活動量を増やす方針を策定した．具体的には，リハビリを増やすことや室内レクリエーションへの誘導，室内での活動量を増加させる工夫として，ベッドとテレビの位置を調整するなどレイアウトの工夫を実施した．その結果，昼間の活動量が増え，夜間はベッドで睡眠できるようになり，徘徊行動が徐々に落ち着いた．このように，入居者の生活リズムを中長期的に捉えることで傾向把握ができ，エビデンスに基づいた精緻化されたケア計画に反映することができる．

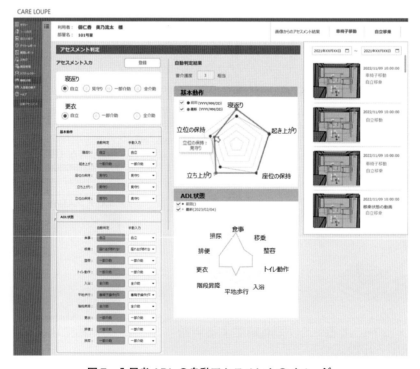

図７　入居者 ADL の自動アセスメントのイメージ

3. 今後の展開：ADL 自動アセスメントとケアプランへの反映

　今後の発展的な事例として，アセスメントのばらつき抑制と負担軽減，データを活用したケアプラン作成支援について述べる。

　介護老人保健施設 8 施設で，HitomeQ ケアサポートを活用した「画像とデータによる入居者ADL の自動アセスメント」を実施した。"HitomeQ ケアサポートの画像データ（AI による自動判定）" と "人のアセスメント（2 項目の手入力）" を組み合わせて，ICF ステージングの基本動作，Barthel Index および要介護度を，自動で推定する機能（**図 7**）をケアルーペに搭載している。また，評価に用いた日常生活動画（起床や離床動作等）を確認可能であり，こちらを用いてLIFE への入力や計画書作成を支援している。

　ケアルーペを身体機能アセスメントに活用した結果，評価者間のアセスメント結果の差異が，従来のアセスメントと比較し大きく軽減した。客観的かつ入居者の残存機能を反映した評価結果を基にケアプランを見直し，実際の起床や離床動作の映像比較により改善ポイントを正確に把握し，計画に反映できた。超強化型，在宅強化型，加算型，基本型といった入居者の状態像が異なる施設でも同様に，評価スキルの向上と均一化が見られ，計画作成業務の負担軽減が図れた。

　このように，HitomeQ ケアサポートで取得できるデータに基づき，入居者一人ひとりの状態を正しく把握し，適切なリハビリを提供することで，ADL の維持・向上を図り，要介護度の悪化を抑制し，社会保障費の適正化に寄与することを目指している。

第3章	新しい介護環境づくりのDX

第4節　介護データ連携プラットフォーム「ケアデータコネクト」―介護の価値を重視した生産性向上へ

株式会社ブライト・ヴィー　飯田　友一

1. はじめに

1.1 介護における生産性向上とデータ連携の重要性

　介護スタッフの間接業務への負担が大きくなっている。介護における間接業務とは，介護スタッフが直接利用者に対して行うケアや介助以外の業務を指し，具体的には介護記録や申し送り，事務作業等が挙げられる。これらの作業負荷が軽減されれば，より多くの時間を直接的な介助や利用者との対話に割くことができる。その結果，利用者一人ひとりへの個別ケアが可能となり，サービスの質の向上に寄与すると考える。

　他方，昨今の介護業界において重要なテーマの1つは生産性向上である。厚生労働省は介護における生産性向上を「介護の価値を高めること」と定義している[1]。これは，「1人でも多くの利用者に質の高いケアを届ける」という介護現場の価値を重視し，導かれた考え方である。製造業等における生産性向上とは若干ニュアンスが異なるが，介護においては限られた人材と資源で，より質の高いケアを提供するために，「人材育成」と「チームケアの質の向上」，「情報共有の効率化」に取り組むべきだと唱えられている。ちなみに，製造業等における生産性向上とは，人員投入や設備投資を最小限に抑え，多くの成果を出すこととされている。

　そして介護業界における生産性向上の実現には，データ連携やデータ活用が欠かせない要素の1つとなってくる。例えば，バイタル，睡眠時間，排泄状況，食事，ナースコール，転倒等，介護現場で扱われているデータは多岐にわたる。これらは，すべて介護記録に必要となるだけではなく，事業所側で利用者の安全を守り，健康上のリスクを未然に防ぐために活用されることも多い。そのため，各種データの正確な収集や，統合的な管理による情報断絶の防止，蓄積されたデータ分析等が，介護の質を高めていく源泉となる。

2. 「ケアデータコネクト」が描いた介護の未来

2.1 「ケアデータコネクト」とは

　「ケアデータコネクト」とは，介護現場で使われるセンサ等から出力されるデータやアラート情報を収集し，一元管理できる「介護向けデータ連携プラットフォーム」だ。また，それらを他システムに連携することや，各機器から得られるデータをリアルタイムで統合的に表示することができる。

2.2 「ケアデータコネクト」開発の背景

2019年「ケアデータコネクト」が誕生した当時に描いていた介護の未来のストーリーを紹介したい。

2.2.1 「記録ミスを減らしたい」という視点から着想

㈱ブライト・ヴィーが，法人毎にオーダーメイドで介護記録システムを作っていた2015年頃，介護コンサルタントの方から，「体温や血圧の計測結果を介護記録システムに自動的に飛ばす仕組みを作れないか」と相談を受けた。相談の主旨は，介護記録システムへの転記漏れや転記ミスに起因する事故を防ぎたいというものだった。筆者は，アプリケーション（以下，アプリ）の開発はできても血圧計は作れないとお断りしたが，もし自動転記の仕組みが実現すれば，事故防止だけでなく，記録の効率化にも繋がることは明白であった。なんとか解決できないかと思考を巡らせていたその翌日，偶然立ち寄った家電量販店でスマートフォンと連携できる血圧計と出会うことになった。

購入した血圧計をスマートフォンと接続し，操作をはじめると，この仕組みが介護現場で活用できない理由がすぐに明確になった。バイタルデータがヘルスケアメーカーのアプリに連携されても「介護記録」としては残せない上，個人向けスマートフォンアプリに連携されると血圧計が1人1台必要となる。介護の現場で求められるのは「1台の血圧計で大勢を計測し，自動記録できること」だ。血圧計そのものに計測対象者の一覧が表示され，介護記録システムへデータ連携できれば良いが，そのような機器は業務用となり大量販売できない為，これまでメーカーでの開発が難しかったのだろうと推察した。

介護専用機器の製造が難しいと考えられる中で筆者が出した解は，計測結果を受信するアプリをブライト・ヴィーが新たに開発することだった。機器から受け取った計測結果に計測対象者を紐付け，介護記録システムへデータを連携する構想だ。

一方，介護記録には，体温や血圧等のバイタル情報だけではなく，日常の様子や，食事，睡眠，室内環境，排泄，ナースコール履歴，事故記録などのさまざまな情報が記載されており，介護従事者にとってはこの記録作業が大きな負担となっていることが想起された。これらの記録も効率化できないかと考え始めたとき，介護現場や介護記録で活用できそうな機器が幅広く存在することがわかった。例えば，国内スタートアップが開発する排泄予知機器や海外スタートアップが取り組む睡眠情報を可視化する仕組み，すでにAPIを搭載したナースコール等がその代表例である。2015年当時は，まだどのメーカーも日本の介護市場や介護記録市場に参入していなかったが，もしここに挙げた機器から得られる情報を介護記録に連携できれば，負担が大幅に軽減されるのではないかと可能性を感じた。

2.2.2 増えていくセンサ機器を使いこなすために

多くのセンサが活用される未来を想像して次に考えたのは「介護現場で使いこなせるだろうか」という点であった。一般的に，各メーカーはセンサから得られたデータを表示する専用のアプリを提供する。介護事業所が1つのセンサだけを使う場合は，データを表示するアプリも1つ

のため問題にはならないが，複数のセンサを活用し始めた時，使用するセンサの数だけアプリが増え，それらを使いこなす高いリテラシーが求められることになる。

　介護事業所でとても印象に残っている光景がある。数百万円を投資して複数種類の機器を導入していたが，ある機器のコンセントが抜けていたのだ。現場のスタッフに聞いたところ，「コンセントが抜けていたのはベッドセンサだが，今パソコン画面で表示しているのはナースコール情報だったので気付けなかった」という返答だった。現場で使われていない機器を横目で見ながら，複数のセンサ機器を介護現場で活用してもらうためには，誰もが一元的に情報を見ることができるシンプルな表示や操作性が大切だと感じた。

2.2.3　地域介護を支えるデータ連携のプラットフォームへ

　複数のセンサからデータを取得し，それを介護記録システムと連携させる最大の懸念は，当時，筆者一人で開発した小さな介護記録システムに，大手ヘルスケアメーカーや，国内外の勢いのあるスタートアップ企業が接続してくれるだろうかということだった。

　筆者らは「ケアデータコネクト」を開発する以前，愛知県の特別養護老人ホーム「メドック東浦」に，オーダーメイドで開発した介護記録システムを提供していた。今後，介護記録市場が発展し，さまざまなセンサから得られるデータの活用が一般的となった時，大手介護記録システムは，各センサ機器と連携が可能となる技術の開発を強化していくだろう。一方，小規模な介護記録システムの場合，各センサ機器との連携機能が持てないまま，時代の流れに取り残されていくのではないかと危機感を感じた。そこで，業界として解決できる方法を模索し，考案したのが，介護記録システムの規模に関わらず，大手のヘルスケアメーカーを含めたあらゆる機器とデータ接続できるプラットフォーム，「ケアデータコネクト」であった。

　その後，各メーカーに対し，地域を支える介護事業所の大切さや，データ連携で介護の未来を支える構想を伝え，「共にプラットフォームを作りたい」と呼び掛けを進めた。しかし当時は，データ連携のニーズが顕在化されていない時代であった。門前払いのようなケースも多々あったが，コミュニケーションを重ね，1社，また1社と賛同いただけるメーカーと出会うことができた。そしてプロトタイプデザインや開発が進み，3社目の交渉がまとまったタイミングで，後にブライト・ヴィーのCTOとなる藤原涼氏の参画をきっかけに「ケアデータコネクト」の開発は一気に加速し，現在では45社を超えるメーカーを繋ぐデータ連携プラットフォームとなった（図1）。

　本論からそれる形となるが，「ケアデータコネクト」を開発する上で筆者自身が大切にしていた思いを1つ，ご紹介したい。メドック東浦のように，事業所独自の取り組みや介護への強い想いに即した介護記録システムをオリジナルで開発しているケースは全国に数多くある。開発会社に依頼して構築しているケースもあれば，Microsoft社のExcelやAccess，Claris社のFile Maker等の仕組みを活用して，法人内で構築しているケースもある。そのような取り組みを進める法人は，いずれも，地域の中核を担う介護事業所であり，彼らの取り組みが淘汰されてはならないと感じたことも，筆者自身が「ケアデータコネクト」を構築する際の大きなモチベーションとなった。

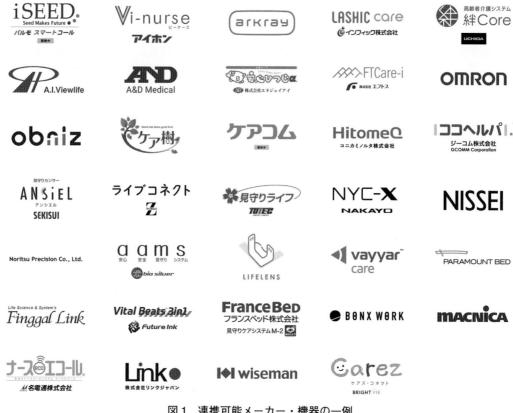

図1　連携可能メーカー・機器の一例
掲載許諾をいただけたメーカー様のみ（2024年8月現在）。

3. システム概要と各サービスについて

3.1 「ケアデータコネクト」のシステム概要

　介護向けのデータ連携プラットフォームである「ケアデータコネクト」は，介護で使われるさまざまなセンサ情報を介護記録システムへ自動連携する仕組みや，メーカー横断型の見守りビューアーへセンサ情報を表示する機能を有している。

　現在の介護業界には数多くのセンサや介護記録システムが存在するが，双方でデータ交換を行う際，機器から送信されるデータと，介護記録システム側で受信するデータの互換性のなさが問題となっている。そのため各社は，多種多様な相手との連携ニーズを叶えるため，それぞれの機器やシステムに応じた開発を都度行う必要があった。この課題を解決したのが「ケアデータコネクト」であり，本稿ではその仕組みと概要の一部を紹介する。

　「ケアデータコネクト」のクラウドシステムでは，センサから受信したローデータで保持している。この状態では，センサ毎にばらばらなデータ形式となっているため「ケアデータコネクト」では，メーカーごとのデータ形式の差分を取り払ったシンプルなデータ構造（体温データ共通形式や，睡眠データ共通形式）へ変換する。このプロセスにより，介護記録システムはメーカーや機器の種別を意識することなく，「体温データ取得 API」や「睡眠情報取得 API」を呼び

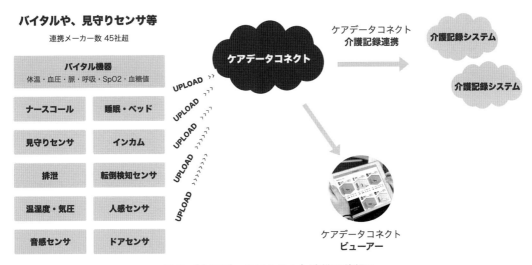

図2 「ケアデータコネクト」連携の仕組み

出すだけで，多様なセンサデータ取得が可能となる（図2）。

「ケアデータコネクト」と連携するセンサや介護記録システムのメリットとして，例えば介護事業所から新しいセンサと介護記録システムの接続ニーズが出てきた場合においても，双方のシステム改修が不要となる点が挙げられる。特に，現在はスタートアップ等による新たな機器が年々増加しており，介護記録システムと接続したい多くのセンサメーカー側と，新しいセンサメーカーとの接続にコストをかけたくない介護記録システム側の双方の課題を解決することができる。

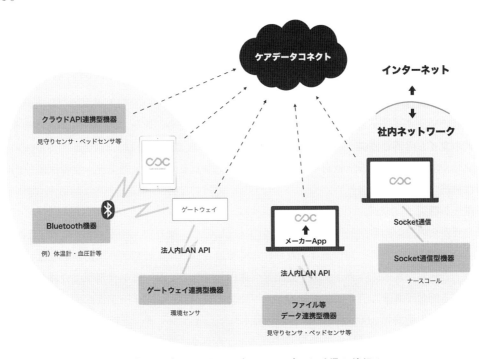

図3 「ケアデータコネクト」センサデータ受信の仕組み

第２編　介護サポートにおける環境づくりDX

　また，**図３**は，各種センサのデータを「ケアデータコネクト」が受信するための仕組みをまとめたものである。ハードウェアの通信方式は，製品出荷時に固定化されていることが多く，その仕組を活かしながら「ケアデータコネクト」へ取り込めるように，通信規格に応じたアダプタを提供している。

3.2　「ケアデータコネクト」が提供するサービス

　「ケアデータコネクト」が提供するのは，以下の３つのサービスである
- ケアデータコネクト　介護記録連携

　機器の計測データを活用した介護記録自動化
- ケアデータコネクト　ビューアー

　メーカー横断型の見守りビューアー
- ケアデータコネクト　ホーム

　在宅向け見守りサービス

　本稿では，「ケアデータコネクト介護記録連携」「ケアデータコネクトビューアー」を紹介する。

3.3　ケアデータコネクト介護記録連携

　「ケアデータコネクト介護記録連携」が持つ機能は，センサ機器から得られる情報を介護記録システムに自動記録を可能とするもので，その内容にはバイタル，睡眠，見守り情報，ナースコール，排泄，転倒，居室環境が含まれる。介護記録を自動化することの効果としては，以下のようなことが考えられる。

- **記録精度向上**

　手動入力によるヒューマンエラー（誤入力・入力漏れ）がなくなり，データ登録の確実性・数値精度が向上する。仮に機器側での誤計測があった場合にでも，再計測したデータをもって，介護記録へ連携できる。

- **データの一貫性**

　すべてのデータが統一されたフォーマットで記録されるため，データの一貫性が保たれる。

- **リアルタイムの情報提供**

　センサや計測機器からの情報がリアルタイムで記録されるため，介護スタッフや医療専門家が即時に対応することができる。

- **レポート機能**

　センサからの記録内容や記録頻度を，現場の状況に応じ，機器別，利用者別，時間帯等でカスタマイズできる仕組み。センサから出力される情報は，機器によってデータ更新の頻度が高くなるため，受信したすべてのデータを介護記録へ連携してしまうと，センサ情報で介護記録が埋め尽くされる懸念がある。例えば，Ａ社のベッドセンサは，秒単位でデータを出力している場合，そのままでは１時間に3,600回分の状態が記録されてしまう。レポート機能を活用することで，夜20時から朝8時までの間は，１時間分の起き上がり回数や体動回数を集計して記録できる。

334

第3章 新しい介護環境づくりのDX

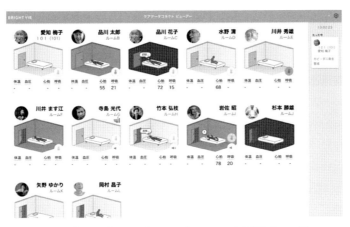

図4 「ケアデータコネクトビューアー」画面イメージ

3.4 ケアデータコネクトビューアー

「ケアデータコネクトビューアー」は，利用者の現在の状態をリアルタイムで確認することができる仕組みだ（図4）。例えば，ベッドからの離床や転倒などが発生したタイミングでアラートが発せられる。執筆時点において，センサで確認できる主要な情報は，睡眠状況，ベッド情報，ナースコール，転倒，排泄状況，排泄予知，温湿度，部屋の音量，お部屋の照明等の環境情報，ドアの開閉，在室/不在などが挙げられる。

各メーカーは自社センサの情報を表示するアプリを提供している。このため，介護事業所がセンサ機器から得られたデータを確認するためには，各メーカーのアプリをPCやタブレットに入れて，それぞれの情報をタイル状に並べて表示する必要がある。IoTの幕開けとともに，多様なセンサが介護現場にも導入されたが，一度にその内容を視認するのが難しかった。

見守りビューアーである「ケアデータコネクトビューアー」は，複数メーカーのセンサ情報を1画面で表示するため，パソコンやICTが苦手な介護スタッフでも一目で簡単に確認することができる。また，複数メーカーのセンサ情報を連動させたアラート通知にも対応している。例えば，ベッドで横になっている，室内が暗い，室温が35℃を超えている，という3つの状態で通知する等も可能だ。また，通知はインカムで耳に届けることもできる。介護現場で働くスタッフは幅広い年齢層の方がおり，複雑な仕組みをできる限りシンプルに見せることはDXを進めていく上で非常に重要な要素だと感じている。

4. ユーザー事例

4.1 「ケアデータコネクトビューアー」活用で介護職の残業ゼロに

4.1.1 事例：JR九州シニアライフサポート㈱ SJR下大利様

JR九州シニアライフサポート㈱が運営する住宅型有料老人ホーム「SJR下大利」（総居室数126室）では，クラウド環境にある「見守りセンサ」とローカルサーバーにある「ナースコール」を同時に介護記録システムと連携させるために，「ケアデータコネクト」を導入。これにより，「ケ

アデータコネクトビューアー」で「見守りセンサ」から得られる情報と「ナースコール」の情報が同時に閲覧できるようになった。

4.1.2 導入前の課題とニーズ

以下が「ケアデータコネクト」を導入する前の課題とニーズである。

- 社内ネットワークで稼動するナースコールと，クラウドサービスである見守りセンサは，ネットワークの構造上，直接のデータ連携ができない仕組みとなっていた
- ナースコールのデータは介護記録システムと連携しているが，見守りセンサのデータも介護記録システムに自動転記できるようにしたい

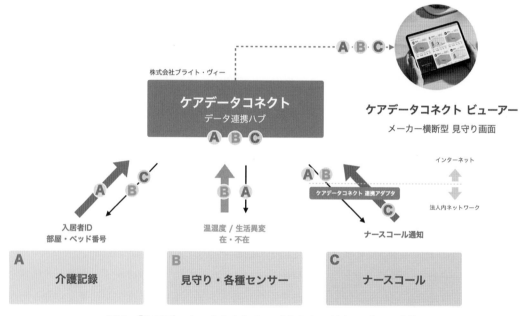

図5　「ケアデータコネクト」をハブとした3社とのデータ連携

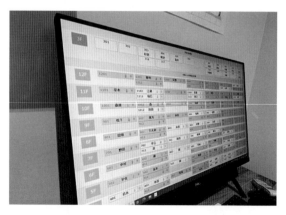

図6　JR九州シニアライフサポート様で使用している「ケアデータコネクトビューアー」

第3章　新しい介護環境づくりのDX

- 見守りセンサの情報とナースコールの情報を同じ管理画面で見たい
- 126床全室の情報を1画面で俯瞰できるような独自のレイアウトが必要

4.1.3　導入後の効果

　以下が「ケアデータコネクト」を導入した後の効果である。

- ベッドセンサ，ドアセンサ，人体感知センサ，温湿度センサ等の見守りセンサから得られた情報に加え，ナースコール通知のすべてを「ケアデータコネクトビューアー」で一元的に閲覧が可能になった（**図5**，**図6**）。

【ケアデータコネクトビューアー」導入による主な効果】

- 利用者がお部屋にいるかどうかの「在室」「不在」が即座に判断できるようになった。これまでは，来客時や郵便物のお届け等のタイミングで，お部屋まで直接確認に行っていたが，リアルタイムビューアーで即座に確認できるため，対応時間が大幅に削減できた。
- 温度・湿度を含めた居室の状態を遠隔で確認できるようになったことで，高齢者の熱中症を防ぐことができた。高齢者の方々は暑さを感じにくくなっている上，世代的に冷房を付ける習慣がないケースもある。暑さを感じた場合であっても，窓を開けて扇風機を回し冷房を付けない結果，室内が35℃以上になってしまう状況も多くあったが，手遅れになる前に水分補給や冷房の稼働に対応できたため，幸い，当施設では熱中症になった入居者の方は1人もいなかった。リスクを未然に防ぐことができる大切な機能だと再認識した。
- 自由に画面レイアウトを組み替えることで全室同時に閲覧できるため，どの世代のスタッフも画面操作をせずに状態を把握できるようになった。
- ナースコールと介護記録システムを連携できるようになり，ナースコールの履歴が1時間ごとに自動で介護記録システムに飛ぶため，抜け漏れも防ぐことができ，介護職員の入力作業が大幅に削減できた。この施設では大きく分けて，事務系，介護，看護，デイサービス等の分野があるが，デイサービスを除いても，全体的に月数時間の残業が削減できている。また，介護においては，イレギュラー以外は超勤がほとんどない状態にまで改善した。
- センサやシステムを導入すると，不具合は発生するものだが，連携機器が多くなればなるほど，どのメーカーの問題で不具合が発生したのかを介護事業所側で解明することが難しくなる。これまでは，不具合が発生した際は介護事業所が各メーカーへ個別に連絡していたが，ほとんどのケースでメーカー側でも要因が分からず，「たらい回し」にされることが多かった。しかし，問題が発生しても「ケアデータコネクト」を提供しているブライト・ヴィー社へ問い合わせることで，さまざまな不具合の要因が明確となり，不具合解消への労力が大きく減った。

5.　DXによる新しい介護環境を考える

　ここまでは「ケアデータコネクト」の概要と機能を中心にお伝えしてきた。ここからは本章のテーマでもある「新しい介護環境づくり」について論じたい。

337

第2編　介護サポートにおける環境づくりDX

筆者はこれまで15年にわたり，働き続けたい介護現場の実現や，介護の生産性向上に寄与するICTの開発に携わる中で，3つの点が大切だと学んだ。
- 介護従事者の「働きやすさ」と「モチベーション」
- 利用者の特徴，ニーズ，嗜好に基づく個別に最適化された「パーソナライズドケア」と介護業務の「効率化」のバランス
- 利用者のご家族とのつながり

今後，介護現場のDX化やイノベーションを考える際は，この3点のいずれかに真摯に向き合いサービスを設計したい。

5.1　介護従事者が真に求めるDX

超高齢社会における深刻な介護人材不足に直面する昨今において，介護従事者たちのモチベーションは何よりも重要だ。介護の担い手を増やすこと・魅力ある介護現場づくりを支援することは，DXを提供するベンダーに課せられたテーマの1つだと考えており，その取り組みの中で「生産性向上」は重要なキーワードとなる。介護以外でスタンダードとなっているDXの事例を，丁寧に介護現場に適用することで，より良い職場づくりに貢献できないかと考えている。

5.2　パーソナライズドケアと「効率化」のバランス

利用者それぞれのニーズや状況に合わせて，最適なケアや医療を提供する「パーソナライズドケア（個別ケア）」という言葉がある。「パーソナライズドケア」が実現されると，利用者の笑顔や感謝を受け取ることができるため，介護職としての「自己実現感」（自己実現ができている感覚）が高まる。介護従事者不足の深刻化により介護業務の生産性向上が求められる中，バックオフィス業務をできる限り効率化し，「パーソナライズドケア」に注力できる環境作りを支援したい。そのためには，DXによって効率化できる領域を明確に定義した上で支援していくことが必要だ。その結果，介護従事者が本来大切にしたい「パーソナライズドケア」を犠牲にすることなく，働きがいと，介護の質を同時に高めていけると考える。

5.3　家族とのつながり

介護は家族からの依頼で始まるケースがほとんどである。介護事業所の職員は，家族とさまざまな局面でコミュニケーションを取ることになるが，利用者の家族は，自身の仕事や生活面での事情，居住地と介護事業所の距離の問題等もあり，対面のコミュニケーションや電話による情報収集が難しいケースもある。今後，この領域では介護事業所と家族の円滑なコミュニケーションや安心の確保に向けて，さまざまなDXが求められていくと考える。

6.　おわりに

介護事業のICTに関わって15年以上になるが，介護従事者の記録の負担を少しでも軽減したい，地域を支える介護事業所を支援したい，という想いを解決策として実現したのが「ケアデー

タコネクト」だ。この「ケアデータコネクト」を起案・開発・提供していく過程においては，センサメーカーや介護記録システム，そして全国の介護事業所の方々から，現場が直面している課題から未来の介護に必要な事まで，数えきれないほど多くの学びを得た。超高齢社会が直面する課題の解決に向け，まだスタート地点に立った所ではあるが，多くの利用者が安心して介護を受けられる社会が実現できるよう，微力ながら今後も介護DXの領域で貢献していきたい。

文　　献

1）厚生労働省：介護分野における生産性向上ポータルサイト，介護分野における「生産性向上」とは？介護分野における生産性向上ポータルサイト．

https://www.mhlw.go.jp/kaigoseisansei/what/productivity.html

```
第4章  認知症教育のDX
```

第1節　急性期病院認知症ケア教育プログラムの開発

浜松医科大学　**鈴木　みずえ**　　静岡大学　**伊藤　友孝**
浜松医科大学　**稲垣　圭吾**　　浜松医科大学　**御室　総一郎**

1. はじめに

　わが国の高齢化率は 29.3％（2024 年 9 月 25 日現在推計）と超高齢社会を延伸しており[1]，加齢に伴う認知症高齢者の増大による医療の課題はますます増加することが予測されている[2]。2023年 6 月には共生社会の実現を推進するための認知症基本法が策定され[3]，共生社会の実現のための基本理念等に基づき国・地方が一体となった認知症施策の整備や認知症の診断・治療の課題だけでなく，認知症高齢者が急性期医療においても身体疾患に対する良質かつ適切な治療・ケアが受けられる体制構築の必要性が強調されている。

　特に認知症高齢者の治療・ケアに関して医療専門職にとって困難感や負担感が強く，認知症高齢者の入院はせん妄等の合併症をきたしやすい。せん妄は，身体疾患や薬剤を原因とする注意障害を伴う意識障害であるが，さらに認知機能に対するダメージの増悪や在宅復帰率を低下[4]させている。令和 2（2020）年度診療報酬改定では「せん妄ハイリスク患者ケア加算」が創設され[5]，認知症高齢者等のせん妄ハイリスク患者に対する多職種協働が診療報酬化されるなど，せん妄予防対策が推進されている。急性期病院における認知症高齢者の治療・ケアにおいてはせん妄に起因する身体拘束が最小化できない現状があり，認知症高齢者の要介護化や在宅復帰を困難にする身体疾患治療に伴うせん妄をいかに予防するかが重要な課題となっている。

　Virtual Reality（VR）は 1 人称視点で 360° 動画や仮想映像の世界に体験者を没入させることができる技術で，主観的感情の体験の自己志向の共感の高さが指摘されている[6]。VR を用いた認知症教育のスコーピングレビューでは没入型やバーチャル学習効果によって認知症の態度，共感，感受性を高める可能性が指摘された[7]。筆者らは認知症の人を一人の"人"として尊重してその人の視点や立場に立って理解し，ケアを実践しようとするパーソン・センタード・ケアの理念に基づいた介入や研修の方法を開発してきたが[8,9]，VR による 1 人称動画はパーソン・センタード・ケアを短時間でさらに効果的に習得できると考えた。わが国では，VR や AR を用いた認知症体験などは市民や学生を対象にしたプログラムが中心[10-13]であり，国内外でも医療専門職に対するせん妄を発症した認知症高齢者の VR・AR を用いた教育プログラムはない[14]。

　本稿では，VR「仮想現実」と AR（Augmented Reality）「拡張現実」の技術を用いて，治療・ケアに関わる医師，看護師を対象に，せん妄を発症した認知症高齢者およびそれぞれの専門職の視点を体験的に学習する教育プログラムを紹介する。本プログラムは，独自に開発した（a）オ

リジナルのせん妄を発症した認知症高齢者の1人称体験VRシミュレーションと，（b）看護師・医師のそれぞれの立場での1人称視点のVRシミュレーション，（c）ARを用いて認知症高齢者の状態を実体験するせん妄シミュレーションの3種類で構成され，せん妄兆候を臨場感のあるVRで認知症高齢者がせん妄状態になるプロセスの学習，認知症高齢者のせん妄の予防に関する治療・ケアの職種間の相互理解の向上を目指すものである。国内外でVR・ARを用いたせん妄を発症した認知症高齢者の視点および看護師・医師の各視点のシミュレーションプログラムは初めてである。VR・ARによって短時間で効果的な共感体験と専門知識の習得方法によるせん妄予防ケアの推進が期待できる。

2. 認知症高齢者のせん妄発症予防VR/ARプログラム開発

　開発したプログラムでは，Meta Quest2（VRのみ）ならびにMeta Quest Pro/Meta Quest3（VRおよびAR）の3種類のヘッドセットを用いて認知症高齢者の主観的体験および看護師や医師の多職種の視点を体験的に学習することができるようにした。VRでは，認知症高齢者・看護師・医師の各視点で360°動画に没入し，**表1**の認知症高齢者のストーリーを，高齢者の視点・医師の視点・看護師の視点で体験する（**図1**）。また，それぞれの場面で，業務中心で余裕がない対応，パーソン・センタード・ケアの対応の2種類を体験するようにした（**図2**）。VR教材等の製作経験のある研究者らが本プログラムのシナリオを開発した。さらに内容の妥当性を高めるために認知症看護認定看護師，老人看護専門看護師や医師にシナリオへの意見を依頼し，指摘が改善されるまでシナリオ修正を重ねた。

　ARでは，**表2**に示したようなせん妄の状態を実体験できるようにした。ARは現実の空間や映像に仮想の物体や映像を重ね合わせて表示する技術で，開発した教育プログラムでは，使用者はヘッドセットを着用してせん妄状態を体験する。体験者には，ヘッドセット内蔵のカメラを使用して自分がいる場所の様子が360°映像としてリアルタイムに表示されているため，周囲を自由に見回すことができる。画像処理技術を用いて，そこに本来いないはずの人や虫などが重ねて表示されるようにすることで，あたかも認知症高齢者になったかのようにせん妄状態を体験することができるようにした（**図3～5**）。

表1　VR動画のストーリー

88歳，女性，アルツハイマー型認知症
【共通場面】夕方，自宅で転倒，居間に倒れているところを帰宅した息子が発見。
【場面1】救急車で緊急外来に搬送され，検査の結果，腰椎圧迫骨折と診断される。余裕がない対応では医師・看護師ともに治療が中心であるが，パーソン・センタード・ケアの対応では患者の不安や苦痛を解消するためのコミュニケーションを丁寧に行っている。
【場面2】夜間の状況。余裕がない対応では，覚醒後，興奮して点滴を自己抜去し，「殺される」と叫んでベッドから降りようとするがそれを静止する看護師ともみ合う。なお，せん妄については，せん妄の準備因子：認知症，誘発因子：突然の環境の変化による激しい心身のストレス，直接因子：長時間安静臥床による腰痛・行動制限による過活動せん妄を発症した経過を示した。パーソン・センタード・ケアの対応では，せん妄対策として安心できる言語的・非言語的コミュニケーションや腰痛軽減に対するシップ薬の塗布などを行った。

第4章 認知症教育のDX

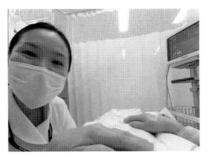

認知症高齢者の立場での体験

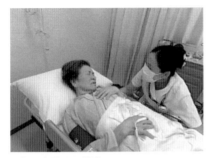

医師の立場での体験

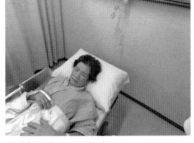

看護師の立場での体験

図1 VRによる認知症高齢者・看護師・医師の体験プログラム

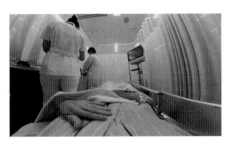

A：業務中心で余裕がない対応
1. アイコンタクトしない
2. 一方的なコミュニケーション

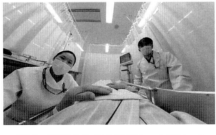

B：パーソン・センタード・ケアによる対応
1. アイコンタクトをして、意思疎通を図る
2. 正面から目の高さを合わせて視線をつかむ
3. 高齢者の言葉にうなずいたり，笑顔でコミュニケーション

図2 業務中心で余裕がない対応とパーソン・センタード・ケアによる対応

表2 ARによるせん妄体験の内容

体験1：現実空間にいないはずの人が現れる体験
体験2：身の回りを虫が走り回る体験
体験3：集中治療室のモニタ画面が目の前にちらつきモニタ音が反響する体験

343

第2編　介護サポートにおける環境づくりDX

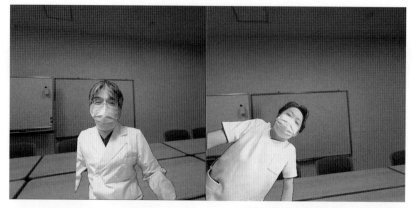

図3　ARによるせん妄体験プログラム体験1：現実空間に人が現れるせん妄体験

そこにいないはずの医師や看護師が，体験者がいる現実空間に現れて高圧的に罵倒される幻視・幻聴体験。ARゴーグルを用いることで，体験者は頭を動かして周囲を見回すことができ，医師や看護師は前後左右のさまざまな方向に出現する。

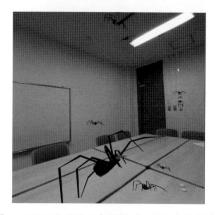

図4　ARによるせん妄体験プログラム体験2：身の回りを虫が走り回る体験

3DCGで作成されたクモが現れ，体験者のいる空間を走り回る幻視体験。20数匹のクモがランダムに部屋を走り回る。一部は体験者にも向かってくる。

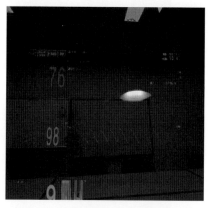

図5　ARによるせん妄体験プログラム体験3：モニタ画面がちらつくせん妄体験

モニタ画面の幻視や病院の環境音などの幻聴を模擬するせん妄体験。スタートすると自分の周囲が暗くなり，集中治療室のモニタ画面が目の前をちらつきながら移動したり，病院の環境音が反響する幻視・幻聴体験。

3. 認知症高齢者のせん妄発症予防VR/ARプログラムの効果検証

　VR・ARを用いたプログラムを開催して，参加した医師・看護師に自由記載で感想の記載を依頼した[15]。特に認知症高齢者の視点から気づいたこと・感じたことについて，質的に分析した結果を表3に示した。その結果，【1. 自分がいる場所も状況も，行われようとしている治療・ケアも，わからないことだらけだ】【2. 入院理由や治療・ケアに関して，分かるように状況を説明してほしい】【3. 病院という不気味な環境や高圧的なスタッフの対応により，入院生活は驚愕と恐怖の連続だ】【4. 痛みや不安，孤独に耐えている私の存在を尊重してほしい】【5. 医師や看護師が

第 4 章　認知症教育の DX

表 3　認知症高齢者の視点からの学び

カテゴリー	サブカテゴリー（具体的意見）
自分がいる場所も状況も、行われようとしている治療・ケアも、わからないことだらけだ	どんな処置をされるか分からないままだと不安になる
	早口で話しかけられると聞き取れずに恐怖を感じる
	どうして入院しているのか状況がわからず混乱と恐怖を感じる
	どこにいるのかわからない
入院理由や治療・ケアに関して、分かるように状況を説明してほしい	自分の体に何が起こっているのか状況を説明されると安心できる
	今から何をするのか説明が不十分だ
	処置内容を説明してもらえると安心できる
	説明もなく処置される恐怖を感じる
	丁寧に説明してもらえると安心できる
	分かりやすい言葉で説明してほしい
病院という不気味な環境や高圧的なスタッフの対応により、入院生活は驚愕と恐怖の連続だ	病院という環境はあらゆるものが恐怖の対象になる
	暗い病室は恐ろしい
	突然、医師や看護師の顔が近づいてきて怖かった
	突然電気がついてびっくりした
	急に押さえつけられ力づくで処置され恐怖を感じた
	帰ろうとしただけなのに、手足を縛られて恐怖を感じた
	医師や看護師から上から見下ろされて恐怖を感じた
	大きな声で怒鳴られると怖い
	周囲の人が威圧的にみえる
痛みや不安、孤独に耐えている私の存在を尊重してほしい	一つ一つ私の意向を確認してくれると安心できる
	私の気持を分かってくれていると実感できる
	不安や痛みに寄り添ってくれていると実感した
	私のペースを尊重してほしい
	私の話を聞いてほしい
	決めつけないでほしい
	しっかり顔を向けて目を見て話してくれず、不安を感じた
	冷たい声掛けに悲しくなった
	言い方がきつい
	医師や看護師が私の存在を無視しており、自分が自分でないみたいだ
医師や看護師が私の視点に立って対応してくれると安心できる	スタッフの対応次第で、（私の）気持ちは変化する
	笑顔で入院理由や処置内容を説明されると安心できる
	これから行われる処置について予め説明されると安心して臨める
	自己紹介をされると安心できる
	ゆっくり話してもらえると聞き取りやすく落ち着く
	タッチングされると安心できる
	目線を合わせて話しかけられると自分に話しかけてくれている感じがして安心できる
家族や日頃から呼ばれている名前など馴染みの存在は安心できる	日頃から呼ばれる名前で呼んでもらうと安心する
	家族に会えるとほっとする

私の視点に立って対応してくれると安心できる】【6．家族や日頃から呼ばれている名前など馴染みの存在は安心できる】の 6 つのカテゴリーが抽出された。

　VR での突然の緊急外来，入院等の経験は，認知症高齢者の視点では混乱状況のために看護師から説明されても，【1．自分がいる場所も状況も，行われようとしている治療・ケアも，わからないことだらけだ】と感じる体験であった。さらに，【2．入院理由や治療・ケアに関して，分かるように状況を説明してほしい】に関しては，難聴や言語的理解の低下等コミュニケーション障害があり，認知症高齢者に "本当にわかるまで" 理解できる言葉で丁寧な説明の繰り返しの必要性が示唆された。身体治療という非日常の場面であるからこそ，認知症高齢者の個々の障害や理解度，そして心理的ニーズに合わせたパーソン・センタード・ケアの実践の必要性が指摘されており [8]，本研究のプログラムでも，短時間にパーソン・センタード・ケアの有無の違いの認知症

高齢者の入院の体験を可能にしたことが示唆された。

　夜間のせん妄や身体拘束の体験に関しては，【3. 病院という不気味な環境や高圧的なスタッフの対応により，入院生活は驚愕と恐怖の連続だ】のカテゴリーが抽出された。身体拘束によって引き起こされる過活動性のせん妄の体験は，参加者によっては，恐怖という言葉を使用する者もいた。

　入院により混乱し，せん妄による幻覚や妄想は孤独感や恐怖を感じさせ，認知症の行動・心理症状（BPSD）やせん妄症状が悪化し，さらに医療従事者からは問題視される状況となる[16]。パーソン・センタード・ケアは認知症高齢者を1人の"人"として尊重して，その人の視点や立場に立って理解し，ケアを実践する認知症高齢者の"視点"を重視するケアの理念である[17]。本プログラムは，認知症高齢者のパーソン・センタード・ケアを踏まえた本人視点のVRプログラムであり，さらに参加者はショートレクチャーを視聴前に聴講することから，認知症高齢者の理解の重要性をVR・ARプログラムから体験することができたといえる。本プログラムによって認知症高齢者への共感から，認知症高齢者の理解の重要性を学び実践能力の向上が期待できる。以上の体験を踏まえて，【4. 痛みや不安，孤独に耐えている私の存在を尊重してほしい】では，このような状況において，本人の存在を尊重してほしい，中心に考えてほしいという，パーソン・センタード・ケアの基本が引き出されたといえる。

　【5. 医師や看護師が私の視点に立って対応してくれると安心できる】と，【6. 家族や日頃から呼ばれている名前など馴染みの存在は安心できる】のカテゴリーが抽出されたが，パーソン・センタード・ケアの対応に関する姿勢やコミュニケーション方法に関するカテゴリーであり，安心できる認知症の基本となるコミュニケーションの具体的な方法が示されている。身体拘束に関する意識では医師と看護師には大きな違いがあることが指摘されている[18]。多職種による認知症やせん妄の共通理解や意識が今後の超高齢社会の医療において重要な課題であり，本プログラムでも身体拘束の場面もあり，認知症やせん妄の共通理解や多職種連携の改善が期待される。

　ARは現実場面にバーチャルの視覚情報や聴覚情報を提示することで，目の前にある世界を"仮想的に拡張する"技術である。日常生活における視空間認知障害を中心とした沈らの認知症ARプログラムがある[13]。本研究のARは，せん妄による現実場面に幻覚（虫，医療従事者やモニタ画面の現実場面への出現）等，せん妄体験に特化したのが特徴である。認知症高齢者の感情を自分のものとして捉える「情動的共感」を可能として，リフレクションし，治療・ケアの変容を促進したと推察される。

　抽出された6つのカテゴリーは，急性期病院の認知症高齢者のVR・AR体験から引き出された具体的な認知症高齢者の体験とパーソン・センタード・ケアの実践方法であり，認知症模擬患者を用いたプログラムの結果[19]と比較して具体的な認知症高齢者の苦痛・恐怖体験が引き出されたのが特徴である。

　本研究は自由記載の質的分析のみであり，あくまでも主観的な評価である。客観的な介入効果や研修後の評価期間も必要であり，今後さらに本研究の結果を踏まえて，本プログラムの実証を検討する予定である。

文　　献

1）総務省：統計局令和6年10月21日人口統計. https://www.stat.go.jp/data/jinsui/pdf/202410. pdf

2）内閣府：認知症高齢者数の推計（2017）. https://www8.cao.go.jp/kourei/whitepaper/w-2017/html/gaiyou/s1_2_3.html（2024年06月24日参照）

3）厚生労働省：共生社会の実現を推進するための認知症基本法について（2023）. chrome-extension://efaidnbmnnnibpcajpcglclefindmkaj/https://www.mhlw.go.jp/content/12300000/001119099.pdf（2024年06月24日参照）

4）T. Masako and I. Toshiya: Poor prognostic impact of delirium: especially on mortality and institutionalization, *Psychogeriatrics*, **23**(1), 187-195（2023）.

5）しろぼんねっと：令和4年診療報酬点数表 A247-2 せん妄ハイリスク患者ケア加算（入院中1回）. https://shirobon.net/medicalfee/latest/ika/r04_ika/r04i_ch1/r04i1_pa2/r04i12_sec2/r04i122_A247_2.html（2024年06月24日参照）

6）神戸亜紗, 中島達夫：VRゲームにおけるステンの志向性に与える影響. 情報処理学会インタラクション2021. https://www.interaction-ipsj.org/proceedings/2021/data/pdf/1Q03.pdf（2024年06月24日参照）

7）L. Appel et al.: Virtual reality to promote wellbeing in persons with dementia: A scoping review, *J Rehabil Assist Technol Eng*, **21**(8), 20556683211053952（2021）.

8）鈴木みずえほか：急性期病院の看護師に対する認知症看護実践能力育成プログラムの有効性, 日本老年医学会雑誌, **59**(1), 67-78（2022）.

9）鈴木みずえほか：介護老人保健施設における1年間の認知症ケアマッピング（DCM）の有効性 医療・福祉職の連携によるパーソン・センタード・ケアをめざした発展的評価が及ぼす効果, 日本老年医学会雑誌, **8**(1), 70-80（2021）.

10）川上千春ほか：神経認知障害をもつ高齢者の世界を体験するVR教材を用いた看護教育プログラムの開発, 聖路加国際大学紀要, **8**, 151-155（2022）.

11）五十嵐歩ほか：知症フレンドリー社会の創成に向けた多様なイニシアチブの活動　Dementia-Friendly Community実現に向けた認知症啓発ツールの開発と実装の試み　子ども向け学習プログラムの作成. 年精医学雑誌, **34**(8), 789-793（2023）.

12）S. Huei-Chuan et al.: Effects of a dementia virtual reality-based training with peer support for home care workers: A cluster randomized controlled trial, *Int J Geriatr Psychiatry*, **37**(9)（2022）.

13）沈襲明ほか：認知症当事者の共感を創造するAR体験の提案, 第27回バーチャルリアリティー学会大会抄録, 2022；3F2-2. https://conference.vrsj.org/ac2022/program/doc/3F2-2.pdf（2024年06月24日参照）

14）J. Hirt and T. Beer: Use and impact of virtual reality simulation in dementia care education: A scoping review, *Nurse Educ Today*, **84**, 104207（2020）.

15）鈴木みずえほか：認知症高齢者のせん妄予防のためのDigital Transformation（DX）によるシミュレーション介入の開発　Virtual Reality（VR）・Augmented Reality（AR）を用いたプログラム開発と看護師・医師による主観的効果, 日本老年医学会雑誌, **61**(3), 312-321（2024）.

16）阿部美香, 上野恭子：せん妄状態にある患者の精神内界に関する文献レビュー. 医療看護研究, **1**(2), 1-9（2020）.

17）ドーン・ブルッカー, クレア・サー（著）, 水野裕ほか（翻訳）：認知症ケアマッピング理論と実際, 認知症介護研修大府センター, 愛知（2011）.

18）山本寛二ほか：身体拘束院内アンケート調査2 医師は看護師に比べて入院患者の身体拘束への関心が低く回避に消極的である, 長野市民病院医学雑誌, **7**, 39-44（2023）.

19）鈴木みずえほか：急性期病院へのパーソン・センタード・ケア導入を目指した看護師研修の教育効果　せん妄のある認知症模擬患者プログラム, 日本認知症ケア学会誌, **16**(3), 631-641（2017）.

第4章　認知症教育のDX

第2節　認知症とAR：環境デザインによる共生社会の構築

株式会社メディヴァ　**木内　大介**　　慶應義塾大学　**沈　襲明**

1. 背　景

　認知症は大きな社会課題である。世界的に高齢化が進んでいるが，日本はその中でも高齢化のトップランナーである[1,2]（**図1**）。今後は近隣のアジア諸国の高齢化が急激に進み，いずれは日本を超えていく。年齢は認知症のリスク要因の1つであり，高齢化の進展とともに認知症当事者の数は増加する。日本の年齢層別の認知症有病率では，75歳を超えると急激に高まる[3]（**図2**）。現在，日本の65歳以上人口は約3,600万人であり，認知症当事者は約440万人，認知機能が低下した認知症の前段階にあたる状態である軽度認知障害（Mild Cognitive Impairment：MCI）の人は約560万人，合計約1,000万人の高齢者は認知機能が低下していると試算されている[3]。日本ではすでに認知症と共生する社会に突入している。そんな中，認知症の理解不足，認知症当事者の行動の真意の誤解，認知症に対応できる人の不足などの課題がある。

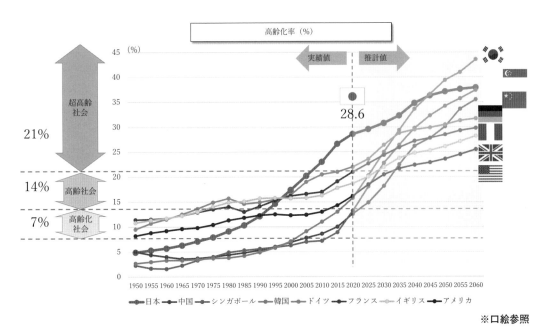

※口絵参照

図1　世界各国の高齢化率

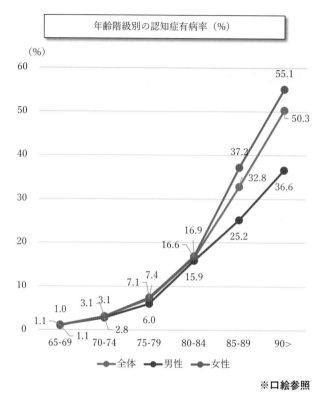

図2　年齢層別の認知症有病率

2. 認知症とは？

　認知症は，「いろいろな原因で脳の細胞が死んでしまったり，働きが悪くなったためにさまざまな障害が起こり，生活するうえで支障が出ている状態（およそ6ヵ月以上継続）」[4]という暮らしの障害であり，症状として「中核症状」と「行動・心理症状」がある。完全な予防策はなく，誰にでも起こりうる。「中核障害」と呼ばれる記憶障害，見当識障害，実行機能障害，視空間認知障害，注意障害などは通常長い経過をたどり進行していく。意欲がなくなる，苛立つ，怒りやすくなる，落ち着きがなく歩き回る，うつ状態になるなどの「行動心理症状」は，75％以上の認知症当事者が経験している[5]。行動心理症状の原因を説明するモデルにはいくつかあるが，その1つに認知機能の低下に伴い，環境刺激を受け取り，処理し，反応する能力が低下し，ストレスに耐える力が低下するという「漸進的ストレス閾値低下モデル（PLST model）」がある[6]。これは認知機能が低下すると周囲の環境から受けるストレスの閾値が下がり，不適切な環境で暮らしていると行動心理症状につながるというものである。認知機能は徐々に低下していくため，残されている認知機能を有効に活用し，認知症当事者がわかることやできることに着目することが重要である。

3. 認知症と環境デザイン

認知症を環境デザインの視点から対応するアプローチは，非薬物的アプローチの1つとして捉える動きが広まってきている。認知症の治療には薬物的アプローチと非薬物的アプローチの2種類あり，環境デザインによる介入は，非薬物的アプローチとして分類される。ガイドラインなどでも，苛立ち，暴力，不安などの行動心理症状の最初の対応の1つとして，物理的な環境による対応の検討が推奨されている[7,8]。また，WHOでは認知症を公衆衛生の優先事項として認識しており，認知症インクルーシブ社会を構築していくためのフレームワークを示している[9]。そのフレームワークでは物理的環境（環境デザイン）と社会的環境（ケア）は2つの柱となっている。各国の認知症国家戦略の調査でも，多くの国々で認知症に関連した環境デザインについて記載があることがわかっている[10]。

このように認知症という社会課題を環境デザインで解決するアプローチは有効な方法として認識が高まっているが，環境デザインの活用はまだ不十分である。日本の病棟を対象にした調査においては，多くの病棟では認知症当事者に適切な環境がまだ十分に整えられていないという回答があり，課題となっていることが明らかになっている[11]。

4. 認知症当事者のための環境デザインとは？

認知症当事者のための環境デザインとは，物理的環境における認知的アクセシビリティをサポートまたは改善するためのデザインのプロセスとアウトカムの両方を指し，認知症の症状を治療するための効果的な非薬物学的介入と示されているものである[12]。これは，認知症の人が周囲の環境を理解できるようにすることであり，その人が持っている能力を引き出し，活用できるようにすることである。また，転倒などの危険性を減らし，記憶に頼らずに生活できる空間を作り出すことであり，自分のペースで物事に取り組める自由や自信が感じられ，安心感や自分らしさを思い出させてくれるように環境を整えることである。

例えば，明度のコントラストを使うことで，環境をわかりやすくし，視覚的な障害や混乱を減らすことができる。トイレや居室などのよく使う場所で認識して欲しいものや気づいて欲しいものは周囲と明確なコントラストをつけ，探さなくても自然に目に入るようにする（**図3**）。逆に床に極端な明度の変化があると，段差や穴と見間違えたりする。これは，床に視覚的な障害を作ることになり，転倒リスクを高め，不安や恐れなどの心理的ストレスを感じさせる。建物全体で統一した色の明度の床にすることで解決することができる（**図4**）。また，床の細かい模様を動いていると錯覚したり，虫やゴミに誤認したり，光を反射しやすい床を水たまりと見間違えてしまうことがあることもわかっている（**図5**）。これらに対しては，模様の少ない床やできるだけ光を反射しにくい素材を選んで使用することで対応できる（**図6**）。認知症当事者のための環境デザインは，認知機能低下だけでなく，加齢に伴う身体，知覚などさまざまな障害を持つ人々にとって，より高いレベルの自立とウェルビーイングの向上に関連している[12]。逆に不適切な物理的環境では，不安，苛立ち，怒り，空間的見当識障害などの一因となることもわかっている[13]。

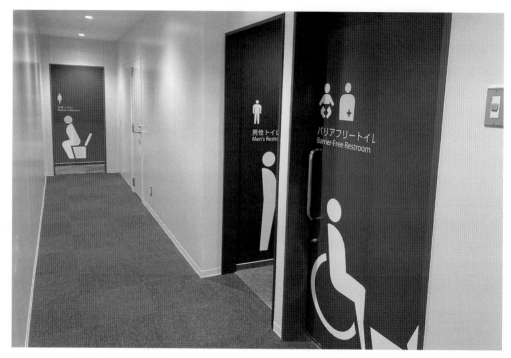

図3　周囲と明確なコントラストをつけたトイレ入口（福岡市博多区役所）

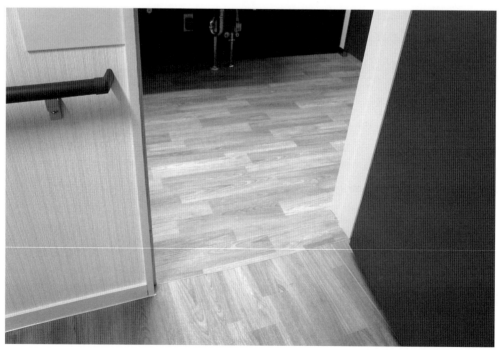

図4　建物全体で統一した色の明度の床（福岡市城南区堤公民館）

第4章 認知症教育のDX

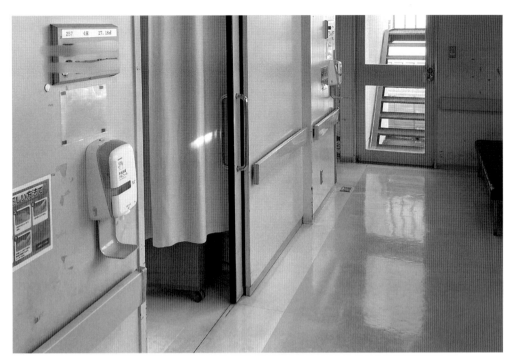

図5 反射しやすい素材の床（改修前）(医療法人寛正会　水海道さくら病院)

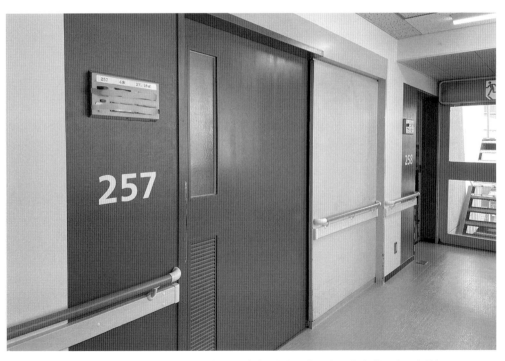

図6 反射を抑えた素材の床（改修後）(医療法人寛正会　水海道さくら病院)

第2編　介護サポートにおける環境づくりDX

　エビデンスに基づく認知症当事者のための環境デザインの原則についてはこれまでいくつか発表されている[14-32]。日本でも福岡市において，国際的な研究で効果が認められたことやグッドプラクティスをベースに，医療・介護の専門家，建築やデザインの専門家で協議し，認知症当事者の意見を取り入れ，「『認知症の人にもやさしいデザイン』の手引き」としてまとめている[33]。具体的に5つの視点に分類し，それを30のポイントで説明している（**表1**）。

表1　福岡市「『認知症の人にもやさしいデザイン』の手引き」における5つの視点と30のポイント

5つの視点	30のポイント
A. 色（明度）の組み合わせ	1. 明度のコントラストを強くする
	2. 明度のコントラストを弱くする
B. サインと目印の活用	3. 読みやすく，わかりやすいサインをつける
	4. 適切な場所へサインをつける
	5. トイレの扉の表面にサインをつける
	6. 居室や自宅前に，思い出の品や目印を置く
	7. 適所に目印となる特徴的なものを置く
C. 明るさの調節	8. 十分な照明を配置する
	9. 十分な自然光を取り込む
	10. 時間帯にあわせて照明の明るさを調整する
	11. 不快な眩しさを抑える
	12. 廊下は影や暗い部分ができないようにする
D. 親しみや安心感への配慮	13. 自宅のような雰囲気をつくる
	14. やりたいことを自分で選べる空間を設ける
	15. 乱雑な空間を避ける
	16. 目的の場所や物が直接見える工夫をする
	17. 室内の反響や騒音を抑える
	18. 使いやすい家具を選定し，利用しやすく配置する
	19. 認知症の人が利用する扉には鍵をかけない
	20. 行き止まりは興味を惹かせる工夫をする
	21. 食事に集中できる空間を整える
	22. 大きな模様や強い模様を使用しない
	23. 座っている状態から外が見える位置に窓を設置する
	24. トイレはすぐに見える場所に設置する
E. 安全な屋外空間	25. 安全に屋外へ出入りできるようにする
	26. 歩道部分は，段差，滑り，反射をなくす
	27. 屋外からトイレにたどり着きやすくする
	28. 楽しく動けるよう花壇などを配置する
	29. 休憩場所としてベンチなどを設置する
	30. 子どもたちが訪問しやすい工夫をする

認知症当事者のための環境デザインは日本でも導入され始めており，事例をいくつか紹介する（図7～図13）。

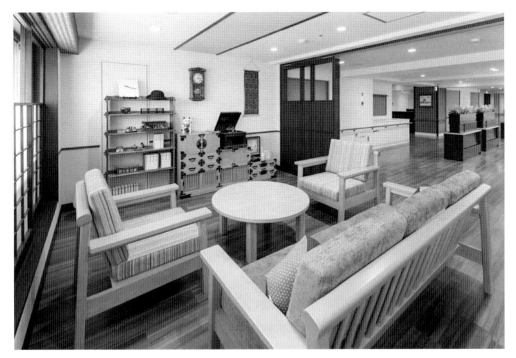

図7　サービス付き高齢者住宅（東急不動産㈱ グランクレール世田谷中町）

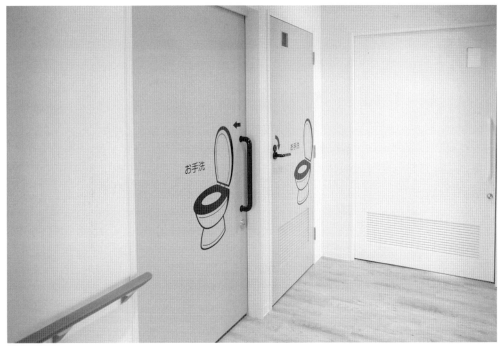

図8　看護小規模多機能型居宅介護施設（医療法人社団プラタナス ナースケアリビング世田谷中町）

第2編　介護サポートにおける環境づくりDX

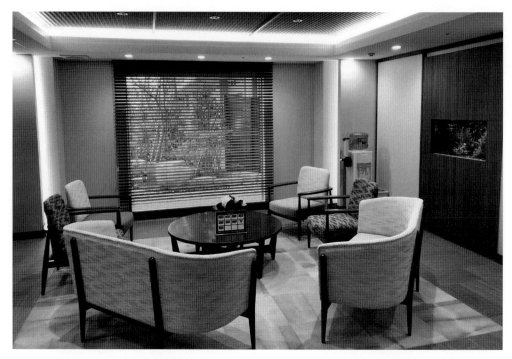

図9　サービス付き高齢者住宅（東急不動産㈱ クレールレジデンス横浜十日市場）

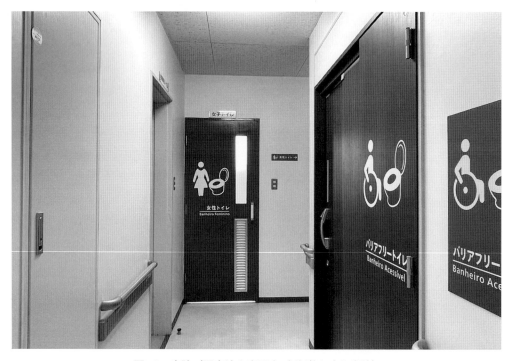

図10　病院（医療法人寛正会 水海道さくら病院）

第 4 章　認知症教育の DX

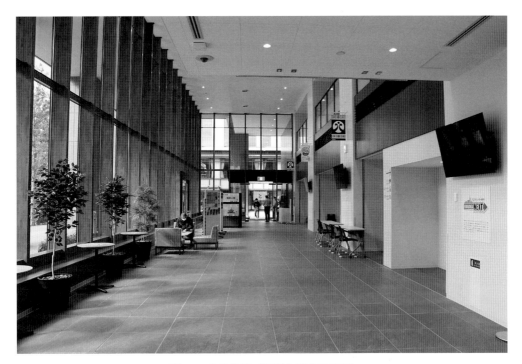

図 11　公共施設（福岡市博多区役所）

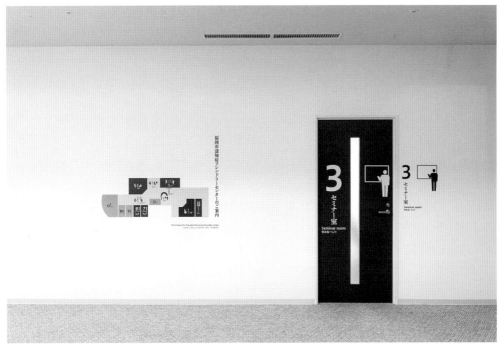

図 12　公共施設（福岡市認知症フレンドリーセンター）

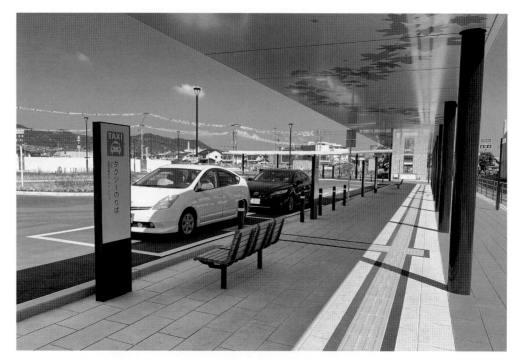

図13 公共施設（福岡市市営地下鉄七隈線橋本駅駅前広場）

5. 学びの機会の創出

　認知症インクルーシブ社会を構築していくにあたり，物理的環境と社会的環境のどちらも重要であり，両方に働きかけていく必要がある[10]。しかし，現時点では，物理的環境と社会的環境を連携して学ぶ機会が限定的である。このような学びの機会を創出することが今回の認知症AR体験プログラム開発の出発点である。

　開発に先立ち，医療現場に勤務する看護師5名にインタビューを実施し，その内容を基に仮説を立てた。認知症に対する対応がうまく実践されていないことに関して，個人レベルで大きく3つの課題が浮かび上がってきた。1つ目は認知症や認知症の対応についての理解不足である。これは個人が勉強不足と認識している場合もあれば，座学で学んだ知識を頭で理解しているが実践に結びついていない場合などもあった。2つ目は認知症の対応に対する優先順位の低さである。これは認知症への対応の重要度を理解しているものの，その他の業務への対応が優先され，認知症への対応を後回しにしてしまっていることなどが挙げられた。3つ目はチームとして統一した対応ができていないことである。同じ認知症当事者に対して，個々の経験に基づいてチーム内でバラバラに対応していたり，その人に効果のある個別の対応方法が共有できていないことが例として挙がった。

　これらを踏まえて，今回のプログラムの開発では，(1) 認知症当事者の視点で適切な物理的環境と社会的対応を理解すること，(2) 認知症当事者への共感度を高め，実践するきっかけとなること，そして (3) 共通の体験を通じて関係者間での共通言語作りに役に立つことを目的として

内容の検討がされた。これらの目的を達成できるような効果的な学びにつなげるため，従来の座学形式だけでなく，体験型学習を取り入れる方針とした。体験型学習とは，有意義な学習成果を得るために学習プロセスにおける体験を重要視し，個人が具体的な経験をすることにより，自らの振り返りを促し，学んだ教訓を自分の理解へ統合し，認識や態度の変化を引き起こすことを狙いとしており，参加者の主体的な学びの1つのアプローチである[34]。

6. 実践するツールとして AR の活用

このような体験型学習を実現するため，経済産業省「サービス産業強化事業費補助金（認知症共生社会に向けた製品・サービスの効果検証事業）」の支援を受けて，㈱メディヴァと慶應義塾大学大学院メディアデザイン科で認知症 AR 体験プログラムの共同開発が行われた。体験型学習の具体的な手段として，現実世界と仮想世界を融合し，新しい体験を想像する技術である XR（Extended Reality）（VR（仮想現実）や AR（拡張現実）などの総称）が検討された。

6.1 XR を使った先行事例
XR を活用した先行事例を以下に示す。多くの事例は VR の活用事例であり，AR を活用した事例はまだあまり十分とは言えない現在の状況を示している。

6.1.1 家庭内暴力（DV）
家庭内暴力（DV）犯罪者の更生を目的とした共感訓練プログラムとして VR が活用されている。その1つの例が VRespect.ME の取組みである[35]。犯罪者を被害者の視点に没入させ，加害者の体験を見たり，聞いたり，感じたりできるようにするものである。この没入体験は，感情的，認知的，行動的反応に大きな影響を与え，共感を育み，前向きな行動の変化を促すことが示されている。もう1つの例は，DV 加害者を仮想シナリオに登場させ，被害者役を体験させる VR の使用に焦点を当てている。この介入により，体験した犯罪者が女性の顔から恐怖を認識する能力が向上し，感情認識と共感性が高まることが示されている[36]。

6.1.2 人種差別
人種差別に直面している人々の視点からの人生を体験できるようにすることで，人種差別の問題への対応として活用されている。VR で体験者がさまざまな人種的背景を持つアバターになりきるような没入型体験は，暗黙の偏見を減らし，人種的マイノリティが直面する課題への理解を深めるのに役立つことが示唆されている[37]。さまざまな人種のアバターになりきることで，体験者は人種差別の社会的・感情的な影響について洞察を深め，共感を深め，より公平な態度や行動をとるようになる。

6.1.3 認知症
アルツハイマー研究 UK（Alzheimer's Research UK）が提供する「The Lived Experience of

Dementia」という VR アプリでは，体験者が認知症当事者の日常生活を体験することで，認知症に対する理解と共感を深めることを目的としている[38]。このアプリでは，体験者は認知症当事者となりスーパーマーケットでの買い物や日常の家事を行う場面を体験する。結果として，82%の体験者が認知症の症状について学びとなると感じ，93%が認知症当事者が直面する課題に対する理解が深まったと報告している。「VR-EP」は VR 技術を用いた認知症体験プログラムであり，体験者が高齢者の視点から環境を体験することで，デザインや介護方法を改善することを目指している[39]。具体的には，色の識別が困難になったり，視野が狭くなるといった認知症の症状を再現し，体験者に現実的な体験を提供する。

　認知症当事者が直面する日常的な状況を再現するために 360° の動画を使用した研究がある[40]。この研究では家族介護者に体験してもらい，体験前後で評価を行った。体験自体の満足度だけでなく，認知症当事者に対する共感度とケアへの自信，関係性に対して肯定感が向上した。医学生が認知症当事者のアバターを通してタスクを実行する VR 環境を設計し，認知症当事者に対する学生の思いやりの効果を明らかにした研究もある[41]。また，看護学生が認知症患者の評価，症状の特定，コミュニケーションタスクなどの看護師業務を体験できる VR プログラムを開発した研究では，このプログラムは教育効果があることが示された[42]。VR で屋外環境について認知症当事者に障害となっていること，役に立つことを検証した研究もある[43]。この研究では実在のタウンセンターを VR 上で構築し，現実のタウンセンター，VR 上の実在のタウンセンター，環境改善をした VR 上のタウンセンターを認知症当事者が評価し，ナビゲーションのしやすさ，見やすさ，安全性，環境の魅力が，屋外スペースの移動のしやすさや楽しみを向上させるための重要な要素であることを示した。また，実際のタウンセンターは軽度から中等度の認知症当事者にとって比較的障害物が少なく，そして，標識の改善など比較的簡単な変更が，ナビゲーションのしやすさを大きく向上させることもわかった。

6.2　プラットフォームの選定

　VR は体験者を完全に合成された環境に没入させ，別の場所にいるような感覚を作り出し，その環境に対して双方向的な経験ができる技術である[44,45]。一方，AR は現実世界に仮想の情報を重ね合わせ，体験者が現実の物体と仮想の物体を同時に双方向的に体験できる技術である。VR，AR ともに使用において利点，欠点がある[44,45]。VR の利点としては，完全な没入体験による強い臨場感があり，リスクの高い環境や現実では再現が難しい状況を安全に疑似体験することができる。一方で，完全に仮想世界に没入するため現実世界の周囲の状況と切り離され，使用中の孤立感や外部とのコミュニケーションが難しい点がある。AR の利点は，現実世界と仮想の情報を融合させるため，現実の文脈に沿った体験が可能である。また，現実世界で仮想の物体を同時に体験でき，現実の空間との比較が可能である。欠点としては現実の環境要素（光や背景など）の影響を受けやすく，時としては AR 体験を妨げる可能性があることである。今回，この体験で目指したものは，認知症当事者が体験する視覚的な変化，それを実際の生活環境で体験すると同時に周囲の人の対応の影響を感じることであった。そのため，実際の空間で，その空間の個別性を反映し，周囲の人ともやり取りできる形で体験できるように，AR を選択した。

6.3 ARで体験する要素の選定

認知症当事者が経験している視覚的な障害に関しては，色識別や色のコントラスト識別の感度の低下[46]，奥行き知覚の低下[47]，視野欠損[48]，瞳孔反応時間の遅れ[49]，視力の低下[50]，運動知覚の低下[51] などが研究により示されている。また，その他の障害で空間認識に影響を与えるものとして，注意力の低下[52]，視覚探索能力の低下[53] が示されている。これら具体的に示された認知症当事者が体験している視覚的な障害に即した形をAR上で再現した[54,55]（図14）。

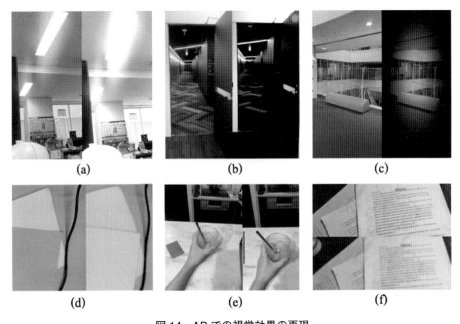

図14　ARでの視覚効果の再現
（a,b）瞳孔反応時間の遅れ，（c）視野欠損，（d）識別の感度の低下，（e）奥行き知覚の低下，（f）視力の低下

6.4 ユーザビリティテスト
6.4.1 ユーザビリティテスト（第1回）

プロトタイプを用いて医師，看護師を対象にユーザビリティテストを実施した[54]（図15）。体験者に対して実施後にインタビュー調査を実施した。インタビューでは，「視野が狭くなる」「距離感がわからなくなる」「人がいるのは認識できるが顔がよくわからず，誰か判別できない」など実際に目的としていた効果を体験できているコメントが得られた。また，認知症の視覚的障害のために物体を別の物に見間違える誤認のコメント（例えば，「床にある黒いマットが穴に見える」「外の木がお化けの木みたいに見える」「光が反射して光っている床が水たまりに見える」など）も得られた。

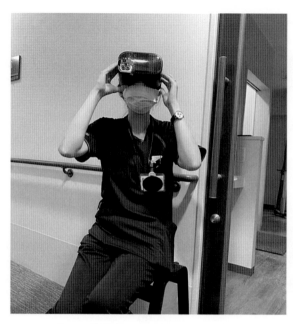

図15 認知症ARを体験している様子

6.4.2 ユーザビリティテスト(第2回)

一般の人170名以上を対象に実施した[54]。体験後に認知症当事者への理解について「1(全く深まらなかった)〜5(大変深まった)」で評価してもらった。回答者41名のうち,「5(大変深まった)」,「4(深まった)」と回答した人は,それぞれ73.2%(30名),19.5%(8名)であった。また,体験者が自由記載でしたコメントには,「没入体験をするからこそ当事者の気持ちを垣間見られた」「思っていた以上に見える世界が違うことに驚いた」など認知症当事者への共感を示すものがあり,認知症AR体験プログラムが認知症当事者へ共感を創出することの有効性を示した。

6.4.3 ユーザビリティテスト(第3回)

AR体験の有効性をさらに評価するために,定量的分析と定性的分析の両方を含むミックスメソッドアプローチを用いて,医師,看護師,作業療法士,理学療法士,医療事務職員の合計16名に対してユーザビリティテストを実施した[55]。AR体験の前後で,感情的共感,認知的共感,連想的共感についての尺度を用いて評価した[56]。その結果,感情的共感度,認知的共感度,連想的共感度ともに体験前と比較して,体験後で統計的に有意に高くなったことがわかった。

7. 認知症AR体験プログラムの実施と効果

3回のユーザビリティテストを経て開発した認知症AR体験プログラムは,体験者が認知症当事者の視点で適切な物理的環境と社会的対応を理解すること,認知症当事者への共感度を高め,実践するきっかけとなること,共通の体験を通じて関係者間での共通言語化作りに役に立つことを目的としている。そのため,ARで実際に生活環境で起こることを体験すること,AR体験前後

で自分自身の変化を感じられること，体験したことを他の人と共有できることを基本方針としてプログラムは構成されている．その上で，利用する状況（対象者，場所，時間，目的など）に合わせて，実施するプログラムは柔軟性のある構成としている（**表2**）（**図16**）．

表2 認知症AR体験プログラムの一例

1	体験前グループワーク	
	・ 現在の認知症や認知症当事者のイメージ	
	・ 認知症対応で困りそうなこと，困ったこと　など	
2	ARを装着してタスクを体験	
	タスク例	
	1　社会的対応	
	・ 見えない位置から急に話しかけられる	
	・ 視線を合わせて話す	
	・ 歩く（介助を受けて歩く）　など	
	2　環境的対応	
	・ 歩く（自立して歩く）	
	・ 椅子に座る	
	・ 色のコントラストの見えやすさ，見えにくさを確認する	
	・ サインの見えやすさ，見えにくさを確認する	
	・ 物体を誤認する感覚を体験する　など	
3	体験後グループワーク	
	・ 体験前の認知症や認知症当事者のイメージとの比較	
	・ これまでの対応の振り返り	
	・ 今後に活かしたいこと　など	

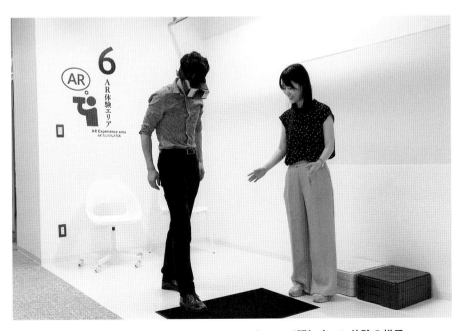

図16 福岡市認知症フレンドリーセンターにて認知症AR体験の様子

認知症AR体験プログラムはさまざまな場面で実施されている。これまでに医師向けやテクノロジー系の学会，一般市民向けの高齢者イベント，医療・介護関係者向けの研修，企業の製品開発チーム向け研修などで，医療・介護関係者は800名以上，一般の方々は4,000名以上体験している（図17）。

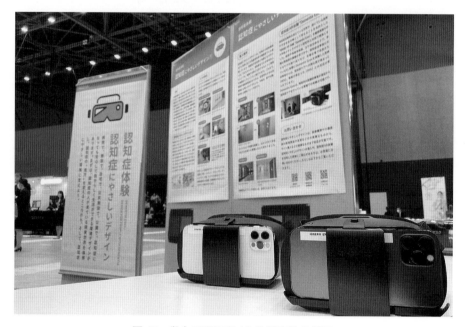

図17　学会で認知症AR体験実施の様子

7.1　医療機関

医療機関で働く職員は一般の人よりも認知症当事者との関わりがある場合が多い。医療機能別の割合を見ても，全国6,000の医療機関を対象とした調査では，高度急性期で16.3％，急性期で17.6％，回復期で41.0％，慢性期で58.1％の患者が「認知症あり」と報告されている[57]。回復期や慢性期で多く，高度急性期や急性期で少ないという傾向に加えて，高度急性期や急性期で合っても一定割合の認知症患者が相当数入院していることを示している。一方で，受入側の病院での認知症に対する対応はまだ十分ではないという報告もある。例えば，日本対がん協会ががん診療連携拠点病院を対象に実施した調査では，入院前後に認知症のスクリーニングテストを実施している施設は22.1％，認知症患者の療養・退院支援に関するマニュアルがある施設は58.7％にすぎなかった[58]。

医療機関で認知症AR体験プログラムを実施した例を紹介する。医師，看護師，理学療法士，作業療法士，医療事務職員など合計360名が体験した。このグループの73.1％は体験前から認知症に関心があったと回答している。体験後のアンケートでは，関心度の変化は96.4％が「大変上がった」「上がった」と回答，認知症の理解については97.2％が「大変深まった」「深まった」と回答，認知症当事者に対する共感については97.8％が「大変高まった」「高まった」と回答した。また，これまでの対応については95.8％が振り返りに「大変つながった」「つながった」と回答，今

後の対応ついては98.1%が新しい気づきが「大変あった」「あった」と回答した。認知症AR体験プログラム，グループセッションに対する満足度についてもそれぞれ98.3%，95.8%が「大変満足した」もしくは「満足した」と回答した。認知症当事者への対応について適切な知識があると，認知症に前向きな姿勢を取ることができ，そのことが認知症当事者への対応の質の向上と関連することが示唆されている[59-65]。認知症AR体験プログラムでは，認知症の理解，共感度の向上，これまでの対応の振り返り，今後の対応への気づきとなり，対応の質の向上につながる可能性を示唆する。

7.2 一般市民

　一般市民向けとしては，高齢者イベントやテクノロジー系学会での実施例がある。認知症当事者の数が増加している現在，家族や親戚，知人に認知症当事者がいる可能性は増えてきている。ある高齢者向けイベントで実施した結果を紹介する。この時は，42名がアンケートに回答した。回答者の年代別属性は，39歳以下が19%，40〜49歳が10%，50〜59歳が14%，60〜69歳が31%，70〜79歳が19%，80歳以上が7%であり，60歳以上が約6割を占めた。体験者のうち，これまでに認知症当事者と接した経験のあるひとは45%であり，約半数の人は認知症当事者とこれまで関わったことがないとの回答であった。AR体験を通じて認知症を自分ごととして考えるきっかけとなったかについて，「大変よく思う」「そう思う」「あまりそう思わない」「そう思わない」の4段階の尺度で体験後にアンケートをした。「大変よくそう思う」が67%，「そう思う」が33%であり，「あまりそう思わない」「そう思わない」の回答はなかった。自由記載のコメントでは，「母が軽い認知症のため，思いやることが少しでもできると感じました」「周りに認知症の方がいないので他人事でした。少し関心を持つきっかけになりました」「認知症の方の見え方，不安がとてもよくわかりました。それを踏まえて周りがどのように支えるかを考えていきたいです」「思う以上に認知症の人にフレンドリーな環境づくりが必要と感じた」などの回答があった。認知症AR体験プログラムは，認知症の理解を促し，認知症当事者への共感を高めることをサポートするコメントが得られた。また，過去に認知症当事者との関わりの経験がある場合には，その時点の当事者の行動の理解につながり，違う対応ができたのではないかという過去の経験への振り返りへつながっていた。

7.3 自治体

　自治体職員向けに認知症AR体験プログラムを実施した事例がある。通常，自治体では部署ごとに縦割りで業務を行うことが珍しくない。自治体内で複数の部署を越えて連携が必要な場合，異なる部署間で目的や課題の共通理解が重要となる。認知症は暮らしの障害であり，生活全般について対応していくことが求められる。例えば，環境デザインの導入を例にすると，認知症について普段から対応している認知症や高齢者支援の部署だけでなく，生活に密接にあるが，認知症についてあまり関連がないと思われているその他の部署（例えば，建物，道路，公園など）との連携が必要となってくる。認知症について適切な知識が共有されておらず，関係者間での認知症当事者に対するイメージや対応方法が統一されていないとプロジェクトの進行に影響を及ぼすこ

第2編　介護サポートにおける環境づくりDX

ともある。認知症 AR 体験プログラムは，直感的に理解でき，これまでの認知症についての認識の振り返りと今後の対応への気づきを与えてくれる。自治体での実施事例では，認知症というテーマに対して異なる部署間の共通言語化につながり，部署を横断したプロジェクトの推進に役立った。

7.4　企　業

　企業で認知症当事者をユーザーとするサービスや製品を開発するチームで認知症 AR 体験プログラムを実施した事例がある。サービスや製品開発のプロセスの1つとして活用されたケースである。認知症についての基本的な学びだけに終わらず，ユーザーである認知症当事者の視点で考えるきっかけとなった。認知症 AR を体験することにより，認知症ではない人が通常は見落としてしまう課題やニーズへの気づきへとつながった。このようなプロセスを経て，最終的には製品として販売される事例も出てきている。

8.　まとめ

　認知症 AR 体験プログラムは，認知症に対する理解，認知症当事者に対する共感度を向上させるツールとして有効である。また，体験をすることで，これまでの認知症当事者への対応への振り返りを促し，今後の対応への新たな気づきを与えてくれる。チームや組織で体験することにより，単に個人の知識や経験で終わらず，チームや組織内で認知症に対する理解の共通言語化が図られる。その結果，体験で得られた気づきをチームや組織として具体化する動きへとつながっており，学びから実践への移行を促進している。

　今回の認知症 AR 体験プログラムの開発と社会実装のプロセスは，AR がこれまでとは違う視点のアプローチによる学びの手段として大きなポテンシャルがあることを示している。この認知症 AR 体験プログラムは，AR を使用すること自体が目的ではなく，AR を活用することにより，学びを促し，知識だけでなく感情の部分においても人々の意識を変えることである。周囲の物理的環境と認知症当事者への対応という解決の軸を提供し，そこからできることを考えるきっかけとなる。AR は，このように学んだ知識から実践への移行をスムーズにする役割を果たす可能性を持っている。

文　献

1) United Nations: World Population Prospects（2022）.
2) 内閣府：令和5年版高齢社会白書（2022）.
3) 九州大学：令和5年度老人保健事業推進費等補助金　認知症及び軽度認知障害の有病率調査並びに将来推計に関する研究 報告書（2024）.
4) 厚生労働省：認知症施策の総合的な推進について（2019）.

5) C.G. Lyketsos et al.: Prevalence of neuropsychiatric symptoms in dementia and mild cognitive impairment: results from the cardiovascular health study, *JAMA*, **288**(12), 1475-1483（2002）.
6) K.C. Richards and C.K. Beck: Progressively lowered stress threshold: understanding behavioral symptoms of dementia, *Journal of American Geriatrics Society*, **52**(10), 1774-1775（2004）.

7）National Institute for Health and Care Excellence: NICE Guideline NG97 Dementia: assessment, management and support for people living with dementia and their carers（2018）.

8）International Psychogeriatric Association: IPA Complete guides to behavioral and psychological symptoms of dementia（2015）.

9）World Health Organization. Towards a dementia-inclusive society: a WHO toolkit for dementia-friendly initiatives（2021）.

10）J. Golembiewski: Dementia-related design in the national dementia plans, World Alzheimer Report 2020: Design Dignity Dementia: dementia-related design and the built environment Volume 1, R. Fleming, J. Zeisel, and K. Bennett, Editors, London, England, Alzheimer's Disease International（2020）.

11）菅野雄介ほか：がん診療連携拠点病院における認知症の整備体制に関する実態調査, *Palliative Care Research*, **12**（1）, 116-124（2017）.

12）M. Quirke et al.: Environmental design for people living with dementia, *Encyclopedia*, **3**（3）, 1038-1057（2023）.

13）L. Wilkes et al.: Environmental approach to reducing agitation in older persons with dementia in a nursing home, *Australasian Journal on Ageing*, **24**（3）, 141-145（2005）.

14）R. Fleming et al.: World Alzheimer Report 2020: Design Dignity Dementia: dementia-related design and the built environment Volume 1, London, England, Alzheimer's Disease International（2020）.

15）M.P. Calkins: Design for dementia: planning environments for the elderly and the confused, Maryland, National Health Publishing（1988）.

16）U. Cohen and G.D. Weisman: Holding on to home: designing environments for people with dementia, Baltimore, Johns Hopkins University Press（1991）.

17）E.C. Brawley: Designing for Alzheimer's disease strategies for creating better care environments, New Jersey, John Wiley & Sons（1997）.

18）M. Marshall: Therapeutic buildings for people with dementia, Design for dementia, S. Judd, P. Phippen, and M. Marshall, Editors, London, Journal of Dementia Care, Hawker Publications Ltd（1998）.

19）S. Judd et al.: Design for Dementia. London, Journal of Dementia Care, Hawker Publications Ltd（1998）.

20）V. Regnier: Design for assisted living guidelines for housing the physically and mentally frail, New

Jersey, John Wiley & Sons（2002）.

21）K.D. Moore et al.: Designing a better day: guidelines for adult and dementia day services centers, J. Hopkins University Press（2006）.

22）C. Cooper-Marcus and N.A. Sachs: Therapeutic landscapes: an evidence-based approach to designing healing gardens and restorative outdoor spaces, New Jersey, John Wiley & Sons（2014）.

23）J.C. Fung: Dementia design sourcebook: design guide design elements, Singapore, Department of Architecture, School of Design and Environment, National University of Singapore（2015）.

24）T. Grey et al.: Universal design guidelines dementia friendly dwellings for people with dementia, their families and carers. Dublin, Centre for Excellence in Universal Design（2015）.

25）B. Halsall and R. MacDonald: Volume 1 – Design for Dementia – a guide with helpful guidance in the design of exterior and interior environments, Liverpool, The Halsall Lloyd Partnership（2015）.

26）M.P. Lawton et al.: Architecture for the mentally impaired elderly, *Environment & Behavior*, **16**（6）, 730（1984）.

27）J. Hyde: The physical environment and the care of Alzheimer's patients: an experiential survey of Massachusetts' Alzheimer's units, *American Journal of Alzheimer's Disease and Other Dementias*, **4**（3）, 36-44（1989）.

28）M.R. Schiff: Designing environments for individuals with Alzheimer's disease: some general principles, *American Journal of Alzheimer's Disease and Other Dementias*, **5**（3）, 4-8（1990）.

29）L.N. Gitlin et al.: Are environmental interventions effective in the management of Alzheimer's disease and related disorders? a synthesis of the evidence, *Alzheimer's Care Quarterly*, **4**（2）, 85-107（2003）.

30）G. Marquardt and P. Schmieg: Dementia-friendly architecture: environments that facilitate wayfinding in nursing homes, *American Journal of Alzheimer's Disease and Other Dementias*, **24**（4）, 333-340（2009）.

31）H. Chaudhury et al.: The influence of the physical environment on residents with dementia in long-term care settings: a review of the empirical literature, *Gerontologist*, **58**（5）, E325-E37（2018）.

32）M.P. Calkins: From research to application: supportive and therapeutic environments for people living with dementia, Gerontologist, **58**（suppl1）, S114-S28（2018）.

33）福岡市：『認知症の人にもやさしいデザイン』の手引き（2020）.

34) D.A. Kolb: Experiential learning: experience as the source of learning and development, New Jersey, Prentice-Hall Inc (1984).

35) M.E. VRespect: VR to prevent domestic violence. https://kiin.tech/social-impact/gender-body-swap-vrespect-me/ (accessed on 31 July 2024)

36) S. Seinfeld et al.: Offenders become the victim in virtual reality: impact of changing perspective in domestic violence, Scientific Reports, **8**(2692) (2018).

37) D. Banakou et al.: Virtual embodiment of white people in a black virtual body leads to a sustained reduction in their implicit racial bias, Frontiers in Human Neuroscience, 2016, 10 (NOV2016): 1-12. https://doi.org/10.3389/fnhum.2016.00601

38) Dementia Research UK: A walkthrough dementia. https://www.alzheimersresearchuk.org/campaigns/awtd/ (accessed on 31 July 2024)

39) VR-EP: The dementia design tool. https://vr-ep.com/dementia-design-tool/ (accessed on 31 July 2024).

40) E.M. Wijima et al.: A virtual reality intervention to improve the understanding and empathy for people with dementia in informal caregivers: results of a pilot study, *Aging & Mental Health*, **22**(9), 1121-1129 (2017).

41) A. Adefla et al.: My Shoes – the future of experiential dementia training? *The Journal of Mental Health Training, Education and Practice*, **11**(2), 91-101 (2016).

42) L.I. Kidd et al.: Effectiveness of a Second Life® simulation as a teaching strategy for undergraduate mental health nursing students, *Journal of Psychosocial Nursing and Mental Health Services*, **50**(7), 28-37 (2012).

43) P.A. Van Schaik et al.: Involving persons with dementia in the evaluation of outdoor environments, *Cyberpsychology & Behavior*, **11**(4), 415-424 (2008).

44) P. Cipresso et al.: The past, present, and future of virtual and augmented reality research: A network and cluster analysis of the literature, *Frontiers in Psychology*, **9**(2018).

45) P.A. Rauschnabel et al.: What is XR? Towards a framework for augmented and virtual reality, *Computers in Human Behavior*, **133**(1530), 107289 (2022).

46) A. Cronin-Golomb et al.: Visual dysfunction in Alzheimer's disease: relation to normal aging, *Annals of Neurology*, **29**(1), 41-52 (1991).

47) W. Mittenberg: Impaired depth perception discriminates Alzheimer's dementia from aging and major depression, *Archives of Clinical Neuropsychology*, **9**(1), 71-79 (1994).

48) P. Brusini: Ageing and visual field data, *British Journal of Ophthalmology*, **91**(10), 1257-1258 (2007).

49) P.S. Chougule et al.: Light-induced pupillary responses in Alzheimer's disease, *Frontiers in Neurology*, **10**(2019).

50) N.S. Gittings and J.L. Fozard: Age related changes in visual acuity, *Experimental Gerontology*, **21**(4-5), 423-433 (1986).

51) G.L. Trick and S.E. Silverman: Visual sensitivity to motion: age-related changes and deficits in senile dementia of the Alzheimer type, *Neurology*, **41**(9), 1437-1437 (1991).

52) A. Tales et al.: Spatial shifts in visual attention in normal ageing and dementia of the Alzheimer type, *Neuropsychologia*, **40**(12), 2000-2012 (2002).

53) E. Uc et al.: Driver landmark and traffic sign identification in early Alzheimer's disease, *Journal of Neurology, Neurosurgery & Psychiatry*, **76**(6), 764-768 (2005).

54) 沈襲明ほか：認知症当事者への共感を創出するAR 体験の提案，第 27 回日本バーチャルリアリティ学会大会論文集（2022）．

55) X. Shen et al.: Dementia Eyes: Co-design and evaluation of a dementia education augmented reality experience for medical workers, *Conference on Human Factors in Computing Systems*, **778**, 1-18 (2023).

56) L. Shen: On a scale of state empathy during message processing, *Western Journal of Communication*, **74**(5), 504-524 (2010).

57) 厚生労働省：入院・外来医療等における実態調査 調査結果報告書 令和 5 年 3 月（2023）．

58) 公益財団法人日本対がん協会：がん診療連携拠点病院における認知症整備体制に関する全国実態調査 統計解析報告書（2024）．

59) B. Richardson et al.: The effect of education on knowledge and management of elder abuse: a randomized controlled trial, *Age Ageing*, **31**(5), 335-341 (2002).

60) C.M. Travers et al.: A survey of the Queensland healthcare workforce: attitudes towards dementia care and training, *BMC Geriatrics*, **13**(1), 101 (2013).

61) D.L. Gerritsen et al.: Relationship of care staff attitudes with social well-being and challenging behavior of nursing home residents with dementia: a cross sectional study, *Aging and Mental Health*, **23**(11), 1517-1523 (2019).

62) T. Lintern et al.: Before and after training: a case study of intervention, *Journal of Dementia Care*, **8** (1), 15–17 (2000).

63) B. Smith et al.: Quality of residential care for older people: does education for healthcare assistants make a difference? *New Zealand Medical Journal*, **118**(1214), 1–11 (2005).

64) S. Zimmerman et al.: Dementia care and quality of life in assisted living and nursing homes, *Gerontologist*, **45 Spec No1**(1), 133–146 (2005).

65) K. Chater and N. Hughes: Strategies to deliver dementia training and education in the acute hospital setting, *Journal of Research in Nursing*, **18** (6), 578–593 (2012).

おわりに

SOMPO インスティチュート・プラス株式会社
樋口　拓也

1. 認知症を持つ人のアセスメントの視点と情報収集・分析の重要性

　本書では,「第1編　予防・進行防止・診断技術」から「第2編　介護サポートにおける環境づくりDX」まで,非常に多岐にわたる先進的な研究開発や魅力的なサービスが紹介された。これらが,実際の認知症介護の現場に浸透し,効果を上げるためにはどのような要件を満たす必要があるだろうか。認知症介護の現場における筆者の経験を基に検討して本書の結びとしたい。

　認知症は一般的に大きく2つの症状がある（図1）[1]。まず,脳の認知症病変によって直接引き起こされる記憶障害等を「中核症状」と呼ぶ。これは認知症を持つほぼすべての人にあてはまるものである。もう1つの「周辺症状」とは,脳機能の低下による症状や他の要因が重なることで現れる行動・心理症状で,徘徊や幻覚等を含む。認知症を持つ人の中でも,症状によって生じる人とそうでない人がいる。

　介護の現場では,「変えられるもの」「変えられないもの」を冷静に見極め認知症ケアについて考えることが求められる。図1中,右側の矢印（環境等）は「変えられるもの」であり,介入によって周辺症状を緩和することを期待できる。左側の矢印（性格等）は,「変えられないもの」であり,介入をより効果的にするために参照・考慮されるものである。

　筆者はこれまで,4ヵ所の介護事業所に介護職として勤務した後,介護事業所のコンサルティング業務に従事した経験がある。その当時は,図1で示すような構造を意識し,組織的かつ体系的アプローチを十分行えていた事業所はなかったように思う。その原因の1つとして,利用者の生活や心身の状態を客観的に把握するための情報が十分整理されていなかったことが挙げられる。それは現場の介護職員にとって少なくない労力と時間がかかるものであり,特に,デジタル

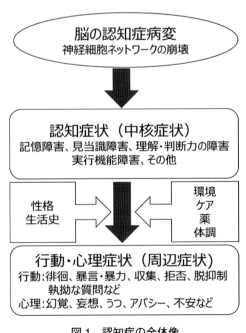

図1　認知症の全体像
文献1）の図3より筆者追記。

おわりに

化が進んでいない事業所では情報収集そのものが難しかった。

　情報の不足，ならびに包括的な分析※・アセスメントの欠如は，他職種との連携による課題解決の阻害要因ともなる。例えば「突然大声を出す」という周辺症状があった場合に，その原因となる本人の状態（例えば内服薬が変更になり腰痛が再出現したなど）や本人のもともとの生活サイクルを踏まえ，どのような環境で生じた帰結であるかを適切に伝えなければ，医師や他職種への有効な報告ができず，症状緩和への糸口がつかめなくなってしまう。

2. 認知症ケアにおけるデジタル技術の有効性

　施設に住む認知症を持つ人が食事中居眠りをして食事量がとれなくなったケースを考えてみよう。「夜眠れていないのでは」という仮説を立て，情報を取得するという方針を立てたとする。居室内での活動状況については，職員が訪問して確認をしなければ状況はわからない。

　デジタル技術が未導入の施設では，夜間2時間に1回の居室巡回をした際，そこで把握できる情報は限定的で，なおかつ紙の記録しか残されない。観察ポイントが事前に示されていたとしても，記録に残る情報は個々の職員の観察能力に依存してしまう。さらに，適切に観察できた場合でも，他業務に忙殺され十分に紙面上に記録として残されない場合もありうる。そしてさらに，こうして集められた情報を分析に用いるためには，職員等の手作業によって表計算ソフト等に転記しなければならない。こうした転記作業ができる職員が限られる事業所もあり，特定の職員にこうした追加業務が偏ることで，燃え尽きを誘発してしまう場合もある。

　介護現場では，日々使える時間・人員や資金などのリソースが限られる。そんな中，認知症を持つ人それぞれに寄り添い適切なケアを提供できるようにするためには，デジタル技術の導入が必須であろう。特に，現場介護職員の観察を補うデバイスからのデータ提供と，記録されたデータを効率良く整理・分析することを助けるデジタル技術は有効である。

3. デジタル技術導入時の留意点

　介護現場と技術開発メーカーの間を仲介する会社の担当者と話した際，「試作品を年間200件程度試して，5〜8件程度が導入にいたる」と聞いたことがある。そこでは，最終決定の多くは現場に立つ介護職員が握っているそうだ。別の介護現場でテクノロジーの導入に関わったことのある研究者と話したときには，「介護者が楽になる」のみの視点ではなく，「利用者のQOL向上」という視点から導入説明をすることで現場に納得が得られるとの経験談を聞いた。彼らが共通して話すのは，デジタル技術導入検討時における利用者視点と支援者視点のバランスの大切さである。どちらかに偏ると，認知症の人と共生する社会の実現は遠のいてしまう。「言うは易く行う

※　包括的な分析とは，図1の性格・生活史等の視点や環境・ケア・薬・体調などの複数の視点からの分析である。介護現場では，ケアや環境といった視点では分析される傾向があるが，既往・現病歴や薬といった観点からの分析視点が欠けがちである。定量的・統計的な分析よりは，定性的・主観的な観点に偏る傾向がある。

は難し」であるが，このバランスをとるための仕様検討が最も重要であることは言うまでもない。

　例えば，認知症を持つ人で，転倒歴が複数あり歩行に障害を抱えベッド端から立ち上がろうとする際にアラートが鳴る離床センサを導入したとする。介護職員の携帯するデバイスにその警告が届いているが，担当の介護職員は，別の歩行に障害を抱え終始見守りが必要な人の介助でその場をすぐに離れられない。認知症を持つ人にとっては，転倒のリスクがある状態をセンサによりそのリスクを素早く職員へ知らせることにより危険が回避できる確率が上がるといえる。一方，担当職員にとっては認知症を持つ人の状況が素早く察知できる反面，すぐに駆けつけることができない場合は大きなストレスになる。運用時に警告音が鳴ってもすぐには駆けつけられないことや，すべての転倒が防げるわけではないことについて，利用者・家族・事業者の3者による合意が重要である。

　この例でわかるように，利用者視点と支援者視点を考えなければ，テクノロジーの導入がかえって現場に混乱をもたらしてしまうことがある。このテクノロジーが無駄なわけではなく，1つのテクノロジーですべてを解決することは難しいため，上記の3者合意のように，どのような運用にするのかを細かく決めておくことが求められる。さらに離床センサの例でいえば，日中の活動的な時間とは違い夜間の安否確認時には今まで定期的に巡回して目視で確認していた業務を，画面越しのデータにより確認することにより職員側の業務の省力化を図ることができる側面もある。同じテクノロジーでも使う時間帯，目的や活用方法によってはその有効性が大きく違う。

　このように利用者と支援者両方の視点を鑑みた上で，目的や手段を細かく適切に見定め，最適な導入戦略を設定することが，テクノロジー導入の肝であるといえる。また，テクノロジー開発をする場合には，利用者視点と支援者視点のバランスや，導入前後の運用についても意見をくれる介護事業者と協力関係を築くことも重要である。

4. おわりに

　令和6年度介護報酬改定により，「生産性向上推進体制加算」が創設された。これらは，見守り機器等のテクノロジーの導入や，これらを活用して介護現場の生産性を上げる体制をとった事業者に，報酬の加算や人員配置基準の柔軟化を特例的に認めるものである[2]。このように，介護現場においてはテクノロジーの活用へ向けて動いている。認知症の分野に絞っていえば，厚生労働省および経済産業省で定めている「ロボット技術の介護利用における重点分野」が改定され，「認知症生活支援・認知症ケア支援」が新たに追加された[3]。また，厚生労働省の委託事業として，介護現場のニーズと開発企業が開発する技術のマッチングを支援する体制も構築されている[4]。実効性のあるサービス開発のためには，これらの仕組を上手く活用するのも1つであろう。

　最後に，本書は「認知症になっても安心して暮らせる地域共生型社会の実現に向けたデジタル技術による認知症予防・診断・介護の最新研究，社会実証例をまとめる」というコンセプトのもとエヌ・ティー・エスと協議し各専門家や開発者の皆さまへと執筆依頼をさせていただいた。第1編は江頭が，第2編は樋口が監修を行った。

　第1編・第2編の執筆に応じて下さった皆様や，発刊の実現に向け，企画の立案や調整に奔走

おわりに

された宮木常寛氏を始めエヌ・ティー・エスの皆様にも，監修者より改めて感謝を申し上げたい。

　本書を手に取って下さった読者にとって，認知症の人と共に生きるために必要な研究や技術開発に1つでも有益なことが得られたならば，監修者としての喜びである。筆者は現在，介護の現場をやや俯瞰した立場にいるが，現場を長く経験したからこそわかる「インサイト」を調査研究業務に生かし，「認知症の人と共生できる社会」へと貢献していきたいと考えている。

文　　献

1）山口晴保：BPSD の定義，その症状と発症要因，認知症ケア研究誌，2，1-16（2018）.
2）厚生労働省：令和 6 年度介護報酬改定における改定事項について.
3）経済産業省：ロボット技術の介護利用における重点分野」を改訂しました. https://www.meti.go.jp/

press/2024/06/20240628005/20240628005.html （2024 年 7 月 22 日閲覧）
4）厚生労働省委託事業「ニーズ・シーズマッチング支援事業」. https://www.mhlw.go.jp/kaigoseisansei/ns/index.html（2024 年 7 月 22 日閲覧）

索 引　　INDEX

英数

1on1	264
1次元畳み込みニューラルネットワーク	169
2次元センサ	323
2元配置分散分析	277
3Dプリンタ	303
3GPP	308
3軸加速	174
3次元 Convolution Network	70
5G	308
5段階欲求説	260
10-fold cross validation and test	74
2024年問題	289
8020運動	123
ADL	287, 323
AI-based Cognitive Disorder Risk Assessment：AICOG	87
AI画像解析	66
AI技術	281
AIロボット	198
Alzheimer's Disease Assessment Scale：ADAS	18
Alzheimer's Disease Assessment Scale-Cognitive：ADAS-Cog	67
Alzheimer's Disease Neuroimaging Initiative：ADNI	67
Alzheimer's Disease：AD	11
Ambient Assisted Living：AAL	79
AMED	287
American National Adult Reading Test	18
Amplitude modulation：AM	209
amyloidβ：Aβ	11
ApoEε4遺伝子	14
Application Programming Interface：API	40
Artificial Intelligence：AI	37, 247
AUC	29
Auditory steady state response：ASSR	205

Augumented Reality：AR	341, 359
Auto-Encoder：AE	70
Behavioral and Psychological Symptoms of Dementia：BPSD	23, 37, 248, 301
Bidirectional Encoder Representations from Transformers：BERT	157
Bioelectrical Impedance Analysis：BIA	172
Bluetooth	309
Body Mass Index：BMI	19, 173
BPSD25Q	50
BPSD発症予測器	27
BPSD判定器	27
Brain Healthcare Quotient：BHQ	96
BYOD	262
bスポーツ	111
CAIDE（Cardiovascular Risk Factors, Aging and Dementia）研究	99
Cambridge Neuropsychological Test Automated Battery：CANTAB	218
Category fluency test：CFT	212
ChatBot	43
Clinical Dementia Rating：CDR	67, 155
Cognitively Healthy Control：CHC	154
Cogstate	18
Computerized Neuropsychological Test Automated Battery	218
Convolutional Neural Network：CNN	28, 68
Deep Neural Network：DNN	68, 155
Dementia Care Mapping：DCM	284
Densely Connected Convolutional Network：DenseNet	70
Elastic Net	14
electroencephalogram：EEG	106
Event-Related Potential：ERP	148
evoked gamma	204
Extended Reality：XR	359
face-name association delayed recall test：FNA-DRT	206

Feature Importance ················· 51
feature-binding ·················· 204
Feedforward Deep Neural Network ··········· 101
FINGER 研究（Finnish Geriatric Intervention Study
to Prevent）Impairment and Disability Cognitive
·························· 85, 217
Full Connection（FC）レイヤー ··········· 70
Functional Independence Measure：FIM ········ 188
Geriatric Depression Scale：GDS ········· 154
Ground Truth：GT ················· 76
GSES（一般性自己効力感度）··········· 284
HiddenRNN ····················· 49
induced gamma ·················· 204
Internet of Things：IoT ············· 37
IoT ゲートウェイ ················· 304
IT リテラシー ·················· 194
Japanese Alzheimer's Disease Neuroimaging
Initiative：J-ADNI ············· 89
KIBI 理論 ····················· 128
Kidney-Brain Axis（腎臓-脳軸）········· 86
Large Language Models（大規模言語モデル）····· 101
Leave One Out Cross Validation：LOOCV ······ 156
Letter fluency test：LFT ············· 212
Light Gradient Boosting Machine：Light GBM ···· 47
Linear Discriminant Analysis：LDA ········· 67
Liver-Brin Axis（肝臓-脳軸）··········· 86
Logical Memory II ················· 155
Long Short-Term Memory：LSTM ········· 47
Longitudinal data ················· 67
LTE ······················· 304
Matplotlib ···················· 46
medial prefrontal cortex：mPFC ·········· 206
Mild Cognitive Impairment：MCI
············ 4, 65, 79, 86, 105, 132, 161, 217, 349
MIND 食（Mediterranean-DASH Intervention for
Neurodegenerative Delay）··········· 85
Mini Mental State Examination：MMSE
··············· 5, 18, 67, 87, 155, 167, 171
modified AD Composite Score：MADCOMS ······ 207
Montreal Cognitive Assessment（MoCA-J）····· 14
MRI 画像解析 ··················· 66
Natural Language Processing：NLP ········· 153

Non-intrusive load monitoring：NILM ········ 79
NumPy ······················ 46
Optogenetics ··················· 206
Optuna ······················ 55
Pandas ······················ 46
PICMOR プログラム ··············· 120
Portability ···················· 219
Positron Emission Tomography：PET ········ 11
Principal Component Analysis：PCA ········· 40
PR 曲線 ···················· 34, 56
Python ······················ 46
Quality of life：QOL ·········· 65, 247, 287
Random Forest：RF ··············· 67
Randomization ·················· 75
Range of Motion：ROM ············· 173
Raven's Colored Progressive Matrices：RCPM ··· 188
Recurrent Neural Networks：RNN ······· 47, 101
RedCap ····················· 308
Residual Network：Res-Net ··········· 70
Rey Auditory Verbal Learning Test ········· 18
Rey auditory verbal learning test：RAVLT ····· 205
Rhythmic Auditory Stimulation：RAS ········ 172
ROC 曲線下面積 ·················· 15
RPA（ロボティック・プロセス・オートメーション）
························· 245
Scikit-Learn ··················· 46
Scikit-Learn の PR 曲線 ············· 55
Self Attention：SA ················ 70
Skeletal Muscle mass：SMI ··········· 173
SQLAlchemy ··················· 46
Standard Allocation Error：SAE ·········· 76
Subjective Cognitive Impairment：SCI ······· 86
Support Vector Machine：SVM ········· 67, 80
T1 強調 MRI 画像 ················· 66
TF-IDF ····················· 157
Trail Making Test：TMT ············· 141
transcranial alternating current stimulation：tACS
························· 205
Transcranial magnetic stimulation：TMS ······ 206
Usability ····················· 219
UWB ······················· 309
Vascular Cognitive Impairment：VCI ········ 86

virtual decision function：VDF ····················· 112

Virtual Reality：VR ·························· 341, 359

voxel-based morphometry：VBM ················· 186

Wi-Fi 6（11ax）································ 308

あ行

アイトラッキング ····························· 5

アクチュエータ（サーボ・モータ）··············· 281

アセスメント ··························· 244, 324

アダプタ ································· 334

アプリケーション ·························· 330

アミロイド β ······························ 11

アミロイド陽電子放射断層撮影 ·················· 11

アラート ································· 335

ありたい姿・状態 ·························· 248

アルコール摂取 ···························· 19

アルツハイマー型認知症 ··················· 65, 85

アンサンブル学習手法 ······················· 51

安静時心拍数 ······························ 19

アンビエント・アシステッド・リビング ··········· 79

安否確認 ································· 375

異食 ··································· 294

一次予防 ····························· 181, 220

一般血液検査 ······························ 87

移動・モーション機能 ······················ 281

意欲 ··································· 192

インカム ································· 335

インターネット接続 ························ 281

ウェアラブル機器 ··························· 23

ウェアラブル生体センサ ······················ 12

ウェアラブルデバイス ······················ 309

内側前頭前皮質 ··························· 206

腕時計型ウェアラブルデバイス ················· 178

運転寿命延伸プロジェクト ··················· 222

運動機能評価 ····························· 171

運動指導プログラム ························ 284

運動食事療法 ······························ 91

運動療法 ································· 181

エンドツーエンド（End-to-End）DNN モデル ···· 68

横断的なコホート ··························· 68

オーダーメイド ···························· 331

オーバーフィッティング（Over fitting）··········· 69

オキシトシン ····························· 279

オドボール課題 ························· 109, 148

音韻流暢性課題 ··························· 212

音楽体操 ································· 185

音響特徴量 ······························· 137

温湿度センサ ····························· 337

音声合成 ································· 291

音声認識 ································· 281

音楽療法 ································· 213

オンライン化 ····························· 145

か行

快 ···································· 248

介護過程 ································· 324

介護記録 ································· 248

介護記録システム ·························· 330

介護サービス事業者 ························ 240

介護支援専門員 ··························· 239

介護職員不足 ······························ 23

介護の価値 ······························· 329

介護の質 ································· 338

介護福祉士 ······························· 242

介護向け人事考課 ·························· 263

介護向けデータ連携プラットフォーム ············· 329

外出困難 ································· 311

回想療法 ································· 291

会話支援手法 ····························· 117

会話支援ロボット ·························· 117

会話時間 ································· 13

顔認識 ·································· 281

科学的介護 ······························· 321

学習機能 ································· 281

学習セット ······························· 74

角速度 ·································· 174

拡張現実 ······························· 341, 359

下肢機能 ································· 286

カスタマイズ ····························· 334

仮想意思決定関数 ·························· 108

画像形状（画像空間）正規化 ··················· 71

仮想現実 ······························· 341, 359

画像特徴量 …………………… 68	ケアプラン ……………………… 239
画像濃度値正規化 ……………… 71	ケアマネジャー ………………… 239
家族型ロボット ………………… 273	経営理念 ………………………… 267
加速度・角速度センサ ………… 167	計画実行 ………………………… 118
活動性 …………………………… 192	経時データ ……………………… 67
カテゴリー流暢性課題 ………… 212	軽度認知障害…4, 65, 79, 86, 105, 132, 137, 161, 167, 217
カニッツァの三角形 …………… 204	軽度認知障害検知技術 ………… 161
カーネルサポートベクターマシン … 14	ゲーミフィケーション ………… 145
観察能力 ………………………… 374	血圧計 …………………………… 330
感情解析精度・解析メッシュ … 128	血管性認知障害 ………………… 86
感情認識モデル ………………… 130	血小板 …………………………… 86
感情労働 ………………………… 270	血清電解質 ……………………… 86
関節可動域 ……………………… 173	決定木 …………………………… 47
間接業務 ………………………… 329	幻覚 ……………………………… 346
感染症五類移行 ………………… 123	健康行動 ………………………… 13
冠動脈疾患 ……………………… 19	健康増進プログラム …………… 197
ガンマオシレーション ………… 203	健康体操 ………………………… 282
ガンマ波 ………………………… 203	健康度自己評価 ………………… 288
記憶 ……………………………… 188	言語性対連合学習検査 ………… 212
記憶障害 ………………………… 373	言語特徴量 ……………………… 130
機械学習 ………………………… 67	言語表出 ………………………… 295
機械学習モデル ……………… 12, 137	言語流暢性 ……………………… 121
帰宅欲求 ………………………… 291	言語療法 ………………………… 242
気づき …………………………… 248	見当識 …………………………… 192
機能的結合 ……………………… 121	光遺伝学的手法 ………………… 206
キャリブレーション …………… 132	口腔ケア ………………………… 123
急性期医療 ……………………… 341	高血圧 …………………………… 19
給与計算 ………………………… 269	交差検証（LOOCV） …………… 88
教育歴 …………………………… 17	高脂血症 ………………………… 19
共想法 …………………………… 117	甲状腺機能 ……………………… 19
協働事業 ………………………… 122	行動指針 ………………………… 267
居宅介護支援事業所 …………… 239	行動・心理症状 ………………… 350
寄与度 …………………………… 97	勾配ブースティング決定木 …… 28
近赤外分光法（NIRS） ………… 96	高齢者福祉施設 ………………… 281
勤怠管理 ………………………… 262	国際生活機能分類（ICF） ……… 287
勤務形態一覧表 ………………… 263	個人因子 ………………………… 244
空気質 …………………………… 301	誤診断 …………………………… 133
クラウドサービス ……………… 281	骨格筋量指数 …………………… 173
クラウドシステム ……………… 332	孤独 ……………………………… 20
クラスター ……………………… 306	子供の見守り用GPS …………… 227
クレンジング …………………… 130	個別的食事療法 ………………… 87
ケアテック ……………………… 245	個別的予防法 …………………… 102

コミュニケーション機能	281	情動的共感	346
コミュニケーションロボット	281	情報共有	269
コロナ禍	123	情報収集	253

さ行

サービス計画書	239	人員配置基準	257, 375
サービス担当者会議	232	新オレンジプラン	4
採用コスト	257	神経形成	184
採用手数料	257	神経防御	184
作業療法士	242	人工知能	247
作業療法	242	人材教育	267
サポートベクトルマシン	67	深層ニューラルネットワークモデル	68
サルコペニア	101, 172	身体活動量	13
三次予防	221	人体感知センサ	337
シータ波	204	振幅変調	209
支援者視点	374	心理的安全性	257
自覚的認知障害	86	数字符号置換検査	211
視空間認知	186	睡眠時間	13
自己強化型ループ	288	睡眠情報取得 API	332
自己実現感	338	スクラッチ	146
自己実現欲求	260	スクリーニング	217
事象関連電位	107, 148, 205	スクリーニング検査	12
次世代認知機能低下検知ソリューション	127	ステップ導入機能	262
自然言語処理	153	ストレスレベル	277
失行	171	生活環境	13
自動連携	332	生活機能維持・改善	286
自発的会話	281	生活支援記録法 F-SOAIP	41
シフト表	269	生活習慣病	86
社会活動	105	生活の質	65, 247
社会的孤立	20	生産性向上	338
社会福祉士	242	生産性向上推進体制加算	375
若年性アルツハイマー型認知症	101	精神運動速度	188
縦断的なコホート	68	生体電気インピーダンス分析	172
集団離職	265	生理的要因	117
周辺症状	291, 373	セキュリティ確保	132
就労	20	ゼロ次予防	220
手段的日常動作評価指標	211	線形判別	67
常勤換算	263	センサ	247, 330
上肢運動機能	172	センサ機器	331
聴性定常反応	205	センサ情報	332
状態把握	248	漸進的ストレス閾値低下モデル（PLST model）	350
		全般性知能	186
		せん妄	341
		専門性	247

早期発見 …………………………………… 141

創造性 ……………………………………… 121

層別化無作為割り当て（stratified randomization）… 75

双方向性 …………………………………… 190

尊厳欲求 …………………………………… 260

た行

体温データ取得 API ……………………… 332

体験記憶 …………………………………… 118

対照群 ……………………………………… 65

タイムカード ……………………………… 269

貸与マーク ………………………………… 227

対話型生成 AI ……………………………… 245

多職種協働 ………………………………… 341

多職種連携 ………………………………… 254

畳み込み型ニューラルネットワーク …… 68

タレントマネジメント …………………… 262

短期目標 …………………………………… 244

地域活性化 ………………………………… 113

地域包括ケアシステム …………………… 240

地域包括支援センター …………………… 241

チームビルディング ……………… 263, 268

地中海食（Mediterranean diet）………… 85

知能 ………………………………………… 188

知能化技術 ………………………………… 281

注意分割 …………………………………… 118

中核症状 …………………………… 350, 373

チューニング ……………………………… 132

長期記憶 …………………………………… 291

長期効果 …………………………………… 188

長期目標 …………………………………… 244

超高齢社会 ………………………………… 338

低アルブミン血症 ………………………… 94

ディープラーニング ……………… 47, 87, 273

低下抑制効果 ……………………………… 276

デイカンファレンス ……………………… 253

ディストピア ……………………………… 296

データ連携 ………………………………… 329

デジタルツイン …………………………… 297

デジタル版 TMT …………………………… 141

テストセット ……………………………… 74

デュアルタスク（二重課題）…………… 161

転記作業 …………………………………… 374

ドアセンサ ………………………………… 337

当事者研究 ………………………………… 122

糖尿病 ………………………………… 19, 86

動脈硬化 …………………………………… 91

投薬群 ……………………………………… 65

特徴量融合 ………………………………… 74

特定健診 …………………………………… 99

特定事業所加算取得事業所 ……………… 242

時計描画 …………………………………… 18

ドナネマブ ………………………………… 3

ドラムコミュニケーションプログラム … 172

トランスフォーマー（Transformer）型
　ニューラルネットワーク ……………… 68

トレイルメイキングテスト ……………… 141

な行

ナースコール ……………………………… 336

ナースコール機能 ………………………… 322

二項ロジスティック回帰分析 …………… 169

二次予防 ……………………………… 181, 221

日常会話 …………………………………… 282

日常生活動作（ADL）…………………… 41

ニューロフィードバック ………………… 106

ニューロレコーダー ……………………… 108

認知機能 …………………………………… 286

認知機能正常群 …………………………… 154

認知機能チェック ………………………… 221

認知機能評価 ……………………………… 80

認知機能評価モデル ……………………… 130

認知機能別トレーニング ………………… 218

認知検査のデジタル ……………………… 144

認知症インクルーシブ社会 ……………… 351

認知症患者の行動・心理症候群 ………… 301

認知症基本法 ……………………………… 217

認知症ケアマッピング …………………… 284

認知症国家戦略 …………………………… 351

認知症進行予測 …………………………… 65

認知症短期集中リハ ……………………… 221

認知症の行動・心理症状 ………………… 248

認知症徘徊感知機器の使用条件 …………………… 232
認知症模擬患者 …………………………………… 346
認知的介入プログラム …………………………… 120
認知的柔軟性 ……………………………………… 121
認知的フレイル …………………………………… 105
認知症予防サービス ……………………………… 124
認知トレーニング …………………………… 105, 145
認知能力テストスコア …………………………… 66
認知的要因 ………………………………………… 117
年齢 ………………………………………………… 17
ノイズ除去技術 …………………………………… 132
脳萎縮指標 ………………………………………… 96
脳萎縮度 …………………………………………… 95
脳区域 ……………………………………………… 68
脳検（Brain Assessment）……………………… 190
脳脊髄液 …………………………………………… 11
脳波 BMI …………………………………………… 106
野良 IoT …………………………………………… 38

は行

パーソナライズドケア …………………………… 338
パーソン・センタード・ケア ……………… 284, 341
パーソンセンタード・アプローチ ……………… 171
バイアス …………………………………………… 133
徘徊 ………………………………………………… 291
徘徊感知機器 ……………………………………… 227
バイタル …………………………………………… 329
ハイブリッドマルチモーダル深層学習認知症予測モデル
………………………………………………… 72
ハイブリッドモデル ……………………………… 69
白質連絡 …………………………………………… 121
バックオフィス …………………………………… 262
発話量 ……………………………………………… 119
バランス型ループ ………………………………… 288
バリデーションセット …………………………… 74
判別モデル ………………………………………… 109
非線形（BSpline）位置合わせ ………………… 71
人型ロボット ……………………………………… 281
人行動認識 AI ……………………………………… 321
非薬物的アプローチ ……………………………… 351
非薬物的介入 ……………………………………… 197

非薬物療法 ………………………………………… 181
ヒヤリハット ……………………………………… 325
評価指標（エンドポイント）…………………… 75
評価面談 …………………………………………… 264
標準画像（アトラス）…………………………… 71
フィードバックループ …………………………… 131
フォーカス・グループ・インタビュー（FGI）…… 287
不快 ………………………………………………… 248
複合機能 …………………………………………… 227
複雑図形検査 ……………………………………… 211
福祉用具貸与 ……………………………………… 227
プライバシー保護 ………………………………… 132
フレイル ……………………………………… 86, 105
ブレイン-マシン/コンピューターインターフェース
（BMI/BCI）………………………………… 106
フレームワーク …………………………………… 79
プレクリニカル期 ………………………………… 217
プロトタイプ ……………………………………… 299
プロトタイプデザイン …………………………… 331
分析媒体の幅 ……………………………………… 128
平均絶対誤差（MAE）…………………………… 97
平均絶対パーセント誤差（MAPE）…………… 97
ベイズ推定 ………………………………………… 306
ベッドセンサ ……………………………………… 334
ヘルスケア商品 …………………………………… 201
便失禁 ……………………………………………… 294
変調度 ……………………………………………… 210
歩容解析手法 PPGCN ……………………………… 162
本人らしさ ………………………………………… 248

ま行

マイクロ波センサ ………………………………… 323
マススクリーニング検査 ………………………… 99
街歩き共想法 ……………………………………… 122
マルチタスク学習 ………………………………… 70
マルチモーダル認知症進行予測モデル ………… 72
マルチログイン機能 ……………………………… 261
慢性腎臓病（CKD）……………………………… 86
慢性疾患 …………………………………………… 17
御浜-紀宝プロジェクト ………………………… 185
見守りセンサ ……………………………………… 336

ミレボ ……………………………… 5
無作為な割り当て …………………… 75
無症候期 ……………………………… 217
無線 LAN ……………………………… 281
メタボリック症候群 ………………… 99
メッシュWi-Fi ………………………… 308
模倣 …………………………………… 171
モンテッソーリ教育 ………………… 298
有酸素運動 …………………………… 172
ユマニチュード ……………………… 275
要介護度 ……………………………… 240
予測精度 ……………………………… 74
予測 AI アルゴリズム ……………… 127
予防保全 ……………………………… 307

ら行

ライフステージ ……………………… 259
ラベル付け …………………………… 132
ランダム化比較試験 ………………… 120
ランダムフォレスト ………………… 67
離床センサ …………………………… 375
リテラシー …………………………… 331
利用者視点 …………………………… 374

利用者本位 …………………………… 243
利用評価 ……………………………… 121
臨床治験 ……………………………… 65
類似度 ………………………………… 167
例外給付申請 ………………………… 232
レーブン色彩マトリシス検査 ……… 188
レカネマブ …………………………… 3
レクリエーション …………………… 282
老年期うつ検査 ……………………… 211
ロコモティブシンドローム ………… 101
ロジスティック回帰 ………………… 14
ロボット ……………………………… 311
ロボット介護機器開発・標準化事業（開発補助事業）
………………………………………… 287
ロボット技術の介護利用における重点分野 ……… 375
ロボットコミュニティ ……………… 311
ロボットスポーツゲーム …………… 110

わ行

リーキングメモリ …………………… 191
ワークフロー機能 …………………… 264
ワイヤレス電力伝送システム ……… 309

認知症の予防・診断・介護DX

発行日	2024年12月8日　初版第一刷発行
監修者	江頭　達政，樋口　拓也
発行者	吉田　隆
発行所	株式会社 エヌ・ティー・エス 〒102-0091 東京都千代田区北の丸公園2-1　科学技術館2階 TEL.03-5224-5430　http://www.nts-book.co.jp
印刷・製本	美研プリンティング株式会社

©2024　江頭達政ほか.　　　　　　　ISBN978-4-86043-930-9

落丁・乱丁本はお取り替えいたします。無断複写・転写を禁じます。
定価はケースに表示しております。
本書の内容に関し追加・訂正情報が生じた場合は、㈱エヌ・ティー・エスホームページにて掲載いたします。
※ホームページを閲覧する環境のない方は、当社営業部(03-5224-5430)へお問い合わせください。

関連図書 (NTSの本)

	書籍名	発刊年	体裁	本体価格
1	アルツハイマー病発症メカニズムと新規診断法・創薬・治療開発	2018年	B5 460頁	45,000円
2	オルガノイド研究 ～培養・作製、活用、臨床応用～	2024年	B5 440頁	65,000円
3	核酸医薬 ～モダリティ・合成・分析・DDSの最新動向～	2024年	B5 360頁	58,000円
4	量子生命科学ハンドブック	2024年	B5 372頁	62,000円
5	遺伝子治療開発研究ハンドブック　第2版	2023年	B5 772頁	72,000円
6	温度ストレスによる生体応答ダイナミクス	2023年	B5 384頁	52,000円
7	革新的AI創薬 ～医療ビッグデータ、人工知能がもたらす創薬研究の未来像～	2022年	B5 390頁	50,000円
8	快眠研究と製品開発、社会実装 ～生体計測から睡眠教育、スリープテック、ウェルネス、地域創生まで～	2022年	B5 812頁	50,000円
9	生物の寿命延長 ～老化・長寿命の基盤研究最前線～	2022年	B5 460頁	54,000円
10	医用工学ハンドブック	2022年	B5 544頁	28,000円
11	ダイレクトリプログラミング ～再生医療の新展開～	2020年	B5 316頁	45,000円
12	筋肉研究最前線 ～代謝メカニズム、栄養、老化・疾病予防、科学的トレーニング法～	2019年	B5 342頁	38,000円
13	次世代がん治療 ～発症・転移メカニズムからがん免疫療法・ウイルス療法、診断法まで～	2017年	B5 386頁	46,000円
14	パラダイムシフトをもたらすエクソソーム機能研究最前線 ～シグナル伝達からがん、免疫、神経疾患との関わり、創薬利用まで～	2017年	B5 314頁	45,000円
15	アンチ・エイジングシリーズ3　骨研究最前線 ～代謝・疾病のメカニズムから再生医療・創薬・リハビリ機器・機能性食品開発まで～	2013年	B5 458頁	38,000円
16	改訂増補版　アクセシブルデザイン ～高齢者・障害者に配慮した人間中心のデザイン～	2024年	B5 328頁	40,000円
17	アンチ・エイジングシリーズ4 進化する運動科学の研究最前線	2014年	B5 440頁	30,000円
18	食品コロイド・ゲルの構造・物性とおいしさの科学	2024年	B5 420頁	42,000円
19	ヒトの運動機能と移動のための次世代技術開発 ～使用者に寄り添う支援機器の普及へ向けて～	2014年	B5 382頁	38,000円
20	デジタルツイン活用事例集 ～製品・都市開発からサービスまで～	2024年	B5 284頁	45,000円
21	DXデジタルトランスフォーメーション事例100選	2023年	B5 916頁	30,000円
22	スマートヘルスケア ～生体情報の計測・評価・活用とウェアラブルデバイスの開発・製品事例～	2023年	B5 376頁	45,000円